우주적 오르가슴
한생명 相生法

고준환 지음

우리출판사

한생명 상생법

2000년 4월 11일 초판 인쇄
2000년 4월 17일 초판 발행

지은이 고 준 환
펴낸이 김 동 금
펴낸곳 우리출판사

등록 제9-139호
서울특별시 서대문구 충정로3가 1-38호
TEL.(02) 313-5047 · 5056
FAX.(02) 393-9696

ISBN 89-7561-125-6 03510

정가 12,000원

* 잘못 제작된 책은 교환해 드립니다.

우주적 오르가슴
한생명 相生法

머리말

　서기 2000년, 단기 4333년, 불기 2544년. 새 천년의 해가 솟았다. 생명의 해요, 평화의 해다. 희망의 솟구침이다.
　둥! 둥! 둥! 새 천년 새 세계를 여는 태극의 북소리가 한반도에서 지구별로 울려 퍼졌다. 묵은 꿈에서 깨어나라고 흔드는 소리였다. 지금까지는 전쟁과 질병, 고통과 빈곤, 대립과 갈등 등으로 지구별의 가치질서가 붕괴되고, 온통 불투명하며 불가측이고 불안한 천하대란이었다. 지난 세기까지 인류문명을 주도해 온 구미 대서양의 과학·기술·자본의 진보는 인간의 소외와 '너 죽고 나 살자' 식의 총체적 절망을 가져와 인류를 방황케 했다.
　그럼에도 어떤 종교·철학·사상이념도 인류의 불안을 잠재우고, 믿음과 희망을 가져다 주지 못하고 있다. 「모두 제정신이 아니야. 바꿔, 바꿔, 모든 걸 다 바꿔!」라고 시대 요청을 노래하지만, 그 새 역사 창조의 대안이 문제이다. 어지러울수록 원칙으로 돌아가라는 말이 있다. 인간은 만유의 생명인 자유와 평등이 조화된 평화로운 삶, 즉 행복한 삶을 누리고자 한다. 그러려면 나부터 바꿔야 한다.
　모두 편안하고, 자신 있는 삶을 살고자 하지만, 현실은 불편하고 불안하다. 지난 세기는 자유자본주의와 평등사회주의 및 신자유주의나 제3의 길 등이 제시되기도 했으나, 인류 구원의 대안이 되지 못했다.
　이제 세계문화의 주도권이 아시아·태평양 시대로 넘어오고, 21세기는 생명력인 기의 세기인 바, 기의 종주국인 한민족의 세기를 맞은 것이다. 한

반도로 천기가 몰려오고, 대운이 상승되고 있다.

이에 본인은 새 천년 세계문화의 중심으로서, 진리의 핵심으로서, 태초에 우주생명이 오르가슴 속으로 폭발했으므로(한생명), 한생명 상생체를 이루는 구체적 방법인 한생명 상생법(相生法, dharma of co-living)을 제시하는 것이다. 이것은 우주는 한생명이고, 그 분신인 개체생명들도 한생명 원리에 따라 '너도 살리고, 나도 살리자'는 상생(相生, 서로 살림)조화의 건강한 생활을 하고, 양생(養生)으로 심기신(心氣身) 수련을 하여 깨달음을 얻고 성통공완하여 한생명으로 돌아가는 한생명 상생체[弘益世界]를 형성해 가는 제4의 길이다.

한생명 상생체는 '나는 누구인가!' 부터 깨닫고, 생명권을 제일 존중하고, 이성과 감성과 의지가 조화된 마음으로 생태계 보호 윤리를 지키며, 기쁨과 신바람이 넘치고 생명의 숨결을 불어넣는 안심입명(安心立命)의 공동체인 것이다. 그리하여 하나의 평화세계(a peaceful world)를 형성해 가는 것이다.

한국이 홍익인간의 신선도 문화를 바탕으로 한 한생명 상생 문화, 즉 평화의 원천이 되어 그 생명의 빛이 아시아·태평양시대의 세계로 넘쳐 흐르게 해야 한다. 나아가 전쟁이 없을 뿐 아니라, 적극적으로 평화스럽고 높은 삶의 질을 보장하여 행복을 느낄 수 있는 적극적 평화 구축에 나서야 한다.

그런데 나는 실질적으로 아는 것이 별로 많지 않고, 한 것도 별로 없지만, 어린 시절부터 진리에 대한 관심, 탄타루스적 고통을 계속 갖고 지내왔다.

나는 경기도 화성의 전통적 농촌에서 태어나, 이웃집에 자안 서당이 있는 등 유교적 풍토에서 자랐고, 국민학교 5학년 때부터는 자양(紫陽)교회, 용산중학교 3년 동안은 후암동 해방촌의 평북교회에 다녔다. 용산 고등학교 시절에는 도덕재무장(Moral Re-Armament, MRA)활동을 했다. 서울 법대에 들어가서부터는 인생관 확립을 위하여 불교에 관심을 갖고 공부하기 시작했으며, 대학 3학년 때는 한국대학생 불교연합회를 창립했고, 대학 4학년 때는 청산의 국선도(國仙道)에 관한 책과 민족자주사에 관한 책을 많이 읽었다.

그 뒤로 1979년 초월명상(TM)코스를 하고 진보기법인 성취자 코스를 마쳤으며, 1992년 조지 워싱턴 대학교 교환교수를 갔을 때는 H. Palmer의 아바타 코스(avatar course)를 하여 마스터 자격을 따고 궁극의 과정인 위자드 코스를 마쳤다.

그 뒤 태극권(太極拳)과 신선도 기공 수련을 하였다. 한국교수불자연합회 창립회장과 불승종 법사로 법문도 했다. 그 밖에 명상 등 심기신 수련에 관한 책으로 여러 도인의 책을 읽었는 바, 수량이 많은 것으로는 다니구찌(谷口雅春)의「생명의 실상」40권, 라즈니쉬의 명상서적은 비밀의 서(Secret Books) 5권 등 50권, 삼공의 선도체험기 49권 등이며, 그 밖에도 크리슈나무르티 등 여러 사람의 책을 읽었다. 이 가운데 가장 재미있게 읽은 것은 오쇼 라즈니쉬의 책이었다. 따라서 독자들을 위하여 이 책에 그 재미있는 비유를 많이 인용하였다.

나는 역사책으로 또 민족자주사관에 기초한『하나되는 한국사』와『4국 시대, 신비왕국 가야』, 도에 관하여는『굼벵이의 꿈 매미의 노래 –신선이 되는 길–』을 쓴 바 있다. 나는 또 자유언론 운동을 비롯한 민주화 투쟁, 민족통일 운동을 했으며 세계 평화에 관심을 가졌고, 세계에서 처음으로『평화세계거래법』이란 책도 썼다. 또 신선도라는 법인 수련단체를 만들어, 그 대표로서 심기신 수련 도장을 IMF 환난 기간 1년 남짓 운영한 바 있다. 나는 이러한 나의 경험을 기초로 하고, 지금까지의 세계의 성인, 철인, 도인들의 정신적 가르침 등을 창조적으로 집대성하여 21세기 인류를 위해 삼가 이 책을 쓰게 된 것이다. 그러므로 여기에 감사할 분들이 너무나 많이 있다.

우선 인류사에서 가르침을 준 단군왕검, 석가모니, 예수 그리스도, 공자, 노자, 마호메트, 소크라테스가 그런 분들이다. 내게 직접 가르침을 준 청담, 탄허, 설송, 경봉, 혜암 큰스님, 마하리시 마헤시 요기, 해리 팔머, 백성욱,

김동화, 법운, 삼공, 은석 선생님 등에게도 감사를 표하고, 그 밖에도 책을 통하여 직·간접적으로 감사하게 배운 분들이 많으나, 일일이 매거하지 못함을 양해해 주시기 바란다.

이 책은 지식 전달과 함께 실천수련에 중점을 두고, 가슴으로 느끼며 경험할 수 있도록 하고 있다. 새로운 세기는 한생명 상생 문화의 핵심인 명상기도 문화와 함께 지식정보 문명에 관계되는 전자공학(electronics), 생명공학(bio-technology)의 발달로 인한 놀라운 변화를 가져올 것이다. 전자공학의 발달로 원자(ATOM)에서 비트(BIT)중심의 사이버 세계로 바뀌어 컴퓨터, 인터넷, 초고속 정보통신망, 사이버 아파트 전자옷 등 디지털 혁명을 가져오나, 이는 어디까지나 한생명 상생 문화의 보조적 기술로 인류 생활을 풍요롭게 할 것이다.

생명공학의 발달로 유전자 인공합성 인간 게놈파악 인간복제를 비롯한 생물 창조와 난치병 치료의 신물질 개발 등 놀라운 힘과 기술로 쓰는 사람의 마음에 달리기는 했으나, 젖과 꿀이 흐르는 한생명 상생 문화인 바이오토피아(biotopia)의 중요한 축이 될 것이다. 이런 점에 유의하여 우리모두 세상살이를 하면서 대상에 대한 판단과 집착을 버려 욕망이나 저항을 떠나 사랑으로 수용하고, 온 우주를 그대 품에 품고 살아갈 수 있는 '한생명 상생체'의 한생명이 되어야 겠다. 우주는 한생명, 한마음, 한기운, 한몸이다. 모든 인류가 평화 속에 자유자재인이 되어 신바람 나게 사는 것을 나는 보고 싶다.

끝으로 본서 출간을 맡으신 우리출판사 김동금 사장님을 비롯한 편집진 여러분, 그리고 집필을 도와준 동국대 인도철학과 4년 고원규군(아들)에게 감사의 뜻을 밝힌다.

서기 2000년 2월 2일
한라산에서 고준환 씀

차 례

제1부 한생명 상생법

1. 아하(我何)?에서 아하(AHA)!까지 ·· 13
   꿈꾸는 님 · 13
   심기신 건강법(心氣身 健康法) · 16
   복잡계 세상살이 · 23

2. 한생명(一生命) ··· 43
   나는 누구인가? 진아는 한생명! · 43
   진리란 무엇인가?(절대계) · 44
   생명의 실상(상대계의 원리) · 52
   한생명에의 길(道) · 59
   생명의 역사와 법칙 · 70

3. 상생 생활(相生 生活) ·· 79
   건강생활 · 79 / 생각하기 · 89
   느끼기 · 104 / 말하기 · 112
   하기(함=行爲, 行動) · 119
   사회생활(살림살이) · 130
   몸 속의 흐름 · 134
   환경 · 142 / 교육 · 151

4. 양생법(養生法=心氣身 健康=心氣身 修練=三功=調三法) ········ 157
   양생법 개요 · 157 / 건강법 · 158
   심기신 수련법(心氣身 修練法, 초월) · 168

제2부 마음수련(調心, 心功, 止感, 瞑想)

- 마음의 개념 ·· 173
- 건강한 마음 갖기 ·· 187
- 깨달음(覺) ·· 193
- 명상(瞑想) ·· 204
- 수식선(數息禪=數息觀) ·· 230
- 선정의 10단계 ·· 233
- 한생명 명상 ·· 237
- 죽음 넘기(臨死體驗) ·· 239

제3부 기수련(調氣, 氣功= 調息+調食)

- 조기(調氣)의 개념 ·· 255
- 단전호흡(丹田呼吸) ·· 257
- 기감(氣感)·축기(蓄氣)와 운기(運氣) ······················ 282
- 기생활(氣生活) ·· 287
- 기수련 10단계 ·· 306
- 기수련의 유의점 ·· 311
- 조식(調食) ·· 320

제4부 몸수련(調身, 身功, 禁觸, 氣體操, 몸 다스리기)

조신(調身)의 개념 ··········· 341

조면(調眠) ··········· 344

신선도 아기재롱 10행 ··········· 361

기체조(氣體操) ··········· 363
  기초기법 · 363 / 입공(立功) · 363 / 좌공(坐功) · 369
  와공(臥功) · 371 / 마무리 동작 · 374 / 약식 기법 · 375

기체조의 진보응용 행공 ··········· 376

제5부 심기신 수련 문답

심기신(心氣身) 수련 문답 ··········· 389

제6부 귀명

귀명(歸命, 한생명 상생체) ··········· 421
  한생명에의 회귀(回歸) · 421 / 꿈꾸는 자 · 427

한생명 상생체(相生體) ··········· 431

제1부
한생명 상생법

▼

아하(我何)?에서 아하(AHA)!까지

한생명(一生命)

상생 생활(相生 生活)

양생법(養生法)

'아하(我何)?'에서 '아하(AHA)!'까지

꿈꾸는 님

　한 옛날에 '꿈꾸는 님'이 있었다. 님은 텅텅 빈 속에 축복이 넘쳐흘렀다. 그 넘친 것이 생각이 되고 물질이 되었다. 그것은 꿈이었다. 태초의 꿈……. 님은 순간마다 마치 나무가 꽃을 피우고 나비가 날며, 새가 노래하고 사람이 춤추듯 끊임없이 꿈을 꾸고 있다.
　삶은 하나의 꿈이다. 님이 꾸는 꿈이다. 모두가 한바탕 꿈. 그러나 '꿈꾸는 님' 만은 꿈이 아니다. 님은 꿈을 꿈이라 알고 멈춰 볼 수 있으니 말이다.

　참(眞理)을 찾아가는 길은 가장 확실한 것부터 시작해야 한다. 그것은 물 샐 틈이 없는 물통을 만드는 것과 같다. 무엇이 가장 확실한 것인가? 그것은 '지금 여기 나'가 지적 생명체(知的生命體)로 있다는 사실이다.
　그러면 그 '나'는 누구인가? '나'에 관하여 우리들이 다 아는 것 같지만, 사실은 '나는 누구냐(我何)?' '너는 누구냐? 나는 어디서 와서 어디로 가는가?' '너 자신을 알라!(Know Thyself : Socrates)'고 말하면, 보통 사람들은 말문이 막히게 된다.
　왜 그럴까? 그것은 내가 누구인지 확실히 모르기 때문이다. 나의 몸도 내가 아니요, 나의 머리도 내가 아니요, 나의 집도 나의 재산도 내가 아니며, 나의 가족도 내가 아니다. 나의 몸은 '나의 무엇'이지 내가 아니다.
　그러면 진정 나는 누구인가? 그것이 바로 이 책의 화두라 하겠다. 그 화두를 참구하여 아하(AHA)!하고 깨달음에 이르러야 한다.

'아하'는 동서양을 막론하고 사람이 무엇인가 깨달을 때 저절로 터져 나오는 소리이다. 그래서 깨달음의 과정을 '아하?'에서 '아하!'까지라고 한다.

우주생명인 한생명(一生命)에서 분신생명인 개체생명이 나오고, 그 개체생명이 창조한 대로 경험하고 심기신(心氣身) 수련에 기초하여 서로 살리면서(相生) 생활한 후 소멸하여 한생명으로 돌아가는 것(歸命)이 생명의 흐름이라 하겠다.

물론 진리를 찾아가는 길은 여러 가지가 있을 수 있다. 각종 종교나 철학사상, 수련체계도……. 그러니 사과나무가 배나무에게 "너는 왜 사과가 안 열리고, 배가 열리느냐?"고 말해서는 안된다.

등산의 비유를 들자. 사람들은 산의 정상에 올라가면, 일망 무제로 산 주변 전체를 볼 수 있기 때문에 산길을 따라 산 정상에 올라간다. 그러나 산을 올라가는 길은 A코스, B코스, C코스, D코스 등 여러 가지가 있을 수 있고, 산의 이름도 동쪽에서 보면 서산이요, 서쪽에서 보면 동산이요, 남쪽에선 북산, 북쪽에선 남산이라 이름을 붙인다. 그리고, 사람이 등산을 함에 따라 점점 더 널리 그리고 많이 알게 되지만, 밑이나 중간에 있는 사람은 아는 체를 해도, 전체를 경험으로 아는 것은 아니다. 또 모든 등산코스가 산 정상으로 이어지는 것도 아니며, 새 사람이 새 경험으로 새 코스를 개척할 수도 있다.

자기 자신의 경험을 통해, 자기 자신의 깨달음 경험을 통해서, 자기 자신의 사토리(satory, 悟), 사마디(samadhi)를 통해서 얻은 지식은 사람을 도(道)에 조율되게 한다. 이 도를 법(法, dharma)이라고도 하고, 조화(調和, harmony), 평화(平和, peace)라고도 한다.

에고(ego, 自我)란 삶을 통해 축적된 긴장에 불과하다. 그가 이완될 때 내면을 들여다보라. 거기에는 아무도 없다. 그것은 단순히 순수하고 광대한 허공(虛空)이다.

아이가 태어날 때는 '나'라는 것이 없이 태어난다. 차츰 아이는 '나'를 배우고, 타인들이 존재하며, 자기가 그들로부터 분리되었다는 것을 배운다. 아이가 말을 하기 시작하는 것을 지켜본 적이 있는가? 그들은 "나는 목이 말라요"라고 말하지 않는다. 그들은 "철수가 목이 말라요"라고 말한다. 그들에겐 '나'라는 것이 없다. 점차 그들이 '나'를 배우는 것은 '너'를 느끼기 시작하기 때문이다. '너'가 처음으로 오고, 다음에 마치 '너'에 대한 반응처럼 '나'가 온다. 그들은 '철수'로부터 분리된 타인이 있다는 것을 느끼기 시작하고, '너', '그대'라고 불려진다. 그러면서 서서히 '나'를 배우기 시작한다.

그것은 단지 유용성일 뿐이다. 그러나 그대 안에 '나'라는 것은 없다는 사실을 잘 알아야 한다. '나'를 사용하는 것은 다만 언어적인 편리함에서일 뿐이다. 단지 이름으로서의 '나'라는 것은 참 편리한 것이다.

아이가 태어나면 이름을 갖는다. 그때 우리는 그를 '철수'라고 부른다. 그러면 그는 철수가 된다. 나중에 그대가 철수라는 이름을 욕하면 그는 싸울 것이다. 그러나 그는 이름이 없이 세상에 왔다. 그는 원래 이름이 없다. 그것은 다만 '이름표', '꼬리표'일 뿐이다 - 유용성과 필요성에 의한 것일 뿐, 그 이름 속에 진리가 있는 것은 아니다. 그는 영희, 순이 등 그 어떤 이름으로도 불려질 수 있다. 어떤 이름을 사용해도 좋을 것이다. 그는 이름 없는 존재이므로.

사람의 몸에는 불, 흙, 물, 공기의 사대(四大)가 있고, 그것들이 실재 요소이다. 그밖에 다른 것은 없다고 한다. 이 사대 뒤에는 내면의 순수 공간만이 존재한다. 그 순수 공간이 사람이 실제로 존재하는 영 공간(zero space)이다. 그것은 무아(無我, anatma)라 부른다. 아니 그것은 어떤 이름으로 불려서도 안 된다. 그것은 이름이 없다. 그것은 형태가 없으며 실체도 없다. 그것은 중심이 없다. 그것은 무한하고 순수하며, 텅 비었으면서 가득 차 있다. 텅빈 충만이다.

사칫아난다(satchidananda) - 그것은 절대진리이고 의식이고 환희다. 그러나 그 속에 '나'라는 의식은 없다. 그것은 어떤 것으로도 제한되지 않으며, 그것은 한계가 없다. 그것은 순수 공간이다. 그 순수에 이르는 것이 붓다가 니르바나(nirvana, 涅槃)라고 하는 것이다.

'에고에서 오는 고통의 불꽃을 불어서 끈다'는 것이 '니르바나'라는 말의 뜻이다. 오직 순수한 공간만이 남는다는 것이다. 거기에 그대가 무한 속으로 사라졌다면 그대는 특정한 누군가가 아니다. 그대는 모두이다. 그때 그대는 우주이다. 그때 그대는 이 다함없는 축복, 이 지복, 이 환희의식, 환희생명, 우주적 오르가슴이다. 그때 그대는 '그것(It)'이다. 이뭣고? '그것'이다.

자연은 가장 안정된 삶의 체제인데, 인류는 지금까지 자기의 영혼을 바라보는 문화를 꽃피우지 못했던 바, 자화상을 보는 거울이 없었다. 이제 자화상을 보면서 총체적 도학(道學), 즉 생명학(生命學)과 생활술(生活術)을 한생명 상생체를 향하여 필자가 KBS에서 강연한 내용을 적어 우선 개요로 삼고, 한생명 → 상생생활 → 양생법(심기신 수련) → 귀명(한생명에의 회귀) → 한생명 상생체 순서대로 자세히 풀어가고자 한다.

심기신 건강법(心氣身 健康法)
- 한국은 기(氣)의 종주국이다 -

소개: 1998. 10. 2. KBS 1TV 인간대학 프로그램(일부 첨삭)

(음악이 흐르며) 신문기자와 대학교수로 또 신선도 대표로 다양한 이력을 지닌 경기대 법학과 고준환 교수.

예로부터 기감(氣感)이 뛰어났다는 우리 한민족. 하지만 현대에 와서 그 능력이 상실되고 있다는데 이 세상 모든 것은 마음먹기에 달렸다는 '심기신 건강법'을 들어본다.

▪ 강의

여러분, 안녕하십니까? (안녕하세요)

인생의 의미에 대해서는 사람마다 그 해석이 다르지만, 모든 사람이 동의할 수 있는 것은 인생의 목적은 행복하게 살다 행복하게 죽는 데 있다 할 것입니다.

그러면 행복한 게 뭐냐? "밥 잘 먹고 똥 잘 누고, 잠 잘자는 것이다."라고 노자처럼 말할 수도 있지만, 과학적으로는 "심기신이 건강한 것"이라고 말할 수 있습니다. 몸과 마음과 호흡이 대생명의 조화 속에 건강한 것입니다. 생명의 환희입니다. 심신이 건강하여 기쁨의식이 확대되고, 기혈(氣血)이 제대로 흐르며 거기에 더해서 활기차고 자기 마음대로 기운을 쓸 수 있으면, 그런 사람은 행복하다고 할 수 있습니다.

우리는 보통 세상을 욕심으로 살아가는바, 그것은 권력과 돈 그리고 명예 등을 추구하는 것으로 나타나지만, 나중에 보면 그런 것들은 모두 허망하기 이를 데 없습니다. 무상(無常)입니다.

우리가 돈과 권력과 명예를 잃는 것은 부분을 잃는 것이지만, 건강을 잃으면, 모든 것을 잃는다고 합니다. 삶은 파도타기(wind-surfing)입니다. 중심을 잃지 않고 흐름에 따라야 하기 때문입니다.

오늘은 심기신 가운데 우선 기(氣), 즉 단전호흡부터 말씀드리고자 합니다.

우리나라는 본래 기문화의 종주국이었습니다. 우리 민족은 상고시대 이후 전통적으로 기문화를 생활화해 왔습니다.

우선, 우리말에는 기(氣)라는 말이 많이 쓰이는데, 기공(氣功), 기색(氣色), 기가 세다, 기막히다, 기살리다, 기죽이다, 기운이 좋다, 기혈(氣血), 기분(氣分), 기력(氣力), 기후(氣候), 축기(蓄氣), 운기(運氣), 기체(氣滯), 기백(氣魄), 기진맥진(氣盡脈盡) 등 이루 말할 수 없이 많습니다.

기의 순수한 우리말은 '김' 입니다. '김샜다', '김 빠졌다' 라는 말 등이 그

용례입니다. 우리 생활 가운데 맷돌 돌리기, 다듬이질, 그네, 물동이 이고 가는 것, 널뛰기, 제기차기, 씨름, 떡메치기, 보리타작 등은 모두 기수련과 관련이 되어 있습니다.

아기재롱을 위한 신선도 10행, 즉 짝짝궁, 도리도리, 섬마섬마, 부라부라, 지암지암, 질라래비, 휠휠 등에는 슬기와 활기를 위한 우리 조상들의 심기신 수련을 위한 깊은 배려가 들어 있습니다.

그 밖에도 원적외선이 있는 황토방, 진흙 목욕, 기력을 맑게 하려고 산모에게 미역국을 먹이는 것 등 체질에 맞는 음식문화, 상온에서 원적외선이 나오는 옥(玉), 자수정 등을 몸에 착용하게 하여 병을 치유하는 것 등 이루 헤아릴 수 없이 많이 있습니다.

우리의 일생과 관련하여 중요한 것을 몇 가지만 살펴보겠습니다.

첫째로 아기가 태어났을 때 아기가 울음을 울어야 부모는 안심합니다. 아기는 태식(胎息)호흡에서 폐식(肺式)·복식호흡으로 호흡기능이 전환되는 것입니다. 아기울음은 아기가 대생명과 통하는 통기(通氣)가 됨으로 살아있음을 확인해 주기 때문입니다. 아기는 운 다음에 탯줄을 잘라야 하는 바, 울기 전에 자르면 아기는 죽게 됩니다.

다음엔 사람이 맹장수술을 한 다음 꼭 기다리는 것이 있습니다. 그것은 방귀입니다. 정확히는 방기(放氣)로서, 수술 후 기운이 몸과 장기를 제대로 연결하여 통했다는 얘기죠.

우리가 또 결혼을 하고 나서, 신랑이 처가로 재행을 가면, 이웃사람들이 신랑을 거꾸로 매달고, 발바닥을 때리는 미풍양속이 있습니다. 왜 그렇게 할까요? 일부에서는 신부집의 인근 총각이나, 사촌오빠 등이 신부를 빼앗긴 것 같은 심리에서 보복하는 것이라고 해왔지만, 사실은 신랑의 발바닥에 있는 용천혈(湧川穴)을 자극해 줌으로써 운기가 잘되어 결과적으로 신부에게 좋으라는 행사입니다.

다음으로 산모의 입덧에 관해서 살펴보면, 입덧은 임신부와 태아 사이의 기혈의 흐름을 조정하기 위한 것이라고 할 수 있습니다. 모체와 태아의 혈액형, 체형체질(목, 화, 토, 금, 수, 상화, 표준), 모체의 병맥 등에 따라 혈액형이나 체형체질이 다르면 입덧을 많이 하고, 같으면 적게 하거나 안 하게 됩니다.

예를 들어 A형 엄마가 O형 아기를 임신했다든지, 금(金)형 체질의 엄마가 목(木)형 체질의 아기를 임신한 경우 등에는 입덧을 많이 하게 됩니다. 보약인 녹용이 O형 아기에게 해가 되거나, 목형 체질이 좋아하는 신맛 나는 살구를 금형 엄마가 갑자기 찾는 원인이 되는 것입니다.

다음에는 기혈의 흐름과 부부생활을 연관지어서 생각해 보겠습니다.

먼저 남자와 여자는 사랑으로 살아가는 마음이 다르다고 합니다. 남자가 소유하면서 사랑을 누리는 존재라면, 여자는 확인하면서 사랑을 느끼는 존재이니, 부부는 먼저 상대방 입장을 배려해야 합니다.

부부가 등산할 때 산딸기를 많이 보게 되는데, 이 산딸기는 땅기운(地氣)을 많이 포함하고 있습니다. 그래서 남편이 산딸기를 많이 먹으면 기운이 세어지고 오줌을 누면 오줌발이 세어져서 요강이 뒤집혀진다고 하여 산딸기를 복분자(覆分子)라고도 합니다. 그래서 남편이 산딸기를 많이 먹으면 부인이 웃는다고 합니다.

우리가 부부생활을 하는 데 중요한 것은 기력(氣力)과 경제력이라고 할 수 있겠습니다. 우리는 부부싸움을 통해서 기력과 수입이 어떤지 부부의 실제 생활의 내면을 알아볼 수 있습니다.

부부싸움의 네 가지 모형을 보면 다음과 같습니다.

부부싸움을 하는 경우에, 하나는 부인이 "너 잘났다. 잘났어, 정말"이라고 하는 경우로서 양쪽이 다 만족하는 경우이고, "네가 짐승이지 사람이냐?"는 기력은 만족이나 경제력이 약한 경우이며, "돈이면 다냐, 돈이면 다야!"는 경제력은 좋지만 기력이 약한 경우이고, "당신이 해준 게 뭐 있냐?"는 양쪽

다 불만인 경우라고 할 수 있습니다.

기운으로 본 부부형은 물론 양쪽 다 그렇고 그런 경우가 많으리라고 생각할 수 있겠습니다.(욕심은 무한하니까)

전인적 건강법인 심기신 건강법은 심기신 수련법이라고도 합니다.

심기신 수련 가운데, 기수련은 기운 공부로서 흔히 단전호흡(丹田呼吸)이라 하는데 단전에 의식을 두고 하는(意守丹田) 복식 호흡입니다. 단전 중심 부위는 엄지손가락을 배꼽에 대고 수직으로 손바닥을 배에 댈 때 장심혈(掌心穴)이 닿는 곳이라고 할 수 있습니다. 기수련을 하면 단전에 열기가 생기고, 입에 단침이 고여 소화가 잘 되게 합니다.

기(氣)는 생명력(生命力)이고 생체에너지이며, 생명정보(生命情報, bio-information)이고 열전자파적(熱電磁波的) 생명력이라 할 수 있습니다. 그것은 프라나, 에텔, 플라즈마, 천지기운이라고도 합니다.

우리나라 신선도 삼대 경전의 하나인 『삼일신고(三一神誥)』에는 "기의명(氣依命), 유청탁(有淸濁), 청수탁요(淸壽濁妖)"라고 되어 있는데, 기는 생명에 의한 것인 바 청기와 탁기가 있고, 맑은 기운은 사람을 건강하고 오래 살게 하며 흐린 기운은 불건강하고 수명을 짧게 한다는 뜻입니다. 우리는 단전호흡을 통하여 뱃심, 뒷심, 허리심을 강화시킬 수 있습니다.

우리가 어렸을 때 우리의 할머니나 어머니는 우리 배가 아프면 우리 배를 맷돌 돌리듯 쓰다듬으면서 "아기 배는 똥배, 엄마손은 약손" 하면서 축기하고 치료해 주던 것이 기억납니다.

마음 수련은 혼자 있을 때 하는 대표적 명상법으로 수식선(數息禪)이 있는데, 이는 단전 호흡을 1에서 10까지 세고, 이어 계속 반복하면서 삼매(三昧)에 이르는 것이고, 사회 생활을 할 때는 역지사지(易地思之) 애인여기(愛人如己)입니다.

역지사상생(易地思相生)입니다. 그것은 가정생활이나 직장생활이나 어떤 사회생활을 할 때, 상대방 입장이 되어 그 사람을 자기처럼 사랑하는 한생명 (一生命) 입장에 서는 것입니다. 서로 살리는(相生) 것입니다. 너도 살고, 나도 사는 사랑의 원리입니다. 서로 돕는 것이 하나가 되는 것입니다.

몸 공부는 기체조, 즉 기를 느끼며 하는 도인(導引)체조입니다. 마사지를 하여 스트레스를 풀고, 기운을 축적하고 운용하는 운동이며, 아기재롱을 위한 신선도 10행, 즉 부라부라, 도리도리, 곤지곤지, 섬마섬마, 짝짝궁, 지암지암, 어비어비, 질라래비 훨훨, 아함아함, 시상시상 등이 그것입니다.

우리나라에는 단군조선 이래 전해내려오는 신선도 10행을 비롯하여 축기, 운기를 하는 약 1,700가지의 체조방법이 있습니다. 그 가운데 몇 가지만 해 보겠습니다.

(기체조 가운데 탁한 기운을 터는 털기 체조, 기를 느끼는 장심 비비기와 반짝 반짝 작은 별, 단전치기, 단전돌리기, 단전호흡, 항문조이며 지암지암, 질라래비 훨훨 등을 방청객과 함께 수련하다)

이밖에 기공부 및 몸공부와 관련되는 것으로, 조식(調食)과 조면(調眠)이 있습니다. 조식은 음양오행설에 맞춘 음식조절법으로 선식(仙食)이라고도 하며, 조면은 잠을 조절하여 편안한 잠을 자고 깨달음에 도움이 되는 방법이라 할 수 있습니다.

이 세상 모든 일은 음식먹기와 마음 먹기에 달려 있습니다. 조화로운 심기신(調心·調息·調身) 수련법을 삼공법(三功法=心氣身功=止感. 調息, 禁觸) 또는 조삼법(調三法)이라고도 하는데, 조식과 조면을 합쳐 조오법(調五法)이라고도 합니다.

심기신 수련법의 궁극적 목적은 진리를 깨달아 대생명이며, 내 속에 있는 무한자(無限者)인 얼나(眞我)로 돌아가는 데 있습니다.

그것은 내가 누구냐?(Who am I? 是甚麽? 이뭣고? 我何?)라는 화두를 결택한 뒤 '아하(AHA)!' 하고 깨달음을 얻어 가아(假我)가 아닌 진아(眞我)로 돌아가는 것입니다. 이를 절대자, 초월자, 존재 진리, 진아, 진여, 얼나, 하느님, 부처님, 대자연, 생각의 근원자리, 신, 영, 조화, 평화, 불이(不二), 가능성, 꿈꾸는 자, 지성, 무한의식, 순수의식(pure consciousness), 환희의식(bliss consciousness)이라고도 합니다.

우리나라는 지금 IMF(국제통화기금) 관리체제라는 국난에 처해 많은 사람들이 좌절하고 있습니다. 그러나 역사를 길게 내다볼 때, 우리는 지금 옥동자를 낳기 위한 진통을 겪고 있다고 생각됩니다.

우리나라는 기문화에 대하여 약 1만년 가까운 전통을 가지고 있으며, 수많은 외침 가운데서도 망하지 않고 면면히 살아 남아 그 정체성(正體性)을 지켜 온 세계의 유일한 나라입니다.

많은 사람들이, 아노미(Anomie) 사회에 처해 있는 우리나라가 일반적으로 망하지 않겠느냐고 우려하는 목소리가 큽니다. 그러나 우리나라는 기본적인 노력만 하면, 망하지 않게 되어 있습니다. '꿈꾸는 자'가 꿈을 창조합니다. 그것은 우리나라가 기의 종주국으로서 천기(天氣), 즉 하늘기운, 지기(地氣), 즉 땅기운, 인기(人氣), 즉 사람기운이 뛰어난 나라이기 때문에 그렇습니다.

지금 백두산을 중심으로 하여 한반도로 깨끗한 천기가 몰려오고 있으며, 번영을 상징하는 호월성이 우리나라에 중심을 두고 있습니다.

제가 중국, 일본, 인도, 타이, 네팔, 미국, 멕시코, 페루, 독일, 프랑스, 이태리, 벨지움 등 여러 나라를 가 보았지만, 기감으로 볼 때 우리나라와 같은 좋은 지기, 즉 땅기운을 가진 나라는 없었습니다.

우리나라 지기는 사람의 몸으로 치면, 머리부분에 해당할 정도로 좋은 기운을 갖고 있습니다. 일례로 기운을 아는 외국인들은 북한산의 금기(金氣)와 한강의 수기(水氣)를 가까이할 수 있는 서울 시민의 행복을 부러워하곤 합니다.

다음은 우리나라 사람들의 기(氣), 즉 인기(人氣)입니다.

우리 민족은 오랜 전통의 기 생활로 슬기와 끈기 그리고 교육 열기가 뛰어나고, 우리나라는 초능력자들의 왕국입니다. 그 가운데서도 세상사람들이 두려워하는 박테리아, 즉 균을 양성해서 먹고사는 지혜를 일찍 개발한 민족입니다. 유산균을 양성해서 먹는 김치를 비롯하여, 식초, 항암제 역할을 하는 된장, 간장, 고추장과 그리고 침구(鍼灸), 영약인 쑥, 마늘, 인삼 등을 개발한 것은 그 슬기의 하나입니다.

우리는 이같은 천기, 지기, 인기를 잘 조화시켜고 단결하여 IMF체제를 극복하고, 사람을 크게 돕는 단군왕검의 홍익인간(弘益人間)에 바탕을 둔 민주통일복지를 건설해야 합니다. 우리는 세계사적으로 아시아·태평양시대의 문화 중심국으로서 선도역할을 할 수 있는 생명문화로서의 심기신 건강법, 즉 신선도 문화를 갖고 있습니다.

우리 모두 새로운 패러다임의 기초로서 한생명 양생법으로 심기신 건강법을 수련하고, 자유와 평등이 조화된 평화 속에 단결하여 21세기의 새로운 나라, 하나의 평화세계를 만들어 갑시다.

제 시조를 끝으로 말을 마칠까 합니다.

한자락 흰 구름이 하늘을 감도는데
어느곳 한 자리도 머물수가 없더니
구름새 푸른 하늘은 예와 이제 같더라.

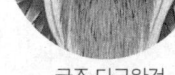
국조 단군왕검

복잡계 세상살이

세상의 장삼이사(張三李四)의 생활은 반드시 건강하고, 정상적인 상생생활이라 하기 어렵다. 흔히 속(俗)된 생활, 골짜기의 생활, 어둠의 생활, 상생상극의 생활, 미망(迷妄:마음이 헤매어 흐림)의 생활이라 하겠다. 그것은 인간의 욕망, 고정관념, 습업, 오해, 제도의 경직성 등에 원인이 있는 것으로 보인다.

이것이 복잡계(複雜系) 세상살이다. 질서 속에 무질서가 있고, 무질서 속에

질서가 있는 살림살이다. 여기에 세상살이로서 살기다툼(生存競爭)이 대립·갈등을 빚는 이유가 있다. 그 현상을 오쇼 라즈니쉬가 비유한 상징적인 몇 가지 사례를 중심으로 살피고, 한생명으로 넘어가기로 한다.

오쇼 라즈니쉬는 말했다.

"사람들은 미친 상태로 살아간다. 지금 이 상태가 미친 상태이다! 내가 온 인류가 미쳤다고 말하면 사람들은 감정이 상한다. 그러나 내가 어쩔 수 있겠는가? 사실이 그런 것을! 아무리 고통스럽다 해도 사실은 사실대로 말해져야 한다. 이 말을 하면서 나 또한 고통스럽다. 인류에 대해 유감을 느낀다. 그러나 어쩔 수 없다. 온 인류가 미쳤다는 것은 틀림없는 사실이기 때문이다. 우리가 정상인이라고 부르는 사람들은 결코 정상이 아니다. 그들은 정상적으로 미쳤을망정 정상은 아니다. 그들은 건강의 기준이 아니다. 지구 전체가 거대한 정신병원이다.

인류의 역사는 이 인류가 미쳤다는 것을 증명한다. 뭔가 근본적으로 잘못되었다. 인류는 삼천년 동안 오천 번의 전쟁을 일으켰다. 이런 인류를 정상이라고 부를 수 있는가? 모든 사람들이 서로 목을 조르며 싸우고 있다. 그대는 이런 인류를 정상이라고 말할 수 있는가? 물론 그들이 거의 똑같다는 의미에서 보면 정상이라고 할 수도 있다. 장자(莊子)의 꿈 속에 나비가 나타난 것인지? 나비의 꿈 속에 장자가 나타난 것인지?는 아무도 알지 못한다."

주변을 둘러 보라. 사람들을 관찰해 보라. 그러면 완전히 미친 상태가 정상으로 여겨지는 데 대해 경악을 금할 수 없을 것이다. 무엇이 정상인가? 정상적 인간에 대한 정의는 무엇인가?

정상적인 인간은 사랑과 지복으로 넘쳐흘러야 한다. 그는 두려움이 없어야 한다. 그는 즐거움과 황홀감(ecstasy)으로 충만해야 한다. 그는 노래하고 춤추고 웃을 줄 알아야 한다. 그는 아주 사소한 일까지 즐길 줄 알아야 한다. 무슨 일을 하든 간에 전체적으로 해야 한다. 그의 생각은 분명하게 정리되어 있을 것이다. 그가 "예"라고 말하면 '예'라는 뜻이다. "아니오"라고 말하면 '아니오'라는 뜻이다. 그는 외교적이거나 정치적인 사람이 아니다. 그는 입으로는 이렇게 말하고 속뜻은 저렇게 말하는 사람이 아니다.

그대는 정치적인 사람이 어떻게 행동할지 확신할 수 없다. 그는 겉과 속이 다르다. 그는 두 얼굴의 사나이다. 그는 겉으로 그대에게 미소를 지으며 인사하지만 속으로는 그대를 미워하고 저주할지도 모른다. 그는 친구인 척하지만 실상은 적일지도 모른다. 욕망이 문제이다. 물고기는 물 밖에서 살 수 없듯이, 생각은 욕망을 떠나서는 살 수 없다. 생각은 욕망의 바다 밖에서 살 수 없다. 생각은 기본적으로 욕망의 상태를 위한 도구이다. 우리는 끊임없이 이 것 저것을 욕망한다. 욕망이 계속되는 한 생각을 멈추는 것은 불가능하다. 먼저 욕망이라는 뿌리를 잘라야 한다.

삶에 욕망할 만한 것이 있는가? 삶을 아는 사람들, 삶을 실현한 사람들은 인생에 욕망할 가치가 있는 것은 아무 것도 없다고 말한다. 삶을 살아라! 가능한 한 전체적으로 살아라. 매순간을 최대치로 살아라. 삶의 과즙(sap)을 남김없이 짜서 마시라. 욕망할 것은 아무 것도 없다. 그러나 욕망 없이 살기도 어렵다. 여기에 인생의 딜레마가 있다.

욕망은 그대를 잘못된 길로 인도한다. 무욕의 상태를 유지하라. 지금 이 순간을 마셔라.

붓다는 성취될 수 없는 것이 욕망의 본성이라고 말했다. 그대가 하는 것은 무엇을 하는가에 관계없이 성취되지 않은 채 남는다. 그것이 바로 욕망의 본성이다. 따라서 그대가 소망의 나무 아래 앉아 있다고 하더라도 차이가 없다. 몇 번이나 이루어졌다고 느껴도 그것은 또 올라온다. 그것은 끝없이, 거듭거듭 올라올 것이다.

붓다는 말한다.

"욕망의 본성을 보라. 욕망의 움직임을 보라."

그것은 매우 미묘하다. 그대는 두 가지를 볼 수 있는데, 하나는 욕망이 그 본질상 성취될 수 없다는 것이고, 두 번째는 욕망이란 성취될 수 없다는 것을 이해하는 순간 욕망은 사라지고 그대는 무욕(無慾)으로 남는다는 것이다. 그것은 평화, 침묵, 고요함의 상태이다. 그것이 만족이다.

세상살이에서 대표적인 고정관념이 '신(神)'에 대한 것이다.

지그문트 프로이트(Sigmund Freud)는 "신은 아버지나 어머니의 형상에 대한 추구 외에 아무 것도 아니다"라고 말했다.

붓다는 프로이트에 동의했을 것이다. 신에 관한 한 프로이트의 통찰력은 매우 정확하다. 그는 멀리까지 나아가지는 못했지만 출발점은 옳다.

그대는 왜 신을 추구하는가? 두려움 때문에? 그렇다, 두려움이 있다. 그것은 죽음 때문이다.

만일 두려움 때문에 신을 찾는다면 결코 그를 발견하지 못할 것이다. 신은 두려움이 아니라 오직 사랑을 통해서만 발견된다. 세상의 거의 모든 언어에 '신을 두려워하는(God-fearing)' 과 비슷한 용어가 있다.

종교적인 사람은 'God-fearing'이라고 칭해진다. 이것은 완전히 넌센스이다. 종교적인 사람은 결코 신을 두려워하지 않는다. 그는 신을 사랑한다(God-loving). 그의 기도는 두려움에서 나온 게 아니라 지극한 사랑과 감사에서 나온 것이다. 그의 기도는 감사의 표현이지 요구가 아니다.

그는 안전을 요구하지 않는다. 그는 이미 안전하다는 것을 알기 때문이다. 그는 보호를 요구하지 않는다. 그는 존재계가 우리를 보호한다는 것을 안다. 그는 존재계가 우리의 집이라는 것을 안다. 그러니 이미 수중에 있는 것, 이미 주어진 것, 그대의 존재 안에 이미 세워진 것을 요구할 필요가 있는가?

신을 추구함에 있어서 병든 마음의 소리를 듣고 따라가기보다는 차라리 그 마음을 버리는 게 낫다고 붓다는 말한다. 그 병적인 마음을 버리는 게 더 낫다. 그 마음에서 해방되라. 그 자유 안에 앎이 있다.

마음으로부터 자유로워질 때 그대는 '아는 자(the knower)'가 된다. 관찰자(the observer)가 된다. 그대는 시간과 죽음을 초월한 영원 불멸성에 대해 절대적 확신을 갖게 된다. 그리고 그대를 보호할 어떠한 신도 필요없다는 것을 알게 된다. 그대는 이미 보호받고 있기 때문이다.

그대는 그 보호 안에서, 존재계 앞에서 엎드려 감사한다. 그 보호와 관심과 사랑 안에서 눈에 보이지 않는 무엇인가가 우주로부터 그대를 향해 계속 흘러든다. 매순간 우주가 그대에게 자양분을 공급한다. 그대는 우주를 들이마시고 내쉰다. 그대의 혈관 안에 우주가 흐른다. 우주가 그대의 근육과 뼈가 된다. 직접 그것을 경험하는 순간 그대는 자연히 종교적이 된다.

이제 그대는 신이 무엇인지 안다. 그러나 이 신은 전혀 다른 신이다. 이 신은 아버지의 형상이 아니다. 이 신은 하나의 인격체가 아니라 우주 전체에 넘쳐흐르는 사랑의 현존이다.

누가 스리 오르빈도에게 물었다.

"당신은 신을 믿습니까?"

그러자 그가 말했다.

"아니오."

그 사람은 의아해졌다. 그는 독일에서 온 교수였다. 그는 단지 이 위대한 사람의 말을 듣기 위해 왔다. 그는 신을 찾고 있었다. 그는 이 사람이 '아니오'라고 말하는 것을 듣고 놀랐다. 그는 말했다.

"제가 제대로 들은 겁니까, 선생님? 아니라고 하신 겁니까?"

오르빈도가 되풀이해서 말했다.

"그렇소. 실로 그렇소. 믿음이 문제가 되는 것이 아니기 때문이오. 나는 신이 있다는 것을 알고 있소. 믿음은 문제가 되지 않소. 당신은 '신을 믿습니까?'라고 물었소. 나는 신을 믿지 않소. 나는 신을 알고 있을 뿐이오."

믿음은 지식의 빈약한 대용품이다. 그래서 붓다는 말한다.

"먼저 신뢰하라."

신뢰란 그대에게서 멀리 떨어져 있는 사람과 조우했다는 것을 의미한다. 그대는 그대에게 자신의 미래를, 자신의 운명을 나타내 보여주는 사람과 조우한 것이다. 그것은 마치 씨앗이 나무한테 가서 나무가 된다는 게 가능하다는 것을 깨닫는 것과 같다.

그리고 나무는 말한다.

"한때 나 또한 너처럼 씨앗에 불과했단다."

이제 씨앗 속에 신뢰가 생긴다. 만약 씨앗이 나무를 한 번도 보지 못했다면 씨앗은 나무가 된다는 건 꿈도 못 꾸었을 것이다. 어떻게 씨앗이 나무를 꿈꾸겠는가? 나무를 본 적도 없는데. 그렇기 때문에 붓다의 시대에 태어나는 것은 엄청난 복이라고 하는 것이다. 거기에 나무가 있으므로 씨앗은 꿈꾸기 시작할 수 있는 것이다.

나무가 주는 첫 번째 자극이 씨앗에 떨어지고 그는 신뢰한다. 이제 그의 미래는 가능성으로 가득 차게 된다. 그것은 단지 과거의 반복이 아니라 새로운 어떤 것이다. 그는 짜릿함을 느낄 것이다. 그 짜릿함이 신뢰인 것이다. 그는 뿌리까지 짜릿해진다. 이제 처음으로 삶에 의미가 있다는 걸 안다. 이제 처음으로 자신의 운명을 안다. 어떤 일이 일어나게 될 것이다.

"나는 그냥 우연히 태어난 것이 아니다. 나는 위대한 메시지를 갖고 있다. 그 메시지는 해독되고 풀려져야만 한다. 나는 나무가 되어 꽃을 피워야 하고 내 향기를 바람에 날려보내야 한다."

붓다를 보면서 그대는 자신에게 있는 불성(佛性)의 가능성을 보는 것이다. 그것이 신뢰이다. 목표는 그대 또한 붓다가 되어야 한다는 것이다. 오직 그때에만 깨달음의 의미와 심오함과 장려함이 무엇인지 이해할 수 있다.

이 의식은 바로 지금, 이 순간에도 그대 내면에 존재하고 있다. 그대는 그것을 알지 못할지도 모르지만 나는 알 수 있다. 그것은 거울같이 존재한다.

그리고 그대는 거울에 비치는 온갖 반영들과 동일시한다. 그대의 동일시를 버려라. 그대가 육체가 아님을 보기 시작하라. 그대가 마음이 아님을 보기 시작하라. 그대가 감정이 아니고 생각이 아님을 보기 시작하라. 기쁨도 괴로움도 아님을 보기 시작하라. 늙음도 젊음도 아님을 보기 시작하라. 성공도 실패도 아님을 보기 시작하라. 그대는 주시자라는 것을 항상 기억하라.

이윽고 이 거울 같은 본질이 그대 존재 안에서 터져 나올 것이다.

그대가 거울임을 깨닫는 날 그대는 자유롭다. 그대는 자유다. 이것이 초월, 한계 넘어 무한자, 해탈인 목샤(moksa)나 니르바나(nirvana)에 관한 모든 것이다.

세상살이에는 착각과 편견 및 오해가 많다. 군중의 마음은 오해를 피하기 어렵다. 군중은 또 흉보면서 닮아간다고 한다. 누군가를 따르는 사람들조차 그것은 오해에서 비롯된 형태이다. 단지 추종자가 되는 것 만으로는 그대의 삶에 아무 변화도 일어나지 않는다. 어떤 사람을 따르는 것은 문제가 아니다. 문제는 깨달은 자를 이해하는 것이다. 혼란되지 않은 마음, 모든 판단을 넘어서 옳고 그름을 분별하지 않는 마음, 그 마음은 주시하고 이해한다. 오해를 푸는 것이다.

선악의 판단을 초월하는 것, 이것이 주시의 방법이다. 주시를 통해 변형이 일어난다. 이것이 도덕과 종교의 차이이다. 도덕은 "옳은 것을 택하고 그른 것을 버려라. 선을 택하고 악을 멀리 하라"고 말한다.

그러나 진정한 종교는 이렇게 말한다. "그저 주시하라. 아무 것도 선택하지 말라. 선택 없는 각성의 상태에 남으라."

종교는 도덕과 전혀 다르다. 도덕은 매우 평범하고 세속적이다. 도덕은 그대를 궁극의 세계로 데려갈 수 없다. 도덕은 신성으로 가는 길이 아니다. 똑같은 것이 어떤 사회에서는 옳고 어떤 사회에서는 그른 것도 그런 이유 때문이다. 인도에서는 선하다고 여겨지는 것이 일본에서는 악하다고 여겨진다. 오늘은 선한 것이 내일은 악한 것이 된다. 도덕은 사회적 부산물이다. 그것은 그대를 통제하기 위한 책략일 뿐이다. 도덕은 그대안의 경찰이요, 판사이다.

도덕은 그대를 사회가 부과한 개념에 따라 살도록 최면에 걸려는 속임수이다. 만일 그대가 종교적인 이유로 채식주의를 고집하는 가정에 태어났다면, 그때엔 비채식주의자가 세상에서 가장 큰 죄인이다.

한 번은 자이나교 승려 한 명이 라즈니쉬를 찾아가 말했다.
"나는 당신의 책을 좋아합니다. 그런데 왜 예수, 모하메드, 라마 크리슈나를 마하비라와 함께 언급하는 것입니까? 그들을 동일선상에 언급해서는 안 됩니다! 마하비라는 마하비라입니다. 어떻게 그를 예수, 모하메드, 라마 크리슈나와 똑같은 범주에서 비교할 수 있단 말입니까?"
라즈니쉬가 말했다.
"그러면 안 되는 이유가 무엇인가?"
그가 말했다.
"예수는 술을 마시고 고기를 먹었습니다. 세상에 그보다 더 큰 죄가 있습니까?"
모하메드는 고기를 먹고 아홉 명의 여자와 결혼했다. 그는 여자를 멀리해야 옳았다. 그런데 한 명도 아니라 아홉 명이나!
그가 말했다.
"모하메드는 아홉 명의 여자와 결혼하고 고기를 먹었습니다. 그리고 라마 크리슈나는 생선을 먹었습니다. 그런데 어떻게 그들을 마하비라와 동일선상에 놓을 수 있단 말입니까?"
라즈니쉬의 책에 대한 그의 유일한 비판은 이 사람들을 함께 다루었다는 것이다.
이제 기독교인에게 물어보자. 라즈니쉬는 기독교 선교사에게 물었다.

"그대는 이 자이나교 승려에 대해 어떻게 생각하는가? 반대 의견이 있는가?"

그가 말했다.

"있고말고요. 어떻게 마하비라를 예수님과 같이 다룰 수 있겠습니까? 예수님은 인류를 위해 자신을 희생하셨습니다. 그런데 마하비라는 뭘 했습니까? 그는 철저한 이기주의자입니다. 그는 자신의 구원만을 생각했습니다. 그는 다른 사람은 어떻게 되든 전혀 관심이 없었습니다. 그는 눈먼 자를 치료하지도 않았고 죽은 자를 살리지도 않았습니다. 그는 산 속에 들어가 12년 동안 명상만 했습니다. 그보다 더 이기적인 행동이 어디 있습니까?

세상은 고통받고 있습니다. 그런데 그는 사람들을 위로하지 않았습니다. 그보다 더 사치스런 짓이 어디 있습니까? 도대체 그가 인류를 위해 뭘 했단 말입니까? 예수님은 자신을 희생하고 다른 사람들을 위해 죽어갔습니다. 예수님의 평생은 순수한 희생, 그것이었습니다. 그런 예수님을 어떻게 마하비라 같은 인물과 같이 다루다니 말도 안 됩니다!"

이 선교사 또한 옳은 것처럼 보인다. 그대는 어떻게 생각하는가? 붓다는 병든 자를 치료하지 않았다. 다만 명상했을 뿐이다. 붓다는 매우 이기적으로 보인다. 그는 병원을 열어야 옳았다. 그것이 안 되면 최소한 학교라도 운영해야 했다. 수재민들을 찾아가 약품을 나누어 주고 봉사활동을 해야 했다. 그런데 그는 전혀 그런 일을 하지 않았다. 기독교인에 따르면 붓다는 철저하게 이기적인 사람이다.

우리는 저마다 자신의 편견에 따라 살고 있다. 자이나교 승려도 기독교 선교사도 틀렸다. 그들은 판단하고 있기 때문이다. 예수는 예수다! 그는 자신의 방식대로 산다. 그리고 붓다는 붓다의 방식대로 산다. 저마다 독특한 개성이 있다. 아무도 다른 사람의 복사품이 아니다. 그럴 필요가 없다. 다양하다는 것, 그것이 세상의 아름다움이다.

고타마 붓다는 마하비라가 새벽 일찍 돌아다닌다는 말을 듣고 농담을 한 적이 있다. 그때는 무더운 한여름이어서 마하비라는 해가 뜨기 전인 새벽부터 돌아다니기 시작했다. 그런데 그가 한번은 개의 꼬리를 밟은 적이 있었다. 날이 아직 어두웠기 때문이다. 이 사람은 과거와 현재와 미래를 알면서도 자기 발 밑에 개꼬리가 있다는 것조차 모르고 있다.

마하비라는 결코 그러한 주장을 하지 않았다. 그것은 어디까지나 그의 제자들의 주장이었다. 마하비라 같은 사람은 어떤 것도 주장하지 않는다.

고타마 붓다의 제자들이 붓다에게 물었다.

"당신의 위치는 어딥니까? 당신은 과거와 현재를 미래를 알 수 있습니까?"

이때의 고타마 붓다의 겸허함은 실로 대단한 것이었다. 그는 이렇게 대답했다.

"나는 전능하지도 않고 전지하지도 않다. 나는 맑은 눈을 갖고 있지만, 존재계의 광대무변함에 비교하면 그것은 하잘 것 없는 현상에 불과하다. 그렇다. 나는 과거에 대해 알 수는 있다. 만일 내가 과거에 대해서 초점을 맞춘다면 말이다. 그리고 미래에 대해서 초점을 맞추면 나는 미래에 대해서도 알 수 있다. 현재에 대해서 초점을 맞추면 현재를 알 수 있다. 그러나 그대가 깨달음을 얻었을 때는 초점을 맞추는 일이 불가능하다. 왜냐하면 초점을 맞춘다는 것은 집중의 또 다른 이름이기 때문이다. 집중은 마음에서 나오는 것이며, 깨달음은 무심(無心)에서 나온다."

무심은 초점을 맞추는 일이 불가능하다. 무심은 어떤 경계선도 가질 수 없다. 따라서 깨달은 사람이라도 때때로 미묘한 실수를 저지를 가능성이 있다. 그러나 그것이 그의 깨달음 자체를 부정하는 것은 아니다. 신뢰할 수 있는 것은 오직 각성뿐이다. 그대 죽음을 통과하여, 죽음의 문을 통과하여 가져갈 수 있는 것은 오직 각성뿐이다.

도(道)의 본질은 집착을 벗어남에 있다.

이것은 진실이다. 우리의 모든 불행은 집착 이외의 다른 것이 아니다. 우리의 모든 무지와 어둠은 수천 가지 집착들의 이상한 결합이다. 그리고 우리는 죽음의 순간이 되면 빼앗겨 버리고 말 것들에 대해 집착한다.

한 번은 예수의 제자가 예수에게 이렇게 물었다고 한다.

"당신은 세상에 평화의 메시지를 갖고 왔습니까?"

그가 말했다.

"아니다, 나는 평화가 아니라 검을 가지고 왔다."

검이라니? 그리고 기독교도들은 여러 세기 동안 의아해 했다. 그것은 옳게 보이지 않기 때문이다. 예수는 평화의 사도다. 그런데 그는 말한다.

"아니다, 나는 평화가 아니라 검을 가지고 왔다."

그리고 그는 말한다.

"내가 네 어머니를 미워하고 네 아버지를 미워하고 네 아내와 네 남편, 네 아이들을 미워하는 법을 가르치리라. 네 아버지와 어머니를 미워하지 않는 한 너는 따를 수 없다."

지금 이 말들이 '신은 사랑이다'라고 하는 예수에게서 나온 말이다. 그것은 너무도 모순적이고 일관성이 없어 보인다. 그가 의미하는 바를 가늠하기란 어렵다.

그가 검을 가져왔다고 말하는 것은 각 스승들은 마음의 뿌리를 잘라 버릴 검을 세상에 가져온다는 의미이다. 그가 "너희가 네 부모와 가족을 미워하지 않는 한 나를 따르지 못한다"고 말한 것은 무슨 뜻일까? 그는 그대가 부모나 가족에 의해 주입된 마음을 버리지 않는 한, 그대가 자신의 과거를 떨쳐 버리지 않는 한, 사회가 그대에게 주입한 것들 – 선과 악의 개념들 – 을 완전히 잊어버리지 않는 한, 사회가 그대에게 주입한 모든 세뇌들을 떨쳐 버리지 않는 한, 그대는 나를 따를 수 없다고 말하는 것이다.

이 수트라들은 검과 같다. 그것들을 자른다. 송두리째 잘라 버린다. 붓다는 큰 자비심을 갖고 있기 때문에 아주 강하게 나온다. 그는 그대가 다시 예속될 틈을 주지 않을 것이다. 그러므로 먼저 외부적인 수행을 다 버려라. 그 다음엔 내면의 수행마저 버려라. 바로 그 비수행의 상태가 탈바꿈이며, 자유이고 열반(nirvana)이며, 해탈(moksa)이다. 그리고 그 자유로부터 나오는 것은 무엇이든 덕이다. 예속에서 나오는 것은 무엇이든 죄이다.

한국 기독교 백년사에서 깨달음을 얻어 그리스도 지위에 나아갔다고 알려진 다석 유영모 선생은 말했다.

"나를 지키고 나를 살리는 길은 영원한 생명이다. 제나(자기라고 집착하는 나)로 죽고 얼나로 사는 것이다. 제나가 얼나의 다스림을 잘 받으면 제나도 제구실을 할 수 있다."

예수 그리스도가 바란 것은 이것이다. 그러나 하느님은 사람들을 뜻대로 할 수 있어도 그렇게 하지 않는다. 하느님은 사람에게 자유의지를 주었다. 자유의지로 하느님을 찾아오는 이만 맞아주신다. 자유의지의 진가는 우리로서는 알 수 없다. 생명의 본질일 것이다. 영원한 생명의 깨달음이 지극히 귀중함은 이 자유

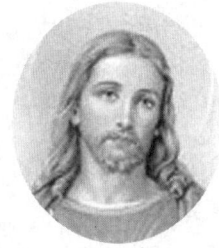

예수 그리스도

의지에 있다고 할 것이다. 하느님의 일방적인 섭리에 의하여 진리의 성령을 깨닫는다면 귀중함이 덜할 것이다.

예수는 분명 하느님을 아버지로 받들고 하느님 아버지께 효도를 다한 하느님 아들이다. 그래서 "아버지는 나보다 크심이라"(요한복음 14:48)고 했다. 결별의 기도를 하는 가운데도 첫머리부터 아버지를 불러 무려 서른 일곱 번이나 아버지를 부르고 있다. 그런데 어떻게 하여서 오늘날 교회에서 예수가 하느님이 되어버렸는지 알 수 없다.

파스칼과 키에르케고르도 예수는 하느님이 수육(受肉)하여 땅에 오신 것

이라고 말한다. 모든 사람이 다 그렇다면 그 말에 시비할 것이 없다. 아니면 성령(불성·도성·덕성)의 나를 깨달은 이는 모두가 하느님이 수육하여 땅에 오신 것이라고 한다면 시비할 것도 없다. 그러나 예수 혼자만 하느님이 수육하여 온 것이라고 하면, 이는 분명히 문제가 된다. 그러면 왜 예수가 언제나 하느님을 아버지라 불렀으며, 선한 선생님이라고만 하여도 "네가 어찌하여 나를 선하다 일컫느냐. 하느님 한 분 외에는 선한 이가 없느니라"(마태 10:17)고 했을까?

복음서 그 어디에도 예수가 자기 자신을 하느님이라고 한 적이 없다. 그리고 자신을 하느님이라고 불러 달라고 한 적이 없다. 예수를 하느님이라고 하게 된 근거가 된다면 "나의 아버지는 하나이니라"(요한 10:30)고 한 것일 게다.

그러나 하나가 된다는 말은 예수와 하느님만 하나가 된다고 한 것이 아니다. 신령스런 기운인 성령으로 솟나면, 성령의 나로는 그 누구도 하느님과 하나이다. 그래서 여기에서도 "거룩하신 아버지여! 내게 주신 아버지의 이름으로 저희를 보전하사 우리와 같이 저희도 하나가 되게 하옵소서"라고 기도드리고 있다. 그러면 예수뿐만 아니라 제자들도 하느님이라고 해야 되지 않는가. 하느님과 하나가 되는 것은 마찬가지이기 때문이다. 그러나 예수를 하느님이라고 하는 것은 잘못이다.

예수에게 성령의 나는 하느님과 하나이다. 그 누구도 얼나로는 하느님과 하나이다. 예수만 그런 것이 아니다. 석가도, 노자도, 공자도 마찬가지다. 그 밖에 성령의 나를 깨달은 이는 성령의 나로는 다같이 하느님과 하나이다. 성령의 나로는 하느님과 한생명이다. 성령은 내게 오신 하느님이기 때문이다.

예수를 처음으로 하느님이라고 말한 이는 예수의 제자 가운데 한 사람인 도마(Thomas)다. 예수가 십자가에 매달려 죽은 뒤에 도마에게 나타나자, 도마가 "나의 임이시여! 나의 하느님이시니이다"(요한 20:28)라고 말했다.

이는 어린이에게는 아버지가 하느님 노릇하듯 제자에게는 스승이 하느님

노릇하는 그런 뜻으로 보아야 한다. 예수가 몸으로 다시 살아난다 하여도 몸으로 하느님이 될 까닭이 없다. 예수는 선한 선생님이란 말을 듣고도 깜짝 놀랐는데 하느님이란 말을 듣는다면 기절했을 것이다.

지금 한국에 전해지는 성경에는 예수 그리스도의 12살 이후부터 30세에 공생애를 시작할 때까지의 기록으로는 '한때 사막에 있었다'는 것을 빼고는 아무것도 없다. 이것은 엄청나게 의혹을 불러일으키는 잘못된 현상이다. 그럴 수 없는 일이다.

세계 역사를 서력기원 전후로 가르는 성자 '예수 그리스도'에 관한 예도 아니고, 인위적인 조작 없이는 정말 그럴 수도 없는 일이다. 이에 대하여 미국의 리바이 도링 목사는 아카식 레코드를 인용하여 예수 그리스도의 탄생 전후부터 33살에 생을 마칠 때까지 보병궁 복음서(Aquarian Gospel : 신약성서)에서 자세히 기록하고 있다.

예수는 12살 때 인도 오릿사주 왕족 군자인 라반나를 만나 부모허락을 받고 인도에 가서 베다 등 인도문화와 베나레스에서 불교를 배우고 브라만교를 비판, 토론도 하며 쫓겨나기도 하고 진리도 가르치면서 12년간 머문다.(ISSA 대사) 그는 라마스, 멩쿠스테, 무드라카, 바라다 등과 사귀며 수행했다.

그는 또 티베트, 카슈미르(하늘 나라의 뜻이 있음), 라다크 지방을 거치고, 앗시리아를 지나 페르시아에 가서 자기가 탄생할 때 찾아왔던 동방박사인 매기 승려 홀, 룬, 메루 등 세 사람을 만나기도 한다. 그리스로 가서 그리스 문명을 최고 문명이라고 칭찬하기도 하며, 이집트의 비밀 형제 교단에 들어가 7단계의 시험과 수행과정을 거쳐 7층산의 정상인 하느님과 합일된 그리스도 지위에 나아가기도 한다.

그는 이어 알렉산드리아에서 세계 7성현의 평의회를 열며 예루살렘으로 돌아와 에쎄느 명상교사로서 명상을 가르치기도 하고, 중국, 인도, 페르시아, 그리스, 이집트, 이스라엘 등 여러 나라의 정신적 지도자들을 모아 명상기도를 하며, 인류의 미래를 걱정하고 대비책을 논의하기도 한다.

모든 번역에는 언어자체가 갖고 있는 문제점과 인간의 속성, 정치적 수정 등으로 인하여 그 정확성에 문제가 있다. 성경도 번역에 있어서 그 예외가 아니다.

성경을 오래 연구한 계보학자인 로렌스 가드너경은 '지금 여기'라는 책 『홀리 그레일(Holy Grail, 聖조)의 숨은 역사』(주혜영 옮김. 1998. 7. 8. pp.91~100. 1998. 9. 10. pp.127~136)에서 다음과 같이 적고 있다.

특정문화와 관련하여 잘못 번역된 성경의 예로 남태평양 파푸아뉴기니의 성경을 들 수 있다.

파푸아뉴기니 부족들의 삶은 돼지와 많은 관련을 맺고 있다. 현재 파푸아뉴기니에서 나오는 성경에는 원래 소, 사자, 당나귀, 양 등이 모두 돼지로 번역돼 있다. 심지어 '하느님의 양'도 이 성경에는 '하느님의 돼지'로 번역돼 있다.

또, 공관복음서 처음에는 '네 복음서 모두 예수가 나자렛인이었다'고 말한다. 사실상 이것은 로마의 기록에도 나와 있다. 그리고 1세기의 이스라엘인들의 기록과 예수의 제자들이 남긴 성서 기록을 보면 예수의 남자 형제인 제임스와 바울이 나자렛의 지도자였다고 한다.

성배의 이야기에 있어서 '나자렌(Nazarene)'의 정의는 의미심장하다. 지난 100년간 영어 복음서는 '나자렌 예수'를 '나자렛의 예수'로 잘못 번역함으로써 예수가 나자렛 마을에서 온 것으로 잘못 알려져 왔다. 나자렌과 나자렛 마을 사이에는 아무런 연관도 없다. 사실 나자렛에 사람이 정착한 것은 예수가 돌아가신 30년 후인 서기 60년경이다. 예수가 살았던 당시에는 아무도 나자렛에 살지 않았다.

나자렌이란 바리세인의 지배에 완강히 저항한 당시의 진보 세력이었다. 나자렌의 문화와 언어는 고대 그리스 철학자들에 의해 많은 영향을 받았다. 그리고 그들의 공동체는 남녀 평등사상을 존중했다.

기록에는 나자렛이 아니라 나자렌 문화에 대해 언급하고 있다. 여자 사제들과 남자 사제들은 평등했다. 이것은 남성 중심 사회였던 히브리 문화나 로마 교회 문화와는 사뭇 다른 것이었다.

예수가 크리스찬이 아니라 급진적인 유태인 나자렌이었다는 사실을 기억해야 한다. '크리스찬' 이라는 단어는 AD 44년 시리아에서 사용되기 시작했다. 오늘날 이 단어는 예수를 지칭하기 위해서 쓰인다. 이 단어는 '수호자' 라는 뜻이다.

예수가 돌아가신 후 베드로와 그의 친구 바울은 안티오키카로 갔다가 후에 로마로 갔다. 그리고 그들은 크리스찬 운동을 시작했다. 그러나 다른 기록을 보면 예수와 예수의 형제인 제임스는 켈트 교회가 된 것이다. 교회로서의 나자렌 운동은 켈트 교회 기록에서도 발견된다.

로마 교회는 바울과 베드로의 크리스찬 운동이 3세기 동안이나 지속된 300년 후에서야 형성되었다. 여러 세기가 지나는 동안 나자렌에 기반을 둔 켈트 교회는 로마 교회의 반대에 직접적으로 부딪혔다. 이 둘의 차이점은 단순하다.

나자렌의 신앙은 예수 자신의 가르침에 바탕을 둔 것이다. 로마 기독교는 '교회주의(Churchianity)' 이다. 그것은 예수가 전한 메시지는 아니다. 다시 말해서 나자렌 교회는 사회를 위한 진정한 교회이며, 로마 교회는 교황과 제왕들을 위한 교회이다. 예수의 죽음 후의 내용은 14세기말에 교회 주교들에 의해 첨가되었다는 것이 오늘날에 밝혀지고 있다.

다음에는 복잡계 세상살이의 대표적인 욕망적 · 습업적 제도인 결혼을 살펴보자. 당위적으로 짝짓기는 대표적인 상생생활의 시작이다. 이런 일이 있었다.

어느 날 밤 물라 나스루딘이 아내와 함께 모닥불 곁에 앉아 있었다. 그들 사이에는 고양이와 개가 가로누워 태평스레 눈을 깜박거리고 있었다. 그의 아내가 이것을 유심히 보더니 과감하게 말했다.

"여보, 저 고양이랑 개를 좀 보세요. 얼마나 평화스럽고 얌전하게 서로 어울리는지. 우리도 저렇게 할 수 없을까요?"

"다 좋아."

나스루딘이 말했다.

"하지만 그 놈들을 한데 묶어 봐, 무슨 일이 일어나는지."

두 사람을 묶어라 – 결혼이 바로 그것이다 – 그리고 무슨 일이 일어나는 지 보라. 별안간 두 세계가……. 그대가 사랑하는 여자를 이해하는 것은 거의 불가능해 보인다. 그녀가 사랑하는 남자를 이해하는 것은 거의 불가능해 보인다. 그녀를 사랑하므로 그래선 안 되지만, 그녀를 이해하는 것은 불가능한 것 같다. 그대가 사랑하는 남자를 이해하는 것은 불가능하다. 그대는 그를 사랑하므로 그래선 안 되지만, 그를 이해한다는 것은 불가능해 보인다.

이방인을 이해하는 것은 아주 쉬운 일이지만 정말로 가까운 사람을 이해하는 것은 참으로 어렵다. 그대의 어머니, 아버지, 형제, 자매, 친구를 이해하기란 무척 어렵다. 가까우면 가까울수록 더 어렵다. 서로의 세계가 충돌하기 때문이다. 이러한 세계는 미묘한 기운처럼 그대를 에워싸고 있다.

결혼은 법적으로 개체 유지와 종족 보존을 위한 혼인계약(婚姻契約)이라 하지만, 원칙은 계약이 아니라 합동행위(合同行爲)이다. 계약은 반대편에 있는 두 개의 의사표시의 합치이지만, 합동행위는 동일 방향의 의사 표시들이 동심원적으로 합치하는 것을 말한다.

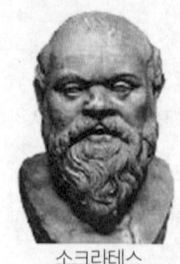
소크라테스

　부부는 마주 보는 것이 아니라, 나란히 한 곳을 보는 것이다. 물론 법적으로 합동행위는 계약에 준하여 처리하기는 하지만.
　다른 생물도 짝짓기를 하지만, 젊은 청춘남녀가 결혼을 할 때는 무지개빛 꿈을 갖고 사랑의 보금자리를 꾸미나 그 진행실상은 그야말로 천태만상이다.
　위대한 철인 소크라테스는 고대 그리스인들에게 대화법과 "너 자신을 알라!(Know thyself!)"라고 가르치고, 아테네 청년들을 선동했다 하여 사약을 받아 죽을 때 "아스크레피오스 신에게 암탉 한 마리를 전해다오"라는 말을 남기며, 죽음이 어떻게 오는지를 관찰하면서 타계했다.
　평생에 그가 진 빚은 아플 때 이웃집 아주머니한테 선사받은 암탉 한 마리였기에 고대 그리스 관습에 따라 그런 유언을 남긴 것이다. 그러한 철인 소크라테스도 결혼생활에는 성공했다고 할 수 없었다. 왜냐하면, 그는 그의 아내 크산티페(Xanthippe)를 세계사의 유명한 악처로 남겼기에…
　오쇼 라즈니쉬는 평생 결혼을 하지 않았다. 그는 대학교 철학과 학생 시절인 21살에 깨달음을 얻고, 이어서 철학 교수가 되었지만 결혼하려고 하지 않았다. 이에 친족이나, 변호사 아버지가 나서서 결혼을 권유했지만 모두 허사였다. 그들은 가족회의를 열었고, 마지막으로 라즈니쉬의 어머니가 아들에게 결혼을 권고하기로 결정했다. 그래서 어머니는 라즈니쉬를 불러서 완곡하게 결혼을 권고했다.
　그때 라즈니쉬는 "어머님, 저는 어머니가 앞으로 한 달 동안 어머님의 결혼생활을 뒤돌아 보신후에 결혼을 권고하시면, 그에 따를 것이며 아무 말씀이 없으시면 결혼하지 않겠습니다"라고 대답했다.
　라즈니쉬의 어머니는 그 뒤에 아들에게 결혼을 권고하지 않았다.
　영국의 시인 바이런(Biron)은 "인생이 하나의 극(劇, drama)이라면, 사람은 결혼으로써 모든 희극은 끝나고, 죽음으로써 모든 비극은 끝난다"고 말했다.

임마뉴엘 칸트(Immanuel Kant)에 대한 이야기가 있다.
어떤 여자가 그에게 청혼을 했다. 그녀가 이렇게 청혼하는 데에는 큰 용기가 필요했다. 칸트는 결코 로맨틱한 사람이 아니었기 때문이다. 그는 극도로 무미건조한 사람이었다.

그는 기계적인 삶의 표본이다. 그는 평생동안 종교적이리만치 철저한 규칙에 따랐다. 밤 열시가 되면 그는 잠자리에 들 것이다. 단 일 분도 오차가 있어서는 안 된다.

그의 시종은…… 그에게는 단 한 명의 시종이 있었다. 어느 누가 칸트 같은 사람과 살기를 원하겠는가? 그래서 단 한 명의 시종밖에 없었다. 그의 가족들마저 그를 버렸다. 그는 너무나 기계적이고 건조한 사람이어서 온 가족을 괴롭혔다.

그의 시종은 그에게 "이제 잠자리에 들 시간입니다"라고 말하지 않는다. 단지 칸트 곁에 와서 "열 시입니다" 하고 말한다. 그러면 칸트는 즉시 잠자리로 뛰어들 것이다. 간혹 손님들이 있어도 그는 작별 인사조차 하지 않을 것이다. 그는 벌떡 일어나 잠자리로 들어갈 것이고 시종이 손님들에게 이렇게 선언할 것이다.

"죄송하지만 이젠 모두 가 주십시오. 주인님은 잠자리에 드셨습니다."
칸트는 정확하게 아침 다섯 시에 침대에서 질질 끌려 나와야 했다. 때로는 날씨가 너무 춥거나 지쳐 있을 때도 있었다. 그러나 규칙은 어김없이 지켜져야 했다.

칸트는 "간혹 내가 의지가 허약해져서 조금 더 자기를 원해도 그 말을 들어서는 안 된다!"고 명령했다. 그래서 칸트가 "싫어, 조금 더 자고 싶단 말이야!" 하고 말해도 시종은 그를 침대에서 끌어내야 했다. 간혹 그것은 말다툼이나 싸움으로 이어졌다. 시종은 칸트를 침대에서 끌어내기 위해 때려야 하는 경우도 있었다. 그것이 시종의 의무였다.

칸트에게 청혼한 여자는 매우 보기 드문 여자다. 그러나 어디를 가도 항상 미친 사람이 있는 법이다. 칸트처럼 지독한 사람과 사랑에 빠진 여자는 아마도 미친 여자임에 틀림없다.

칸트는 인간이 아니라 기계였다. 여자의 청혼을 받고 나서 칸트는 "생각해 보겠습니다" 하고 말했다. 그리고 삼년동안 생각했다. 그는 여자의 청혼에 대해 이모저모 꼼꼼히 따져보았다. 그는 결혼의 이점은 무엇이고 해로운 점은 무엇인지에 대해 긴 논문을 썼다.

결국 그는 결론에 도달했다. 하지만 그것은 결론이랄 것도 없을 정도로 매우 빈약한 결론이었다. 결혼을 찬성하는 쪽에 1점이 더 많았다. 그것은 결혼을 해봐야만 결혼이 좋은지 나쁜지 알 수 있다는 항목에 대해 주어진 점수였다.

그는 여자의 집을 찾아가 문을 두드렸다.

여자의 아버지가 문을 열고 나왔다.

"무슨 일로 오셨소?"

칸트가 말했다.

"당신의 따님과 결혼하기 위해 왔습니다. 이모저모 따져본 결과 반대쪽에 300점, 찬성쪽에 301점이 나왔습니다. 그래서 나는 결혼하기로 결심을 굳혔습니다."

여자의 아버지가 웃으며 말했다.

"한 발 늦었구려. 딸아이는 이미 결혼했소. 게다가 벌써 아이까지 낳았소! 당신은 너무 늦었소."

한생명(一生命)

나는 누구인가? 진아는 한생명!

　우리는 앞에서 인생의 단순성과 복잡성을 보았다. 우리가 진리를 깨달으려면, 앞에서 살핀 것처럼 누구나 인정하는 가장 확실한 것으로부터 시작해야 한다. 그것은 지금 여기 '나'라는 생명체가 있고, 그것을 아는 존재, 즉 지적(知的) 생명체가 있다는 것이다.

　'나는 누구인가?(Who am I?)' '이 뭣고?(是甚麼? What is this?)' '나는 어떤 존재인가?(我何?)'

　이것은 인류 최초의 질문이자 최후의 질문이기도 하다. 그것은 나와 우주는 연결되어 있어 나를 깨달으면 우주를 깨닫고, 우주를 깨달으면 나를 확실히 알게 되기 때문이다. 그래서 자고로 선승들은 '이 뭣고?'를 화두로 깨달음을 추구해 오고 있다.

　그리스의 철학자요, 7현인의 하나였던 탈레스(Thales)는 "이 세상에서 제일 중요한 일은 자기 자신을 아는 것"이라고 말했다. 여기에 '나'로의 여행이 필요한 까닭이 있다. 내면으로의 여행이다.

　내 몸은 내가 아니다. 몸은 '나의 몸'일 뿐이다. 나의 머리도, 가슴도 내가 아니다. 내 몸의 감각기관도, 운동기관도, 생각도 내가 아니다. 내면의 잠재의식도 내가 아니다. 이런 것들은 모두 가짜의 나(假我)이다. 그러면 무엇이 나인가?

　위와 같이 "나의 것"들을 모두 부정하고 남는 것은 그것들을 지켜보는 관찰(觀察)이나 깨달음(知性, 覺性, Awareness)만이다. 이것이 바로 참된 나다(眞

我). 한생명이다. 한마음이고, 생명력인 기(氣)이다.

그 본질은 순수의식(純粹意識, pure awareness or pure consciousness or amala C)이고, 실재하는 환희의식(歡喜意識, bliss consciousness)이다. 무한의식(無限意識, boundless consciousness)이다. 형상을 갖고 변하는 가상세계가 실재한다는 의식이 사라질 때, 우리는 참된 나(眞我)를 깨달을 수 있다. 현상세계에 대한 생각과 행동의 원인은 마음이므로 마음(의식을 요소로 하는 것)이 사라지면 현상세계도 사라진다.

표현된 마음이 없는 자리가 무심(無心)의 자리이고, 표현 이전(未現)의 마음이며 한마음이고 진아이며 한생명(大生命, 一生命)이다. 그 생명 세계는 청정하고 전방위에 비치는 한량없는 광명그물을 두루 놓아, 인드라 보배와 여의주 보배로 장엄하여, 사사무애 중중무진 불가사의 해탈법계(事事無碍 重重無盡 不可思議 解脫法界)인 아무것도 걸림없이 무한히 나아가는 자유자재 세계이다(大方光佛華嚴經).

자유자재는 만유의 생명이며 상즉상입(相卽相入), 즉 이것과 저것이 같아져서 하나가 되고 서로 걸림 없이 융섭한다(상호동일성).

진리란 무엇인가?(절대계)

진리를 절대불변의 것으로 볼 때, 그것은 말로 할 수 없는 불가설(不可說)이며, 말길이 끊긴 언어도단(言語道斷)의 자리다. 그런데 노자(老子)는 이것을 도가도 비가도(道可道 非可道), 명가명 비상명(名可名 非常名)이라 했다.

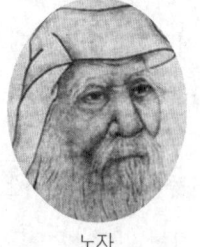

노자

"가히 도라고 하는 것은 도가 아니요, 가히 이름 붙임은 이름이 아니다"라는 뜻이다.

현대과학은 모든 사물이 안팎을 서로 감싸는 여러 가지 에너지층으로 구성되어 있으며, 그 가운데 절대적으로 안정된 가장 섬세한 부분이 중심을 이루고 있다고 한다.

그 진동으로 상대적 세계가 일어나고, 이것이 형상을 나타낼 때 생각을 비롯한 모든 물질적 에너지 형태가 되게 하는 물질과 에너지의 근원이 바로 존재(있음, being)이다. 이는 드러나지 않는 대생명이고 절대실존이다.

이것이 절대자, 초월자, 순수의식, 기쁨의식, 무한의식, 꿈꾸는 자, 광명본원, 하느님, 부처님, 생각의 근원자리 또는 한생명으로서 상대적 생명의 본질인 것이며 모든 생명의 뿌리이다.

'한' 의 뜻은 하나, 큼, 바름, 전체, 중심, 둥금, 조화, 하늘, 지금 여기, 구경자리 밝음(光明)을 뜻하며, 한민족의 '한' 이기도 하다. 한에서 둘이 나와 합하여 셋은 천지만물을 만들고 천지만물은 다시 한으로 돌아간다. 이는 한알, 한얼, 한울의 바탕이다.

한생명은 대생명이나 개체생명이 대생명과 합일될 때를 포함한다. 대생명인 한 면은 절대면으로 영원히 불변하는 허공, 침묵의 세계이며, 다른 면은 상대면으로 항상 음양 상대가 있어 변하고 움직이는 세계이다. 상대 세계는 하나의 꿈이고 그림자며, 환영이고 파도이다.

우리 생명은 숨쉬기와 생각의 활동으로부터 출발한다. 활동은 생각에서 나온다. 활동의 기반은 생각이고, 생각의 기반은 생각의 근원자리인 존재, 즉 대생명이다. 우주의 생명은 창조, 유지, 진화, 해체라는 창조의 순환과정에 맞추어 흐름을 이어간다. 대생명으로서의 절대자는 처음엔 스스로 창조를 통해서 자신을 상대화해 보고 싶어 '자기 안'에 '자기 바깥'을 창조한 것이다. 그것은 절대자의 성격이다. 절대자는 여러 가지 모양의 상대세계를 즐기고 싶어 하기 때문이다.

존재에 관하여 극히 큰 것은 극히 작은 것과 같이 가장 자리가 안보이고, 극히 작은 것은 극히 큰 것과 같이 경계선을 잊는다(極大同小 不見邊表 極小同大 忘絶境界). 극히 큰 것은 밖이 없고 극히 작은 것은 안이 없다(極大無外 極

小無內)고도 한다.

 우주는 진공으로부터 왔다. 그러므로 텅 빈 진공이라는 개념을 생체에너지인 기(氣)로 가득 차 있는 공간이라는 새로운 패러다임으로 전환해야 한다. 우주공간에는 현대과학이 밝혀낸 네 가지 힘, 즉 중력, 전자기력, 강력, 약력 외에도 확인되지 않은 형태의 에너지가 가득 차 있다. 이 모든 에너지에 대한 새로운 개념으로 기를 제시한 것이다. 이들 미지의 에너지에 대한 용어로는 공간 에너지(space energy), 진공 에너지(vaccum energy), 영점 에너지(zero-point energy), 자유 에너지(free energy), 그리고 청정 에너지(clean energy) 등이 있다. 이러한 에너지를 측정할 수 있다면 현대 열역학법칙으로는 설명이 불가능한 하나의 영구 기관 개발도 가능해지리라고 생각한다. 그렇지만 자연계에서는 영구운동을 하고 있는 것들이 있다. 그것은 원자 내부에서 끊임없이 일어나고 있는 전자의 회전운동, 지구, 달 및 은하계의 자전과 공전 같은 운동이다.

 시간과 공간은 상대적인 것이지 절대적으로 존재할 수가 없다. 나아가서 절대시간, 절대공간의 전제 위에 있는 절대물질도 있지 않으며 내 몸 역시 절대적 존재라고 할 수가 없다. 어떠한 한계도 없는 순수의식의 차원에 있을 때는 시간도 공간도 물질도 내 몸도 나라는 생각까지도 없지만, 내가 따로 있다는 한계의식, 즉 자아의식의 차원에 있을 때는 시간, 공간, 물질, 내 몸, 나라는 생각 등 한계 있는 창조가 꼭 실제처럼 있어 보인다. 이 허공 같은 순수의식이 내 생명의 근원이자 본성이다. 여기로부터 양과 질로 측정할 수 있는 물질과 물리적 에너지가 흘러나온다. 이 순수의식으로부터 문득 나라는 생각, 내가 있다는 생각이 떠오른다. 마치 허공 중에 한 개의 비누방울이나 거품이 떠오르듯이. 이 생각이 나와 객관세계가 분리되어 따로 있다는 신념이 일어나는 최초의 계기이다.

 나란 이처럼 순수의식의 허공 가운데 물방울처럼 문득 떠오른 하나의 생각일 뿐이다. 한없는 순수의식의 바다 위에 나라는 생각의 파도 하나가 불쑥 떠올라 그 한정된 파도 하나를 나로 여기며 수많은 다른 파도들을 바라보고 있다. 이 파도들이 개별의식들이다.

 순수의식의 전체적 차원에서 볼 때 이들은 본래 분리하려 해도 분리할 수 없는 하나의 통일된 생명이다. 나라는 파도, 너라는 파도가 분리되어 존재한다는 생각은 착각이며 환상이다. 내가 따로 있다는 생각이 내 몸과 물질이라는 환상을 지어내는 최초의 단서이다. 그러나 본래의 나는 한정 없는 순수의식의 존재이며 시공을 초월한 무한가능성이다.

 순수의식은 순수의식 스스로를 대상으로 놓고 보지 않는다. 그런데 이 순수의식 가운데서 스스로를 의식하고자 하는 하나의 충동, 즉 스스로를 대상으로 놓고 보고 싶어하는 생각의 일렁거림이 문득 일어난다. 마치 고요한 바다 위에 파도 하나가 불쑥 올라와 바다를 바라보고 싶어하듯이.

 순수의식 스스로를 대상으로 여기고 그것을 관찰하고자 하는 주체를 지어내는 생각, 그것이 나라는 생각을 지어내는 최초의 순간이다. 관찰자인 나(주관)와 관찰대상인 그것(객관)을 분리시킨다. 나라는 생각이 문득 떠오르자 이것이 나이고 저것은 내가 아니라고 자동적으로 한정짓는다.

 한계없는 순수의식의 바탕에 내가 따로 있다는 생각의 울타리 한계를 그어 놓는다. '나' 라는 것이 알고 보면 이와 같은 하나의 생각일 뿐이다. 이 한계 지워진 '내'가 한정된 존재감을 느끼면서 자연히 나와 나의 분리감을 지어내고, 차츰 시간, 공간, 에너지, 물질, 자연의 형태와 운동 같은 한정된 차원의 존재들을 지어낸다. 이것이 이 물리적 우주가 창시되는 원인이다. 순수의식의 무한한 순수에너지가 '나' 들을 거치면서 한정된 파동으로 바뀌고, 그것이 물질입자화(物質粒子化)되어 이 세계의 모습으로 나타난다. 마음이 기를 낳는 심생기(心生氣), 기생파(氣生波), 파생입자(波生粒子)이다.

 스스로를 분리시킨 내가 이제 대상을 보며 가지는 생각은 그것이 좋다(욕망), 싫다(저항)이다. 이것이 나라는 첫 번째 생각에 이어 뒤따르는 두 번째 생각이다. 순수의식에서 나온 주의(注意)가 '나'를 통과할 때 무엇이 좋다는 판단과 섞이면 욕망의 마음으로(+), 무엇이 싫다는 판단과 섞이면 저항의 마음으로(-), 어떤 판단도 섞이지 않으면 순수한 마음이 된다(0). 크게 나누어 욕망(0), 저항(-), 순수(0)라는 세 가지 성질의 마음이 물리적 현실을 지어내는 기본에너지이다.

존재는 처음에 원기(元氣, 생체 에너지, prana)로 자기 자신을 나타낸다. 드러나지 않던 것을 드러낸 이 원기(元氣)는 형상이 없는 '존재'의 충동(impulse)이라고 할 수 있다. 존재가 떨려서 생명력이 밖으로 나타나려는 경향이 원기(元氣)인데, 존재가 떨리고 원기가 떨리면 현상계가 드러나기 시작한다. 기는 의식으로부터 흘러나오는 창조에너지이고, 이것은 굳어진 물질 같은 형상으로 바뀌어질 수 있다. 의식이 파동이나 물질입자로 굳어지는 과정에서 기는 물리적 에너지로서 교량 역할을 한다. 의식이 기가 되고 기가 물질로 된다.

우주와 생명의 근원인 순수의식으로부터 순수한 주의(注意)가 흘러나오며 이 순수한 주의는 '나'의 렌즈를 통과하여 대상을 향해서 보내진다. 이 순수한 주의는 '나' 속에 있는 욕망의 신념(대상을 좋아하는 마음)과 저항의 신념(대상을 싫어하는 마음)의 필터를 통과하면서 욕망의 주의와 저항의 주의로 바뀌게 된다. 순수한 주의 가운데 일부는 욕망과 저항의 신념과 섞이지 않은 채 순수성이 유지되어 보내진다.

'나'를 통과한 세 가지 성질의 의식이나 주의, 즉 욕망의 주의, 저항의 주의, 순수한 주의는 각각 나름대로의 정보를 가진 에너지 파동이며 물질입자이다. 욕망의 주의는 +(양)전기적 성질을 띤, 저항의 주의는 -(음)전기적 성질을 띤, 순수한 주의는 중성의 전기적 성질을 띤 물질입자이다. 이 세 가지 성질의 주의가 물질우주와 현실을 창조하는 창조에너지이다. 주의가 바로 기이다.

 마음, 주의, 기, 우주적 정기, 창조에너지, 생명력, 생명정보, 자연치유력, 프라나(prana)…….

 특별한 절대자가 높은 하늘 어디에서 지금 만들어내고 있는 것이 아니라, 이것은 우주 가운데 의식을 지닌 모든 존재들이 공동 창조한 결과이다. 나의 현실적 삶은 이 우주에너지와 자신이 지금도 지어내고 있는 에너지의 상호작용 가운데 있다. 순수의식에서 흘러나오는 순수한 기가 나의 신념의 필름을 통과함으로써 그 신념의 의도나 성질에 따라 기가 변화되고 그것은 그 신념의 청사진에 부합되는 물질현실로 입자화되어 모양을 나타낸다.

 대체로 한 개인이 통제하고 부려 쓸 수 있는 기의 양에는 한계가 있다. 그 사람이 욕망과 저항이 없고 내가 있다는 생각마저 사라진 상태, 즉 순수의식의 차원에 있게 된다면 마치 무한한 기의 바다에 잠기는 것과 같아서 그가 쓸 수 있는 기의 양은 무한하다. 성자들이 보여주는 위대한 초능력의 배경이 바로 이것이다.

 그러나 내가 한정 없는 순수의식의 차원이 아닌 한정된 자아의식의 틀에 갇혀 욕망과 저항에 사로잡혀 있다면 내가 통제하고 부려 쓸 수 있는 기의 양은 매우 적은 양으로 한정된다. 순수한 기의 양이 충분하게 뒷받침되지 않은 조건에서는 어떤 일을 하려고 해도 잘 이루어지지 않는다. 자신이 부려 쓸 수 있는 에너지가 고갈되어 있기 때문이다.

 어떤 사람이 무엇을 이루고 못 이루고는 주로 자기 뜻대로 동원하고 조종할 수 있는 기의 양에 달려 있다. 자기 삶에서 무엇을 이루어낼 수 있는 창조의 비결은 부려 쓸 수 있는 순수한 기를 충분히 보존하여 이 창조에너지를 창조의 목표에다 집중적으로 보내는 것이다.

 자기의 통제하에 있는 주의(기)의 양이 고갈되어 버리는 이유는 대개 주의(기)가 욕망과 저항에 묶여 있어서 주의에너지가 낭비되어 버린 탓이다. 이처럼 주의(기)가 고갈될 경우 질병이나 다양한 형태의 삶의 고통, 범죄와 같은 반사회적 행동의 모양으로 나타나 결국 밖으로부터 주의(기)를 빨아들여야만 한다. 따라서 자신의 주의가 욕망과 저항에 빠지지 않도록 하고 주의가 순수한 중성을 유지하도록 하는 것이 자기 삶을 자유롭게 하는 비결이다.

주의를 순수한 중성으로 유지하려면 욕망과 저항을 떠나 모든 것을 큰사랑으로 무조건적으로 받아들일 수 있어야 한다. 순수의식의 본성은 무조건적인 사랑이요 관용이기 때문이다. 기를 회복하는 최고의 방법은 자비심과 관용의 회복이다. 이것이 전제되지 않으면 어떤 기공수련도 수도꼭지를 잠근 채 물을 빼는 것처럼 기의 갈증을 근본적으로 풀어주지 못할 것이다.

내가 어떤 대상을 보더라도 지나치게 좋아하지도 싫어하지도 않는 마음을 가질 때 나의 주의는 중성으로 회복되어 순수의식과 가까워질 수 있다. 그렇게 되면 욕망과 저항쪽에서 소모되고 있었던 기가 순수한 에너지로 회수되어 나의 통제하에 부려질 수 있다.

자신이 순수의식의 차원과 하나되거나 가까워질 때 풍부한 기, 풍부한 창조력의 관리자가 된다. 그러나 극히 제한된 자아의식의 차원에서 욕망과 저항에 끌려 다니게 되면 항상 기의 고갈상태에 있게 되므로, 그는 기에 굶주린 사람들이 벌이는 기의 쟁탈전 가운데 있어야 한다. 돈, 권력, 명예, 인기와 같은 것은 기가 고갈된 존재들이 추구하는 인공적으로 합성된 기이다. 인공적 에너지는 그 효과가 오래가지 못하며 결국 기의 목마름을 더욱 부채질할 따름이다. 기의 타는 목마름에서 영원히 벗어날 수 있는 길은 자아의식의 한계를 넘어 순수의식, 즉 한생명으로 돌아가는 것이다.

여기에서 존재가 주체적 성질을 취하면 마음이 되고, 객체적 성질을 취하면 물질이 된다. 창조의 수수께끼를 풀어 가면 대생명은 순수의식인 채로 주체와 객체를 창조하여 현상계에서 여러 가지 놀이를 시작한다. 여기서 잠재상태에 있던 원기는 존재가 창조세계의 주체와 객체의 입장을 취하여 밖으로 나타나는 과정에서 생기는 한생명의 힘이라고 할 수 있다. 이 원기는 한생명의 본성인 지성이나 창조력이 절대실존의 내부로부터 내보낸 것이다.

　드러나지 않은 한생명으로부터 원기가 솟아나면, 존재는 원기의 역할을 이어받아 창조와 진화과정을 시작하는 것이다. 기쁨의식인 존재에 있어서 창조의 목적은 기쁨의 확대이다. 대생명은 고속으로 회전하는 기의 응집발광체라고 할 수 있다.

　영원 불변의 한생명은 그대로인 채 창조의 다양화로서 여러 모습으로 나타난다. 이와 같이 한생명은 불변의 상태에서도 영원하고, 계속 변하는 상대세계의 다양성에 있어서도 무한한 것이다. 마음(개의식)은 대생명(한 마음:우주의식)의 바다 위에 있는 파도에 비유된다. 바다 위에 바람이 불어 물결이 일 듯, 대생명인 존재가 본성인 기에 자극되어 마음으로 나타난다.

　대생명의 바다에 바람이 불 듯, 마음의 물결을 일으키는 것은 칼마(kharma, 業)이다. 기가 칼마의 영향을 받은 상태가 개의식(個意識)으로서 마음이다. 마음과 칼마는 서로 의존한다. 칼마에 의해 생긴 마음이 또 칼마를 만들고, 칼마가 다시 마음을 나오게 한다. 정지된 칼마는 기(氣)라는 생명력을 받아서 마음을 나오게 한다. 씨앗에서 나무가 나오고, 나무는 다시 씨앗을 만드는 것과 같다.

　여기서 대생명은 실상이요, 변화하는 칼마는 허상이라고 할 수 있다. 다만 현상적 실재는 있다. 그것은 에너지 집중체가 아니라 원인 없이 나타나는 현상으로서, 그 본성이 대생명과 분리시킬 수 없는 것으로 직접 체험되기 때문이다. 현상적 실재의 하나가 나무요, 나다. 이 현상적 실재로서의 나는 대생명의 분신생명이면서, 동시에 칼마라는 허상(虛像:假我)인 것이다. 여기서 진리는 의식의 한계 안에서 자기가 창조한 대로 경험하며 소멸하는 것이다. 허상이 없이 실상으로 돌아가는 것이다.

　현상적 실재로서의 나는 자기가 창조하고 싶지 않아도 창조하고, 창조하고 나서 경험하지 않고 버린 것들이 쌓여 '끈질긴 덩어리(persistent mass)', 즉 문제아가 되는 경우가 많다. 자기의 창조는 늘 자기가 챙겨야 한다. '나' 라는 인식이 문제아인 것이다. 그러므로, 영적 수련의 목표는 가아로서의 '나의 소멸'에 있다.

가아로서의 나도, 나의 것도 없는 것이다. 이것이 적멸(寂滅, nirvana)이다. 고통의 원인인 나의 소멸은 덧없는 허상을 버리고, 진정한 나인 대생명에 돌아가는 것이다. '나는 있는 그대로의 나' 일 뿐이다.

그러므로 우리는 일상생활에서 '나는 죽었다', '나는 없다', '나는 죽어 없다' 고 전제하고 살아갈 필요가 있다. 나를 죽이는 마음으로 생각을 하여, 마음을 텅텅 비우는 것이다. 여기서 나는 아상(我相)이다. 아상파괴 수련이 필요한 까닭이다.

그리하여 자유로운 생명으로 그물처럼 살아가는 것이다. 온갖 바람이 불어와도 걸리지 않는 삶을 사는 것이다. 한생명 존중과 예찬이 여기에 존재한다.

생명의 실상(상대계의 원리)

절대자인 대생명이 자기를 상대화해보고 싶은 생각으로, 형태가 변하는 생명장(life field)으로서 상대세계가 펼쳐지게 되었다.

우주는 생체 에너지장, 생명장(生命場)이고, 생명 정보장이며 기장(氣場)이다. 대생명인 한마음에서 기가 생겼고(心生氣), 기에서 기파(氣波), 광파(光波), 음파(音波), 영파(靈波) 등 파동(波動)과 입자(粒子)가 생겨 개체생명 등 만유생명이 생멸하게 되었다(心氣波).

상대세계인 우주현상계는 어떤 하나의 원리에 의해서 움직이는 것일까?

그것은 인연과보(因緣果報)의 원리이다. 여기서 인(因)은 직접적이거나 주된 원인, 연(緣)은 간접적 원인이나 도와주는 것이나 조건, 과는 익은 연으로서 결과이다. 보(報)는 큰 충격이나 큰 시공단위를 넘을 경우에 크게 바뀐 결과, 즉 응과(應果)를 뜻한다. 인과 연들이 만나서 서로 영향을 주어 '과'가 되고, 또 '보'도 된다는 원리이다. 넓게는 인과윤회라고도 하는 바, 생멸의 연속이요, 나타남의 연속이다.

윤회는 현대에 이르러 심층심리학(Depth psychology)이나, 최면술(催眠術, Hypnotism) 기법을 통하여 과학적으로 입증된다. 보리알의 비유를 들어보자.

예를 들어 하나의 보리알을 심어서 가꾸고 길러 새 보리이삭이 되었다면, 보리알은 '인'이고, 보리알이 새 보리이삭이 될 때까지 관계한 모든 것, 예컨대 흙, 물, 비료, 사람, 쟁기, 태양, 벌레, 바람 등이 '연'이며, 새 보리이삭이 '과'이다. 인과 연은 객관적으로는 같은 연(緣)이나, 그 연들 중에 어떤 것을 주된 것으로 잡으면 그것이 '인'이 되는 것이다.

사람의 경우를 예로 들면, 사람이 죽는 경우에 해탈하거나 갈 곳을 잘못 찾아 헤매일 수도 있으나 일반적으로 몸은 지수화풍으로 나뉘어 흩어지고, 인인 중음신(中陰身 또는 中有)은 업식(業識)이나 식심(識心)으로서 자기와 파장이 맞는 부모를 연으로 하여 정자와 난자가 합친 모태에 들어가 거기서 점점 자라고 새 생명으로 탄생하게 된다. 이 신생아가 '과'이고 '보'이다.

여기에 좋은 인연을 쌓아가야 할 시초로서 태교(胎敎)의 중요성이 있다. 현상계의 모든 사물은 인연과보의 원리에 따른다고 할 수 있다. 이것이 있으므로 저것이 있고, 저것이 있으므로 이것이 있다. 이것이 생기므로 저것이 생기고, 저것이 멸하므로 이것이 멸하는 것이다.

석가모니는 이것을 인연생기(因緣生起)라 하여, 연기(緣起, pratitiyasamutpada)라 했다. 부다가야 보리수 밑에서 길상초를 깔고 앉아 새벽별을 보고 6년 고행 끝에 깨친 진리다. 예수 그리스도는 이것을 '뿌린 대로 거두리라'고 표현했다.

모든 현상은 생주이멸(生住異滅)의 과정을 밟는다.

석가모니

사람의 생노병사나 우주의 성주괴공(成住壞空)도 같다. 인연과보의 원리를 다른 말로 업(業, kharma)의 원리 또는 칼마의 법칙이라고도 한다. 일체만물은 그 원인에 짓는 것이 쌓여 세력화한 업력(業力)에 의하여 생기는 것을 말하는 바, 업인(業因), 인연(因緣), 업연(業緣), 업과(業果), 업보(業報)라는 말이 있으며, 그 밖에도 직업, 생업, 농업, 공업, 상업 등과 '업장(業障)을 녹인다' 는 말도 많이 쓰인다.

사람에게 있어서는 마음과 말과 행위를 반복함으로써 생긴 세력을 말하는데, 이는 관성(慣性)의 법칙이나 관습(慣習)의 법칙과 그 궤를 같이하는 것이다. 행위의 반복이 있으면 세력화하여 관행이 되고 더 나아가 관습이 되며 더 굳어지면 습성, 성격이 된다.

사람의 업력은 한 생을 넘어 고락(苦樂)의 바다를 윤회한다. 또 존재에는 끼리끼리 모이는 유유상종(類類相從)의 법칙이 있다. 부분적으로는 인연, 인과법칙이라는 말도 흔히 쓰인다.

라마나 마하리쉬는 개체적 자아 또는 개체적 영혼이 실체라는 그릇된 가정을 전제로 하고 있기 때문에 진실을 알게 되면 이러한 이론들의 오류를 알게 될 것이라고 가르쳤다. 진아의 관점에서 본다면 탄생도, 죽음도, 천국도, 지옥도 없으며 재생도, 윤회도 없다는 것이다. 무지가 남아있을 때에만 재생이 있다. 사실은 과거에도 현재에도 재생이란 없으며 미래에도 있을 수 없다. 이것이 진리다.

그러나 이러한 진리를 제대로 이해하지 못하는 사람들에게 맞추기 위해서, 어느 때는 재생이라는 현상을 인정하기도 했다. 즉 자신의 개체적 자아가 실체라는 환상에 사로잡혀 있는 사람의 경우에는 그 환상적 자아가 죽은 뒤에도 계속 유지되고 결국 또 다른 육체와 자신을 동일시하여 새로운 탄생을 맞게 된다는 것이다. 그 일련의 과정은 마음이 스스로를 육체와 동일시(同一視)

하는 경향에 의해서 진행된다. 그러다가 일단 그 마음의 환상이 초월되면 육체와의 동일시가 끝나고, 그 상태에서는 죽음과 재생에 대한 모든 이론들이 적용될 수 없게 된다.

　탄생과 재생은 육체와 관계되어 있으며 그대는 진아를 육체와 동일시하고 있다. 그것은 그릇된 동일시다. 그대는 육체가 이미 태어났으며 앞으로 죽을 것이라고 믿고 있고, 그 육체와 관계된 현상을 진아와 혼동하고 있다.

　그대의 진정한 실체를 알아라. 그러면 그러한 의문들은 일어나지 않을 것이다. 탄생과 재생을 언급하는 이유는 그대로 하여금 그 문제를 파고들게 해서 탄생도 재생도 없음을 발견하도록 하는 데 있다. 탄생과 죽음은 육체와 관련되어 있을 뿐 진아와는 상관이 없다.

　변화의 원리에 관하여 『천부경(天符經)』은 "일시 무시일 석삼극 무진본(一始 無始一 析三極 無盡本)"이라 하여 하나는 없음(無 또는 無極)에서 시작하고 하나는 세 끝으로 나뉘나 근본은 다함이 없다 했다.

　존재는 처음에 무극(無極 또는 太極이나 皇極)에서 음양(陰陽 또는 天地, 十一, 男女, 明暗, 구심성 나선운동과 원심성 나선운동, 블랙홀과 화이트홀 등)이 생기고, 음양 2가 3을 낳고(3은 中 또는 人, 0), 3은 만물을 낳되 근본자리(절대)는 변함이 없다는 것이다.

　태극도 그 내용에 따라 태소(太素, 質), 태시(太始, 形), 태초(太初, 氣), 태역(太易, 空)으로 나뉜다. 역경(易經:동이족의 桓易에서 周易으로, 周易에서 다시 正易으로 발전)도 같은 취지이나 음양오행설(陰陽五行說: 음양과 오행인 木火土金水의 相生相剋의 원리)이 주가 되어 있다.

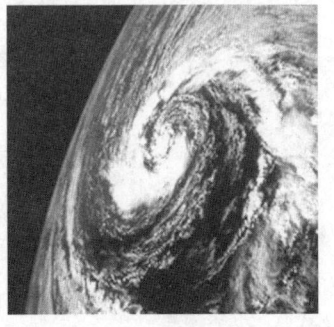

　우주에 존재하는 힘의 종류로는 음에 속하는 음력, 양에 속하는 양력, 중에 속하는

중력이 있다. 예로부터 음양중, 공가중(空假中), 욕망, 저항, 순수, 삼태극, 양자, 전자, 중성자, 삼성, 삼신할머니, 삼신산 인연과 등으로 표현되었다. 세계적인 과학언어로 알려진 훈민정음 제자해 첫머리에도 '천지에는 한 도가 있으니, 음양오행일 따름이다' 라고 되어 있다. 이와 같은 음력(-)과 양력(+)은 중력(0)에 속하는 힘의 중계를 받아 서로 작용하여 다섯 가지 종류의 힘이 나타나는 것이다. 이것을 오행, 오운이라고 한다.

음양이 서로 균형을 이루어 따뜻하고 부드럽게 하는 힘을 '목기' 라 하고, 음양이 서로 충돌하여 뜨겁게 불타서 확 퍼지는 힘을 '화기' 라 한다. 음양이 서로 화합하여 통합하는 힘을 '토기' 라 하고, 음양이 서로 잡아당겨 싸늘하게 긴장시키는 힘을 '금기' 라 하며, 음양이 서로 반항하며 밀어내는 힘을 '수기' 라고 한다. 이와 같이 오종의 기는 서로 도와주어 상생하고, 서로 견제하여 상극하고, 서로 균형을 이루어 상화함으로써 완전함을 이루는데, 그것은 달이 지구를 돌고 지구가 태양을 돌고 태양이 북극성을 도는 것처럼 목적도 뜻도 시작도 끝도 없이 영원히 계속되는 것과 같다.

이 지구상에는 또 하나의 힘이 있다. 그것은 식물과 동물과 인간 등 생명체에만 있는 생명력이다.

인간의 6장 6부 가운데 간 · 담의 기능이 지나치게 항진된 사람은 학문을 진작시켜 명예를 얻고자 하는 명예욕에 불타고, 심 · 소장의 기능이 지나치게 항진된 사람은 예술가로 성장하여 유명해지고자 하는 화려한 유명욕이 있으며, 비 · 위장이 지나치게 항진된 사람은 부자가 되고자 하는 돈 욕심이 있다. 폐 · 대장의 기능이 지나치게 항진된 사람은 세상을 다스려 지배하고 싶은 통치욕이 있으며, 신장 · 방광의 기능이 지나치게 항진된 사람은 자식을 많이 두고자 하는 생식욕이 있으며, 심포 · 삼초의 기능이 지나치게 항진된 사람은 잔꾀와 요령을 부려서라도 골고루 취하려는 욕심이 있다.

대생명은 항상 여여하나, 그 안에서 변화하는 상대세계는 '나' 라 할 것도 없고 덧없는 것으로 몽환포영로전(夢幻泡影露電), 즉 꿈, 환상, 물거품, 그림자, 이슬, 번갯불 같다는 것이다. 허깨비 같은 마음장난이다. 수행자들이 꿈 같은 세상에서 근원의 이상세계로 돌아가는 꿈을 율려몽(律呂夢)이라고 한다. 지상선계, 극락, 천당, 복지 유토피아의 꿈이다. 중심음에서 12개음이 어울려 퍼져나간 뒤 다시 중심으로 돌아가 조화를 이루는 꿈이다.

본래 율려(律呂)는 신라 박제상(朴堤上)이 지은 『부도지(符都誌)』에서 나온 말인데, 한생명에서 나온 첫 소리이며 말씀(로고스, logos), 조화음(調和音), 법음(法音), 광음(光音), 관음(觀音), 천음(天音), 음공(音功), 풍류(風流), 대폭발음(Big Bang Sound)이고, 기운이 뒷받침된 자성의 소리이다. 존재의 가장 깊은 내면에서 음이 생기는 법인 율려화생법(律呂化生法)을 수증(修證)할 필요가 있다.

모든 현상은 꿈 속의 꿈이다. 다만 대생명만이 '꿈꾸는 자'라는 것이다. 현상적 실재로서의 우리는 분신생명으로서 좋은 꿈을 꾸고자 노력하는 것이다. 이것이 생명의 실상이다. 우리의 생명은 우주의 대생명의 지류(支流)로서, 우주의 대생명에 의지해서 살고 있다. 다시 더 적절하게 말한다면, 우주 대생명의 흐름과 하나가 되어 흐르고 있는 것이다. 그러므로 그 하나의 지류인 자기의 물줄기(生命)가 말라도 그 물은 대생명의 큰 물줄기에 흘러들어서 대생명과 함께 언제까지나 도도히 흐르고 있는 것이다.

우리가 '생명을 이 세상에 받아 가지고 태어났다'고 할 때, 이 '생명'이란 것을 어딘가 딴 곳에서 얻어 가지고 온 것같이 들릴지 모르지만, 그런 의미는 아니다. 우리들 각자가 하나의 '생명'이다. 어떻게 부정하더라도 자기가 살고 있다는 사실은 부정할 수가 없는 것이다. 자기가 살고 있다는 사실은 바로 자기자신이 생명이라는 것이다. 자기 자신이 존귀한 '생명'이라는 자각이 모든 도덕 생활의 근본이 되는 것이다. 자기 자신이 존귀한 생명이니 만큼, 자신을 부끄럽게 하지 않는 생활을 할 수도 있고, 또 다른 사람의 생명이나 개성이나 생활까지도 존중할 수도 있는 것이며, 나아가서는 우리의 생명의 대 근원인 '대생명'도 더 존중하여 예배하고 싶어지는 것이다. 이와 반대로 자기 자신의 존귀함을 모르면 자기와 같은 한 생명인 다른 사람을 존중해야 할 까닭도, 그 본원이 되는 대생명을 존중해야 할 까닭도 모르게 되는 것이다.

우리가 우리의 생명의 대 근원인 '대생명'을 존중하며 예배하고 싶은 마음이 생길 때, 우리는 이를 '어버이'로, '대생명'으로 모시고 그 법칙 그대로 오직 이에 따라 살아가기를 염원하게 되는 것이다. 대생명이 광원(光源)이라면, 개체생명은 광점(光點)이다.

모든 생명체는 스스로 진화한다. 스스로 변화하여 무엇이 되어 간다. 우주는 진화하는 나무이다. 나무 가운데 가장 바르고, 속이 비고, 크고 멋있는 나무는 대나무이다. 대나무는 자랄 때마다 매듭을 잘 짓고 다음으로 나아갔기 때문이다.

결국 생명은 소멸되지 않고 '무한 생명에의 길'에 올라있으므로, 우리들 한 사람 한 사람의 '생명의 생장'에 가장 알맞은 때에 각각 그에 어울리는 고통, 슬픔, 병, 육체의 죽음이 생명창조의 법칙에 의해 찾아오는 것이다. 가령 괴로움이 오더라도 슬픔이 오더라도 병에 걸리더라도 육신이 죽어서 썩어 버려도 이 육체에 깃들어 있는 '생명'은 소멸되지 않고 개개 인격의 특성(개성)을 갖춘 채, 그대로 '무한 생장의 길'을 걸어갈 수가 있는 것이다. 이 사실이 믿어진다면 이제는 어떠한 괴로움도 슬픔도 자기의 무한 양생의 자료로서 주어진 모두 고마운 수행(修行)이라 여기고, 합장하는 마음으로 받아들여서 오직 감사하고 감사하는 마음으로 지낼 수가 있게 되는 것이다.

"자유자재로운 생명은, 영원한 사랑의 바다로, 인연 따라 쉬며 흐른다."

한생명에의 길(道)

생명엔 절대면과 상대면이 있으며 절대생명, 즉 우주 생명인 대생명이 상대세계에 표현된 것이 개체생명으로, 개체생명들은 대생명의 바다에서 서로 연결된 채 영향을 주고 받는 연속적이고 균일한 하나의 관계망(關係網: network)을 이루는 것이라고 할 수 있다.

대생명망을 인드라(Indra)망(帝網)이라고 한다. 개체생명 속에 대생명이 투영되고 대생명에는 개체생명이 투영되므로, 우리의 개체의식(consciousness) 속에는 우주의식(cosmic consciousness)인 순수의식이 들어 있다.

유한자인 사람 속에는 무한자가 들어 있다. 유한자인 사람의 생각 속도(思速)는 무한하며, 무한을 오갈 수 있다. 기는 무한하다. 사람의 사랑은 무한하다. 사람의 욕망도 무한하다. 유한 속에 무한이 있고, 무한 속에 유한이 있다. 개체생명이 가지고 있는 부분성과 유한성을 극복하고 무한한 전체성으로 나아가 그것을 확인하는 것이 깨달음이라 할 수 있고, 그에 따라 만유의 생명인 자유를 위하여 개체 생명을 완성해 나가는 길이 대생명에의 길인 것이다. 나를 바꿔 참나가 되는 길이다. 즉 반망즉진(返妄卽眞)이 인생의 목적으로 거짓생명을 반납하고 참생명이 됨이다.

그러므로 인생은 길(道)로 와서 길 위에서 살다가 길로 돌아간다. 생명의 목적은 순수의식인 환희의식(bliss consciousness)을 확대하여(대생명의 성질은 satchitananda：실재하는 환희의식)감에 있으며, 이 과정이 우주적 진화로서 창조지성(creative intelligence)도 발전된다.

전지전능한 대생명의 기쁨과 풍요가 개체생명을 통하여 확대되는 것이다. 그것은 개체생명이 탈바꿈(變態)하여 대생명이 되는 것이 마치 나방이 나비가 되고 굼벵이가 매미가 되는 것과 같다. 해탈(解脫)이라고도 한다. 내가 없이(無我) 모든 것을 포기한 뒤 큰 사랑으로 살아가는 것이다.

바다의 비유를 들 수 있다. 바다에는 수많은 동식물이 살고 스스로 소금이 되어 썩지 않고 모든 것을 다 포용한다. 한 샘에서 냇물이 되고 강이 되며 결국 바다에 이르고, 이는 또 비가 되어 하늘로 올라간다. 바다는 가장 낮기 때문에 모든 것을 포용하는 것이다. 사랑의 상징이다. 그래서 봉사할 때 '저 낮은 곳을 향하여' 라고 한다.

자유자재로운 삶이 생명의 본래 모습이므로, 그에 따라 개체생명은 자유롭고 행복하고 건강한 삶으로 가게 된다. 이것이 생명의 환희이다. 원효 스님은 이것을 "일체무애인(一切無碍人) 일도출생사(一道出生死)"라고 했다. 일체가 자유인이요, 한 가지 도는 생사를 넘어나가는 것이다. 원융회통(圓融會通) 회삼귀일(會三歸一), 즉 천지인이 하나로 돌아가는 것이라고도 했다.

성경에는 "진리가 너희를 자유케 하리라"고 말한다.

구체적으로 인간은 지금 여기의 지적(知的) 생명체이므로 항상 주인의식을 갖고 살되, 우선 "내가 누구냐?(我何?, Who am I?, 이 뭣고?)"하는 것부터 탐구해야 한다. 그러면 '지금 여기'의 지적 생명체로서 뭇생명(衆生)의 하나인 구체적 인간은 어떻게 생활을 해야 할까?

구체적 인간은 모두 현상적 실재이므로, 그것은 진리인 대생명을 바탕으로 (眞空:텅빔) 유한한 형태를 묘하게 갖고 있으면서(妙有) 대생명으로 복귀하는 조화로운 길(中道) 위에 있다. 이것은 현상적 실재를 인연과(因緣果)의 원리에 따라, 변증법적으로 표현한 것이 진공묘유중도(眞空妙有中道)이다.

이 중도를 정도(正道), 중정(中正), 중용(中庸:孔子의 얘기처럼 지나치거나 못미치는 것이 아닌 것)이라고 한다. 여기서 진공은 대생명으로, 현상적인 것에는 '나'라 할 것이 없고 덧없는 것이며, 본 바탕에는 열반(涅槃:nirvana)이라 하여 상락아정(常樂我淨:항상 즐겁고 진아와 청정함)이 있으며, 대생명의 빛(大生命光:寂光)이 있는 것이다.

묘유는 대생명의 바다에 기기묘묘하게 존재하는 만물이며 중도는 바른 길과 조화점(harmony point)이라 할 수 있다. 이것이 생명의 실상이다.

벽시계의 비유를 들면 중도는 벽시계의 추와 같다. 시계추는 양극단으로 가서 벽에 부딪치지도 않고 중간에 서 있는 것도 아닌 채, 살아서 양쪽으로 알맞게 왔다 갔다 하는 것을 뜻한다. 그것은 항상 조화점에, 있을 자리에 있는 것이다. 사람이 항상 중도에 있어 '아하!' 하고 깨달음을 얻는 것이 연속되어 크게 깨달음(大覺)으로써 본래 자리인 한생명으로의 복귀(歸命)가 되기 때문이다.

귀명을 위한 비유가 있다. 그것은 『법화경(法華經)』의 불난 집의 비유(火宅喩)와 장자궁자(長者窮子)의 비유(窮子喩)이다. 궁자유는 성경의 '돌아온 탕아의 비유'와 내용이 같다.

불난 집의 비유는 집에 불이 났는데 그 아들들이 그런 줄도 모르고 있으므로 '불났다'고 외쳤으나 반응이 없자, 아버지가 방편을 써서 아이들이 좋아하는 장난감을 주어 불난 집에서 나오게 하여 구하는 것이고, 궁자유는 장자를 멀리 떠난 궁자가 아버지인 장자를 만나게 되었으나 그런 줄도 모르고 두려워하므로 방편을 써서 가까이 있게 하고, 나중에는 결국 궁자가 장자를 계승하게 된다는 비유이다. 개체 생명이 대생명의 아들이지만, 결국은 대생명이 된다는 것이다.

현상적 실재로서의 인간이 갖고 있는 문제점을 해결하고 고통을 극복하려면, 여러 가지 한계들을 뛰어넘어 무한한 한생명으로 복귀하려면 보편타당성, 인식필연성, 가치상응성 위에 능숙한 생활기술을 여러 가지 차원에서 익혀야 한다. 그러한 생활술로 우리는 한생명 원리에 따라 생명 완성을 위해 서로 살리는(相生) 바른 생활, 건강한 생활, 정상적 생활, 자연 생활, 행복한 생활을 해가야 한다. 이것이 한생명 상생법이다. 상생법은 영어로 Dharma of co-living이다. 상생(相生:서로 살림)은 더불어 사는, 함께 사는 공생(共生:symbiosis)을 포함하고 더 나아가서 적극적으로 너도 살리고 나도 살리는, 서로 살리는 것이다.

바른 생활로 가는 여러 가지 차원은 바르게 생각하기, 느끼기, 숨쉬기, 말하기, 행동, 마음, 육체, 신경조직, 환경, 교육, 식사, 수면, 생활, 건강 등이다. 바른 생활을 하는 강한 사람은 불평을 입에 올리지 않는다. 대생명의 입장에서 '모든 것은 내탓(mea culpa)'이라고 생각한다.

적극적인 생명 양성을 위해 절대적인 대생명력과 맞닿아 정기적으로 수련을 하도록 하되, 인간을 과학적으로 마음(心)과 호흡(氣 또는 息)과 몸(身)으로 나눠 한민족에 전해오는 홍익세계(弘益世界) 구현인 신선도(神仙道)의 심기신 수련법(心氣身修練法)을 실천하여, 건강하고 행복한 생활을 하고 성통공완(性通功完)하여 인격완성과 사회완성의 길로 나아가도록 하여야 한다. 지극한 정성과 바른 정진이 필요한 것이다. 이것이 생활의 지혜이다.

여기서 마음공부(心功)는 개인 차원의 명상(瞑想)으로, 수식관(數息觀)과 사회생활 차원에서 상생으로서 입장을 바꿔 생각하고, 다른 사람을 나처럼 사랑하는 역지사지 애인여기(易地思之 愛人如己)를 하며(菩薩道이고, 관심과 배려인 사랑), 기공부(氣功 또는 丹田呼吸)로서는 단전호흡과 지기(地氣)를 먹는 음식 조절하기(調食)를 주로 하며, 몸공부(身功)로서는 기체조(氣體操, 導引體操)와 수면 조절하기인 조면(調眠)을 뜻한다.

생명력인 기를 중심으로 심신을 관리하고 수련하는 심기신 수련법을 심기신 건강법 또는 조삼법(調三法=調心+調息+調身)이라고도 하며, 한생명장에서 수식선과 단전호흡, 기체조는 생명줄로 유기적 연계가 되어 있으므로 유기적 수련을 유념해야 한다.

여기에 조식(調息)과 조면(調眠)을 합쳐 조오법(調五法)이라고 한다. 이것이 생명을 양성하는 양생법(養生法)이요, 완전한 건강법이라 할 수 있다. 그런 바탕 위에서 완전한 삶을 오쇼 라즈니쉬의 얘기로 살펴보자.

한 번은 이런 일이 있었다. 어떤 사람이 선사를 보러 왔다. 그는 문을 쾅 열고는 신발을 벗어 던졌다. 그는 선사에게 와서 절하고 그의 발을 만졌다.

선사가 말했다.

"나는 너의 인사를 받아들일 수 없다. 돌아가서 문에게 먼저 사죄하고 오라. 그리고 신발에게도."

그 사람이 말했다.

"무슨 말씀이십니까? 저를 웃음거리로 만드시려 하십니까?"

거기에는 수많은 사람들이 앉아 있었다. 선사가 말했다.

"그렇게 하지 않으면 여기 있도록 허락하지 않겠다. 그냥 나가라! 네가 문을 모욕하고 신발을 모욕할 수 있다면 그들의 용서를 구하는 것도 당연하다. 네가 그것들을 모욕했을 때 너는 네가 어리석은 짓을 하고 있다고 느끼지도 못했다. 이제 네가 어리석다고 느끼느냐? 가서 그렇게 하라!"

그래서 그는 갔다. 처음에 그는 자신이 좀 바보같이 느껴졌다. 그리고 사람들이 지켜보고 있지 않은가. 그러나 그는 용서를 구했다. 그가 말했다.

"제발 용서하십시오. 나는 무의식적으로 잘못을 저질렀습니다. 나를 용서하십시오."

그가 신발과 문에게 사죄하고 나서 돌아왔을 때 그는 전혀 딴 사람이었다. 선사가 그를 가까이 불러서 안아 주었다. 그가 말했다.

"그것은 엄청난 체험이었습니다! 내가 용서를 빌 때 처음엔 내 자신이 바보같이 느껴졌습니다. 그러다 문득 기분이 좋아졌습니다. 그것은 전에는 한 번도 느껴 보지 못한 것이었습니다. 실제로 그들이 나를 용서한다고 느꼈습니다. 나는 그들의 자비심과 연민과 사랑을 느꼈습니다."

이것이 '신발의 용서' 비유이다.

그대는 줄곧 무의식적인 습관대로 행동한다. 그대 행동의 그 무의식적인 매너리즘이 붓다가 '마음'이라고 말하는 것의 모든 의미이다. 마음은 그대의 잠이다. 마음은 그대의 부재이다. 그래서 몸이 이 마음을, 이 잠을, 이 술 취한 마음을 따른다 해도 몸에게 화내지 말아라.

마음이 주인이니
주인이 고요해지면 하인은 따라서 고요해질 것이다.
마음이 고요해지면 무심이 된다.

무심과 고요한 마음은 꼭 같은 것이고, 두 가지의 의미를 가진 게 아니다. 고요한 마음, 서늘한 마음이 무심이다 - 마음은 열병이기 때문이다. 마음은 끊임없는 불안, 긴장, 병이다. 그렇다. 병(disease)이 마음이다. 병이 사라질 때 그대는 무심의 상태에서 작용하고 몸은 그것을 따른다.

몸은 추종자다. 만약 그대가 마음을 갖고 있다면 몸은 마음을 따른다. 만약 그대가 무심하다면 몸은 무심을 따른다. 그러니 몸과 싸우지 말라. 바보가 되지 말라.

삿된 생각들을 그치지 못하면 성기를 끊는다고 무슨 이익이 있겠느냐? 그에 붓다는 게송을 읊으셨다.

"정욕은 의지에서 생겨나고 의지는 생각과 상상에서 자라나니 양쪽이 다 고요해지면 색도 없고 윤회도 없다."

이것은 종교의 세계에서 아주 새로운 어떤 것이다.

마하비르는 말한다.

"나 이전에 오직 스물 네 명의 티르탕카라들이 있었고, 더 이상 티르탕카라는 없을 것이다."

모하메드는 말한다.

"나 이전에 오직 네 명의 예언자들이 있었고, 나 이후로 더 이상 예언자는 없을 것이다."

예수 그리스도는 말한다.

"나는 신의 독생자다."

붓다는 드문 사람이다. 그는 말한다.

"나 이전에도 수백만의 붓다들이 있었고, 나 이후에도 수백만의 붓다들이 있을 것이다."

이것이 더욱 진실해 보인다. 이 무한 속에 스물 네 명의 티르탕카라들이 전부란 말인가? 라마는? 크리슈나는? 그들은 자이나의 티르탕카라에 속하지 않는다.

모하메드는 말한다.

"나 이전에 오직 네 명의 예언자들이 있었다."

그러면 마하비르는? 크리슈나는? 또 붓다는? 그들은 그 속에 속하지 않는다.

또 예수는 말한다.

"나는 독생자다."

신이 오직 한 명의 아들만 가져야 한다는 이 사실은 터무니없어 보인다. 그 후에 그는 무엇을 했는가? 산아 제한을 따랐는가? 이것은 터무니없어 보이고, 광신을 불러일으킨다. 그때 기독교인들은 자신들이 신의 외아들의 추종자들이므로 우월하다고 생각한다. 누군가 그 사람들을 알아본다면 그들은 곧바로 예언자가 되는 것이다. 그들이 섬기는 예수는 신의 독생자이다. 그것은 에고와 우월성을 만들어 낸다.

힌두교에는 스물 네 명의 아바타라(avatara 화신, 신선, 보살)만 있다고 힌두교도들은 말한다. 몇 세기 전에는 열 명의 아바타라가 있다고 생각했었다. 그 다음에 그들은 약간 늘렸다 — 왜냐하면 자이나교도들이 스물 네 명의 티르탕카라들을 주장하고 있어서 심한 경쟁심이 생겼기 때문이다. 그래서 그들은 말했다.

"좋다, 우리도 스물 네 명을 가져야겠다."

스물 네 명의 숫자가 표준이 되었다. 불교도들조차 스물 네 명의 붓다가 있다고 말하기 시작했다. 티르탕카라가 스물 네 명이고 붓다가 스물 네 명일 때 아바타라가 열 명이라는 것은 다소 빈약해 보인다. 그래서 힌두교들은 자기들의 생각을 확대했다. 그들은 열 명의 아바타라를 버리고 자기들도 스물 네 명의 아바타라가 있다고 주장한다. 그러면 마하비르는 어떤가? 아디나타 (Adinatha)는 어떤가? 그들은 포함되지 않는다. 붓다는 모두를 포함시킨다. 그는 엄청나게 포괄적이다. 그리고 그는 우월 의식을 만들지 않는다. 전에도 수백만의 붓다들이 있었고, 이후에도 수백만의 붓다들이 있을 것이라고 붓다는 말한다. 세상에 붓다들이 없었던 적이 없다. 그리고 그것은 당연히 그래야 한다. 붓다가 되는 것은 단지 그대의 본성을 자각하는 것이니까. 그것은 특별한 게 아니다.

그대가 시도해 보지 않았기 때문에 그것이 특별해 보이는 것이다. 그것은 그대 자신의 보물이다. 그것은 단지 당연한 권리를 요구하는 것이다.

그 아름다움을 보라. 붓다는 자기 자신이 하나도 특별하지 않다고 말한다. 수많은 붓다들이 있었고 또 이후에도 수많은 붓다들이 있을 것이라고 그는 말한다. 그의 선언의 아름다움을 보라. 자신에 대해 붓다는 말한다.

"나는 수백만 명 가운데 한 사람일 뿐이다. 나의 어떤 것도 특별함이라고 할 만한 것은 없다!"

정말로 종교적인 사람은 이래야 한다. 특별한 것이 아무것도 없고 아주 평범하다. 거기 수많은 붓다가 있는데 그대가 특별할 수 있겠는가? 숫자가 제한되어 있다면 그대는 특별할 수 있다.

당시 엄청난 투쟁이 있었는데, 마하비르가 자신이 스물 네 번째라고 주장했을 때 다른 여덟 사람도 자기들이 스물 네 번째라고 주장하고 나섰다. 그것은 문제를 일으켰다. 아무도 서로를 믿으려 하지 않았고, 또 그것을 확실하게 입증할 수 있는 방법이 없었다.

누가 진짜 마지막 티르탕카라인지 어떻게 입증할 수 있단 말인가?

일부의 사람들은 고샬라크를 선택해서 따랐고, 일부는 마하비르를 선택해서 따랐다. 다른 일부의 사람들은 아지르 케쉬캄발, 산쟈이 빌레티푸타를 택했으며, 또 다르게 주장하는 사람들도 있었다.

어떻게 결정한단 말인가? 기독교인들은 예수가 신의 독생자라고 말하고, 유대인들은 예수를 십자가에 못박았다. 어떻게 판단한단 말인가? 그들은 예수가 속였다고 생각했다.

유대인들 또한 메시아를 기다리고 있었다. 그들은 여러 세기 동안 기다려왔지만, 그 누구도 메시아가 되는 것은 절대 허용하지 않았다. 그러면 그들은 누구를 기다렸단 말인가? 그들은 꿈꾸고 또 꿈꾸면서 아무도 허용하지 않았다. 너무도 오랫동안 기다려 이제 유대인들에게 그것은 습관이 되어 버렸다. 예수는 주장했다. 예수 이후에도 다른 많은 사람들이 주장했지만, "내가 메시아다"라고 주장하는 사람은 누구나 파괴되고 거절당하고, 그것이 사기임을 입증당해야 했다. 메시아는 확실히 올 것이었지만, 그들은 어느 누구도 그것을 주장하도록 놔두지 않았다.

수십 세기 동안 기다리면서 그들은 중독이 되었다. 지금도 그들은 기다릴 것이다. 설령 신이 온다 해도 그들은 십자가에 못박을 것이다. 그들은 "누가 당신을 원한단 말인가? 우리는 기다림을 즐긴다. 우리는 희망 속에서 존재한다."라고 말할 것이다. 유대인들은 끝없이 꿈꾸고 있다.

그렇지만 모든 사람이 – 유대인들은 자기들이 선민이고, 신은 특별히 자기들만을 선택했다고 생각하고, 힌두교인들은 자기들이 선택된 민족이라고 생각하고, 자이나교도들도 자기들이 선택된 사람들이라고 생각하려 한다.

붓다는 희귀하다. 붓다는 이전에도 무량한 수백만 명의 붓다가 있었다고 말한다. 실제로 갠지스강의 모래알들을 헤아릴 수 있다면, 그보다 더 많은 붓다들이 이전에 있었고, 더 많은 붓다들이 이후에도 있을 것이라고 붓다는 말한다. 이것은 그가 스스로의 지위를 아주 평범하게 만드는 것이다. 이것이 바로 그의 가장 큰 아름다움이다.

비범함을 주장하지 않는 것이 비범함이다. 또 그대가 자신이 우월하다고 주장할 때 그것은 그대가 열등감 때문에 괴로워한다는 것을 보여줄 뿐이다.

모하메드는 더 이상 예언자는 없을 것이라고 말한다. 왜 그대는 문을 닫는가? 만약 누가 "내가 예언자다"라고 주장한다면 회교도들은 그를 죽일 것이다. 모하메드가 문을 닫아 버렸기 때문이다. 하지만 문을 닫는 그는 누구길래? 문은 아무에게도 속하지 않는다. 아니면 그것은 모두에게 속한다. 어떻게 그가 그것을 닫을 수 있는가?

그러면 애초에 왜 이런 생각이 생겨났는가? 마하비르는 자기가 마지막이라고 생각한다. 모하메드는 자기가 마지막이라고 생각한다. 예수는 자기가 마지막이라고 생각한다. 이것은 무엇을 의미하는가? 그대는 단순히 진화를 허용하지 않는다. 그대는 어떤 새로운 사상이 일어나는 것도 허용치 않는다. 그대는 문을 닫고 독단적인 교리를 만들어 아무도 그 교리를 방해할 수 없도록 하려는 것이다. 붓다는 모든 문을 열어 놓았다. 그는 말한다.

"정욕은 의지에서 생겨나고, 욕망은 의지에서 자란다."

'나'와 '에고'는 마음의 뿌리이다. 그대의 모든 마음은 나의 주변에 집중되어 있다.

"의지는 생각과 상상에서 자라나니……."

생각은 과거로부터 오고 상상은 미래로의 이동을 의미한다. 그대가 경험했고, 생각했고, 배웠던 모든 것들, 그것들은 그대의 에고이다. 그리고 미래에 경험하고 싶고, 미래에 갖고 싶은 모든 것들은 그대의 의지이다.

이들은 동일한 현상의 양면이다.

"양쪽이 고요해지면……." 생각이 더 이상 없을 때란 과거가 더 이상 없고, 상상과 투사와 욕망과 미래가 더 이상 없을 때를 의미한다.

양쪽이 다 조용해지면 색(色)도 없고 윤회도 없다. 그때 모든 색이 사라진다고 붓다는 말한다. 그때는 더 이상 감각과 그것을 경험하고 싶은 욕심이 없다. 색이 사라지는 것은 감수성이 사라지는 것을 의미하는 게 아니라는 것을. 그때는 엄청나게 민감해진다. 감각적인 사람은 민감한 사람이 아니다. 감각적인 사람은 아주 둔하고 거칠고 야만적이다. 민감한 사람은 매우 진화된, 고도로 진화된 사람이다. 그는 대단히 수용적이다. 감각적인 사람은 쾌락을 좇고, 민감한 사람은 지복이 여기 있음을 알고, 그것에 열려 있고, 성스러운 지복에 젖어 있는 사람이다.

감각적인 사람은 항상 무언가 - 돈, 권력, 명예 등 - 를 좇으며 성취하려고 애쓴다. 민감한 사람은 단순히 지금 여기에 살며, 열려 있는 아름다움을 즐긴다. 내일이 오면 내일이 스스로 보살필 것이다. 그것이 예수가 "내일 일을 생각하지 말라"고 말할 때의 의미이다.

예수가 그의 제자들에게 들에 핀 백합꽃을 보여주며 말했다.

"보라, 그들이 얼마나 아름다운가를! 그들은 수고하지 않는다. 그들은 단순히 여기에 있을 뿐이다. 그들은 내일 일어날 일을 걱정하지 않는다. 솔로몬의 영광도 그토록 아름답진 않았다. 이 가난한 백합꽃처럼."

들에 핀 백합꽃은 그대로 한 생명이다.

민감한 사람은 꽃과 같은 사람이라서 존재에 열려 있고 그것을 무한정하게 즐기고 아무 것도 구하지 않는다. 그의 추구는 녹아 사라졌다. 그는 아무 것도 좇지 않는다.

(오쇼 라즈니쉬 명상 강의록 42장경, 황광우·이경옥 옮김. 성하 출판 pp.193~201, 이하 라즈니쉬 인용주는 생략함.)

생명의 역사와 법칙

대생명이 자기를 상대화해보고 싶은 생각으로 상대세계인 생명장(life field)이 펼쳐졌으나, 그 구체적 생명의 역사를 다 알기는 어렵다.

인류가 살고 있는 지구별은 우주 → 은하계 우주 → 태양계 → 지구로 그 공간적 체계가 잡히므로, 우주와 지구의 시작, 시대별 여러 가지 생명체의 탄생을 현대과학에 기초하여 개괄적으로 살펴보기로 한다.

영계의 태양에서 생긴 우주는 직경이 350억 광년으로, 형태를 갖추기 시작한 것은 대체로 150억 내지 200억 년 전이다. 최초에 '무(無)'에서 수소가 나와서 형태를 갖추기 시작했다는 화학계의 견해도 있다.

우주에는 은하계 우주와 같은 것이 10억 내지 60억 가까이 있다고 한다. 은하계 우주에는 1천 억 내지 2천 억 가까운 천체가 있고, 약 80억의 혹성에는 생명체가 존재할 가능성이 있다고 한다. 우주는 빅뱅(대폭발)으로 태어났고 그 뒤 계속 팽창하는 것으로 알려졌다. 은하계 우주는 약 100억 년의 나이를 가진 것으로 밝혀졌다.

우리 은하계에서 가장 밝고 큰 구상 성단으로 알려졌던 오메가 센타우리는 지구 남반구에서만 관측되는 천체이다. 태양계로부터 1만 5천 광년 떨어져 있어 이제까지 발견된 은하 가운데 우리 은하와 가장 가깝다. 우리와 가장 가까운 은하로 알려진 것은 94년 영국의 천문학자들이 발견한 궁수자리의 왜소 은하이다. 그러나 이 은하는 약 7만 8천 광년 떨어져 있어 연세대 이영욱 교수팀이 발견한 오메가 센타우리가 우리 은하와 더 가까운 은하로 판명되었다. 다른 왜소 은하는 타원형을 하고 있는데, 오메가 센타우리는 다른 구상 성단과 달리 찌그러진 타원형이다. 10억 개 이상의 별을 가진 오메가 센타우리는 우리 은하 주변을 돌다가 백억 년 전 우리 은하의 외곽으로 다가와 충돌했다. 그 후 대다수 별이 우리 은하에 흩어지고, 현재는 백만 개의 별로 구성된 핵부분만 남아 있다. 나선형의 우리 은하에 속한 별은 약 천 억 개. 현재 우리 은하 주변에서 발견된 위성 은하는 우리 은하의 100분의 1보다 크기가 작은 왜소 은하 10여 개이며, 우주에 퍼져 있는 은하는 현재 천 억 개가 넘는다고 알려져 있다.

지구의 탄생은 지금부터 45억 년 내지 100억 년 사이에 형성되었다 한다.

지구의 생체에너지의 중심 근원은 태양이라고 할 수 있다. 그러나 물질적인 우주는 한 마음이 만든 하나의 그림자에 불과하다. 지구상에 처음 생물이 생긴 것은 언제일까?

지구상에서 발견된 화석 가운데 가장 오래된 것은 아프리카에서 발견된 청록색 해초 식물세포로, 약 33억 년 전의 것이라 한다. 이는 지질시대(地質時代:geological age)로는 처음인 시생대(始生代)이다. 이 시대에는 방산충, 해면 같은 생명체가 생겼다. 그 다음부터 22억 년까지는 원생대(原生代)로서, 원시 해조류, 박테리아, 단세포동물이 생겼다. 다음부터 2억 5천만 년 전까지는 고생대(古生代)로서, 해초와 무척추 동물이 생겼다. 다음부터 1억 6천만 년 전까지는 중생대(中生代)로서, 활엽수, 송백류, 공룡(쥬라기 공원의 디노사우르스, 티라노사우르스 등), 어룡 파충류, 양서류가 생겼고, 히말라야 알프스, 록키 산맥 등 큰 지각변동이 있었다.

그 다음부터 현대까지가 신생대(新生代)나 근생대(近生代)인데, 이때에는 꽃피는 식물, 유공충, 연체동물, 포유류가 생겼고, 인류도 이때에 처음 출현했다. 생명의 기원에 대하여는 단백질의 합성이라는 통설이 있는 바, 유전자는 핵산의 분자이며, 핵산(DNA:Deoxyribo Nucleic Acid) → RNA → 단백질로 가는 분자생물학의 원리에 따라 핵산으로부터 시작했다는 것이다.

세포형성으로 시작된 생물은 생명력이 있는 것으로 생명과학의 두 가지 주요 법칙은 다음과 같다.

첫째는 불생불멸(不生不滅)의 법칙이다. 이는 전체생명으로서 생겨나는 것도 없어지는 것도 없다는 법칙이다. 이를 에너지 불멸의 법칙 또는 에너지 보존의 법칙이라 하여, 에너지가 어떤 일을 하여 변환하는 경우에 외부 영향을 차단하면 변화 전후의 에너지 총합은 일정하다는 것이다. 이를 열에너지의 한 형태로 볼 때 고립계의 전체 에너지의 합은 일정하다는 열역학 제1의 법칙이라고 한다.

생명과 관련되는 열역학 제2법칙은 닫힌 세계의 열원(熱源)에서 열을 빼내어 등량의 일을 하는 것은 불가능하다는 것으로, 닫힌 세계에서 엔트로피(entropy:무질서도)는 감소하지 않는다는 원칙이다. 이는 곧 생명체는 엔트로피가 같거나 증가하는 쪽으로 작용하는 것이다. 생긴 것은 소멸하게 된다는 법칙이다.

"유기체의 생성으로 나타난 부분적인 엔트로피 감소는 우주 엔트로피의 더 큰 증가로써만 가능하다."

주위 환경으로부터 자유 에너지를 흡수함으로써 생명체는 엔트로피 과정의 반대방향으로만 변할 수 있다. 이러한 자유 에너지원은 바로 태양이다. 모든 식물과 동물의 생명은 태양에 의존하고 있다. 식물의 경우는 광합성을 함으로써 직접적으로, 동물은 식물이나 다른 동물을 먹음으로써 간접적으로 태양에 의존하고 있다. 노벨상 수상자인 물리학자 슈레딩거(Erwin Schrdinger)의 말을 빌리자면, "주위로부터 음의 엔트로피를 계속해서 얻음으로써 모든 생물은 살아간다······. 유기체가 먹고 사는 것은 바로 음의 엔트로피이다. 생물은 주위로부터 질서를 흡수한다."

생명체는 열린 계이다. 물질과 에너지가 주위와 교환된다. 생명체가 살아 있는 한, 절대로 평형에 이르지 못한다. 왜냐하면 이들에게 평형상태란 죽음을 의미하기 때문이다. 따라서 주위로부터 유용한 에너지를 계속해서 흡수함으로써, 생명체는 평형상태에서 동떨어진 상태를 유지한다. 이러한 상태를 '정류상태(steady state)'라고 한다. 물질과 에너지가 더 이상 생명체로 흘러들어오지 않게 되면 이러한 상태는 곧 평형상태, 즉 죽음에 도달하게 된다. 따라서 생명체의 경우는 엔트로피가 아니라, 자유 에너지 흐름이 주된 관심사이다. 과학의 이러한 영역을 비평형 열역학이라고 부른다. 비평형계를 평형계와 똑같은 방법으로 설명할 수는 없지만, 이 경우도 제2법칙이 적용된다.

"모든 생명체는 주위 환경으로부터 가능한 한 많은 것을 자신이나 자신의 씨앗으로 바꾸려고 하는 일종의 제국주의자이다"라고 럿셀은 말했다. 이러한 에너지 획득의 과정에 있어서 모든 생명체는 적어도 일부분의 에너지를 사용 불가능한 상태로 만들면서 에너지를 분산한다. 아주 작은 식물조차도 전체 환경에 더 큰 무질서를 만들면서 자신의 질서를 지킨다.

식물의 경우 광합성에 의하여, 즉 태양빛으로부터 음의 엔트로피를 흡수함으로써 살아간다. 이러한 과정에 있어서, 태양 에너지의 극히 일부만이 실제로 흡수되어 사용되고 나머지는 그냥 분산되어 버린다. 식물의 조그만 엔트로피 감소를 생각하면 전체 환경의 에너지 손실은 엄청나다. 정상적인 먹이사슬로써 이러한 엔트로피 증가는 잘 나타낼 수 있다.

생명에너지는 모든 생명체 내부를 끊임없이 흐르고 있다. 높은 상태의 에너지가 들어가서 나올 때는 더 낮아진 상태가 된다. 생존을 위한 투쟁은 생물이 사용 가능한 에너지를 흡수하는 장치가 어떤가에 따라서 결정된다. 에너지의 흐름과 진화를 최초로 연관시킨 사람은 생물학자 로트카(Alfred Lotka)이다. 사용 가능한 에너지를 흡수하고 사용하는 다른 형태의 '변환기'로서 종족을 볼 수도 있다고 로트카는 말했다. 각 변환기, 즉 생물은 주위로부터 에너지를 흡수하는 장치들을 가지고 있다.

"주요 감각기관들 - 눈, 귀, 코, 미관구, 손가락의 촉각 돌기 - 은 머리, 입과 협동하여서 모두 같은 과업을 지시한다."

이 과업이란 생명체의 에너지 수집과 변환을 뜻한다. 만약 기관들이 이러한 목적하에 설계되지 않았다면, 그 생명체는 살아남을 수 없었을 것이다.

"자연은 사용되지 않은 물질이나 에너지가 존재하는 한, 전체 질량과 체내의 질량 순환속도와 체내의 전체 에너지 흐름을 증가시킬 수 있는 생물을 선택한다."

고도 산업사회에서 사람들은 인간이나 사회 모두에게 에너지 흐름이 증가하도록 행동하고 있다. 오늘날의 전세계적인 인간 위기는 일종의 전환 위기이다. 인간이나 사회 모두에 있어서 에너지 흐름을 최소로 하도록 행동하는 단계이다. 만약에 이러한 변환을 하지 못하게 된다면, 인류는 과거에 이러한 변환을 못했기 때문에 멸종된 다른 종의 뒤를 밟게 될 것이다. 생물의 역사는 멸종된 종들의 역사이다.

진화가 생명에 필요한 지구상의 사용 가능한 전체에 에너지를 분산시킨다는 사실은 엔트로피 법칙에 의하면 당연하다. 진화는 더 큰 무질서의 바다를 만드는 대가로 질서의 섬을 창조하는 것이다.

첫 인류 출현에 관하여는 몇 가지 학설이 있다.

한가지는 약 400만 년 전에 아프리카에 출현한 오스트랄로피데쿠스(黑人)라는 것이다. 또 하나는 약 400만 년 전에 백두산 지역 양포태산(兩胞胎山) 사이 신수아래로, 나반존자와 아만존자가 플레아데스(북두칠성)로부터 내려온 것이 최초인류라는 것이다. 또 하나는 힌두교연대기 기록으로서, 약 400만 년 전인 '사토유가기', 즉 '황금시대' 나 '진실의 시대' 라고 부르던 시기에 '현대 지구상 인류가 지구로 왔다' 고 기록하고 있다.

과연 우리 인류의 조상은 우주선을 타거나, 아니면 자유롭게 지구로 온 것일까? 세계에 우주선 기지로 생각되는 곳은 백두산 말고도 오스트랄리아의 에어즈 록, 아르헨티나의 케브라다 계곡 성(城), 남미의 나즈카 평원, 미국 콜로라도주 상그레 데 크리스토 산계(山系)중 대사구(大砂丘), 영국 솔즈버리 근교의 스톤헨지 등이 꼽힌다.

현재 인류는 다른 우주천체로의 여행을 시작하고 북두칠성(北斗七星, pleiades) 등 다른 별의 생명체와 교신(交信, channeling)하고 있으며, 시험관 아기의 출생과 동물의 복제를 하고 인간복제를 눈앞에 두고 있으며, 생명체의 기본 구성분자인 유전자(DNA)를 인공합성하여 생명체의 인위적 창조의 길을 열었다.

일반적으로 받아들여지고 있는 존재의 학설은 무(無)로부터 사물들이 폭발했다는, 씨앗과 같은 것이 폭발하여 나무가 된다는 '빅뱅설'이다. 그 나무에서 수백만 개의 씨앗들이 생겨나 또다시 폭발한다. 하나의 씨앗이 온 지구를 푸르게 할 수 있다. 폭발이 의미하는 것은 그것이다. 그 사실을 관찰해 본 적이 있는가? 그러면 신비를? 작은 씨앗, 겨우 보일락말락한 씨앗이 폭발하여 온 지구를 숲으로 채울 수 있다. 한 알의 씨앗이! 그러나 씨앗을 쪼개 보면 그 안에서 무엇을 발견하는가? 바로 무, 절대 무(無)이다. 이 '무'로부터 '전체'가 전개되었다.

과학자들에게 그것은 단지 하나의 가설, 하나의 추론일 뿐이다. 그러나 붓다에게 그것이 가설이 아니다. 그것은 그의 체험이다. 그는 이것이 자신의 내부에서 일어나고 있다는 것을 알았다. 그리고 모든 것이 하나의 원으로 움직이듯이 시간도 원으로 움직인다.

모든 운동은 순환하므로. 지구는 돈다. 달도 돌고 별도 돈다. 해(年)도 돌고 인생도 돈다. 탄생, 유년기, 청년기, 노년기, 다시 탄생! 그대가 죽음이라 일컫는 것도 다시 탄생한다. 다시 유년기, 다시 청년기……. 윤회의 바퀴는 계속 돌고 있다.

세월은 돌고 돌고 또 돈다. 여름이 오고, 그리고 비, 그리고 겨울, 다시 여름. 모든 것이 순환하고 있다! 그러니 시간이라고 예외가 있겠는가? 시간 또한 순환한다. 결코 되돌아갈 수는 없지만 그대가 자꾸 나아가다 보면 어느 날 시간은 순환하기 시작한다. 그대는 시작 없는 시작에 도달한다. 아니면 그것은 끝없는 끝이라 불러도 좋다.

붓다는 그것을 알았다. 그것을 체험했다.

과학자들이 '빅뱅'이라 부르는 것을 라즈니쉬는 '우주적 오르가슴'이라 부른다. 그리고 그것이 더 심오하게 보인다. '빅뱅'은 다소 추하고, 지나치게 기술적이며 비인간적으로 보인다. 우주적 오르가슴' - 우주가 오르가슴 속으로 폭발했다. 수백만 가지의 형상이 그 속에서 태어났다. 그리고 그것은 말할 수 없이 지복스러운 체험이다. 그러니 그것을 '우주적 오르가슴'이라 부르자. 그 오르가슴 속에서 세 가지가 전개되었다. 첫째, 우주 - 동양에서 사트(sat)라 하는 것이다. 그 우주로부터 생명이 전개되었는데 동양에서는 아난다(ananda)라 한다. 아난다는 존재를 축복한다는 의미이다. 나무에서 꽃이 피어날 때 그것은 그 존재를 축복하는 것이다. 그리고 치트(chit), 그것은 그대가 그대의 지복, 그대의 축복을 자각할 때의 의식을 뜻한다.

이 세 가지 상태가 사칫아난다(satchitananda)이다.

인간은 마음의 차원으로 올라왔다. 바위는 아직도 첫 번째의 상태 - 우주의 상태에 있다. 그것들은 존재하기는 해도 꽃피어나지는 않았다. 그것들은 축제를 즐기지 않는다. 그것은 닫혀 있고 스스로 휘감겨 있다. 언젠가는 그들도 움직이기 시작할 것이다. 언젠가는 그들도 꽃잎을 열 것이다. 하지만 지금은 그들 자신 속에 함몰되어 있고, 완전히 닫혀져 있다.

나무들이나 동물들, 그들은 그 다음의 상태인 생명의 상태 - 너무도 행복하고 너무도 아름답고 너무도 다채로운 상태에 있다. 새들은 끊임없이 노래부르고 나무들은 계속 꽃피고 있다. 이것은 두 번째의 상태인 생명의 상태이다.

다음 세 번째 상태에는 오직 인간만이 도달했는데, 그것은 마음의 상태, 치트(chit, consciousness) - 의식의 상태이다. 붓다는 말한다.

"이 세 가지는 꿈과 같다. 그 첫 번째는 시작 없는 시작, 본래의 상태는 잠 - 수슈프티와 같다. 이들 셋은 꿈과 같다. 이들 셋은 계속해서 펼쳐지는 드라마와 같다. 만일 그대가 마음을 넘어간다면, 명상을 향해, 무심을 향해서 움직여 가기 시작하면 다시 또 다른 폭발이 일어난다. 그러나 그것은 폭발(explosion)이 아니다. 그것은 내파(內破, implosion)이다. 어느 날 폭발이 일어나 무에서 수백만 가지가 생겨난 것처럼, 내파가 일어날 때는 형상들과 이름들이 사라지고 다시 그 속에서 무가 생겨난다. 순환은 완성된다."

과학자들은 오직 폭발에 대해서만 말하고 내파에 대해서는 말하지 않는다.

이것은 아주 불합리하다. 폭발이 가능하다면 내파 역시 가능하다.

씨앗이 지구에 떨어져 폭발한다. 나무가 생겨나고, 나무에서 다시 씨앗이 생겨난다. 그럼 씨앗이란 무엇인가? 씨앗이 폭발할 때 그것은 나무가 된다. 나무가 안쪽으로 파열할 때 그것은 다시 씨앗이 된다. 씨앗은 나무를 가져왔다. 그것은 스스로 벌어져 나무가 되었다. 이제 나무는 다시 스스로 닫혀져 안으로 함몰되어 작은 씨앗이 된다.

현재 과학자들이 믿고 있듯이 세상에 폭발이 일어났다면, 붓다의 내파에 대한 생각도 사실이다. 폭발은 내파 없이 존재할 수 없다. 그들 둘은 함께 간다. 내파는 다시 마음이 생명 속으로 들어가고, 생명은 우주 속으로 들어가며, 우주는 무 속으로 들어간다는 것을 의미한다. 그때 순환은 완성된다. 무는 우주 속으로 나아가고, 우주는 생명 속으로 나아가며, 생명은 마음 속으로, 마음은 다시 생명 속으로, 생명은 다시 우주 속으로, 우주는 다시 무 속으로…… 순환은 완벽하다.

내파 후에는, 그것이 일어나고 모든 것이 다시 무에 이르면, 이제 거기엔 차이가 있다. 첫 번째의 무는 무의식적이었고, 이 두 번째의 무는 의식적이다. 첫 번째는 어둠과 같았고, 두 번째는 빛과 같다. 첫 번째는 밤과 같았고, 두 번째는 낮과 같다. 첫 번째를 우리는 수슈프티라 하고, 두 번째를 우리는 자그리티(jagriti)- 각성, 완전한 깨어남이라고 한다.

이것이 순환의 전부다. 첫 번째를 과학자들은 '빅뱅설'이라 하는데 거기엔 엄청난 폭발과 엄청난 소음이 있었기 때문이다. 그것은 빅뱅이었다. 바로 직전에는 모든 것이 고요했고 소음도 소리도 없었는데, 한 순간 후 존재가 폭발했을 때 거기엔 엄청난 소리와 소음이 있었다. 온갖 종류의 소음이 시작되었다. 폭발이 내파 속으로 사라졌을 때 무슨 일이 벌어졌는가? 소리 없는 소리. 이제 더 이상 어떤 소음도 없다. 다시 모든 것이 고요하다. 이것이 선(禪)에서 한 손바닥이 치는 소리라 하는 것이다.

이것이 힌두교에서 아나하타나다(anahatnada), 옴카르(omkar) - 소리 없는 소리라 하는 것이다. 그 첫 번째를 힌두교에서는 나다비수(nadavisphot) - 빅 뱅, 폭발음이라 불렀다. 두 번째, 다시 소리가 침묵 속으로 들어갔을 때 이야기는 완성된다. 과학은 아직도 반쪽 이야기에 매달려 있다. 다른 반쪽은 놓치고 있다. 그리고 이 전체의 놀이 - 수슈프티, 영혼의 어두운 밤으로부터 꿈으로, 꿈으로부터 각성으로 - 를 지켜본 자, 모든 것이 관조 - 우리가 투리야(turiya)라고 하는 제4상태 - 라는 것을 지켜보는 자, 모든 것을 지켜보는 자, 그것을 안 자, 그는 붓다가 된다. 그것을 안 자, 체험한 자, 그는 아라한(Arhat)이 된다 - 그는 도달했다.

태산이 높다하되 하늘아래 뫼이로다.
오르고 또 오르면 못 오를리 없건마는
사람이 제 안 오르고 뫼만 높다 하더라.

- 楊士彦 -

상생 생활(相生 生活)

건강생활

　낱(個體)생명으로서 인간은 구체적인 연속생활을 하면서 생명을 이어간다. 인간은 과학적으로 분석하면 대생명인 한마음의 표현으로서, 마음과 몸(나의 몸이지 내가 아님) 그리고 호흡(呼吸, 氣)으로 이루어진다.

　마음은 그 분야를 나누면 지(知), 정(情:느낌, 감정), 의(意:뜻, 생각)의 세 가지로 나누기도 하지만, 석가모니 붓다에 의하면, 마음의 구조는 9식(識:consciousness)으로 분류해 볼 수 있다. 그것은 전5식(前五識), 6식(六識), 7식, 8식, 9식 등이다.

　전5식은 안식(眼識:보는 작용), 이식(耳識:듣는 작용), 비식(鼻識:냄새맡는 작용), 설식(舌識:맛보는 작용), 신식(身識:몸이 지각하는 작용) 등을 말하는데, 이것은 항상 작용하는 것도 아니고, 제6의식에 의지하여 아는 작용(非恒非審)을 하게 된다.

　제6식은 의식(意識)으로 항상 작용하는 것은 아니나 아는 작용이 있으므로(非恒而審), 전5식을 제대로 기능하게 한다.

　제7식(manas識)은 의(意)로 뜻이나 생각을 의미하는데, 항상 있고 사량(思量) 작용이 있으므로(亦恒亦審), 미망(迷妄)의 중심이 되는 식이다.

　제8식(無沒識, alaya consciousness)은 장식(藏識)으로 항상됨은 있으나, 분별작용이 없으며(恒而非審), 윤회의 중심이 되는 식이다. 장식이라는 뜻은 세 가지 의미가 있는데, 하나는 여러 가지 종자(種子)를 갈무리 해두는 식으로 능장(能藏)이요, 다른 하나는 7식에 의하여 훈습된 종자가 갈무리된 소장(所

藏)이요, 셋째는 상주(常住)하므로 7식에 의하여 자아(自我)인 듯이 집착이 되는 식으로, 집장(執藏)이 그것이다. 제8식은 또 인연과보에 따라 다른 것으로 익은 것을 내포함으로 이숙식(異熟識)이라고도 한다.

제9식(淸淨, 白淨識, amala consciousness)은 순수의식(純粹意識:pure consciousness)으로 존재의 실상이며 대생명과 일치하는 마음으로(宇宙意識) 청정무구심(淸淨無垢心)이다. 제9식과 그 앞의 의식은 동전의 앞뒷면과 같다.

우주의 근본이 한마음이요 한생명인데, 한마음이 근본무명(無明=不覺:내가 있다는 생각)으로 일체 현상을 내는데, 주관과 객관이 나눠지기 전의 차별적 현상을 무명업상(無明業相)이라 한다. 이 무명업상이 주·객관적으로 갈라져 대립할 때, 주관적인 것을 능견상(能見相)이라 하고, 객관적인 것을 경계상(境界相)이라 한다.

이 현상의 더욱 커진 미망(迷妄)이 지상(持相:능견상이 경계상을 반영하되, 실성을 착각하여 집착·애증에 사로잡히는 모양), 집취상(執取相:상속상이 객관적 경계로 착각하여 깊이 집착하는 모양), 계명자상(計名字相:선악을 분별하고 이름 붙여 집착하고 번뇌를 내는 모양), 기업상(起業相:이름에 집착하여 짓는 언행), 업계고상(業繫苦相:언행으로 지은 업인에 속박되어 받는 괴로운 결과의 모양)의 순서로 변하여, 인간들이 고통의 바다를 떠돌게 된 것이다.

일체유심조(一切唯心造)라 한다. 세상만사 '마음먹기'에 달렸다 한다. 생각이나 뜻에 따라 언행(言行)이 나오고, 사고의 틀이나 신념체계에 따라 경험을 낳는다고 할 수 있으며, 사람의 지식도 의식 수준 안에서 이뤄진다.

사람의 식(識)의 구조 가운데, 제9식을 제외한 나머지 식들을 바꿔서 대생명과 이어진 지혜(智慧:pure awareness)가 되도록 하는 것, 즉 전식득지(轉識得智)가 인생의 목적이라 할 수 있다. 그러려면 가아(我)가 없는 무아경(無我境:Samadhi)에 이르러, 거기서 광명의 지혜가 샘솟게 해야 한다.

그 방법의 첫째가 바로 보기로서, '나'라는 생각 없이, 선입견 없이 열린 마음으로 보는 것이다. 그에 따라 생활의 여러 면인 바로 생각하기, 바로 느끼기, 바른 말, 바른 행동, 바른 호흡, 바른 교육, 바른 수련, 바른 관찰, 바른 생활로 이어지게 된다.

개체 생명으로서의 심기신으로 표현할 수 있는 인간을 보면, 몸과 마음이 만나는 곳이 신경(神經)이며, 기가 흐르는 곳이 경락(經絡)이므로, 나를 알려면 이에 대한 탐구가 필요하다. 또 인간은 대생명의 분신생명으로 홀로 존재하는 것이 아니라 다른 개체생명 등 환경과 관계(network)를 맺고 사는 관계적 존재라는 의미에서, 환경과의 조화를 필요로 한다 하겠다.

대생명을 나무에 비유하면 한마음은 나무 전체이고, 기는 수액(樹液)이며, 각기 다른 뿌리, 줄기, 가지, 잎, 꽃, 열매는 개체생명들이라 할 수 있다. 개체생명 가운데 생명력이 강한 상록수 소나무도 씨뿌리고, 싹이 튼 다음 병충해 방제를 하여 꽃피고 열매 맺어 봉사해야, 새로운 씨로 연속하여 중중무진하게 전개되는 것이다. 여기에 개체생명들이 서로의 입장을 바꿔 생각해보고 서로를 살리는 상생(相生)으로 사회생활을 해가야 할 까닭이 있다. 홍익중생(弘益衆生)이다.

그러려면, 인간은 습관적으로 업이 쌓인 습업(習業)적 존재이므로, 과거에 지은 칼마 가운데 은혜를 갚고, 원한을 푸는 것이 기본 전제가 된다. 그렇지 않으면 과거의 은원(恩怨)이 계속 마음의 부담이 되어 상생의 걸림돌이 되기 때문이다. 강증산의 해원 보은 상생사상이 갖는 중요성이 여기에 있다.

상생은 모두가 서로 도와서 더불어 잘 사는 형태를 말한다. 나날이 좋은 날(日日是好日)이 되는 것이다. 이는 우리 사회가 추구해야 할 가치로 '너도 살고, 나도 살자'는 공익을 추구하는 입장이다. 서로가 좋은 마음으로 서로 도우면, 좋은 기운이 상승 작용을 일으켜 쌍방이 모두 이로운 관계가 된다. 이러한 관계가 자리잡히면 그 사회는 생기가 넘치고 아무도 일방적 손해나 상처를 받지 않는 정의로운 사회의 토대가 되는 것이다. 제로섬이 아닌 윈윈

(win win)전략을 추구한다. 기의 원리로 보면 다른 생명을 위해 기도하면 내 속에 생기가 차 오르는 것과 같다. 상대를 살리고자 할 때 내 안의 기운이 먼저 넘친다. 이것은 대생명이 소생명에게 주는 축복이다. 모든 생명을 살리고 자연의 이치에 맞게 순행시키려는 것은 대우주의 의지이고, 소우주인 인간의 마음이 거기에 합치될 때 생기가 넘치는 건 당연한 결과이다.

요즘 지구촌이 지구 환경이라는 대명제 아래 한뜻이 되어 가는 것도 깨끗한 생태계의 미래를 위해 고무적인 일이라고 생각한다.

상생(相生)의 정신은 결국 보살도나 사랑이라고 할 수 있다. 사랑에 관하여 간명하게 가장 잘 표현된 것으로 알려진, "원수를 사랑하라"는 기독교 성경의 고린도(corinth, 苦忍土) 전서 13장은 사랑만으로 채워져 있다. 이는 예수 그리스도의 사도 바울(Paul)이 고린도에 있는 하느님 교회에 은혜와 평화를 위해 쓴 편지 내용이다.

내가 이제 가장 좋은 길을 여러분에게 보여드리겠습니다.
내가 인간의 여러 언어를 말하고 천사의 말까지 한다 하더라도
사랑이 없으면 나는 울리는 징과 요란한 꽹과리와 다를 것이 없습니다.
내가 하느님의 말씀을 받아 전할 수 있다 하더라도
온갖 신비를 환히 꿰뚫어보고 모든 지식을 가졌다 하더라도
산을 옮길 만한 완전한 믿음을 가졌다 하더라도
사랑이 없으면
나는 아무것도 아닙니다.
내가 비록 모든 재산을 남에게 나누어준다 하더라도
또 내가 남을 위하여 불 속에 뛰어든다 하더라도
사랑이 없으면 모두 아무 소용이 없습니다.
사랑은 언제나 오래 참고, 친절하며, 시기하지 않고,

자랑하지 않으며, 교만하지 않고, 무례하지 않으며,
사욕을 품지 않고, 성을 내지 않으며, 앙심을 품지 않습니다.
사랑은 불의를 보고 기뻐하지 아니하고 진리를 보고 기뻐합니다.
사랑은 모든 것을 덮어주고
모든 것을 믿고, 모든 것을 바라고, 모든 것을 견디어 냅니다.
사랑은 가실 줄을 모릅니다.
말씀을 받아 전하는 특권도 사라지고
이상한 언어를 말하는 능력도 끊어지고 지식도 사라질 것입니다.
우리가 아는 것도 불완전하고 말씀을 받아 전하는 것도 불완전하지만
완전한 것이 오면 불완전한 것은 사라집니다.
내가 어렸을 때에는 어린이의 말을 하고 어린이의 생각을 하고
어린이의 판단을 했습니다.
그러나 어른이 되어서는
어렸을 때의 것들을 버렸습니다.
우리가 지금은 거울에 비추어 보듯이 희미하게 보지만
그때에 가서는 얼굴을 맞대고 볼 것입니다.
지금은 내가 불완전하게 알뿐이지만
그때에 가서는 하느님께서 나를 아시듯이
나도 완전하게 알게 될 것입니다.
그러므로 믿음과 희망과 사랑,
이 세 가지는 언제까지나 남아 있을 것입니다.
이 중에서 가장 위대한 것은 사랑입니다.

 사랑은 모든 관계의 매듭이다. 사랑이 없으면 관계는 끊어지고 만다. 살아 있는 역동적 세계에서 하나의 관계가 끊어지는 것은 마치 생체 안에서 혈관

하나가 끊어지는 것과 같다. 물리적 접촉과 화학적 반응을 통한 상호관계에 의해 이 세상이 변해가고 있지만, 상대방과의 관계에 대해서 마음으로 일관성 있게 깊이 생각하면 텔레파시로서 그 뜻이 상대방에게 전달되게 된다. 그것이 사랑이냐 미움이냐에 따라 결과의 차이가 드러나 세상을 변화시키는 경우가 많다.

의식의 에너지장은 세포핵 안에 있는 정보체계, 즉 유전인자인 DNA에게까지 영향을 미친다. 그렇게 되면 비활성인자가 활성인자로 전환되어 새로운 능력을 발휘하게 된다. 에너지장의 세기는 의식의 수준에 따라 다르기 때문에 높은 에너지장의 사랑은 모든 것을 가능케 할 수도 있다. 우주의 에너지장은 우주 탄생 이전의 상태, 즉 공·무·허의 상태에서 대폭발과 함께 여러 가지 힘으로 전환되면서 형상화 과정을 촉진시켰다.

여기서 여러 가지 힘이란 중력·강력·약력·전자기력을 말한다. 인간을 포함한 형상화된 모든 사물과 우주 공간에 가득 차 있는 에너지는 우주를 팽창시키는 데 사용될 뿐만 아니라 우주 진화와 인간의 의식 진화에 계속 쓰여진다. 생체에너지인 기는 사랑의 전달자이다.

상생의 실상을 우리는 음양상합(陰陽相合) 또는 음양조화(陰陽調和)에서 그 예를 찾게 된다. 무슨 뜻인가 하면, 음양이란 한 실체의 양면이며 그 속에 내재하는 생(生)의 분체이기 때문에 음이 존재한다는 것은 다른 쪽의 양의 존재를 전제로 하는 것이고, 같은 원리로 양이 존재한다는 것은 또한 다른 쪽의 음을 전제로 하는 것이므로 우주자연 속에 존재하는 모든 실체는 반드시 음양이 있게 되고 음양이 있다는 것은 곧 상생이 있다는 논리가 성립되는 것이다. 이런 상생을 자연상생이라 할 것이므로, 단순상생이라 할 수도 있는 것이다.

그러나 해원상생이란 자연상생과는 그 체(體)와 성(性)을 전혀 달리하는 것이니 자연상생은 자연성 그대로의 조화상생인 것이나, 해원상생은 자연성과는 전혀 다른 의지적 상생이기 때문에 그 체와 성을 달리 한다는 것이다. 그러므로 자연상생은 그 화합성이 어떤 동류성 또는 동질성을 속성으로 하는 것이겠으나 해원상생은 그 유(類)와 질의 동일성을 결합 요건으로 하지 않는 포괄적이고 융합적인 상생이므로 이것을 보다 근원적 상생이라 할 수 있는 것이다.

따라서 여기서 말하는 해원상생은 그 유와 질의 동일성이나 이타성을 문제 삼지 않는 것이므로 곧 배타성이 없는 넓은 포용성을 지키는 것이 된다. 이를 좀더 구체적으로 설명해 보면 지금까지의 우주자연의 상생법칙 곧 상생도수는 자연조화적 상생인 단순상생으로 유유상종의 도수에 있었으므로 이류에 대해서는 배타적인 것으로 살아왔기 때문에 대립·갈등의 상극이 끊이지 아니했다. 따라서 원한이 맺히게 되었는데, 그런 자연상생을 수렴하는 넓은 사랑의 해원상생으로 도수를 고쳐서 이류간(異類間)에도 조화협동할 수 있도록 마련한 것이 증산강일순(甑山 姜一淳)의 천지공사(天地公事)인 것이다.

'선천(先天)에는 상극지리(相剋之理)가 인간사물(人間事物)을 맡았으므로 모든 인사(人事)가 도의(道義)에 어그러져서 원한이 맺히고 쌓여 삼계(三界)에 넘침에 마침내 살기(殺氣)가 터져나와 세상에 모든 참혹한 재앙을 일으키나니, 이제 천지도수(天地度數)를 뜯어고치며 신도(神道)를 바로잡아 만고(萬古)의 원(寃)을 풀고 상생(相生)의 도로써 선경(仙境)을 열고 조화정부(調和政府)를 세워 하염 없는 다스림과 말없는 가르침으로 백성을 화하며 세상을 고치리라.' (大巡典經 8판 5:4)

강일순의 해원상생의 깊은 뜻은 반드시 어떤 직접적인 원한만을 대상으로 해원하는 것이 아니란 것이다. 앞의『대순전경(大巡典經)』8판 5:4에서도 말한 것처럼 ①상극지리(相剋之理)가 인간 사물을 지배하므로 ②모든 인사가 도의에 어그러져 원한이 맺히고 ③마침내 거슬리는 기운이 충돌하여 일어나서 ④인세(人世)에 모든 참담한 재앙이 생긴다고 요약을 하면 이 해원상생이 반드시 인간과 인간 사이만의 원한을 푸는 해원상생이 아닌 것을 깨닫게 된다. 그것은 곧 상극지리가 원인이 되는 것이니 ①상극지리를 상생지리로 고쳐 놓는 도수공사가 해원상생공사의 근원공사며 ②모든 인사(人事)가 도의에 어그러져 원한이 맺히니 도의에 어그러지지 않는 인사(人事)가 상생(相生)되도록 하는 상생도수가 근원공사며 ③거슬리는 기운이 충돌하여 일어나지 않도록 하는 도수공사가 근원공사다. 이런 근원공사를 도수로서 짜 놓고 난 뒤에 인세(人世)에 참담한 재앙이 생기지 않게 하는 인세해원공사(人世解冤公事)를 한 것이므로 이 해원상생공사를 근원상생(根源相生)이라 한다.

　이 해원은 그 결과가 무명(無名)에서 비롯되는 것을 밝히는데, 대순전경(大巡典經)에서 보면 "이때는 해원시대라 사람도 무명한 사람이 기세(氣勢)를 얻고 땅도 무명한 땅이 길운(吉運)이 도느니라." (大巡典經 8:52) 라고 한 것은 이 해원상생의 깊은 뜻을 잘 나타내었다 할 수 있다. 무슨 뜻인가 하면, 유명한 사람 유명한 땅에는 앞에서 밝힌 바와 같이 거기에는 첫째 상극(相剋)이 많이 있었고, 둘째 도의에 어그러진 인사(人事)도 있는 것이며, 셋째 서로가 싸우고 다투는 충돌이 일어나기도 했다. 이 모두가 해원을 해야 상생(相生)의 기운이 솟아날 것이지만 무명한 사람이나 무명한 땅에는 남을 상극(相剋)할 수가 없고 약한 자이니 도의에 어그러지게 할 수가 없었기에 거슬림이 없었으므로 해원을 해야 할 것이 없었다.

　그렇기 때문에 기세가 얻어지고 길운(吉運)이 먼저 오게 되는 것은 하늘의 햇볕이 구름이 없는 곳에 먼저 비치는 이치와 같은 것이라 할 것이다. 현대에 와서 무명한 땅 버려진 땅이 도시계획으로 일시에 금싸라기 땅으로 길운(吉運)을 얻고 또 전쟁이나 혁명으로 농업사회에서 공업사회로의 변천 과정에서 무명한 사람이 국제 최대의 재벌이 되는 일 등은 바로 이런 해원시대의 특성들이라 하지 않을 수 없기 때문이다. 어찌 그뿐이겠는가. 인간 세상에 가장 두드러진 해원공사의 실증(實證)들을 여성문제와 노사(勞使)문제에서도 찾게 된다. 다음에 살피면, '이때는 해원 시대라 몇천 년 동안 깊이 갇혀 남자의 완농(玩弄)거리와 사역(使役)거리에 지나지 못하던 여자의 원(寃)을 풀어 정음정양(正陰正陽)으로 건곤(乾坤)을 짓게 하려니와 이 뒤로는 예법(禮法)을 다시 꾸며 말을 듣지 않고는 함부로 남녀의 권리를 행하지 못하리라.' (大巡典經 6:134) 한 것에서도 오늘에 적응함을 본다. 증산은 그 당시에 100년 후면 존음(尊陰)시대, 즉 여자가 존중받는 시대가 온다고 했다.

오늘의 사회에서 여자가 동참하지 않는 것은 아무것도 되지 않는다. 그리하여 오랫동안 쌓이고 쌓인 여자의 한과 원을 풀어 주는 증산의 해원상생의 도수공사가 이 시간에도 진행되고 있음을 실증하는 것이다.

다석 류영모 선생은 말했다.

"여자는 땅과 같다. 땅은 굳은 것이 특징이다. 굳은 땅에 물이 괴고 굳은 땅에 초목이 무성하다. 여자에게 있어서 정조는 생명이다. 그런데 사막이 되어 바람에 휩쓸리면 그거야말로 불모(不毛)의 사각지대(死角地帶)다. 땅이 사막이 되면 하늘은 비를 잃고 오곡은 말라죽는다. 노자는 아끼는 것이라고 했다. 땅은 아끼는 것이다.

성경 아가서에 보면 닫힌 동산이요, 덮은 우물이요, 막힌 샘물이라고 했다. 수도꼭지는 언제나 막아두어야 한다. 우물은 덮어두어야 한다. 우물가는 깨끗하게 닫아두어야 한다. 샘구멍이 언제나 열려 있고 동산이 언제나 열려 있으면 그 우물은 먹을 수 없이 더러워진다. 창녀가 더럽다는 것은 열린 우물이 되어서 그렇다. 여자의 정조는 집의 터요, 나라의 터다.

여성은 자기들이 이 나라의 터라는 것을 알아야 한다. 요사이 성의 자유니 개방이니 하는데 자유니 개방이니 하여 성을 개방하면 무엇이 자유롭다는 말인가. 그래서 인격이 더 존중된다는 것인가. 여자를 존중한다는 것과 성(性)을 개방한다는 말은 같은 말이 아니다. 여자들이 다 창녀가 되어야 자유롭다는 말인가. 그럴 수가 없다. 여자의 자유는 여자의 존엄에 있지, 성에 있는 것이 아니다. 여자의 존엄은 정신에 있지, 육체에 있는 것이 아니다. 여자가 미(美)의 경연대회라 하여 대중 앞에 나서서 하나의 상품처럼 취급되는 것은 여자의 물화(物化)요 천대지, 여자를 높이는 것이 아니다. 아름답다는 것이 나쁘다는 것이 아니다. 여자의 아름다움이 배금주의에 이용된다면 그것은 여자에 대한 모독이다. 남자건 여자건 모두가 절제해서 자기의 정(精)과 신(神)을 보존해야 한다.

밤낮없이 음란에 빠진다면 그것이야말로 마귀의 세상이다. 늙어서도 색에 주린 늙은이가 있는가 하면 젊어서도 색을 좋아가는 것이 인생의 전부처럼 생각하는 이가 있다. 어리석은 짓은 벗어나야 한다. 그것이 금욕이다. 오줌똥을 가린다는 것은 철이 들었다는 것이다. 오줌똥도 못 가리고 밤낮 싸는 싸개들이 현대인이다. 강아지처럼 오줌똥도 못 가리면서 밤낮 사랑이니 섹스니 하는 것은 사랑도 성도 아니다. 그것은 오줌이요, 똥이다. 강아지 노릇이다. 남녀 구별할 줄 아는 것이 붓다이다. 남녀를 끊어야 부처이다."

거기에서 더 나아가 남을 위해 희생을 하면 더욱 좋다. 일반적으로 희생이란 자신의 능력과 건강과 재산을 남에게 나누어 주는 일이다. 즉 대가 없이 베푸는 것이다. 물론 그것은 아름답고 즐거운 것이다. 하지만 남을 돕는 것도 자신의 생명력이 충만할 때 제대로 도울 수 있다.

따라서 희생주의는 자기 힘이 있을 때에 가능하고 지속될 수 있다. 그것은 자신의 기운, 곧 생명력의 고갈을 전제로 이루어진다. 나의 생명력이 고갈되면 기가 약해지고 탁한 기운이 돈다. 자신의 생명력이 고갈되면 나누어 주고 싶어도 나누어 줄 수 없는 한계에 다다른다. 여기에 자기의 생명을 양성해 나가는 일이 필요하다.

따라서 자연스런 생활, 바른 생활, 건강한 생활, 중도의 생활, 행복한 생활, 조화로운 생활은 '내가 누구냐?' 하는 화두를 갖고 가아(假我)는 없다는 것을 기초로 개체생명으로서 대생명으로 돌아가는 바른 양생법(養生法) 수련을 하면서, 보은·해원을 하여 업장을 녹이고, 참전계경이 말하는 역지사지 애인여기로서 상생의 생활을 능률적으로 하는 것이라 할 수 있다. 여기에는 열린 마음이 필요하다. 그것은 열역학 제2법칙과 같이 열린 세계만이 무질서도(無秩序度, entropy)가 증가하여 소멸하는 것을 막아주기 때문이다.

우리의 바른 생활은 우리가 무엇을 하든지간에 마음이 항상 대생명과 분리되지 않는 조화로운 생명의 환희 속에 뿌리를 내려야 생명들의 다양함을 남김없이 즐기고 빛낼 수 있는 것이다.

생각하기

생각은 생각의 근원자리에서 나온다. 생각의 근원자리가 한생명이며, 한마음이다. 생각이 한생명과 공존하는 상태가 가장 바람직하다. 생각의 과정은 의식적 마음을 자기 본바탕인 한생명에서 벗어나게 하여 엇갈리게 한다. 여기에 생각이 에너지를 동반하여 생명 있는 생각이 되게 할 기술이 필요하다. 한생명과 친숙하지 않은 마음에서 나오는 생각은 힘이 약하기 때문이다.

많은 사람들이 번뇌망상과 판단, 분별에 따른 집착과 불필요한 잡념 등으로 고통에 시달린다. 성자들은 불필요한 생각을 하지 않고, 생각을 하면 이루어진다고 한다. 한가지 생각에 집중할 수 있는 정도, 자신이 바라지 않는 생각을 하지 않는 정도가 진화의 정도다. 여기에 범인과 성인의 차이가 있는 듯하다.

생각은 아무런 긴장이나 부담 없이 자연스럽게 나와야 하고, 강력해야 한다. 강력한 생각을 위하여는 마음전체가 필요 충분한 준비를 하고, 대자연의 뒷받침이 되어 나오게 해야 한다. 생각은 또 바른 것이어야 한다. 바른 생각은 '가아가 없다'는 데서 출발해야 한다. 나도 없고 내 것도 없는 것이다.

바른 생각은 생각하는 사람과 우주를 위해 영원히 좋고, 유용하며, 주변에 조화로운 기운과 활력을 주고, 누구에게나 해를 주지 않는 생각이다. 바른 생각만을 하려면, 불필요한 생각이나 틀린 생각이 마음에 떠오르지 않고, 자연적으로 바른 생각만 하도록 마음이 개발되어야 한다. 그러려면 마음속에 좋은 생각을 넣어야 한다(input). 좋은 것을 넣어야 좋은 것이 나오기 때문이다(output). 컴퓨터 원리도 같다.

마음은 곧 생각들이 모인 다발이다. 무심(無心)은 집착이 없는 마음이다. 또한 생각은 창조적이어야 한다. 이는 생각하는 사람이 주인의식을 바탕으로 창조적이고 건설적인 목표를 갖고, 생각을 냈으면, 경험을 하여 흔적이나 업보를 남기지 않고 소멸하게 하는 것이다.

대생명에 기초한 생각은 또한 사람을 자유케 한다. 그런 생각은 사람을 속박하지 않고, 긴장과 굴레에서 풀어 해방시키는 것이다. 사람이 생각을 할 때는 관심과 배려를 갖고 잘 살펴 체험해야 하며, 자기가 창조하고도 팽개쳐 버리면, 그것이 인연과보의 원리에 따라 뭉쳐서 골치덩어리나 '끈질긴 덩어리'(아바타 코스 용어)가 되어 돌아오게 된다는 것에 유념할 필요가 있다.

사람은 또 생각의 틀이나 신념체계를 가질 수 있는데, 모든 고정관념을 깨뜨리고, 열린 마음으로 생명의 초월계와 맞닿아 자유로운 생각을 낼 수 있게 해야 한다.

어둡고 부정적인 생각은 밝고 긍정적인 생각으로 바꿔야 한다. 발상의 전환, 신념의 정립이 중요하다. 신념(信念)이란 믿어 의심치 않는 마음이다. 상념(想念)이란 신념의 바탕에서 떠오르는 온갖 생각이다. 신념과 상념이란 무엇이 좋다 싫다 또는 옳다 그르다처럼 선악시비를 가리는 판단 분별하는 마음이다. 신념과 상념은 자아의식의 욕망과 저항을 반영하는 마음이다.

"우리가 살아가면서 무엇을 보고 옳다 그르다와 같이 선과 악을 분별하는 마음은 필요한 일이 아닌가?" 또한 "좋은 것을 볼 때는 좋다고 하고 싫은 것을 볼 때는 싫다고 하는 것은 당연하지 않은가?"라고 할지도 모른다. 그러나 세상 사람들이 내리고 있는 옳다 그르다와 같은 판단은 생명의 본성에서 볼 때는 거의 다 빗나간 것이라는 사실이다. 아무리 학식이 높고 위대하게 보이는 사람이라 하더라도 그가 만일 옳다 그르다와 같이 선악시비를 하고 있다면 그것은 생명의 도리에 어긋난 것이다. 생명의 근원, 본성에는 어떠한 판단이나 선악시비도 없다. 세상만사는 자신의 신념대로 경험한다. 신념이란 영화의 필름에 해당하고 경험이란 스크린에 나타난 활동사진이다. 따라서 밝고 고운 신념과 상념은 건강과 행복을 경험하게 하고 어둡고 왜곡된 신념과 상념은 질병과 고통을 경험하게 한다. 경험하고 있는 겉모습이 질병이든 사고든 생활상의 여러 가지 고통이든, 그것의 배경은 똑같이 어둡고 부조화스럽고 불편한 신념과 상념이다. 내가 평소에 생각하고 믿고 있는 바가 나의 몸과 생활에 그대로 투영된다.

고통과 질병의 신념의 뿌리는 저항과 욕망이다. 무엇을 너무 싫어해서 배척하는 마음 - 저항. 무엇을 너무 좋아해서 소유하려고 하는 마음 - 욕망. 이 둘이 바로 병통이다. 이 둘은 겉보기에 양극단의 서로 다른 성질의 것처럼 보이지만 실은 욕망이란 '무엇이 부족한 것이 싫다' 라는 저항에서 출발한 것이므로, 곧 욕망이란 저항의 다른 이름일 뿐이다. 저항이란 '무엇이 충족되면 좋을 텐데' 라는 욕망에서 출발하며 그것이 충족되지 못한 데 반응하는 마음이다. 그래서 저항 또한 욕망의 다른 모습이다. 아무도 질병이나 고통을 경험하고 싶지는 않겠지만, 누가 만일 위와 같은 욕망과 저항의 마음을 꼭 붙들고 있게 될 때는 이런 경험을 하게 된다.

마음에서 일어나는 모든 생각 중에서 가장 먼저 일어나는 생각은 '나' 라는 생각이다. 이 생각이 일어난 다음에 다른 생각들이 일어난다. 이는 마치 1인칭이 있고 난 연후에 2인칭과 3인칭이 있을 수 있는 것과 같다. 따라서 마음의 본질을 이해하기 위해서는 우선 이 '나' 라는 것이 무엇인지를 알아야 한다. 다른 생각이 일어나면 그 생각을 따라가지 말고 '이 생각이 누구에게 일어났는가?' 라고 물어야 한다. 거기에 대한 대답은 '나에게' 가 될 것이다.

그러면 다시 '나는 누구인가' 라고 묻는다. 이렇게 '나는 누구인가' 라는 질문을 계속하면 마음은 점점 그 근원으로 향하게 되고 생각은 점점 사라지게 될 것이다. '나는 누구인가' 라는 의문을 가지고 계속 탐구해 들어감으로써 가능하다. '나는 누구인가' 라는 생각을 계속하면 다른 생각들은 모두 사라진다. 그리고 맨 마지막으로 '나는 누구인가' 라는 생각이 마치 다른 장작들을 다 태운 뒤에 스스로도 타버리는 불쏘시개 장작처럼 사라지는 때가 온다. 그러면 그때 깨달음이 드러난다.

생각의 파도가 몰려와 마음이 산란할 때는 명상을 어떻게 해야 하는가? 단 한가지 방법이 있을 뿐이다. 자기 앞길을 방해하는 생각의 파도가 밀려올 때 그 파도를 지켜보는 자로 남아 있으라. 이 파도를 주시하라. 파도가 그대를 통과하도록 하라. 절대 이 파도를 따라가지 말라. 또한 파도가 오지 못하도록 막지도 말라. 나쁜 사념의 파도가 몰려올지도 모른다. 그 나쁜 생각의 파도는 누군가를 상해할 것이다. 그러나 막지 말라. '이것은 나쁜 생각이다.' 이렇게 말하지 말라. 끝없이 밀려오는 생각의 파도들에 대해서 좋다 나쁘다고 느끼는 그 순간, 그대는 그 파도에 휩쓸려 가 버린다. 그와 동시에 그대 내부에 일대 혼란이 일어난다.

이제 이 생각의 파도들은 그대를 수많은 곳으로 이끌고 갈 것이다. 좋은 생각의 파도가 온다. 자비로운 사념이 온다. 그러나 다음과 같이 말해서는 결코 안 된다. '아아, 이 얼마나 숭고한 생각이냐? 나는 위대한 성자다. 나는 이 세상을 구제해야 한다. 나는 모든 사람으로 하여금 해탈의 경지에 이르게 하고 싶다.' 결코 이런 말은 하지 말라. 좋은 생각이 몰려와도 나쁜 생각이 몰려와도 그대는 그저 그 생각들을 지켜보는 자로 남아 있으라.

그러나 처음에는 수없이 이 생각의 파도에 휩쓸려 가 버릴 것이다. 이때 어떻게 해야 하는가? 이 생각의 파도에 휩쓸려 가면 휩쓸려 가는 대로 놔두라. 이 혼란에 대하여 너무 걱정하지 말라. 걱정이 지나치게 되면 도리어 이

걱정에 사로잡혀 버린다. 휩쓸려 가라. 혼란한 상태대로 놔둬라. 이 생각의 파도에 휩쓸려 가면서, 그대여 이렇게 기억하라. '나는 지금 생각의 파도에 휩쓸려 가고 있다.' 이렇게 기억하는 것만으로 족하다.

휩쓸려 갔다가 다시 오라. 실망하지 말라. '아, 아, 또 잘못되었구나. 나는 또 파도에 휩쓸려 버렸다.' 이렇게 말하지 말라. 이렇게 말하는 순간 상대 대립 개념이 생기게 된다. 상극이 생긴다. 이중성(二重星)이 생기게 된다. 선(善)과 악(惡), 혼란과 안정, 이 모두를 받아들여라. 그러면 휩쓸려 갔다가 다시 온다. 혼란한 상태에 있더라도 결코 그 혼란을 물리치려는 투쟁을 하지 말라.

크리쉬나무르티(Krishnamurti)가 말하고 있는 것이 바로 이것이다. 그는 아주 역설적으로 말하고 있다. '주의력이 없다면 주의력 없는 그 자체에 주의를 기울여라. 그 순간 주의력이 없다는 것을 알게 될 것이다. 주의력 없는 이 상태에 주의를 기울여 집으로 돌아오라.'

사람의 행동은 생각에서 이루어지는데, 생각이 맑고 막힘이 없어야 행동이 힘있고 잘 이루어지게 된다. 생각의 맑기는 마음의 상태와 신경조직에 달려 있다. 그러므로 신경조직이 피로해서는 안 된다. 피로하지 않은 강력한 신경조직 위에서 마음전체가 한꺼번에 움직일 때 생각이 맑아지고, 효력이 있게 된다. 우리가 강력하고 창조적이며 자유케 하는 바른 생각을 가지려면, '내가 없다'는 것을 바탕으로 심기신 수련, 특히 명상을 통하여 무아경(無我境)에 나아감으로써 대생명이 항상 마음에 유지되도록 해야 한다.

사람에게 있어서 잠자고 꿈꾸며 깨게 하는 신경계통의 모든 상태 아래서, 전혀 다른 경지인 대생명은 존재하는 것이며, 세 가지 상태가 서로 만나는 경계부위에서 제4상태인 대생명이나 순수의식은 찾아질 수 있다. 생각은 마음에 꽃을 피우는 것이니, 날마다 아름답고 거룩한 생각을 하고 정신이 깨어나게 해야 한다. 정신은 고난을 겪으면서 깨어난다.

생각의 구조를 가장 깊이 관찰했다는 크리슈나무르티는 생각 다루기에 대하여 다음과 같이 언급했다.

생각은 우리 주변에 문제를 만들고 우리들의 두뇌는 그 문제를 해결하도록 훈련되어지고 조건지어져 왔다. 생각은 시간과 공간에 있어서의 움직임이다. 생각은 기억이며 기억에 대한 반응이고 회상이며 지식의 행위이고, 그 지식은 수백만 년 동안 두뇌에 수집되고 저장되어 왔다. 살아가면서 가장 어려운 것 중의 하나가 생각에 매이지 않는 것이다. 매인다는 것은 한결같다는 것이고, 이는 어떤 특정한 생각의 틀을 변치 않고 추종하는 마음을 지니는 것이다.
이것은 기계적이 되어 생기나 불꽃 또는 자유로운 움직임의 아름다움을 잃는 것이다. 생각은 또 특정관념에 집착하고 한 번에 한 가지에 대해서만 주의를 기울일 수 있으므로, 항상 제한되고 파편적이며 분리적이므로, 생각을 통해 나타난 행동은 어느 것을 막론하고 갈등을 일으킨다.
또 공포나 불안이 있는 한, 마음은 혼란되고 왜곡되며 불안정하게 된다. 공포가 생기는 기본 원인은 수많은 생에 있어서 죽음의 체험이고, 불안이 생기는 원인은 욕망, 다른 사람과의 비교, 심리적 시간 등이다. 이러한 공포나 불안이나 생각을 있는 그대로 바라보는 관찰이 바른 생각 다루기이다.
생각은 부분적으로만 볼 수 있고, 문제나 전체를 단번에 완전하게 볼 수는 없기 때문에, 모든 문제를 전체적으로 이해하려면 사고의 과정이 종결되어야 한다. 이것이 명상이다. 멈춘 관찰자와 관찰대상이 동일하게 되는 관찰이 명상이다. 명상은 생각과 침묵의 관계를 발견하는 것이다. 명상은 자신의 마음을 이해하는 과정이고, 낱낱의 생각을 살피는 것이 명상의 과정이다.
내가 존재하는 순간에는 경험자가 있고, 경험자는 생각의 결과이며, 생각이 없을 때 그 기초가 사라진다. 마음 안에 들어가 모든 생각에 깨어있으므로 마음이 아주 조용해지고 정지함을 알 것이다. 거기에는 아무런 욕구나 강제, 고락, 불안이나 공포도 없다.

그리고 그 조용함 속에 진실한 것이 나타난다. 사랑의 탄생이다. 서로 살리는 한생명이다. 사랑만이 우리의 모든 문제를 해결할 수 있다.

여기서 다석 유영모 선생의 생각과 영생 및 사랑을 한 번 살펴보자.

"기독교에서는 예수 그리스도의 십자가의 보혈에 의지하지 않고는 아무도 영혼을 구제 받을 수 없다고 하지 않습니까?"고 한 기독교도가 물었다.

다석 유영모 선생이 대답했다.

"예수의 십자가의 보혈이 죄를 갚아주고 영혼을 구원해 준다는 말을 예수는 한 번도 입에 올린 일이 없습니다. 예수는 단지 성령으로 나지 아니하면 하느님 나라에 들어갈 수 없느니라(요한 복음3:5) 하고 말했을 뿐입니다."

"그럼 누가 그런 말은 만들어 냈다는 말입니까?"

"예수 생전에는 예수를 만나본 일조차 없는 사도 바울이 그러한 독단(도그마)을 만들어 냈을 뿐입니다. 누가 누구의 죄를 대신하여 갚아주는 일 같은 것은 원초적으로 있을 수 없습니다. 가령 현실적으로 어떤 사람이 큰 죄를 지었는데, 그를 잘 아는 어떤 사람이 그의 죄를 대신 뒤집어쓰고 옥살이를 하든가 대신 사형장의 이슬로 사라지는 일이 있을 수 있다고 해도 그것은 어디까지나 표면적인 현상이지 인과응보의 법칙에 부합되는 것은 아닙니다.

비록 일시적으로 자기 죄를 남에게 덮어 씌울 수는 있지만 영원히 그렇게 할 수는 없단 말입니다. 언젠가는 그 업보를 받아야 합니다. 그것이 인과응보의 법칙이고 이것은 아무도 어길 수 없는 것입니다. 오직 자기 죄는 자기 자신이 갚아야 합니다. 지은 죄는 스스로 갚는 것이지 남이 대신 갚아주는 것이 아니라는 말입니다.

남이 내 죄를 대신 갚아준다고 생각하든가 그렇게 믿는 것이야말로 터무니없는 미신(迷信)입니다. 그것이야말로 달콤한 유혹이요 속임수입니다. 정말

남의 죄를 공짜로 갚아주는 사람이 있다면 이 세상은 사악한 인간들로 초만 원을 이루게 될 것입니다. 그것은 남의 죄를 대신 갚아주는 교주가 있다고 믿는 종교 중에 유독 냉혹한 이기주의가 많은 것을 보면 잘 알 수 있습니다. 그렇게 된다면 죄짓는 사람 따로 있고 남의 죄를 대신 갚아주는 사람 따로 있다는 말과 같습니다.

제아무리 악독한 죄를 진 사람도 고백하고 회개만 하면 죄를 사하여 주는 교주가 있다면 교도들은 그 종교를 얼마나 편리하게 생각하겠습니까. 죄짓고 교회에 나가 회개만 하면 됩니다. 그리고 되돌아 나와서는 또 얼마든지 죄를 지어도 됩니다. 회개만 하면 되니까요. 이건 가공할만한 착각입니다.

이처럼 죄짓는 사람 따로 있고 죄를 대신 갚아주는 사람이 따로 있다는 것은 마치 돈 버는 사람 따로 있고 돈 쓰는 사람 따로 있다는 말과 같습니다. 이거야말로 불공평하기 짝이 없는 일이 아닐 수 없습니다. 공명정대하신 하느님이 이따위 불공평한 짓을 용납해 줄 리가 없습니다."

"그렇다면 선생님, 재림이니 심판이니 구속(救贖)이니 하는 것은 예수 그리스도와는 하등 관련이 없다는 말씀입니까?"

"그런 말은 예수가 입에 올린 일도 없습니다. 예수의 말이 실려 있는 사복음서를 아무리 눈 까뒤집고 뒤져보아도 그런 말은 찾아 낼 수가 없습니다. 예수는 단지 성령으로 거듭나야 하늘 나라에 들어갈 수 있다(요한 3:5)고 말했을 뿐입니다."

"기독교에서는 또 사람은 누구나 아담과 이브가 금단의 열매를 따먹은 원죄가 있기 때문에 예수 그리스도의 십자가의 보혈이 아니고는 아무도 그 원죄에서 놓여날 수 없다고 하는데 그건 어떻게 보십니까?"

"예수는 도대체 그런 말을 한 일이 없습니다. 예수가 원죄에 대한 얘기를 한 일이 있는지 예수가 한 말을 모조리 뒤져보십시오. 없습니다. 죄에서 벗어나는 길은 오직 성령으로 거듭나는 길이 있을 뿐이라고(요한복음 3:5) 예수는 말했습니다."

"그럼 누가 무엇 때문에 그러한 억지를 만들어 냈다는 말입니까?"

"사도 바울 이후의 기독교 성직자들이 만들어 낸 것에 지나지 않습니다. 성령을 예수의 십자가의 보혈로 바꿔치기 한 것이죠."

"도대체 무엇 때문에 그런 엄청난 짓을 저질렀을까요?"

"그것은 뻔한 일입니다. 교세를 확장하고 조직을 강화하기 위한 수단이었습니다. 예수님의 십자가의 보혈이 아니면 아무도 죄에서 구속되지 못한다는 미신 때문에 기독교는 지난 2천 년 동안 세계 종교사상 유례없는 배타주의에 빠져서 수없이 많은 살육을 아무렇지도 않게 자행할 수 있었습니다.

다시 말해서 기독교가 아닌 모든 종교는 이단이고 우상 숭배나 사탄이 되지 않을 수 없었습니다. 바로 이 잘못된 교리 때문에 기독교도들은 네 이웃을 네 몸처럼 사랑하라는 예수의 가르침을 거역하고 종교 전쟁, 십자군 원정, 마녀 사냥, 종교 재판을 통하여 엄청나게 많은 사람들을 추호의 양심의 가책도 없이 대량학살 하고도 하느님에게 영광을 돌리는 파렴치한 짓을 저지를 수 있었습니다.

기독교인들이 남북 아메리카에서 원주민들을 짐승떼몰이 하듯 대량 살육을 감행하면서도 눈 하나 깜짝이지 않을 수 있었던 것도 바로 이러한 잘못된 교리와 배타주의 때문이었습니다. 지금도 기독교인들은 중동에서 보스니아 내전에서 똑같은 방법으로 이교도들을 강간살해 하고도 아무렇지도 않게 생각하고 있습니다."

"결국 기독교인들은 지난 2천여 년 동안 그 잘못된 교리에 속아 왔고 씻을 수 없는 가공할 죄만 더 많이 짊어지게 되었다는 말이 되는가요?"

"바로 맞췄습니다. 지금이라도 그 허황된 망상에서 깨어나 예수가 말한 성령으로 거듭나야 합니다. 그렇게 하지 않고는 아무도 영생을 얻어 하늘 나라에 들어갈 수 없습니다."

"어떻게 하면 그 성령을 받을 수 있겠습니까?"

"삼독(三毒), 다시 말해서 탐진치(貪瞋癡)라는 '거짓 나'에서 벗어나는 사람은 누구나 차별 없이 성령을 받을 수 있습니다. 독기가 잔뜩 들어 있는 물병이 샘물 속에 들어가 있다고 생각해 봅시다. 그 물병이 바로 '거짓 나' 입니다. 샘물은 성령입니다. 그런데 이 거짓 나인 독기 든 물병이 깨달음을 얻어 독기가 들어 있는 물병의 마개를 열었다면 어떻게 되겠습니까. 독기는 기체니까 보글보글 거품 소리를 내면서 물 밖으로 빠져나가게 될 것입니다. 우리가 흔히 말하는 마음을 비운다는 것은 바로 이러한 작업을 말합니다.

속에는 욕심이 가득 찬 어떤 정치인이 마음을 비웠다고 헛소리 친 것과는 하늘과 땅의 차이가 있습니다. 진정으로 마음을 비운다는 것은 자신 속에 깃들어 있던 삼독을 완전히 비워내는 것을 말합니다. 물병에서 독한 가스가 말끔히 밖으로 빠져나간다면 그 비워진 물병에서는 어떤 현상이 일어나겠습니까?"

"그야 물론 샘물이 그 빈 공간을 채우게 되겠죠."

"맞습니다. 물론 그 빈 공간을 채우는 샘물이 바로 성령(聖靈)입니다. 물병에서 빠져나간 독기는 '거짓 나'이고 새로 채워진 샘물은 영원한 생명, 삶도 죽음도 오고 감도 시간과 공간의 제약도 받지 않는, 생로병사에서 벗어난 '참 나'입니다."

"그렇다면 성령으로 거듭나야 하늘 나라에 들어갈 수 있다고 말한 예수는 그야말로 인류가 낳은 종교적인 천재라고 할 수 있겠는데요."

"예수가 위대한 점은 바로 그것입니다. 그런데 그 예수의 제자를 자처하는 사도 바울을 위시한 추종자들은 엉뚱하게도 예수의 정신을 왜곡하고 망쳐 놓았습니다. 예수의 십자가의 보혈을 믿어야 영생을 얻는다느니, 그가 죄를 대신 갚아 준다느니, 예수가 재림하여 심판을 한다느니 예수의 영체(靈體) 아닌 육신이 무덤 속에서 부활했다느니 하는 황당무계한 미신과 독단을 만들어

내어 진정한 예수의 정신을 망쳐 놓은 것입니다."

"원죄는 어떻게 됩니까?"

"원죄 따위는 일찍이 존재한 일도 없고 그런 것은 앞으로 존재하는 일이 없을 것입니다. 그것은 단지 신도를 끌어들이기 위한 하나의 속임수일 뿐입니다. 그러나 인간에게 원죄 비슷한 것이 노상 없는 것도 아닙니다."

"그게 뭔데요?"

"깨달음을 방해하는 삼독, 즉 탐진치가 바로 원죄에 해당된다고 말할 수 있습니다. 그러나 탐욕, 성냄, 어리석음의 삼독은 어떤 사람의 피의 대가로 갚아지는 것은 절대로 아닙니다. 무상(無常)을 깨닫고 도심(道心)이 싹튼 사람들이 스스로 알아차리고 극복할 수 있을 뿐입니다."

"원죄에 해당되는 그 삼독을 제거할 수 있는 어떤 효과적인 방법이 있을까요?"

"있구말구요. 지구상에는 지난 수천 년간에 걸쳐서 수많은 성현(聖賢)들이 삼독을 극복할 수 있는 방법을 인류에게 가르쳐 주려고 찾아 왔었습니다. 단군, 붓다, 공자, 노자, 장자, 소크라테스, 예수 그리스도 등 이 밖에도 이루 헤아릴 수 없을 정도로 많은 성인들이 찾아 왔었습니다."

"그 성인들이 인간에게 가르쳐 준 삼독을 이기는 방법은 어떤 것들이 있었습니까?"

"살인하지 말라. 도둑질하지 말라. 간음하지 말라. 속이지 말라. 부모를 공경하라. 살생을 가려서 하라. 과음하지 말라. 담배를 피우지 말라. 투기하지 말라. 시기하지 말라. 나라에 충성하라. 홍익인간, 이화세계하라. 네 이웃을 네 몸처럼 사랑하라. 일곱 번씩 일흔 번이라도 용서하라. 착한 일을 많이 하라. 하느님을 공경하라. 자연을 파괴하지 말라. 어질고 예를 지키고 의리를 지켜라. 팔정도(八正道), 육바라밀, 계정혜(戒定慧), 남을 위하는 것이 바로 나를 위하는 것이다. 모든 잘못은 내 탓으로 돌려라.

이밖에도 얼마든지 있습니다. 생각나는 것만 나열했는데, 솔직히 말해서 십계명 이외에 이중에서 몇 가지만 실천해도 삼독을 이길 수 있다고 봅니다. 방법을 몰라서 못하는 것이 아닙니다. 누구나 알기는 하면서도 실천을 안 하기 때문에 삼독을 이기지 못하고 있을 뿐이죠."

"그렇다면 영생을 얻는 방법은 예수를 통해서 뿐만이 아니고 다른 방법도 얼마든지 있을 수 있다는 말인가요?"

"물론입니다. 누구를 통해서만이 영혼이 구원받을 수 있다고 주장하는 것은 말짱 다 헛소리에 지나지 않습니다. 진리는 언제나 하나지만 그곳에 이르는 길은 수천 수만 가지가 있을 수 있습니다. 반드시 누구를 통해야만 된다는 말은 동서고금을 통하여 사이비 종교 교주들이나 써먹던 사기 수법에 지나지 않습니다.

진리인 하느님은 삼라만상, 만물만생에게 골고루 차별 없이 성령을 내려 주십니다. 어느 특정한 존재에게만 성령을 받을 수 있는 특권을 부여한다는 것은 말이 되지 않습니다. 그것은 마치 태양이 어느 특정 작물에게만 더 많은 빛을 보내주는 일이 있을 수 없는 것처럼 가당치 않는 속임수에 지나지 않습니다. 햇빛은 받을만한 의지가 있고 조건을 갖춘 모든 존재에게 공평하게 비춰집니다. 햇빛을 받고 안 받는 것은 어디까지나 받을 사람의 자유의지와 능력에 달려 있는 것일 뿐입니다.

샘물 속에 들어가 있는 독이 든 물병처럼 뚜껑을 열고 독기를 밖으로 내보내면 그 비워진 공간에 샘물은 자동적으로 채워지게 되어 있습니다. 두더지가 되어 햇빛을 피하느냐 다람쥐가 되어 햇빛을 받느냐 하는 것은 전적으로 두더지와 다람쥐의 자유의사에 달려 있을 뿐입니다. 햇빛은 햇빛에 노출된 모든 존재에게 공평무사하게 빛을 공급해 줄 뿐입니다. '거짓 나'를 그대로 갖고 있느냐 아니면 '참 나'를 맞느냐 하는 것도 전적으로 당사자 개인의 자유의사에 달려 있는 것이지 누구를 통해서만 '참 나'를 찾을 수 있는 것은 아닙니다.

잘못된 교리에 속아 넘어간 순진한 교인들은 자기도 모르게 이중인격자가 되어버립니다. 다석 선생은 말했습니다. 예수 믿는 사람들이 기도할 때는 자기는 죽을 죄인이라고 넋두리를 하면서도 막상 어떤 사람이 당신은 나쁜 사람이요 하고 말하면 벌컥 성을 낸다는 겁니다.

기도가 형식적인 회개에 지나지 않으니까 이런 일이 벌어지는 겁니다. 참으로 자기 잘못을 회개한 사람이면 누가 '당신은 정말 나쁜 사람이오' 하고 말했다면 '그렇소, 나는 정말 나쁜 놈이오. 나를 용서해 주시오' 하고 나와야 한다는 겁니다.

예수가 흘린 피의 공로로 속죄받아 의로워진다는 말은 예수의 가르침에는 없습니다. 예수의 피가 진리를 뜻한다고 하지만 그것은 궤변에 지나지 않습니다. 예수가 흘린 피의 공로로 속죄 받는 것이 확실하기 때문에 예수를 믿는다는 사람이 적지 않습니다. 예수를 믿어야만 구원을 받지 다른 종교를 믿으면 구원을 받지 못한다고 그들은 억지를 부립니다.

기독교가 이러한 망상에서 깨어나지 않으면 예수의 가르침을 바로 세울 수 없는 것은 당연한 일입니다. 이런 망집을 고집하는 한 다른 종교와의 마찰과 갈등은 피할 수 없습니다. 기독교가 바로 설 수 있는 유일한 길은 예수의 가르침대로 성령으로 거듭나는 길밖에는 없습니다."

"성령이란 무엇입니까?"

"성령(聖靈)이란 하느님의 기운, 진리의 기운입니다. 이것을 선도에서는 진기(眞氣) 또는 정기(正氣)라고도 말합니다. 예수가 말한 성령은 붓다의 불성(佛性), 공자의 인덕(仁德), 노자의 천도(天道)를 말합니다. 표현만 다를 뿐 구경각에 도달하면 진리는 하나입니다."

"예수가 동정녀 마리아에게서 탄생했다는 말은 어떻게 생각하십니까?"

"2천 년 전에 쓰여진 성경이나 경전들을 글자 그대로 믿으라는 말은 바보가 되라는 소리와 똑같습니다. 성경을 읽고 참나를 깨닫는 것이 중요한 것이지 그 속에 기술된 내용을 글자 그대로 믿는다는 것은 어리석기 짝이 없다는 것을 알아야 합니다.

성경뿐만 아니라 불경도 어떠한 경전도 마찬가지입니다. 교단(敎團)이나 교회 조직을 유지하고 교세를 늘리기 위해서 교도들을 될 수 있는 대로 많이 끌어들이려는 방편으로 만들어진 구절들이 성경이나 경전에는 얼마든지 있습니다. 더구나 2천 년, 3천 년 또는 6천 년 전 사람들의 취향이나 사상에 영합한 문장들도 얼마든지 있을 수 있습니다. 이것을 현대인이 무조건 믿어야 한다는 것은 말이 되지 않습니다.

우리가 경전 속에서 포착해야 되는 것은 그러한 방편상의 표현들이 아니라 근본정신입니다. 경전이나 성경이 우리에게 전달하고자 하는 근본 메시지입니다. 이것만 포착하면 그 나머지는 별 가치가 없다는 것을 알아야 합니다. 예수의 탄생에 대해서도 그러한 방편이 동원되었던 흔적을 볼 수 있습니다."

"어디에 그런 흔적이 있습니까?"

"신약 성경의 네 복음서 가운데서 마가복음은 제일 먼저 씌어졌습니다. 예수가 떠난 지 70년이 안되어 완성된 것으로 학자들은 보고 있습니다. 그것은 다른 복음서들이 마가복음을 인용하고 있는 것만 보아도 알 수 있는 일입니다. 마가복음을 쓴 마가는 베드로를 따라 전도 여행을 하면서 통역을 맡았던 사람입니다. 따라서 마가복음의 자료가 베드로의 구술에 근거를 두었음은 두말할 여지도 없습니다. 베드로는 무식해서 글을 모릅니다. 신약전서에 붙어 있는 '베드로서' 도 후세 사람들이 쓴 위작(僞作)임이 성서학자들에 의해 밝혀졌습니다. 마가복음서는 분량으로나 문장으로나 다른 복음서에 떨어지지 않을 뿐 아니라 무시하지 못하는 것은 이러한 성립 배경 때문입니다.

그런데 마가복음에는 놀랍게도 기독교에서 그렇게도 중요하게 여기는 동정녀 탄생 이야기가 빠져 있습니다. 이것을 어떻게 설명해야 되겠습니까. 지금까지 기독교는 동정녀 탄생설을 믿지 않는 사람은 기독교인으로 인정하지 않았습니다. 예수가 세상을 떠난 뒤에 가장 먼저 씌어진 마가복음에 동정녀 탄생 이야기가 빠져 있다는 것은 무엇을 말하는 것일까요. 역시 서술법을 참고하더라도 마가복음은 예수의 행적을 가장 먼저 진실 되게 기록한 일차 사료입니다. 그 뒤에 나온 복음서들은 2차, 3차, 4차 사료의 가치밖에 없습니다. 1차 사료에 빠져 있는 동정녀 탄생 얘기가 그 후에 나온 사료에 기재되어 있다는 것은 아무래도 인위적 가필(人爲的加筆)의 냄새가 짙습니다."

"만약에 인위적인 가필이 있었다면 그 이유는 어디에 있을까요?"

"마가복음 이외에 복음서들 속에서만 동정녀 탄생 얘기가 등장하게 된 것은 예수의 수련 발전 단계를 모르는 어리석은 사람들이 기록을 했기 때문입니다. 수련 정도가 심히 유치한 단계에 있던 예수의 추종자들이 자기 나름의 수준에서 글을 썼기 때문에 벌어진 불가피한 현상이었습니다.

다시 말해서 예수가 '거짓 나'에 머물러 있었던 때와 '참 나'를 찾았을 때를 구분하지 못한데서 빚어진 실수였습니다. 어리석은 추종자들은 예수의 육체까지도 하느님과 동일한 거룩한 존재여야 한다고 생각했고 그렇게 만들자니 보통 사람보다는 특이한 탄생 신화를 창작하게 된 것입니다. 이것은 그때 사람들의 의식수준을 말해주는 다음과 같은 성경 구절이 입증해 주고 있습니다.

'사람이 늙었는데 어떻게 또 날 수 있습니까? 두 번째로 모태(母胎)에 들어갔다가 날 수 있삽나이까?' (요한 3:4) 니고데모라는 사람의 이러한 어리석은 질문에 대하여 예수는 '성령으로 나지 아니하면 하느님 나라에 들어갈 수 없느니라.' (요한 3:5)고 대답했습니다. 니고데모는 말할 것도 없고 그 현장에 있던 사람들 중에 과연 예수의 이 말의 참뜻을 제대로 이해한 사람이 있었을까요. 예수가 말한 뜻을 제대로 알아차린 제자가 집필을 했다면 동정녀 탄생설 같은 신화나 동화 같은 얘기가 복음서 속에 끼어들 수 없었을 것입니다.

그들은 마음 속에서 탐욕, 성냄, 어리석음이라는 인간이면 누구나 가지고 있는 원죄(?)를 비워버리면 자동적으로 성령을 받아 거듭날 수 있다는 것을 몰랐던 것입니다. 그것을 알았다면 구태여 동정녀 탄생설 따위를 꾸며낼 필요를 느끼지 않았을 것입니다."

'물처럼 붓는 성령으로 거듭나지 아니하면 하느님 나라에 들어갈 수 없느니라. 몸으로 난 것은 몸이요, 얼로 난 것은 얼이니 얼로 나야 한다는 내 말을 이상하게 생각지 말라.' (요한 3:5~7)

예수는 '나타내려 하지 않으면서 숨은 것이 없고, 드러내려 하지 않으면서 감춘 것이 없다.' (마가 4:22)고 했다. 이것이 색즉시공 공즉시색(色卽是空 空卽是色)이 아니고 무엇인가.

— 『다석사상 전집』 1권

느끼기

마음은 알고(知) 느끼고(情) 뜻하는(意) 세 가지 분야로 되어 있다. 이 가운데 느낌은 나와 세계의 통로로서, 마음이 5감각기관을 통해 대상물과 이어질 때 닿거나 만짐으로써 생긴다. 느낌은 몸과 마음의 사이에 있어, 신경계통 안에 그에 맞는 상태가 생겨야 무언가 느끼며 그것을 덮어 가리는 성질이 있다. 이는 느끼는 사람이 대생명으로부터 벗어나게 하기도 한다. 그런데 우리가 사는 현대사회는 대체적으로 생각이나 의지가 과잉이고 느낌이 부족하여 정서가 불안하고 편벽된 경우가 많다. 여기에 현대인들이 느끼기 수련을 통하여 지·정·의가 조화된 마음, 즉 경안(輕安)한 마음을 가질 필요가 있다.

대생명의 조화를 위한 느끼기는 마음이 대상을 느끼면서 동시에 대생명의 순수의식 상태를 유지하는 것이다. 느끼기 수련은 개체생명이 대상을 바라보면서 있는 그대로 느껴 대상과 일치가 되는 것이다. 바로 대상이 되는 것 - 주관은 없고 객관만이 있는 것이다. 이것이 지성이다. 의식개발을 위한 느끼기의 중요성을 강조한 해리 팔머(H. Palmer)는 느낌을 번역하는데 빠져 느낌이 표현에 부속되지는 말라 했다. 지적판단을 사라지게 하는 것이 느끼기에 있어 중요하다 했다.

베다(Veda)는 '삶의 느낌'이라는 뜻을 가진 바, 느끼기의 목적은 창조하기이며 느낌 피하기는 생각하기라고 했다. 특히 상징이 느낌을 대신하는 정도만큼 사람의 생활이 뒤얽혀 복잡해진다. 그래서 상징이 있는 경우에는 상징 뒤에 있는 느낌을 알아차려 느끼는 직관(直觀, intuition)이 중요하다 했다. 느낌을 생각이나 말없이 한 자리에서 함께 나누면 공명이나, 감정이입(感情移入)으로 그 느낌이 확대될 수 있다.

사람은 평소에 느낌을 키워야 하고, 우주의 모든 것에 관한 것을 느낌으로 확인하여 우주 느끼기를 해야 한다. 느끼기의 대상으로는 꽃이나 나무, 사람, 나비나 새와 같은 동물, 흙이나 돌, 자동차나 건물, 구름이나 별, 생각이나 느낌 어느 것이라도 좋다.

당신은 꽃을 보고 있다. 그 꽃을 보고 그 아름다움을 느끼라. 그러나 '아름답다'는 말을 하지 말라. 마음 속에서라도 사용하지 말라. 그것을 응시해 보라. 그 꽃을 당신의 내부에 침투시키고 그 속으로 깊숙이 들어가라. 그러나 말은 사용하지 말라. 그 아름다움을 느끼라. "아름답구나" 하고 입 밖으로 내서는 안 된다. 마음 속으로도 안 된다. 언어화(言語化)하지 말라. 그렇게 하면 당신은 차츰 말을 사용하지 않더라도 꽃을 아름답다고 느낄 수 있게 된다. 실제로 그것은 별로 어려운 일이 아니다. 자연스러운 것이다. 당신은 우선 느낀다. 그리고 나서 말이 떠오른다. 그러나 우리는 너무나도 말에 습관화되어 있어 거기에는 빈틈이 없다.

느낌(feeling)은 거기에 있다. 그러나 당신이 그것을 느끼지도 못하는 사이에 갑자기 말이 떠오른다. 그러므로 빈틈을 만들어 보라. 다만 꽃의 아름다움을 느껴 보라. 그러나 말은 사용하지 말라. 감성(feeling)에서 말을 떼어낼 수 있다면 당신은 존재에서 감성을 떼어낼 수도 있다. 그렇게 되면 – 두 개의 현재로서 - 꽃은 거기에 존재하며, 당신도 거기에 존재한다.
 그러나 감성은 끼워 넣지 말라. 이제는 꽃이 아름답다고 느끼지도 말라. 꽃은 거기에 존재케 하라. 그리고 자기도 거기에 존재케 하라. 깊은 수용(受容) 속에서 어떠한 감성의 잔물결도 없이. 그때 당신은 감성이 없이 아름다움을 느낄 것이다. 당신이 꽃의 아름다움이 되어 있을 것이다. 그것은 감성(感性)이 아니다. 당신이 꽃이 될 것이다. 그렇게 했을 때 당신은 실존적으로 무엇인가를 느낀 것이다. 이것을 성취했을 때 당신은 모든 것이 사라져 버렸음을 느낄 것이다. 사고(思考)도, 언어도, 감성(感性)도. 그리고 당신은 느낄 수가 있다. 실존적으로.
 작은 것으로부터 큰 것으로 나아가는 게 더욱 좋다. 느끼기 수련을 하면서 대생명이 유지되는 상태에서 느낌의 과정이 훨씬 강력해지고, 대상에 대한 느낌은 점점 길고 완전해져 간다. 개체생명의 씨앗은 그 사람이 과거생활에서 못다 이룬 칼마이다. 사람이 느낌을 통하여 인상이 강렬하게 남으면, 미래에 비슷한 느낌을 추구하게 만드는 씨앗이 된다. 현생에서 못다한 욕구의 총합이 대생명의 진동으로 하여금 한 개인의 특정한 생명의 흐름으로 나타내는 씨앗이 되는 것이다. 기는 욕구를 만나서 마음이 되거나 물질이 된다. 느낌과 인상 그리고, 욕구 및 행동의 쳇바퀴가 생사윤회를 하게 한다.
 유정물로서 인간이 느끼는 것을 감정이라 한다. 감정(感情)이란 욕망과 저항의 신념이 어떤 대상이나 상태에 반응하여 일어나는 기분으로서 기쁨, 슬픔, 환희, 분노, 희망, 좌절, 쾌감, 불쾌감 따위의 마음의 현상을 말한다.
 감정은 크게 사랑과 미움으로 나누어진다. 사랑의 배경은 욕망이며 미움의 배경은 저항이다. 따라서 사랑과 미움 또한 질병이나 고통으로 가는 길목에서 나타나는 일종의 마음작용이다. 미움보다 사랑이 좋은 것은 사실이나, 어떤 대상을 사랑하게 될 때 무조건적인 자비심이 아니고, 집착된 사랑을 하게 된다면 그 사랑은 그저 욕망의 표현일 뿐이다.

부부가 서로 사랑을 하고 있다 하더라도 편협되게 치우친 사랑이라면 그 사랑은 언제든지 미움으로 뒤바뀔 수 있다. 욕망에서 출발한 조건부 사랑의 뒷면에는 반드시 증오가 따라 붙게 된다. 욕망과 저항이 동전의 앞뒤처럼 하나이듯이 세속의 사랑과 미움 또한 하나이다. 이성 간이나 친구 간에 처음에는 정신없이 사랑하다가 나중에는 서로 미워하게 되는 이유가 바로 이 때문이다.

인체는 호르몬 분비와 같은 생리 작용을 통해 호메오스타시스(Homeostasis)라고 하는 생리의 항상성(恒常性) 유지를 도모하고 있는데, 이러한 항상성 유지를 위해서 감정이 하나의 요인으로 작용하고 있다. 불편한 감정을 억압한 채 오래 담고 있을 수도 있고, 표현해서 사라지게 할 수도 있다. 몸이 불편한 사람일수록 누적시켜 온 불편한 감정을 의도적으로 크게 드러내서 철저하게 다시 경험시키는 일이 꼭 필요하다. 불편한 감정, 신념, 상념, 감정을 창조다루기(CHP. Creation Handling Process)를 통해서 짧은 시간 동안에 경험하고 나면 몸이 그것을 오랫동안 끈질기게 다시 경험할 필요가 없게 된다. 불편한 감정은 불편한 몸으로 표현되며, 불편한 감정을 지우고 편안한 감정을 가지게 되면 그대로 즉시 몸에 변화가 일어난다.

따라서 편안한 몸을 가지고자 한다면 편안한 감정을 가져야 하고, 불편한 몸을 편안한 쪽으로 바꾸고자 한다면 저항하고 있는 모든 대상을 인정하고 받아들일 수 있을 만큼 마음이 편해져야 한다. 사람이 세상에 나서 여러 가지 일을 하고 싶어하다가 다 못하고 생을 마치면, 미련을 안은 채 죽는다. 이런 경우에 사람의 속마음은 육체를 헌 옷처럼 벗어버리고 다른 육체를 만들어 전생에서 못 다한 욕구를 성취하려고 한다. 다시 태어나는 원인은 자신의 욕구에 있고, 다시 태어날 때 마음 속에 과거 경험들의 인상인 종자(種子)를 지닌 채 나오게 된다. 이 인상들이 새로운 욕구의 씨앗이 되고, 생사 윤회는 경험과 인상과 욕구의 고리가 끊어질 때까지 계속된다.

그러나 느끼기를 할 때 순수의식이자 환희의식인 대생명으로 마음이 채워져 있으면, 그냥 느끼고 깊은 인상을 남길 수 없게 된다. 그것은 무아경의 느낌인 것이다. 마치 바다물의 물베기에 비유할 수 있다. 사람이 만일 좋은 느낌을 갖고자 생각하는 경우에는 그 생각을 표현하고, 이어서 단전호흡하여 축기를 하면 그런 느낌이 살아난다. 예컨대 '기쁜 감정'을 갖고 싶으면 '나는 기쁘다'고 말하고, 이어 단전호흡을 하는 식으로 계속하면 기쁜 감정이 살아난다고 할 수 있다. 또 기쁘면 웃음이 나오지만, 웃으면 기쁘게 되기도 한다. 여기에 '웃음 운동'이 갖는 의미가 있다. '웃음이 보약이다. 웃음에는 화난 주먹도 안 날아간다'는 속언이 있다. 여기에 우주적 농담이 있다. 알고 나서 웃는 웃음이다. 그것은 너무나 터무니없는 것이었다.

어떤 사람이 붓다에게 왔다. 그는 위대한 철학자이자 교사였으며, 많은 책들을 써서 전국에 잘 알려져 있었다. 그의 이름은 마울링가푸타였다. 그는 붓다에게 말했다.

"제가 가지고 온 많은 질문들에 대해 당신은 대답을 하셔야만 합니다."

붓다가 말했다.

"나는 대답을 할 것이다. 하지만 거기에는 조건이 있다. 그대는 일년 동안 나와 함께 전적인 침묵 속에 있어야만 한다. 그런 후에 나는 대답할 것이다. 지금 바로 대답할 수도 있지만, 그대는 아직 준비가 되어있지 않기 때문에 그 대답을 받아들이지 못할 것이다. 그대의 마음은 너무나 많은 편견으로 가득 차 있어서 내가 무엇을 말하든지 잘못 이해할 것이다. 일년 동안 단지 침묵 속에 존재한다면, 그대는 지식을 버릴 수 있다. 그대가 텅 비게 될 때, 그대가 무엇을 묻든 대답해 줄 것을 약속하겠다."

그가 이렇게 말하는 동안 나무 밑에 앉아있던 붓다의 제자 중의 하나인 사리푸타(Sariputta)가 미친 사람처럼 웃기 시작했다. 마울링가푸타는 당혹함을 느꼈음에 틀림없다. 그가 말했다.

"무슨 일입니까? 당신은 왜 웃는 겁니까?"

사리푸타가 말했다.

"나는 당신 때문에 웃은 것이 아닙니다. 내 자신에 대해 웃고 있는 것입니다. 나 또한 그분에게 속았습니다. 나는 많은 질문들을 가지고 그에게로 갔었는데 그는 '일년 동안 기다려라' 하고 말했습니다. 그래서 나는 기다렸습니다. 그러나 지금 내가 웃는 것은 그 모든 질문들이 이제 사라져 버렸기 때문입니다. 그는 계속 요구합니다. '이제 그 질문들을 가져와라!' 그러나 나는 그 질문들을 가져올 수 없습니다. 그 질문들이 사라져 버렸기 때문입니다. 그러니 마울링가푸타여, 만일 그대가 정말로 대답을 원한다면 지금 물으십시오. 일년 동안 기다리지 마십시오. 이분은 믿을 수 없습니다."

붓다는 내면의 세계를 매우 이성적인 방법으로 수많은 사람들에게 소개했다. 이것은 간단하다. 먼저 그대는 수용적이 되어야 하고, 먼저 그대는 침묵에 도달해야 한다. 그런 다음에야 교감이 가능하다. 그 이전에는 불가능하다. 붓다는 형이상학적인 질문에는 결코 대답하지 않았다. 그는 방법에 관한 질문에는 언제나 대답할 준비가 되어 있었지만, 형이상학적인 질문에는 어떤 것에도 대답하려 하지 않았다. 이것은 그의 과학적인 접근 태도이다.

과학은 방법을 믿는다. 과학은 결코 '왜'라고 묻지 않는다. 그것은 항상 '어떻게?' 라고 묻는다. 만일 그대가 과학자에게 "왜 세상은 거기에 있는가?" 라고 묻는다면 그는 말할 것이다. "나는 모른다. 그러나 나는 세상이 어떻게 존재하는지는 대답할 수 있다." 만일 그대가 "왜 물은 거기에 있는가?" 라고 과학자에게 묻는다면 그는 대답할 수 없다. 단지 그는 어깨를 으쓱할 것이다. 그러나 그는 물이 어떻게 존재하는지는 말할 수 있다. 어느 정도의 산소와 어느 정도의 수소가 결합하여 물을 만들 수 있는지 말할 수 있을 뿐이다. 그는 그대에게 방법을, '어떻게' 라는 메커니즘을 제시할 수 있다. 그는 그대에게 물이 어떻게 만들어지는지 보여줄 수 있을 뿐, 왜 그런지는 보여줄 수 없다.

붓다는 결코 '왜'라는 질문은 하지 않는다. 그가 무신론자라는 말이 아니다. 그의 접근 방법은 다른 무신론자들과 매우 다르다. 유신론자는 그대에게 믿음, 신앙, 신뢰를 요구한다. 붓다는 말한다. '어떻게 믿음이 가능한가? 그대는 불가능한 것을 요구하고 있다.'

그의 논증을 들어보라. 그는 말하길, '만일 마음 속에 의심이 있다면 어떻게 믿을 수 있겠는가? 만일 그에게 이미 의심이 일어났다면, 어떻게 믿음이 가능하겠는가? 그는 의심을 억누르거나 믿음을 강압적으로 밀고 나갈지는 모르지만, 그의 내면 깊은 곳에서는 의심이 벌레처럼 그의 가슴을 야금야금 파먹어 들어갈 것이다. 조만간에 그 믿음은 무너지게 되었다. 그 믿음은 진실에 입각한 것이 아니며, 거기엔 기초가 없기 때문이다. 기초에는 의심이 자리하고 있고, 그 의심의 토대 위에 그대는 믿음이라는 구조물을 쌓아올렸다. 그것을 지켜본 적이 있는가?

그대가 무언가를 믿을 때마다 내면 깊은 곳에는 의심이 없다. 이것은 어떤 종류의 믿음인가? 붓다는 말한다.

"만일 의심이 없다면, 믿음에 대한 의문도 없다. 그때는 그저 믿을 뿐이다."

바가바드기타에서 크리슈나는 "헌신하라, 믿어라"라고 말할 필요가 없다. 만일 아르쥬나가 신뢰를 갖고 있다면 갖고 있는 것이다. 만일 신뢰를 갖고 있지 않다면, 거기 신뢰는 불가능하다. 고작해야 아르쥬나는 믿는 것처럼 가장하거나 보여주는 게임을 할 수 있을 뿐이다. 믿음은 강요되어질 수 없다. 신앙이 자연스럽고 자발적인 사람들은 신앙에 대한 의문이 없다. 그들은 단순히 믿는다. 그들은 믿음이 무엇인지조차 모른다. 어린아이들, 그들은 단순히 믿는다. 그러나 한 번 의심이 들어오면 믿음은 불가능하게 된다. 그리고 의심은 들어와야만 한다. 그것은 성장의 한 부분이다. 의심은 사람을 성숙하게 하기도 한다.

의심의 영혼을 관통하지 않고서는 그대는 어린아이 수준에 머물러 버린다. 의심의 불꽃이 그대를 태우지 않고는 그대는 미성숙한 채로 남게 된다. 그대는 삶이 무엇인지 모른다. 그대는 바로 그 의심하는 것, 회의하는 것, 의문이 생기는 것에 의해 삶을 알기 시작한다.

붓다는 믿음으로써가 아닌, 의심의 반대로써가 아닌 신뢰가 생길 것이라고 말한다. 신뢰는 논증에 의해 의심이 무너지면서, 더 큰 의심에 의해 의심이 무너지면서, 의심 그 자체에 의해 의심이 제거되면서 온다. 독은 오직 독에 의해 없애질 수 있다. 그것이 붓다의 방법이다. 그는 믿으라고 말하지 않는다. 의심 속으로 깊이 들어가라. 두려워하지 말고 바로 의심의 끝까지 가라고 붓다는 말한다. 억압하지 말아라. 의심의 전 과정을 끝까지 여행하라. 바로 그 여행이 그대를 그 너머로 데려갈 것이다. 왜냐하면 의심이 의심 스스로를 의심하기 시작하는 순간이 오기 때문이다.

의심이 끝까지 갈 때만 믿음이 온다. 우선 믿음을 의심하라. 이것 저것을 의심하라. 어느 날 모든 것이 의심으로 가득 찰 때, 갑자기 새로운 궁극적 의심이 떠오른다. 그대는 의심을 의심하기 시작한다. 이것은 종교의 세계에서 참으로 새로운 것이다. 의심이 의심을 죽이고, 의심이 의심을 파괴하여 마침내 신뢰에 이르게 된다. 이 신뢰는 의심에 반대하는 것이 아니다. 신뢰는 의심을 초월하여 있다. 신뢰는 의심의 반대가 아니라 의심의 부재이다.

그대는 다시 어린아이가 되어야 한다고 붓다는 말한다. 그러나 그 여정은 세상을 통하여, 숱한 의심과 논쟁, 사색의 정글을 통하여 가야만 한다. 그렇게 해서 그대가 집으로 돌아와 본연적인 믿음에 도달할 때, 그것은 전적으로 다르다. 정반합의 과정을 거친 것이다. 그대는 그저 어린아이가 아니라 어른이다. 보다 성숙되고 경험이 풍부한, 그러나 아직도 어린아이와 같이 순수한……

말하기

　말하기는 사람의 사회생활에서 대단히 중요하다. 그것은 사람이 생각을 밖으로 나타내어 뜻을 전달함으로써 발달된 사회생활을 가능하게 하기 때문이다. 지구상의 생물 가운데 유일하게 말을 할 줄 아는 만물의 영장이 바로 사람이다.

　물론 앵무새같이 사람이 훈련을 시켜 사람과 같은 소리를 내게 하는 경우는 있지만. 말은 생명의 씨앗이 되기도 하고, 파괴의 씨앗이 되기도 한다. "말 한마디로 천냥 빚을 갚는다", "말 한마디로 멸문지화를 입는다", "마(魔)는 구생취(口生聚)", "말은 주워담을 수 없다"라는 속담이 이를 뒷받침한다.

　말 한마디로 사람의 두려움을 없애는 베품(無畏施)은 사람을 자유롭게 하는 큰 공덕이 되고, 잔소리는 사람을 잘게 살도록 한다는 말도 있다. 여기에 말하는 기술이 필요한 까닭이 있다. 말하기에는 생각하기보다 많은 생체에너지인 기(氣)가 사용되므로, 적은 기를 쓰면서도 좋은 인상을 남기며 목적한 바를 이루게 해야 한다.

　말하기 과정을 보면, 전체의식의 가장 깊은 내면에서 시작하여 점점 커져 올라오다가 의식 차원에서 '한 생각'으로 인식되고, 이 과정이 계속되어 바깥으로 나타나면 말이 된다. 모든 말이 생각의 근원자리인 순수의식으로부터 자연스럽게 흘러나와 사방에 조화의 기운을 낳고, 우주법칙과 일치하는 생명력을 가지려면, 말하기 차원에서 의식을 순화하여 대생명을 유지해야 한다.

　그러나 말을 하면서 동시에 대생명을 유지하고자 하면 생각과 말이 둘 다 막힌다. 그러므로 명상 등을 통해 무아경에 나아가 대생명에 복귀한 가운데에서 말하기를 하라는 것이다.

　말하기에 있어서 기술적으로는 나쁜 말, 한 입 가지고 두 가지로 하는 말, 속이는 말, 입에 발린 말 등을 하지 말고, 바른 참말, 부드러운 말, 좋은 말, 분위기에 맞는 말, 습업(칼마)에서 벗어나는 말 등을 해야 한다.

이 가운데 참된 말이나 바른 말, 자연스런 말은 생각이 뚜렷하고 생명력에 뒷받침되어 아무 걸림 없는 강력한 말인 것이다. 바르고 그름은 대생명의 차원에서만 가능하므로 바른 말은 대생명에 기초하여 진실하게 생각을 하고, 진실하게 말해야 한다. 바른 말이라도 떠오른 생각을 다 말할 필요는 없고, 주변에 피해를 주지 않고 주변과 환경에 맞는 알맞은 말을 해야 한다. 성실성과 지성이 말의 목적을 이루게 한다.

부드러운 말은 마음속에 인격존중의 예의와 친절과 부드러운 성품을 개발하여, 자연스럽고 단순하게 흘러나오는 말이다. 마음 속에 긴장을 풀고 (relax), 근육도 풀린 상태에서 부드러운 말이 가능하다. 긴장감을 공포경계심으로 스트레스를 낳는다. 부드러운 말은 주변에 향기를 뿜어 복된 존재가 되게 한다. 좋은 말은 창조적 기쁨이 깃들여져 자기와 주변이 환영하고 신이 나며, 힘을 얻는 말이다.

좋은 말은 자연스럽게 때와 장소에 맞고 환경에 어울리고 충동적이지 않는 명확하고 차분한 말이다. 그것은 남을 다치게 하지 않는 유익한 말이다. 분위기에 맞는 말은 말이 적합하고 주변에 어울리면서 환경에 해를 주지 않으면서 활기 있고 조화로운 말이다. 자연스럽고 단순하게 떠오른 생각이 분위기에 어울리면 느낀 대로 솔직히 말해야 한다.

그러나 그 느낌을 말하는 것이 분위기를 깨거나, 주변을 기쁘게 하지 않을 것 같으면 말하지 않는 것이 좋다. 말을 할 때는 분위기에 맞는 말로 시작하여 점차로 본심을 털어놓는 것이 좋다. 어떤 일을 남에게 지시할 때도 가슴의 말, 혼의 말로서 받아들여질 말로 표현해야 기쁨의식을 확대하여 사회를 밝게 하는 길이 되는 것이다.

끝으로 습업에서 벗어나는 길은, 말로 인하여 습업을 짓고 구속되는 말은 하지 말고, 주인의식을 갖고 진리(dharma, 法)에 맞는 말을 하여 자유로우면서도 우주의식(cosmic consciousness)을 떠나지 않는 것이다. 이것이 생명의 말씀이다.

붓다는 말한다.

"오로지 있는 그대로 말하라. 절대로 허구로 움직이지 말라. 오직 진실되고 실재인 것만을 말하라. 오직 그대가 경험한 것만을 말하라. 절대로 타인의 경험을 말하지 말라. 만일 그대가 신을 모른다면 부디 아무것도 말하지 말라. 그대가 말하는 것은 전부 왜곡되고, 신성모독이 되고, 죄가 될 터이므로. 그대가 말하는 것은 전부 그릇될 터이므로. 신을 알 때만, 오직 그때만 신을 말하고 그렇지 않을 땐 말하지 말라."

만일 바른 말이라는 붓다의 견해에 귀기울였더라면 세상은 더욱 아름답고 덜 혼란스러웠을 것이다. 그는 말한다.

"그대가 체험한 것, 그대의 체험을 바탕으로 한 것, 그대의 체험에 뿌리내린 것만을 말하라. 그렇지 못한 것은 결코 말하지 말라."

한 번 생각해 보라. 우리는 체험하지도 못했고 알지도 못하는 것을 계속 말하고 있다! 아마 어디서 들었거나 보았을 테지만, 그것이 그대에게 어떤 것을 말할 능력을 주지는 못한다. 그것은 모두 빌려온 것이고, 빌려온 것은 진리가 아니다. 있는 그대로만을 말하라. 허구적이 되지 말고 사실적이 되라.

붓다는 어떤 신화도 창조하지 않았다. 그의 생명들은 모든 시와 허구와 장식들을 벗긴다. 그는 절대로 그의 성명들을 치장하지 않았다. 그것들은 벌거숭이고 아무 옷도 걸치고 있지 않다. 만약 그대가 허구들과 어울리기 시작하면 거기엔 끝이 없다고 그는 말한다. 그리고 세상의 대다수 종교들은 99퍼센트가 허구다. 힌두교도들은 말한다. 거기 한 개의 천국이 있다고. 자이나교도들은 일곱 개의 지옥과 일곱 개의 천국이 있다고 말한다.

공자의 10대 제자 가운데 한 분인 증자는 학행에만 뛰어났던 것이 아니라 자식교육에도 남다른 철학을 지녔던 분이다. 언젠가 그의 아내가 장보러 가는데 어린 아들이 따라가겠다고 울면서 보챘다. 이에 아내는 여느 어머니들이 그러하듯 "집에 얌전하게 있으면 돌아와서 돼지고기 삶아 줄게" 하고 달랬다. 장을 보고 돌아오니 증자가 돼지를 잡고 있는 것을 보았다. 놀라서 왜 돼지를 잡느냐고 물었다. 앞서 돼지고기 먹여주겠다고 아들과 약속하지 않았느냐고 한다.

"그건 달래려고 한 말일 뿐인데 돼지를 잡다니 이런 바보스러운……."

"부모가 거짓말을 하면 거짓말하라고 가르치는 것이며, 끝내는 부모가 하는 말을 믿지 않게 된다. 약속했으면 약속대로 해주는 것이 교육이다."

이렇다 할 생업도 없이 글만 읽는 증자에게는 돼지야말로 재산목록 제1호였다. 자식의 앞날에 비하면 그 재산목록 제1호도 한낱 초개에 불과했던 것이다.

또 이런 일도 있었다. 그 마을에 호의호식하는 토호가 있었다. 증자는 그의 아들이 그 부잣집 아들과 친구가 되어 그 집 나들이를 한다는 것을 알았다. 당장에 짐을 꾸리고 산너머 마을로 이사를 가버렸다. 영문을 몰라하는 아내에게 이렇게 말했다.

"남 잘사는 것을 알면 나 못사는 것에 낙심을 하고 남처럼 못사는 부모를 업신여기게 되며, 잘 되려는 마음에 금이 가게 된다."

또 증자는 아이에게 새 옷을 해 입혔을 때는 조상의 제사나 웃어른 뵐 때만 입게 하고, 아이들과 어울려 놀 때는 헌 옷으로 갈아입고 놀게 했다. 더러워지고 해질 것이 두려워서가 아니다. 누더기옷을 입은 아이들에게 소외감을 주고, 또래끼리의 친화에 위화감을 주기 때문이다. 이것이 속칭 증자삼계다. 옛날에 비해 자녀에 대한 관심이 몇십 곱절 커졌다는 현대지만, 증자만큼 자녀에 대해 깊은 배려를 하는 부모가 또 있을까 싶다.

마하비르 시대에 고살라라고 하는 교사가 있었다. 어떤 사람이 그에게 물었다.

"당신은 어떻게 말하십니까? 힌두교도들은 천국과 지옥이 오직 하나씩 있다고 믿습니다. 그리고 마하비르의 제자들은 힌두교도들은 별로 깊이 들어가지 못해서 그렇게 말하지만 자기들의 스승은 더욱 깊이 들어갔고, 그는 일곱 개의 지옥과 일곱 개의 천국이 있다고 말한다고 합니다."

고살라가 웃더니 말했다.

"그건 아무것도 아니다. 나는 700개의 지옥과 700개의 천국이 있다는 걸 안다."

자, 그대는 계속해서 게임을 할 수 있다. 거기엔 끝이 없고, 그것을 증명할 필요도 없다. 종교의 이름으로 허구는 계속될 수 있다. 온갖 종류의 바보같은 일들이 종교의 이름으로 말해질 수 있다.

그대는 자신의 생각을 통솔하는가? 아니면 생각이 그대를 통솔하는가? 그대는 생각에 의해 지배되고 있는 것은 아닌가? 생각들이 그대를 여기저기로 몰고 다니는 것은 아닌가? 생각들이 그대를 유혹하고 소유하는가? 생각들이 그대를 조종하고 그대는 노예에 불과한 것이 아닌가? 아니면 그대가 주인인가? 그대가 생각들에 대해 '멈춰!'라고 말하면 그들이 멈추는가? 그대는 생각의 스위치를 켜고 끌 수 있는가?

여기 널리 알려진 티벳의 우화가 있다.

한 사람이 몇 년 동안 스승의 시중을 들고 있었다. 하지만 그 봉사는 순수한 것이 아니었다. 숨은 동기가 있었다. 그는 스승에게서 어떤 비밀을 배우고 싶었다. 그는 스승이 기적을 일으킬 수 있는 비법을 갖고 있다는 소문을 들었다. 그래서 그는 날마다 스승의 시중을 들고 있었던 것이다. 그러나 차마 그 동기를 입밖에 낼 수 없었다. 스승은 제자의 동기가 무엇인지 끊임없이 관찰하고 있었다.

어느 날, 스승이 물었다.

"이젠 네 마음 속에 있는 말을 털어놓는 것이 좋겠다. 내가 너를 관찰한 바에 의하면 너의 봉사는 사랑에서 나온 것이 아니다. 나는 너의 행동에서 조금의 사랑도 엿볼 수 없다. 조금의 겸손함도 없다. 너의 봉사는 일종의 뇌물이다. 그러니 숨김없이 말하라. 네가 원하는 바가 무엇이냐?"

제자는 이런 기회를 학수고대하고 있었다. 그가 말했다.

"나는 기적을 일으키는 비밀을 알고 싶습니다."

스승이 말했다.

"그렇다면 왜 그렇게 오랫동안 시간을 낭비해 왔느냐? 너는 여기에 온 첫날 그것을 말할 수도 있었다. 너는 쓸데없이 자신을 고문한 것이다. 그것은 나에 대한 고문이기도 하다. 왜냐하면 나는 불순한 동기가 있는 사람들을 내 주변에 두고 싶지 않기 때문이다. 그들은 보기만 해도 추악하다. 그들은 근본적으로 탐욕스럽다. 탐욕이 그들을 추하게 만드는 것이다. 기적을 일으키는 비법은 간단하다. 왜 처음부터 묻지 않았느냐? 여기 그 비밀이 있다……."

스승은 종이 위에 주문을 썼다. 단 세 줄로 된 간단한 주문이었다. 붓다는 원수를 사랑할 뿐만 아니라, 원수를 성불시킨 대자대비한 분이었다.

붓담 사라남 가차미(Buddham sharanam gachami)
담맘 사라남 가차미(Dhammam sharanam gachami)
상감 사라남 가차미(Sangham sharanam gachami)
나는 붓다에 귀의합니다.
나는 붓다의 가르침인 법(dhamma, dhamma)에 귀의합니다.
나는 붓다의 공동체인 화합중에 귀의합니다.

스승은 종이를 건네주며 말했다.

"이 주문을 딱 다섯 번만 외워라. 아주 간단하다. 단, 하나의 조건이 있다. 주문을 외기 전에 목욕을 하고 문을 잠근 다음 조용히 앉아라. 그리고 주문을 외는 동안에는 절대로 원숭이에 대해 생각하지 마라."

제자가 물었다.

"그게 무슨 말씀입니까? 원숭이라뇨? 제가 왜 원숭이를 생각하겠습니까? 저는 평생동안 원숭이를 생각해 본 적이 없습니다."

스승이 말했다.

"그것은 네가 할 나름이다. 원숭이를 생각한 적이 없다니 다행이구나. 이제 집으로 돌아가라. 그리고 절대 돌아오지 마라. 너는 비밀을 얻었다. 이제 그 한 가지 조건만 지키면 기적의 힘을 발휘할 수 있을 것이다. 네가 원하는 것은 무엇이든지 할 수 있을 것이다. 하늘을 날 수도 있고 사람들의 마음을 읽을 수도 있으며 원하는 물건을 만들어 낼 수도 있다. 그 밖에도 수많은 기적을 일으킬 수 있을 것이다."

그는 집으로 달려갔다. 그는 스승에게서 감사를 표시하는 것조차 잊었다. 그것이 탐욕의 방식이다. 탐욕은 고마움을 모른다. 탐욕은 감사에 대해 전혀 아는 바가 없다. 탐욕은 도둑이다. 그리고 도둑은 감사할 줄 모른다.

그는 집으로 달려가면서도 매우 당황했다. 머리 속에 원숭이들이 나타나기 시작했기 때문이다. 그는 여러 종류의 원숭이를 보았다. 작은 놈, 큰 놈, 주둥이가 빨간 놈, 주둥이가 검은 놈……. 그는 너무나 당황했다.

"이게 무슨 일인지?"

사실, 그는 원숭이 외에 아무것도 생각할 수 없었다. 원숭이의 무리는 점점 불어나더니 사방에 우글대기 시작했다. 그는 집에 돌아와 목욕을 했다. 그러나 원숭이들은 떠나지 않았다. 이제 그는 주문을 외는 동안에도 원숭이가 떠나지 않으면 어떡하나 하고 걱정이 되기 시작했다. 그는 아직 주문을 외기도 전이었다. 다만 준비를 하고 있었을 뿐이다.

목욕을 마치고 문을 잠그자 온 방안에 원숭이가 가득 찼다. 어찌나 많은 원숭이가 우글대는지 앉을 공간도 없었다. 눈을 감아도 원숭이가 보였고, 눈을 떠도 원숭이가 보였다.

그는 도대체 어찌된 일인지 기가 막힐 지경이었다. 그는 밤새도록 노력했다. 수차례 목욕하고 재차 시도했지만 원숭이는 사라지지 않았다. 결국 그는 완전히 실패했다.

아침이 되자 그는 주문을 돌려주기 위해 스승에게 달려갔다.

그가 말했다.

"이 주문은 당신이 가지십시오. 이 주문 때문에 저는 미칠 지경입니다. 이제 저는 기적을 원하지 않습니다. 다만 이 원숭이들을 쫓아 주십시오!"

단 하나의 생각을 없애는 것도 그토록 불가능하다. 제거하기를 원하면 더 어려워진다. 왜냐하면 생각을 없애려고 할 때에는, 결정적인 순간에 누가 주인이냐 하는 문제가 생기기 때문이다. 누가 주인인가? 마음인가, 그대인가? 마음은 온갖 수단을 동원해 자신이 주인이라는 것을 증명하려 할 것이다.

수많은 세월 동안 주인은 노예로 지내왔다. 그리고 노예가 주인 행세를 해왔다. 이제 노예는 그 권력과 선취권을 쉽게 포기하지 않는다. 그는 그대에 맞서 크게 저항한다. 그대도 한 번 실험해 보라! 목욕을 하고 문을 잠근 다음 이 주문을 외워보라.

"붓담 사라남 가차미, 담맘 사라남 가차미, 상감 사라남 가차미."

그리고 원숭이가 못 오게 하라. 그대는 그 불쌍한 사내를 비웃을 것이다. 그러나 그대도 실험을 해보면 깜짝 놀랄 것이다. 그 사내는 바로 그대이다!

하기 (함=行爲, 行動)

생활은 관계이며, 산다는 것은 자타가 관계하는 것이다. 사람은 관계지어 있기에 존재하며, 관계 없이는 '나'는 존재하지 않는다. 관계는 행위이며, 자신의 모습을 볼 수 있는 거울이다. 생각의 근원자리에서 생각이 나오고, 생각이 밖으로 표출되어 말이나 하기(행위)가 된다. 생각하기도 하나의 하기이다.

사람은 현실적 실존으로서 쉼과 움직임(쉬며, 놀며…… rest & play)의 생체리듬이 맞아야 심신의 균형이 이루어지고, 편안해진다. 며칠씩 계속해서 잠만 자게 하거나, 일만 계속하게 하면, 그 사람은 괴로워 견디기 어려울 것이다. 쉼과 움직임이 균형을 이룰 때 신경조직이 신선한 상태를 유지하게 된다. 몸이 피로하면 신경조직이 둔해지고, 마음이 해이해져 신선한 느낌을 가질 수 없게 된다.

사람의 행동은 진리(dharma)에 맞으면 흔적이나 앙금을 남기지 않으나 그렇지 않으면 칼마의 법칙에 따라 업보나 업장을 남기게 된다. 에너지 보존의 법칙도 칼마 법칙의 하나이다. 무상(無常)하지만 칼마 자체를 없앨 수는 없다. 생명은 활동이므로, 언제나 계속되는 것이다. 그러면, 어떤 행동이 진리에 적합한 것인가? 그것은 영혼이 해방되어 해탈아가 될 때까지, 행동은 행동인과 우주에 언제나 좋은 결과를 가져오는 것이다. 이는 심기신 수련을 통하여 무아경에 나아감으로써 행동이 생각의 근원자리인 환희의식에 뿌리를 두는 것이다.

구체적으로 행동이 마음의 본성에 맞고 자신의 능력 안에서 이루어질 때, 마음의 짐이 가벼워 고달프지 않으며, 행동인이 행동에 필요한 것보다 훨씬 많은 힘을 지니고 있을 때 쉽고도 즐거워진다. 또 사람의 마음이 평안하고, 기분이 좋을 때에 행동은 기쁨이 된다. 우리들이 연못에 조약돌을 하나 던지면, 그 파문은 아무리 작은 것이라도 연못 전체에 미친다. 그와 같이 사람의 한 행동은 하나의 그물 속에 들어 있어 지구, 달, 별, 은하수 등 우주 전체에 그 영향을 주고 결국에는 행동인에게 돌아와 반작용을 하게 된다.

칼마의 법칙에 의하면, 고통과 즐거움의 책임은 그 자신한테 있다. 즐거움도 그 자신의 행동에서 온 것이며, 괴로움도 제 행동에서 비롯된 것이다.

우리들의 생활을 건강하고 완전하게 하기 위한 행동의 수칙을 보면 다음과 같다.

① 행동의 확고한 목적이 있어야 한다. 행동의 결과에 관한 문제점들을 충분히 검토한 뒤, 생각이 강력하고 확고한 목적을 가질 때 강력한 추진력이 나온다.

② 행동의 계획은 경제 원칙에 따라야 한다. 효율의 관점에서 낭비가 없도록 하고, 이 세상에서 제일 어려운 투쟁이 시간과의 투쟁이므로, 시간적 요소를 고려하면서 시의 적절히(timing) 수행해야 한다.

③ 즐거운 행동은 맑은 마음, 기쁜 마음, 착하고 강한 마음을 바탕으로 하여 스스로 우러나는 자신감이 있어야 한다. 그러려면 일상생활의 상대 세계에 절대자인 우주의식 상태를 개발해야 한다.

초월명상(超越瞑想:TM: Transcendental Meditation)을 창조한 마하리시 마헤시 요기는 "마음이 자연스런 행복에 젖지 않고는 행동을 즐겁게 하려고 아무리 해도 되지 않는다. 마음의 본성에 기쁨이 가득 차야만 행동이 즐겁고, 이 일은 마음이 순수의식 상태에 있을 때만 가능하다"고 말했다.

④ 가장 효과적인 행동을 하려면 마음의 전 잠재력을 원천으로 마음이 집중되어야 한다. 우리 마음은 대개 즐겁고 기쁜 일에 집중되고, 아름다운 것에 머물게 된다. 그러려면 수식선 등을 통하여 마음이 초월적 환희의식에 머무르게 해야 한다.

⑤ 생명력은 사람들이 활기찬 행동을 하여 신바람 나게 살 수 있게 한다.

우리가 음식 먹기로부터 얻는 에너지(그것은 地氣) 외에 더 많은 생명력을 얻으려면 대기(大氣:天氣)로부터 끌어 올 수 있다. 단전호흡 등을 통하여 단전에

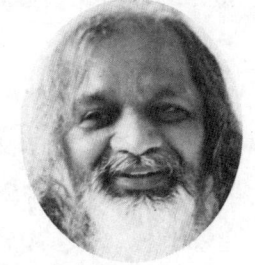

마하리시 마헤시 요기

축기하고 운기를 하게 되면, 활기찬 행동과 삶을 살 수 있다.

⑥ 성공적인 행동을 위하여는 주변환경이 중요하며, 행동이 언제나 주변환경과 어울리는 내용을 지녀야 한다. 행동인이 어떤 주변환경에도 굴하지 않는 확고한 마음을 가져야 한다. 주변환경을 사랑하고 돕는 것은 내적 생명이 순수할 때, 즉 순수한 마음에서 나온다.

사람들은 단지 두 가지 차원, 즉 행위자의 차원과 비행위자의 차원 속에서 산다.

붓다께서 말씀하셨다. 행하되 행함이 없이 행하라……. 그는 그것을 행하라고 말한다. 그가 '행하라'고 말하는 까닭은 그것을 말로 표현할 방법이 없기 때문이다. '행하다'라는 말은 행위처럼 보인다. 그것은 역설이다. 그는 말한다. '행함이 없이 행하라, 오직 저절로 일어나는 것만을 행하라, 허락하라.' 그가 의미하는 것은 이렇다 - 일어나는 것을 허락하라. 신이 거기에 있도록 허락하라. 존재가 그대를 관통하도록. 그대 속에 스며들도록 허락하라. 끝없이 행위자가 되지 말라.

그의 말은 전혀 아무것도 하지 말라는 의미가 아니다. 그는 행위를 강조하지 말라는 것이다. 아마 행위는 필요할 것이다. 행불언(行不言:행하되 말하지 않음)이라고도 한다.

그대는 방을 청소해야 한다. 그것을 하지 않고는, 그것은 일어나지 않을 것이다. 그러니 하라! 하지만 그것에 사로잡히지는 말아라. 그것은 하찮은 부분이다.

삶의 중요한 부분, 삶의 핵심적인 부분은 해프닝과 같은 것이어야 한다. 구름 속에서 빛이 나오듯, 그렇게 신은 일어난다. 강물이 바다를 향해서 힘차게 달려가 바다 속으로 사라지듯, 사랑은 그렇게 일어난다. 명상은 그렇게 일어난다. 그것은 행위와는 아무 상관이 없다. 행위는 명상이 일어나는 데 있어 핵심적인 것이 아니다. 명상은 앉아서 아무것도 하지 않을 때 일어날 수 있다. 사실 그것은 오직 그때, 그대가 아무것도 하지 않고 앉아 있을 때 일어난다. 나는 한 가지 방편으로써 그대가 많은 것을 하도록 주장하는데, 그 주장은 단지 이것이다. 그대는 피곤해져야 한다. 그렇지 않으면 앉지 못할 것이다. 그것은 마치 어린아이에게 "방 한 쪽 구석에 조용히 앉아 있거라" 하고 말하는 것과 같다.

그러나 아이는 앉아 있을 수 없다. 아이는 안절부절 못하고, 너무나 에너지가 넘친다. 어린아이는 이것 저것을 하고 주변을 뛰어다니고 싶어한다. 최선의 방법은, 그에게 나가서 집 주변이나 동네를 일곱 번 돌고 오라고 말하는 것이다. 그러면 말하지 않아도 조용히 앉아 있을 것이다.

라즈니쉬는 말했다.

"내가 다이내믹 명상을 하라, 쿤달리니 명상을 하라, 나타라즈(춤명상)를 하라고 강조하는 핵심도 모두 거기에 있다. 에너지를 다 써라. 그러면 잠시 동안 명상이 일어나는 것을 허락할 수 있다."

다이내믹 명상(dynamic meditation)은 오쇼 라즈니쉬가 고안한 다이내믹한 명상을 가리킨다. 격렬한 심호흡과 카타르시스, 후(Hoo)의 점프를 통해 마음이 끊어진 정적과 축제의 상태로 이끄는 명상법이다.

행위에 의해 명상에 이르지는 못할 것이다. 그대는 오직 무위(無爲)에 의해서만 명상에 이를 수 있다. 그리고 진정한 것은 무위 속에서 일어날 것이다. 노자는 이것을 무위무불위(無爲無不爲)라고 했다. 함이 없이 하지 않음이 없는 것이다. 행하되 행함이 없이 행하라.

진정한 것은 만들어지는 것이 아니다. 그것은 항상 일어나고 있다. 그대는 다만 민감해지고, 마음을 열고, 여린 가슴을 지녀야 한다. 그것은 아주 섬세하다. 그대는 그것을 움켜잡을 수 없다. 만약 움켜잡으면 파괴될 것이다. 그것은 너무나 가냘프다. 꽃처럼 가냘프다. 그대는 그것을 움켜잡을 수 없다. 움켜잡으면 파괴될 것이다. 그대는 아주 부드러워야 한다. 그것은 하드웨어가 아니라 소프트웨어이다. 그대는 정말로 부드러워야 한다. 그대는 여성적이어야만 한다.

붓다가 말했다.

"행하되 행함이 없이 행하라……."

그것은 모든 위대한 사람들, 정말로 위대한 사람들의 메시지이다. 이처럼 지구상에 최상의 위대한 깨달음이 있어 왔지만 우리는 쓸데없이 소란만 떨고 있다. 우리가 기다린다면 일어날 일은 일어날 것이다. 알맞은 계절에 수확을 할 것이고, 알맞은 계절에 열매를 맺을 것이다.

적당한 때 모두 일어날 것이다. 인간이 한 가지만 배울 수 있다면-어떻게 유유자적하면서 기다리는가를-다른 아무것도 필요없다. 엑스터시는 신의 선물이다. 한 번 노력해 보라. 붓다가 말하는 것을 실행하여 보라. 최소한 한 시간만이라도 비행위자가 깊은 밤에 최소한 한 시간만이라도 홀로 앉아 있어라. 아무것도 말하지 말아라-어떤 것도 하지 말아라. 그냥 앉거나 누워서 별을 보라. 그렇지만 딱딱해져서는 안 된다.

아주 부드럽게 바라보라. 초점을 맞추지 말라. 초점 없는-아련하고 흐릿해서 어디가 경계선인지 모르는 사진처럼 초점 없이 남아 있어라. 어둠 속에 다만 고요히 있어라. 생각이 떠올라도 그대로 놔둬라. 그들과 싸우지 말아라. 생각들은 오고 갈 것이다. 그대는 다만 주시자가 돼라. 그들이 오고 가는 것은 그대의 일이 아니다. 그대는 누구인가? 그들은 초대도 없이 왔다 가는, 밀어내지 않아도 간다. 그들은 오고 간다. 그 왕래는 계속된다. 그대는 길가에 앉아 가만히 지켜본다. 내가 지켜보라고 할 때, 내 말을 오해하지 말아라. 인위적으로 지켜보려 하지 말아라. 그렇지 않으면 사람들은 매우 굳어지고, 매우 뻣뻣하고 긴장된 가운데 지켜보려 한다. 다시 그들은 행위를 시작하려고 한다. 내가 말하는 것이나 붓다가 말하는 것은 비행위적인 태도를 가지라는 것, 태평스러워지라는 것이다. 다만 태평스러워져라. 그리고 나서 무엇이 일어나는지 보라. 그대는 놀라게 될 것이다. 어느 날 아무것도 하지 않고 그저 앉아 있으면 어떤 알 수 없는 근원에서 빛이, 축복이 찾아온다. 어느 날, 어느 순간에, 문득 그대는 변용된다. 문득 그대는 고요가 그대에게 내려오는 것을 본다. 그것은 거의 필연적이다.

 진정한 명상가라면, 휴식할 수 있는 사람이라면 고요히 앉아서 받아들인다. 명상가가 아닌 사람조차도 일어나고 있는 현존(現存)을 느낄 것이다. 그대는 그것을 이해할 수 없을지도 모른다. 그대는 아마 이상하다거나 약간 두렵다고 느낄지도 모른다. 하지만 그대가 명상가의 곁에 앉는다면…….

 그런데 정확한 용어를 사용하기가 어렵다. '명상가' 라는 말은 마치 그가 어떤 것을 한다는, 명상을 한다는 인상을 다시 줄 수 있기 때문이다. 거듭 기억하라. 언어는 비명상가에 의해서 발전되었으며, 따라서 모든 언어에는 미묘한 오차가 있다. 그것은 표현될 수 없다.

 누군가 거기 앉아 있을 때, 그냥 앉아 있을 때-마치 나무처럼, 마치 바위처럼, 아무것도 하지 않은 채-그것은 일어난다. 초월적인 어떤 것이 내려와 그의 존재 깊숙이 스며든다. 미묘한 빛이 그를 에워싸고……. 그의 주변에서 빛과 축복이 느껴진다-명상이 무엇인지 모르는 사람들에게도. 그의 곁을 지나가기만 해도 그는 자극을 받을 것이다.

 이 축복은 신이라고 불려 왔다. 신은 인격체가 아니다. 그것은 그대가 아무 행위도 하지 않을 때의 깊은 체험이며, 단순히 존재가 그대에게 꽃 피어나는 것이다. 그 광대함, 그 아름다움, 그 영광.

 그대는 아무것도 하지 않는다. 그대는 어떤 것도 기대하지 않는다. 그대는 아무것도 기다리지 않는다. 그대는 행위의 동기가 없다. 그대는 다만 바람 속에 서 있는 나무처럼, 강가에 고요히 앉아 있는 바위처럼 거기에 있다. 또는 언덕 꼭대기에 내려앉은 구름처럼-그냥 거기에, 그대 스스로의 움직임이 없이. 그 순간, 그대는 자아가 없다. 그 순간 그대는 마음이 없는 상태, 즉 무심(無心)이다. 그 순간 그대는 중심에 있다. 그 순간 그대는 무한하고 경계가 없는 광대함과 홀연히 접촉한다. 문득 그것은 거기에 있다! 문득 그대는 충만되고, 어떤 알 수 없는 기운으로 에워싸인다. 그것은 엄청나다. 그것이 붓다가 말하는 것이다.

 행하되 행함이 없이 행하고 말하되 말함이 없이 말하라. 또 만약 그대가 어떤 것을 말하고자 한다면, 말해질 수 없는 것을 말하라. 표현될 수 없는 것을 표현하라. 말해질 수 있는 것을 말한다면 무슨 의미가 있는가? 그것들은 누구나 안다. 그것들은 모두가 안다. 그대가 정말로 어떤 것을 표현하고 싶다면, 표현될 수 없는 것을 표현하라. 표현될 수 없는 것을 표현하는 방법은 무엇인가? 그것은 오직 존재를 통해서만 표현될 수 있다. 말은 너무나 편협하다. 그것은 오직 그대의 존재와 그대의 현존, 그대가 걸어다니고 앉는 모습과 그대의 눈빛과 몸짓, 그대와의 접촉과 그대의 자비와 사랑 속에서만 표현될 수 있다. 그대가 존재하는 방식-그것을 통해서만 표현될 수 있다.

 붓다가 말한다. 하지만 말이 핵심이 아니다. 더 핵심적인 것은 그의 존재이며, 그가 거기 있다는 것이다. 그는 말을 통해 그대가 자신과 함께 존재하도록 열어 준다. 말은 그대를 이해시키는 도구일 뿐이다. 그대는 침묵 속에서 붓다와 함께 있기가 어려울 테니까. 그는 말해야 한다. 그가 말하면, 그대는 모든 것이 괜찮다고 느끼며 들을 수 있기 때문이다.

 그것은 1924년 6월 26일, 한밤중의 일이었다. 인도의 성자 라마나 마하리시와 제자들이 깊이 잠들어 있는 방의 창문을 부수고 도둑들이 침입했다. 눈을 뜨고 그들이 도둑이라는 사실을 안 라마나는 원하는 것이 있으면 뭐든지 다 가져가라고 말하고는 제자로 하여금 램프를 켜게 하여 도둑들이 쉽게 물건을 찾을 수 있도록 했다. 그러자 도둑들은 오히려 더 화를 내면서 숨겨둔 돈을 다 내놓으라고 윽박질렀다.

"우리들은 탁발로 살아가는 수행자들이오. 그래서 돈은 없소. 여기서 바라는 것은 아무것이나 다 가져가도 좋소. 우리는 밖에 나가 있겠소."

그러면서 라마나는 제자들을 이끌고 밖으로 나갔다. 그러자 도둑들은 화를 내면서 제자들에게 몽둥이를 마구 휘둘렀다. 몽둥이 하나가 라마나의 허벅지 위에 떨어졌다.

옆에 있던 한 젊은 제자가 이 광경을 보고는 더 이상 참지 못하고 곁에 있던 쇠막대기를 들고 도둑들에게 덤벼들려고 했다. 그러자 라마나는 얼른 그를 만류했다.

"저들은 저들의 역할을 하도록 내버려둬라. 우리는 수행자들이다. 우리는 우리의 역할을 포기해서는 안 된다. 만약 어떤 불상사가 생기면 세상은 우리들만을 나무랄 것이다. 이빨이 잘못하여 혀를 깨물었다고 해서 이빨을 뽑아 버릴 수 없지 않겠느냐?"

그에게는 이미 자신을 때린 도둑도 자신과 다르지 않았던 것이다. 며칠 뒤, 그 도둑들이 경찰에 잡히자 경찰은 그들을 모두 데리고 라마나에게 와서 그를 때린 사람이 누구인지 알려달라고 했다. 그러자 라마나는 웃으며 대답했다.

"전생에 나에게 맞았던 사람을 찾아내면 됩니다. 나를 때린 사람은 바로 그 사람입니다."

그는 끝내 그 사람을 지목하지 않았다.

구체적으로 자유로운 행위를 향하여 아바타 코스의 팔머(H. Palmer)는 행동의 기초가 개의식(consciousness)이므로, 무한의식과 물질우주 사이에 개의식은 8가지 유형(mode)이 있다고 말하고, 어떤 유형인지 판별하여 익숙하면, 자유로워진다고 했다.

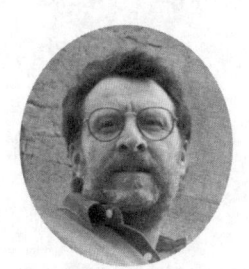

해리 팔머(H. Palmer)

그 8가지를 보면, 다음과 같다.

① 영감(靈感, telepathy mode)유형: 눈을 감고 조용히 앉아 저절로 나타나는 느낌, 생각, 태도 등을 주의해서 보라. 현재의 환경이나 자기 것으로 여겨지지 않는 것을 찾아본다.

② 반응(反應, reminding)유형: 산책을 하면서 마음 속의 '원숭이'를 지켜보라. 어떤 때 '왔다리 갔다리'의 원숭이가 반응을 일으키는지 보라.

③ 기억(記憶, remembering)유형: 기억해내기 쉬운 어떤 때를 하나 상기하라. 그 느낌이 자기 감정이나 태도에 어떤 영향을 미쳤나 살펴라.

④ 생각(生覺, thinking)유형: 어떤 낱말의 끝 글자로 시작되는 낱말을 몇 개나 생각해 낼 수 있는가? (예: 가계 – 계산 – 산성 – 성인 – 인간 – 간부 – 부유 – 유명……)

⑤ 상상(想像, imagining)유형: 자기가 있어본 적이 없는 어떤 상황 속에 있는 자기자신을 상상하라. 꿈꾸기를 해 보아라.

⑥ 직감(直感, intuiting)유형: 무엇이 옳은가?에 답하라. 곧바로 알기(direct knowing)

⑦ 지어내기(創造, originating)유형: 필요하고도 충분한 준비를 한 다음 '내 삶은 완전하다'고 선언하는 제1창조를 한다. 제2창조가 생기면, 창조 다루기 절차로 지운다.

⑧ 관찰(觀察, observing)유형: 세속적 자아를 받아들이는 마음과 사랑으로 관찰하라. 욕망도 저항도 없는 중성의 주의로 관찰하라. 판별없이 관찰하라.

어느 날 한 사람이 와서 붓다에게 침을 뱉았다. 붓다는 얼굴을 닦고 그에게 물었다.

"선생, 그밖에 또 말할 것이 있소?"

그 사람은 놀랍고 당혹했다. 그는 그런 반응을 기대한 것이 아니었다. 그는 붓다가 화를 낼 것이라고 생각했었다. 그는 자신의 귀와 눈을 믿을 수 없었다. 그는 말을 못하고 멍하니 서 있었다. 옆에 있던 제자 아난다가 몹시 분노했다. 아난다가 붓다에게 말했다.

"어떻게 이런 일이 있을 수 있습니까? 스승님, 이 사람을 이런 식으로 내버려두면 지내시기가 어렵게 됩니다. 저에게 말씀하십시오. 제가 그를 바로잡겠습니다."

아난다는 강한 사람이었다. 그는 무사였으며, 붓다의 사촌형이었고 그 자신도 왕자였다. 그는 몹시 화를 내며 말했다.

"이 무슨 터무니없는 짓입니까. 저에게 언질만 주십시오. 제가 그를 바로잡겠습니다."

붓다는 웃으며 말했다.

"나를 놀라게 한 것은 그가 아니라 바로 너다. 왜 너는 분노 속에 빠지는가? 그는 네게 아무 짓도 하지 않았다. 그가 나에게 침을 뱉은 것에 관한 한, 과거의 어느 생에선가 내가 그에게 욕을 한 적이 있다는 것을 나는 안다. 오늘로 그 계산이 끝났으니 나는 기쁘다. 고맙소, 선생."

붓다가 그에게 말했다.

"나는 계산을 치르기 위해 당신을 기다리고 있었소. 내가 어디선가 당신을 욕한 적이 있소. 당신은 기억 못할지도 모르지만, 나는 그것을 알고 있소. 당신은 모를지도 모르지만, 나는 그것을 알고 있소. 당신은 자각하지 못하고 그것을 잊어버렸을지도 모르지만 나는 잊지 않았소. 오늘 당신이 와서 모든 것을 끝내게 됐으니 나는 기쁘오. 이제 우리는 서로에게 자유롭게 됐소."

붓다는 아난다에게 말했다.

"이것은 내 행위가 내게 돌아온 것이다!"

물론 하늘을 향해서 침을 뱉을 때, 그것이 되돌아오는 데는 약간의 시간이 걸린다. 그것은 당장 돌아오지는 않으며 상황에 따라 다르다. 하지만 모든 것은 되돌아온다. 어떤 씨앗을 뿌리든 그대는 언젠가 그것을 거두어들여야 할 것이다. 어느 날엔가는 추수해야 할 것이다. 현재 그대가 몹시 불행하다면 이것은 어느 씨앗이 꽃을 피운 것이다. 이것들은 그대가 과거의, 이번 생이나 다른 어떤 생에서, 어느 곳에선가 뿌린 씨앗이다. 그대의 현재 상태는 모두 축적된 과거일 뿐이다. 그대의 모든 과거가 그대의 현재이다. 내일 일 어날 일은 무엇이나 오늘 하고 있는 일의 결과일 것이다.

과거에 대하여 할 수 있는 일은 아무것도 없지만 미래에 대하여 할 수 있는 일은 많다. 그리고 미래를 바꾸는 것은 전부를 바꾸는 것이다. 만일 그대가 삶의 방식을, 인식하는 방식을 바꾸기 시작한다면, 만일 그대가 삶의 법칙을 이해하기 시작한다면……. 그대가 무엇을 하든 그대가 거두어들여야 한다는 것, 이것은 근본적 법칙 중의 하나인 카르마의 법칙이다.

단 한 순간도 그것을 잊지 말아라. 그것을 잊어버림으로써 그대는 너무나 많은 불행을 만들기 때문이다. 기억하라. 또다시 오래 된 윤회와 오래된 버릇들이 습관적으로 예전의 일을 되풀이하도록 만들 것이다. 기억하라. 오랜 습관을 버리고 기계적인 반응을 하지 말라.

사회생활(살림살이)

사람은 사회적 동물이란 말이 있듯이, 사람은 언행(言行)을 통하여 다른 사람과 관계를 맺는다. 사회생활은 사랑을 날줄로, 정의를 씨줄로 짜는 직물(織物)이다. 그 사회가 평화로우려면, 거기에는 언행의 기준이 되는 규범이 있어야 한다. 정의가 있어야 한다. 보통 사회는 사람들의 상극(相剋)으로 인해 대립과 갈등 속에서 조화를 추구할 수밖에 없다. 이것이 상생이다.

그것은 인간이 무한한 욕심을 갖고 이익을 추구하기 때문이다. 사회생활의 행동 목적은 서로 이익을 위하여 주고받는 것이다. 이는 우선 서로를 인정하고 받아들여 부조화와 악감정을 없애야 한다. 그러려면 우선 각자가 바른 견해를 갖는 것이 전제된다. 선입견이 없는 것이다.

맹인에게는 빛이 어떤 것인지 가르칠 수 없다. 물론 그대는 빛에 관해서 원하는 만큼 그를 가르칠 수도 있고, 그는 그대가 전해주는 모든 정보를 배울 것이다. 그렇지만 실제로 빛이 어떤 것인지는 이해할 수 없다. 그는 가늠하지 못한다.

이런 일이 있었다.

한 맹인이 있었다. 마침 붓다가 맹인이 살고 있는 마을을 지나가고 있었는데, 마을 사람들은 그 맹인에게 지쳐 있었다. 그가 너무 논리적이고 철학적이었기 때문이다. 그는 너무도 논쟁하는 것을 좋아해서 심지어는 빛이 존재하지 않는다는 것마저 입증하려 하곤 했다.

그는 '그것을 가져와 보라, 그것을 만져 보고 싶다'라든가, '맛볼 수 있게 그것을 가져와 보라' 라든가, 혹은 '그것을 가져와 냄새라도 맡게 해다오' '들을 수 있게 그것을 가져와 북처럼 두드려 보라'고 말하곤 했다.

당연히 빛은 북처럼 두드릴 수도 없고, 맛보거나 냄새 맡거나 만질 수도 없다. 맹인은 웃음을, 승리의 웃음을 터뜨리곤 했다. 그리고 말했다.

"이 바보들아! 너희들은 있지도 않은 것을 증명하려 하고 있다. 나는 네 가지 감각을 갖고 있다. 그것을 증명해 보라! 나는 준비되어 있고 열려 있다."

그들이 그것을 입증하지 못했으므로 맹인은 그들이 빛을 가지고 자기를 우롱하고 있다고 생각하기 시작했다.

'이 모든 일들은 그저 사기나 속임수일 뿐이야. 사실 그들은 내가 눈멀었다는 것을 입증하고 싶은 거야. 나는 눈멀지 않았어. 빛은 존재하지 않으니까. 그렇다면 무슨 소용인가? 빛이 존재하지 않는다면 눈이 있을 필요가 없어. 눈이란 것은 허구일 뿐이야.'

그는 말하곤 했다.

"너희들은 다 눈멀었으면서, 존재하지도 않는 것에 대해 꿈을 꾸고 있다."
마을 사람들은 그 사람을 붓다에게 데려왔다. 붓다는 말했다.
"그를 나에게 데려오지 마라. 나는 한 의사를 안다. 그에겐 설득보다 빛을 직접 보는 것이 필요하다. 그에겐 눈이 필요하다. 그에겐 치료가 필요하지 빛에 관한 이론이 필요한 게 아니다. 내가 한 의사를 소개해 주겠다."
붓다에겐 아주 훌륭하고 실력 있는 의사가 있었다. 그는 어떤 황제가 붓다의 몸을 돌보도록 보낸 사람이었다. 맹인은 그 의사에게로 갔다. 그는 치료를 받고 6개월 만에 앞을 볼 수 있게 되었다. 시간이 흘러 붓다가 또다시 그 마을을 지나가게 되었다. 그때 그 사람이 달려와 기쁨에 들떠 춤을 추더니 붓다의 발 밑에 절을 하고는 말했다.
"당신이 저를 납득시켰습니다."
붓다는 말했다.
"터무니없는 말을 하지 마라. 나는 한 일이 없다. 너의 눈이 너를 납득시켰다. 그리고 거기 다른 방법은 없다."
붓다는 이렇게 말하곤 했다.
"나는 철학자가 아니다. 나는 의사다. 나는 내면의 눈을 치료하고자 하며, 그 첫 번째 단계는 바른 견해이다."
'바른 견해'의 진짜 의미는 견해 없는 마음이다.
사람이 무리를 지어서 사는 사회에는 기본적으로, 사람이 주인의식을 갖고 스스로 결정하며 책임지는 자기전개법칙으로서의 자치칙(自治則), 자타공존의 법칙인 공평칙(公平則), 사회가 유지되기 위하여 신의가 지켜져야 된다는 신의칙(信義則), 그리고 사회가 유지되면서도 평화적으로 변경되어야 한다는 평화칙(平和則)이 있어야 한다. 이것이 인간사회의 자연법이며, 조리(條理)이다. 이 가운데서 사람을 편하고 자유롭게 하는 윤리로서 그 최소한을 보면, 첫째 남에게 손해를 입히지 않을 것(不被害行), 둘째 다른 사람의 인격을 존중할 것(人格禮遇), 셋째 약속은 꼭 지킬 것(約束遵守) 등이다.

이것을 사회삼륜(社會三倫)이라 할 수 있다. 사람은 사회생활에서 적어도 사회삼륜을 지키며, 우선 자기의 좋지 않은 습관을 줄이거나 없애가야 한다.

사람이 사회생활을 하는 데 바람직한 기본적 태도는 대생명에서 나오는 상생(相生), 즉 서로 살림이라고 하겠다. 상생은 '너 죽고 나 살자'가 아니고, '너도 살리고 나도 살리자'라는 '더불어 삶'이다. 더 나아가 '나 죽고 너 살자'는 희생과 양보정신이다. 나의 탓(mea culpa)으로 돌림이다.

그러려면 착하고 강한 마음이 필요하다. 우리는 흔히 '착하게만 살라'고 한다. 그러면 그런 사람들은 사회에서 강하거나 착하지 않은 사람의 '밥'이 되는 경우가 많다. 그렇기 때문에 사회에서 착하게 잘 살려면 착하면서 동시에 강한 마음이 필요하다. 상생은 『참전계경(參佺戒經)』이 말하는 역지사지 애인여기(易地思之 愛人如己)이다. 즉, 입장을 서로 바꿔 생각하며, 타인을 자기처럼 사랑하는 것이다. 역지사 상생(易地思 相生)이다. 사랑이요, 보살도이다. 사랑은 한생명의 표현이다.

노자는 상생의 원칙으로 유무상생(有無相生), 난이상생(難易相生), 음성상화(音聲相和), 전후상수(前後常隨), 고하상경(高下相傾) 등을 말했다.

예수 그리스도는 남을 죄인으로 쉽게 판단하는 사람에게 "형제의 눈 속에 있는 티는 보면서도 제 눈 속에 있는 들보를 깨닫지 못하니, 어떻게 된 일입니까?" 하고 성경에서 꾸짖었다.

사랑은 엄마가 자식 사랑하듯 관심과 배려 및 베품이다. 여기에는 상생의 정신에 따라 환희의식을 갖고 상대를 받아들이며, 환경을 남김없이 활용하고, 좋은 분위기를 만듬이 필요한 것이다. 사람은 고락(苦樂)의 바다에서 괴로움을 떠나 즐거움을 얻는 것(離苦得樂)이 목적이므로, 어떻게 하면 사회생활에서 즐거움을 얻을 것인가를 고찰할 필요가 있다.

보통사람은 생명력의 하나인 욕심으로 살아간다. 가아는 얻을 게 없는 곳

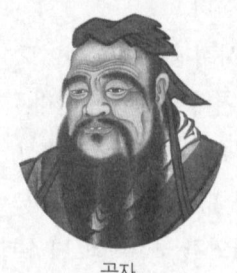
공자

에는 가지 않는다. 가아는 끊임없이 요구하는 영원한 거지이다. 그런데 사람은 그 욕심을 채워줄 대상이 충족됐을 때 만족함을 알고 즐거움(樂)이 생긴다. 즐겁게 사는 방법은 욕심을 채울 대상을 확보하거나, 아니면 욕심은 무한하고 대상은 유한하므로, 자기 욕심을 줄이는 것이다. 욕심을 절제하고 줄이되 만족함을 아는 것(少慾知足)이 바람직한 삶의 태도인 바, 이것이 보살도(菩薩道)로서 4섭법(四攝法:布施, 愛語, 利行, 同事)을 그 내용으로 한다. 궁극적으로는 욕심이 없되, 만족함을 아는 것(無慾知足)으로 나아가는 것이다. 그가 여래(如來)이며, 여거(如去)이다.

고통의 바다에서 하기 어려운 수련이나 정진과 같은 고행을 하거나, 더 나아가 그런 고행을 습관화하여 즐겁게 할 수 있으면(樂習苦行), 고통의 바다는 건넌 것이다. 공자(孔子)도 세상의 이치를 깨달았다. 그러나 사람들이 따르지 않았다. 그때 산 위 바위에 핀 난초를 보고, 외로움 속에 고행을 하여 꽃을 피우는 난초를 보고, 남을 위한 고행을 하기 시작하여, 그는 성인이 된 것이다.

더 나아가서 자기를 완전히 던져 전체가 조화되고, 평화의 진동 속에 영원한 환희의식만이 있게 하려면, 네 가지 한량 없는 마음, 즉 사랑, 긍휼, 기쁨, 자기포기 등의 4무량심(四無量心:慈悲喜捨)이 요청된다 하겠다.

몸 속의 흐름

사람의 몸 속에는 여러 가지 흐름이 있다. 마음의 표현인 사람의 몸에는 여러 가지 자극을 전달하고, 지감(知感)하는 작용과 음식을 먹고 공기를 마시는 것 등을 통하여 만들거나 분해하여 기를 내거나 배출하는 신진대사에 따라 기의 흐름, 피의 흐름, 활성물질인 호르몬은 물론 땀, 젖, 소화액, 림프액, 체액, 대소변 등 여러 가지 흐름이 그것이다.

이 가운데 심기혈정(心氣血精)이라 하여 네 가지를 건강과 관련 중요시한다. 마음이 밝고 편안하며, 기혈(氣血)이 잘 흐르고, 정(精)이 충만한 것이 건강을 확보하는 것이기 때문이다. 마음 가는 데 기가 가고, 기 가는 데 피가 가고, 피가 가는데 정이 간다.

마음과 몸을 연결하는 것이 신경(神經, nerve)이다. 신경은 마음이 중추를 통하여 자극을 몸의 각 부분에 전하고, 각 부분이 자극을 중추에 전하여 사물을 지각하는 실 모양의 그물(網狀)이다. 신경조직은 뇌 및 척수로 된 중추신경계와 신경절 및 신경섬유로 이루어진 말초신경계로 되어 있다.

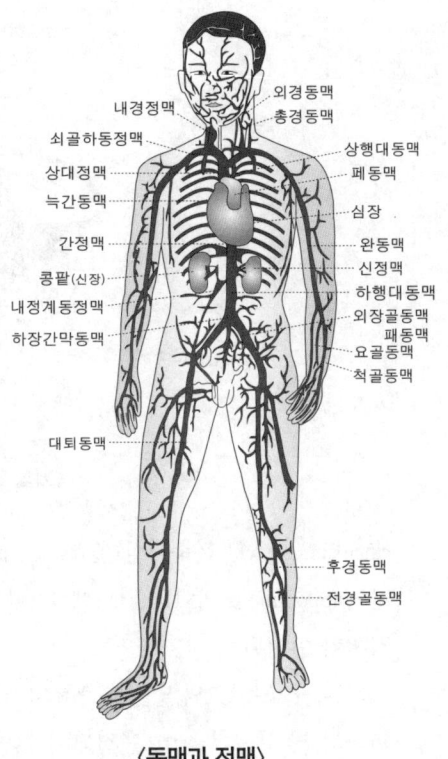

〈동맥과 정맥〉

뇌는 정신작용과 신경회로 정보처리 등 생명 유지에 관련이 있는 뇌간 등 인체의 가장 중요한 부분이므로, 이를 자세히 살펴본다.

뇌의 기제를 연구하는 신경과학의 관심사는 뇌의 특정 영역인 정서에 관한 특정의 신경회로(neural circuit)가 국제화되어 있는가를 확인하는 것이었다. 초창기의 대표적인 성과는 1937년에 신경병리학자인 페이페즈(James Papez)가 제안한 신경회로이다. 그의 이름을 따서 '페이페즈 회로'라고 불리우는 정서회로(emotional circuit)모델에 따르면 유두체(乳頭體, mammillary), 시상하부(視床下部, hypothalamus), 중격(中隔, septum), 대상회전피질(帶狀回轉皮質,

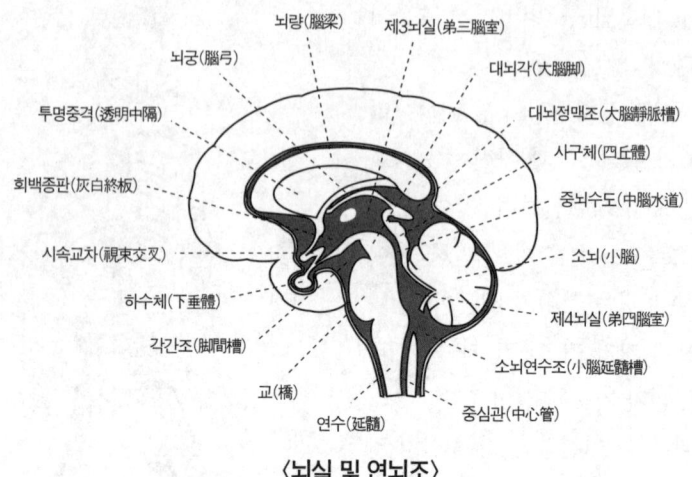

〈뇌실 및 연뇌조〉

cingulate cortex), 전축시상(前側視床, anterior thalamus), 대뇌변연부의 해마(海馬, hippocampus:기억), 편도핵(扁桃核, amygdala)을 연결하는 회로에 의하여 정서가 야기된다.

　뇌의 구조는 고외질인 파충류의 뇌(reptilian), 변연계(limbic system) 및 신피질의 세 부분이 상호 연결되어 있다. 파충류는 3억 년 전에 지구상에 출현하여 2억 년 전에 하등의 포유류로 진화되었기 때문에 인간의 파충류형 뇌는 약 2억~3억 년 전에 진화된 것으로 추정된다.

　파충류형 뇌 부분은 인간의 생존에 기본적인 호흡이나 섭식(攝食)과 같은 일상적 행동의 조정에 관여하는 기능을 갖고 있다. 파충류형 뇌를 둘러싸고 있는 부분은 하등의 포유류에서 볼 수 있는 변연계이다. 변연(limbic)은 '변두리를 둘러싸고 있는' 이라는 뜻의 그리스어에서 유래된 말이다. 2억 년 전에 출현한 포유류는 공룡이 멸종한 시기인 6천 5백만 년 전을 전후로 하여 하등 포유류와 고등 포유류로 구분된다. 따라서 하등 포유류의 뇌와 유사한 변연계는 대략 1억 5천만 년 전에 진화된 것으로 본다. 변연계는 시상, 시상하부, 중격, 해마, 편도핵, 뇌하수체(pituitary), 후구(嗅球, olfactory bulb)로 구성된다. 각 구성부위는 제각기 특정의 정서반응과 관련된다. 예컨대 시상하부에서는 공포, 중격에서는 즐거움, 전측시상에서는 성적 충동, 편도핵에서는 분노가 발생되며, 뇌하수체는 위험이나 긴장에 대응하도록 지원한다. 변연계에서 가장 오래된 부위인 후구가 냄새의 분석과 관계되는 사실로부터 성적 충동에서 냄새의 역할이 우연이 아님을 알 수 있다.

  이러한 정서중추(emotional center)는 35개가 있으며, 35개의 주요한 신경섬유 다발에 의하여 서로 연결되어 있다. 포유류가 진화되어 5천만 년 전에 인류의 조상인 영장류(primates)가 출현함에 따라 인간의 뇌에는 마지막으로 신피질이 발달하였다. 고피질인 파충류형 뇌와 변연계가 인간의 동물적 본능을 지배하는 원시적 뇌라면, 뇌의 90%를 점유하는 신피질은 원시적 뇌를 통제하여 인간적 이성을 지배하는 기능을 갖고 있다.

  정서가 뇌의 고정된 신경회로에 의하여 발생되는 생리적 현상이라는 사실은 생화학과 정보처리 접근방법의 측면에서 설명될 수 있다. 가령 위협을 받는 상황에 직면하면 내분비계(endocrine system)의 부신선(副腎腺, adrengal gland)에서 에피네프린(epinephrine) 또는 아드레날린(adrenaline)이라고 불리는 호르몬이 분비된다. 에피네프린이 분비되면 내분비계에 변화가 일어난다. 내분비선을 통제하는 것은 시상하부 근처에 있는 뇌하수체이다. 뇌하수체는 호르몬을 방출하여 부신피질의 에피네프린 분비를 조절한다. 그리고 뇌하수체는 시상하부에서 분비되는 호르몬의 통제를 받는다. 요컨대 부신피질은 변연계의 일부인 시상하부와 뇌하수체의 통제를 받아 에피네프린을 분비하는 것이다. 다시 말해서 뇌(변연계)가 내분비선(부신)에 직접 작용하여 호르몬(에피네프린)의 분비를 통제하기 때문에 정서반응(위험한 상황에의 대처)의 수준이 조정된다. 따라서 위험한 상황이 지각되면 뇌는 공격적이거나 아니면 겁먹은 행동을 양자택일하여 반응할 수 있다.

이를 통해서 신체내의 특정한 생화학적 변화가 뇌의 다양한 정서반응과 관련되어 있음을 알 수 있다. 그 좋은 예가 토끼와 사자의 비교이다. 토끼처럼 겁이 많은 동물은 사자처럼 공격적인 맹수보다 부신에 에피네프린을 더 많이 갖고 있는 반면에 사자는 토끼보다 노르에피네프린(norepinephrine)을 더 많이 갖고 있다. 정서가 생화학적 변화와 관련되어 있다는 사실은 신경전달물질(neurotransmitter)의 작용에서도 역시 확인되었다. 예컨대 마리화나(marihuana)와 같은 마취약을 복용하면 기분이 바뀌는 까닭은 신경전달물질의 작용을 그대로 모방하였기 때문이다. 정서반응에 관련된 신경전달물질은 약 60개 정도가 발견되었으며 앞으로도 계속 발견될 것으로 전망되고 있다.

인생을 기쁘게 살면, 뇌내 몰핀인 β-엔돌핀이 나와, 병에 걸리지 않고 건강하게 오래 살 수 있고, 지고체험도 할 수 있다.

뇌의 신경회로가 정서반응을 조절하는 메카니즘은 또한 정보처리 측면에서 설명된다. 시상하부가 내분비계의 호르몬 분비를 조절하여 신체의 행동을 통제하는 기제는 가정용 난방장치의 자동온도조절기의 작용과 비슷하다. 실내온도에 따라 난방장치의 연소를 조절하여 일정한 온도를 유지하는 자동온도조절기처럼 시상하부는 내분비계의 호르몬 분비를 조절하여 신체가 외계의 변화에도 불구하고 내적 환경(internal environment)을 일정한 상태로 유지할 수 있게 한다. 요컨대 내분비선에서 분비되는 호르몬은 세포에게 내적 환경이 되는 혈액과 같은 체액(humor)에 관한 정보를 운반하기 때문에, 체액성 정보를 전달하는 내분비계에 의하여 신체의 안정적인 내적 환경, 즉 항상성(homeostasis)이 유지된다. 말하자면 내분비계는 뇌(시상하부)에 의하여 통제되는 일종의 정보처리 체계이다.

이러한 측면에서 정서가 정보처리 특성, 즉 계산기능을 갖고 있음을 알 수 있다. 바꾸어 말해서 정서 안에는 강력한 인지적 요소가 내재되어 있다는 것이 생리학적으로 설명되고 있다. 그 좋은 실례가 위약효과(僞藥效果, placebo effect)이다. 실제 약물의 효과를 흉내내서 만든 불활성 물질(위약)에 대하여 환자가 나타내는 반응을 위약효과라고 한다. 이를테면 당의정을 제공하여 환자의 통증이 완화되는 경우이다. 위약의 사용으로 나타나는 정서적 반응은 인지적 요소가 정서에 개입되어 있음을 멋지게 보여준다.

신경에는 중추와 말초의 관계로 보아 구심성 신경인 감각신경과 원심성 신경인 운동신경으로 나뉜다.

감각신경은 감각기관이 외부로부터 받은 자극을 신경 중추에 전달하는 신경이며, 운동신경은 신경중추에서 근육과 같은 말초에 체성감각인 자극을 전달하여 운동을 일으키는 신경이다. 신경에는 또 대생명과 개체생명의 작용으로 자율조절되는 자율신경(自律神經, autonomic nerve)이 있다. 자율신경은 서로 접촉하여 감응하는 교감신경(交感神經)과 그 교감신경과 맞서 대립하는 작용의 부교감신경(副交感神經)으로 이뤄진다. 교감신경은 개체생명의 뇌척수신경 중추의 지배를 받지 않고, 대생명의 뜻에 따라 불수의근(不隨意筋)기관으로 된 심장, 혈관, 소화선, 땀샘 등에 분포하여 신체의 호흡, 순환, 소화 기능을 조절한다.

부교감신경은 개체생명 뇌척수신경의 지배로, 호흡, 순환, 소화 등을 교감신경과 대립하여 제지하거나 촉진하는 작용을 한다. 자율신경계에서 대생명과 개체생명이 자율적으로 조절하여 평형을 이룰 때, 심신이 신선하고 편안하게 된다. 그런데 교감신경과 부교감신경의 긴장도가 균형을 잃어 자율신경 실조증이 되면 현기증, 땀, 설사, 구토, 성적 불능증이 나타나게 된다. 그러므로 대생명과 개체생명이 접촉하여 조화 속에서 신경계통이 최대의 역량을 발휘하는 것이 중요하다.

사람에게 있어 깨고 꿈꾸며, 잠을 자는 신경계통의 세 가지 상태 이외에 그 기반으로서 대생명을 유지하는 일이 가능하다. 그것은 심기신 수련을 통하여 무아경에 나아가는 것인데, 이 경지는 세 가지 상태 중 두 상태가 만나는 경계의 틈(예:꿈꾸는 의식과 깬 의식 사이)에서 찾아질 수 있다.

생체에너지로서 기가 흐르는 곳이 경락(經絡, 나디)이고, 경락 가운데 기흐름상 중요한 자리가 경혈(經穴, 차크라)이다. 경락이라 함은 음양이기(陰陽二氣)가 체내외를 운행하는 기운을 말한다. 경(經)은 종(縱)으로 통하고 락(絡)은 횡(橫)으로 통하여 경과 경문을 연락한다는 뜻이며 신체내외를 적지적소로 통로를 정하여 일종의 지층위치(地層位置)가 된 것이다. 이와 같이 통로가 정해져 있는 경락은 혈액순환과 직접감응이 되어있다. 그러나 무슨 물질이 경락의 선을 형성한다는 것이 아니라 경은 도로의 뜻이다.

경락은 동양의 선법(仙法)과 의학에서 생리상의 중요한 음양논법을 위주로 되어 있다. 중경상한(仲景傷寒)의 육경병리론(六經病理論)과 침구에 전용하는 경락 경혈 등은 모두 경락을 위주하며 잡병에도 음양경락을 따라서 치료한다. 경락은 이와 같이 우주의 천지기후와 촉감하여 소위 풍열한난습조(風熱寒暖濕燥)의 육기를 통하는 생리다. 선의 통기법에서 경락에 임독 자개법과 팔기경 등 일체 경락 유통법을 단전행공에서 중요시하는 것이다.

경락에는 6장 6부(간·담·심·소장·비·위·폐·대장·신·방광·심포·삼초)에 맞춘 수태음폐경(手太陰肺經) 등 정경 12맥(正經 十二脈, 좌우 합치면 24)과 기경팔맥(奇經八脈)이 있다. 기경8맥은 임맥(任脈), 독맥(督脈), 대맥(帶脈), 충맥(衝脈), 음유맥(陰維脈), 양유맥(陽維脈), 음교맥(陰蹻脈), 양교맥(陽蹻脈) 등이다.

365개 경락에는 기가 흐르는데, 음양이 조화된 단기(丹氣)가 단전에 많이 축기되어 운기되는 것이 사람의 생활을 활기있게 한다. 사람의 몸에는 공기와 백회혈(百會穴) 등으로부터 들어온 천기(天氣)와 용천혈(湧泉穴)로 들어온 지기(地氣), 땅에서 난 음식물에서 나온 지기(地氣) 등을 조화시켜 단전에서 열기로 만드는 일이 중요하다. 생명의 원천이 되는 기운을 정(精) 또는 정기(精氣), 정력(精力)이라 한다.

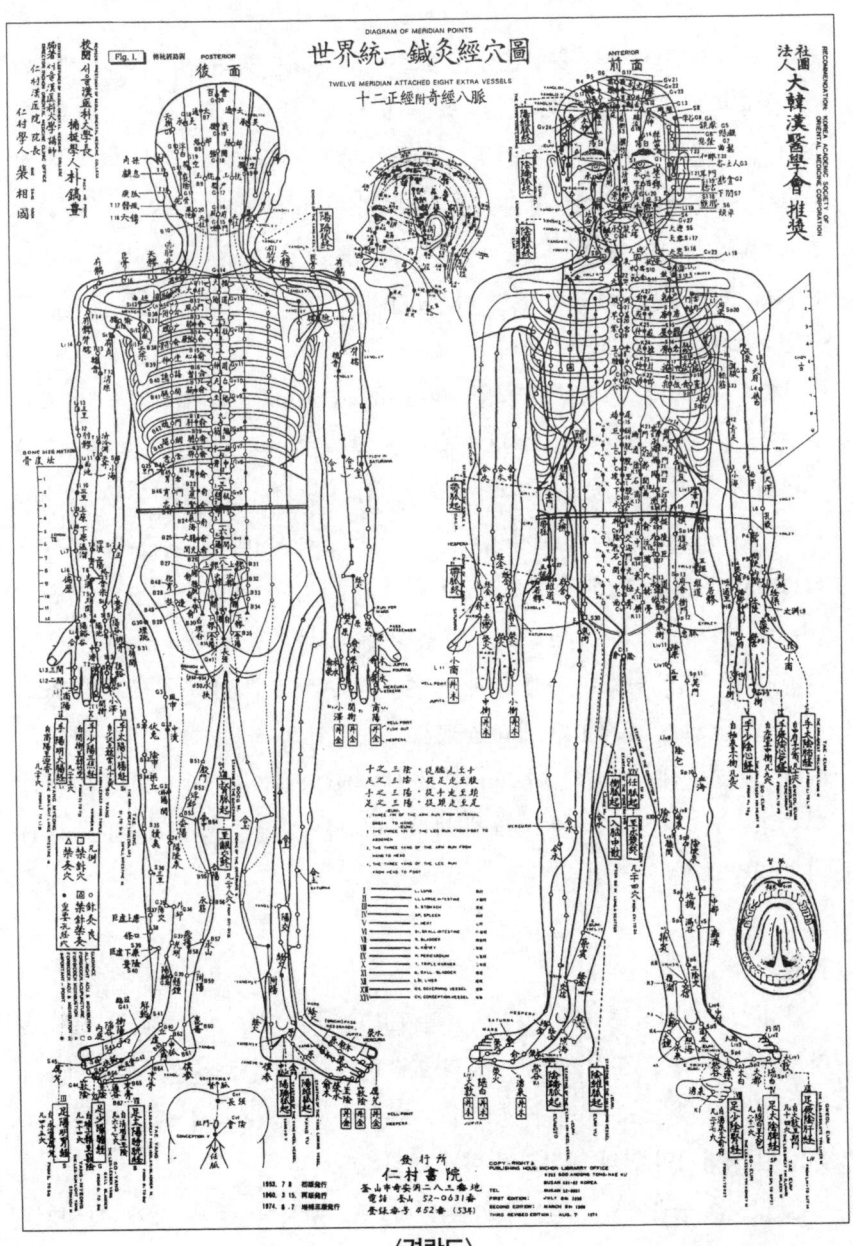

〈경락도〉

몸 안에서 이루어진 활성물질인 호르몬(hormone)을 내분비선이나 세포막을 통하여 체액 등에 내보내는 작용을 내분비(內分泌)라 하는데, 사람 몸 안에 내분비샘은 모두 7개이다. 밑으로부터 생식선(生殖腺), 부신(副腎), 췌장(膵臟), 흉선(胸線), 갑상선(甲狀腺), 뇌하수체(腦下垂體), 송과선(松果腺)이 그것이다. 약간의 차이는 있으나, 이 자리를 요가(yoga)에서 7개의 차크라(chakra, 法輪, 丹田)라고 하였는 바, 요가에서 기는 프라나이고 기의 순환통로를 나디(nadi, 氣道)라고 한다.

7개의 차크라는 밑으로부터 물라다라(muladhara) 차크라(회음부:4개의 황색 연꽃잎, 우주적 에너지인 쿤다리니가 잠든 생명의 근원이며, 생식기능 지배), 스바디스타나(svadhisthana, 중극:6개의 연꽃잎, 백색, 욕망을 지배, 심신안정의 근원), 마니프라(manipura, 배꼽:10개의 연꽃잎, 적색, 소화력지배, 힘의 근원), 아나하타(anahata, 심장:12개의 연꽃잎, 회색, 심폐를 지배, 사랑의 근원), 비슈다(visuddha, 갑상선:16개의 연꽃잎, 청백색, 상하 차크라 연결, 이성의 근원), 아즈나(ajna, 미간:2개의 연꽃잎, 은백색, 자율신경 지배, 지혜의 근원), 사하스라라 차크라(sahasrara cakra, 백회:1000개의 연꽃잎, 투명, 모든 차크라를 지배, 해탈의 근원)이다. 이 가운데 6번째의 아즈나 차크라는 제3의 눈이며, 석가모니의 미간 백호광명 자리이고, 7번째 차크라 사하스라라는 살상투 광명(enlightenment)의 자리라고 할 수 있다.

환경

환경은 생명이라는 생활주체를 둘러싸고 관계를 맺는 사물이나 사정·조건 또는 분위기(氣)로서 외계(外界)라고도 한다. 인연과보의 원리에 의할 때, 인과 관계를 맺는 모든 연이 환경이라고 할 수 있다. 관계적 존재로서의 연은 주된 생명체인 인과 연결되어 함께 진화한다.

환경은 몸 주변에서 가정, 학교, 지역사회, 직장사회, 국가, 세계, 태양계,

은하계 우주, 우주 등으로 여러 가지 크기가 있다. 생명체가 어떤 환경 속에서 생명의 빛을 유지하여 생명력과 지성, 사랑, 환희가 있으려면, 환경이 깨끗하면서 남김없이 활용되어야 한다. 그런데 현대사회는 산업쓰레기 등 오염물질 발생과 공해 등으로 환경파괴가 심각해져 가고 있다.

1950년 이후 지구밀림의 50%가 잘려져 나갔다. 지구가 위기에 처한 것이다. 특히 지구를 태양의 자외선으로부터 보호하는 오존층의 파괴는 위협적이다. 이러한 지구의 환경이 개선되어 개인의 바람이 이루어지는 것과 동시에 우주에 유용한 방향으로 정화되어야 한다. 그러려면 대생명과 마음, 육체 및 환경이 서로 살리도록(相生) 협동해야 한다. 여기에 땅과 물과 공기가 깨끗하고, 사람과 사람의 마음이 깨끗한 정토(淨土)가 될 필요가 있다. 이것이 선계(仙界)이며, 복지(福地)이다.

사람은 자신이 갖는 기(氣)를 통해 환경에 영향을 주고, 또 그 분위기의 영향을 받는 것이다. 마음이 약하면, 환경에 저버리고 만다. 주체성을 상실하는 것이다. 그러므로 사람은 주변환경에서 무엇이나 조절·수용할 수 있는 강한 마음을 가져 최대의 역량을 발휘할 때, 주변과 환경을 남김없이 활용하여 행복한 삶을 누릴 수 있다.

전체 환경을 생태기후학적으로 살피는 것이 좋지만, 여러 가지 환경 가운데 생활에 가장 많은 영향을 주는 집환경을 중점적으로 살피고자 한다.

집은 의식주라는 말이 있듯이 가장 중요한 생활환경이다. 전통적으로 좌향(坐向)을 중시했다. 동양의 양택풍수는 주역의 팔괘에서 방위를 결정하고, 그 방위에 따라 길흉화복을 해석하며 음양의 기를 나타낸다. 음양오행은 대립과 조화를 나타내는 동양사상의 근본인 바 상생상극(相生相剋)에 의한 끊임없는 반복과 대립으로서 서양의 변증법적 철학과 상대성 이론과도 유사한 개념이라 볼 수 있다. 양택의 환경인자 중 바람은 미풍과 폭풍의 진로를 결정하게 하며, 후자인 방위는 태양의 위치에 따른 기, 즉 생명력을 준다.

방위의 경우를 보면 '남향집의 동쪽 대문'은 동서고금을 통해 찾아볼 수 있는 이상적인 주택 배치의 예다. 어쨌든 동서양 모두 풍수는 자연과 집이 잘 조화되어야 인간에게 쾌적하고 건강한 환경을 영위케 한다는 환경 결정론적인 사상임을 알 수 있다.

양택에서 동서양 모두 혈을 찾아내거나 그 위치를 분석하는 설계 과정은 매우 중요하다. 양택풍수에서는 인위적인 위치를 만들어내기보다는 자연 속에서 이상적인 모델을 찾아 그곳에 입지를 선정한다. 이런 과정은 서양도 마찬가지지만 인위적으로 쾌적한 환경을 만든다는 것에서 차이가 있다.

모든 물체는 $E=MC^2$(물질×빛속도^2)이 표현하는 것처럼 에너지로 되어 있고, 땅은 지기(地氣)가 있다.

유해와 유택은 모든 기가 그렇듯이 동기감응(同氣感應)한다. 묘지인 음택풍수에서 가장 중요시 여기는 요소로 바람과 물이 있는데 이때 바람과 물은 모두 기의 흐름을 일컫는다. 그 예로 장경(葬徑)에서 기가 머무르는 곳인 득수를 으뜸으로, 장풍을 차선으로 보았다. 그러나 양택에서 득수의 개념은 약간 다른 면이 있다. 음택에서 물은 강이나 하천뿐만 아니라 지하수나 빗물이 모인 골짜기까지 방대하게 포함하고 있지만, 양택의 경우 물을 인간이 먹고 마시는 기초 에너지로 보기 때문에 도시나 마을의 생성 및 발달 과정을 보면 동서양을 막론하고 큰 강이나 하천을 중심으로 발달했다. 즉 물은 인간 육체의 에너지를 생성하는 기초 에너지 중 가장 중요한 원소였다. 따라서 동서양 모두 바람과 물은 주거지의 입지 선택에 매우 중요한 요소로 작용했으며, 현대 건축에서도 입지에 따른 기본 평면의 배치는 중요한 설계 과정이다.

동서양에서는 바람을 모두 에너지로 해석했고 풍수에서는 기에너지라고 보았으며, 생태기후학에서는 보다 구체적으로 미세 기후가 건물에 미치는 열에너지라고 보았다. 전자의 기에너지는 상당히 포괄적인 의미로 사용되고 있어 그 뜻을 구체적으로 정의하기가 어렵다. 그러나 장풍이라는 뜻으로 해석하면 곧 우리의 동한하서(冬寒夏署) 기후에 대처하기 위한 적절한 입지의 선택으로 생태기후학적인 개념과 다를 바가 없다. 즉 지형학적으로 갖추어진 좌청룡(左靑龍) 우백호(右白虎)에 의해 장풍을 시도함으로써 기에너지의 흐름을 이용한다. 그러나 생태기후학적인 설계방법은 보다 인위적인 방법으로 식수를 하여 하절기에는 직사광을 차단하고 동절기에는 찬바람과 강한 바람을 막도록 한다. 풍은 기에너지와 열에너지로 각각 해석되고 있다.

물은 주역의 팔괘 중 감(坎)에 해당한다. 물에는 지상에 흐르는 강이나 하천, 지하수 등이 있다. 즉 물의 흐름은 천(天), 산(山), 수(水)의 높은 곳에서 낮은 곳으로 흐른다. 풍수에서 득수는 매우 중요한 요소 중 하나다. 물은 인체의 80% 이상을 차지하고 있으며 모든 생명체의 근원이다. 문명의 발생지가 압록강, 두만강, 송화강 등 삼수와 티그리스 강, 나일강, 황하, 갠지스강 유역 등 주로 강변에서 시작하여 발달한 것을 보아도 물은 우리 인간에게 없어서는 안될 존재임을 알 수 있다.

대부분의 주요 도시들은 강을 끼고 발달했는데, 예를 들면 서울의 한강, 런던의 템스강, 파리의 센강, 뉴욕의 허드슨강 등 무수히 많다. 이러한 자연적인 물의 흐름과 달리 인도의 타지마할, 경복궁의 연지(蓮池)나 통도사의 구룡지(九龍池), 윤선도의 고택(古宅)에 있는 연못 등은 물과의 인위적인 관계를 엿볼 수 있는 곳들이다. 음택의 경우 천, 산, 수로 이어지나 양택의 경우는 수, 산, 천으로 연결되는 향천적(向天的) 공간을 갖고 있다.

여기서 먼저 주역 8괘와 효의 내용을 개괄적으로 살펴보기로 하자.

다음의 표는 8괘의 성상(性相)인데, 건(乾)은 하늘로서 양(陽)을, 곤(坤)은 땅으로서 음(陰)을 각각 나타내고 있다. 천지(天地)이다. 하늘에는 태양이 있어 열과 한의 관점에서 양을 나타내고 있을 뿐만 아니라, 태양의 운동은 사계절로 바뀜에 따라 지구상에 절기의 변화를 주도하고 있으므로 적극적인 양의 성질을 가졌다고 할 수 있다. 곤(坤)은 규칙적인 양의 운동에 잘 순응하므로

〈괘의 형상〉

구분	8괘		자연	속성	가족	신체	동물	방향
乾三連	乾	☰	하늘(天)	강건(健)	父	머리(首)	말(馬)	西北
兌上絶	兌	☱	못(澤)	즐거움(悅)	少女	입(口)	양(羊)	西
離虛中	離	☲	불(火)	부착(麗)	中女	눈(目)	꿩	南
震下連	震	☳	우레(雷)	움직임(動)	長男	발(足)	용(龍)	東
巽下絶	巽	☴	바람(風)	들어감(入)	長女	사타구니(股)	닭(鷄)	東南
坎中連	坎	☵	물(水)	험난(險) 빠짐(陷)	中男	귀(耳)	돼지(豚)	北
艮上連	艮	☶	산(山)	그침(止)	少男	손(手)	개(狗)	東北
坤三絶	坤	☷	땅(地)	유순(順)	母	배(腹)	소(牛)	西南

유순하다고 할 수 있다. 지구상의 전하(electric charge)의 분포도 하늘에는 양전하, 땅에는 음전하로 대전되어 있어 하늘과 땅이 각각 양과 음으로 구분됨은 물리적으로 의미가 있다. 감리(坎離)는 수화(水火)이다.

이괘(離卦)는 화(火)를 나타내고 있는데 이허중(離虛中)이 의미하듯이 가운데는 음이 차지하고 있고 양쪽 바깥쪽은 양효로 되어 있다. 연소현상에서 일반적으로 연료산소와 혼합되어 반응이 활발한 확산화염의 바깥쪽은 뜨거우나 안쪽은 온도가 낮고 반응이 제대로 일어나지 않은 차가운 화염 영역(cool flame region)으로 되어 있다. 태양의 내부도 이와 마찬가지로 온도가 오히려 낮다는 이론이 있다. 한편, 화(火)의 성질이 어디에 부착한다는 의미를 가진 것은 불이 붙게 되면 불은 연료물질에 붙어 일어나는 산화반응이기에 이를 설명한 적합한 속성이라 할 수 있다.

감괘(坎卦)는 물을 의미하는 것으로서 감중연(坎中連)에서 볼 수 있듯이 가운데에 양이 있고 외부 쪽으로 음이 있다. 물은 수기(水氣)로서 찬 성질을 나타내고 있으므로 음으로 표시됨이 당연하나, 물은 내부에서 격렬한 진동을 하고 물은 온도가 낮아져 4℃로 수렴해 갈수록 물의 에너지가 충만하여 물이 최대로 활성화되는 것으로 알려져 있다. 에너지가 충만하여 더 이상 에너지를 받아들이지 않는 4℃를 무관심점(anomaly point)이라 한다. 이것은 물이 4℃에서 밀도가 최대가 되는 것과 일맥상통한다. 이러한 점에서 볼 때 물이 내부에 양효가 있고 외부에 음효가 배치해 있는 것이 이해가 간다. 이러한 해석의 연장선상에서 연못(澤)을 나타내는 태괘(兌卦)를 살펴보면 태괘는 맨 아래 초효가 감괘(坎卦)의 음에서 양으로 대체되었다. 이것은 연못이나 호수의 수심 아래 부분이 에너지로 채워져 있음을 나타낸다고 할 수 있다.

간태(艮兌)는 산택(山澤)이다. 간상연(艮上連)에서 산을 나타내는 간괘(艮卦)는 3번째 효가 양으로 되어 있어 대지에서 하나의 양이 툭 튀어나온 형상을 나타내고 있다.

진(震)은 번개를 나타내는 것으로서 진하연(震下連)으로 초효는 양으로, 나머지 2개는 음으로 되어 있다. 맑은 날과 비가 오고 벼락이 칠 때에 지상의 전하 분포도에서 보면 맑은 날에는 전리층에는 양전하, 지표면에는 음전하로 되어 있으나 비가 오고 번개치는 날에는 구름은 음전하, 벼락은 음전하, 그리고 지표면은 양전하로 유도되어 있어 정확하게 진괘(震卦)의 형상을 나타내고 있다.

이와 유사한 해석으로 손괘(巽卦)는 손하절(巽下絶)이 나타내듯이 일효의 음(地上)에 활발한 움직임을 나타내 바람을 상징하고 있다고 해석된다. 진손(震巽)은 뇌풍(雷風)이다.

방위는 풍수의 입지 선정에서 조화를 나타내는 것으로 길흉화복을 뜻한다. 음택의 경우 용수배합(龍水配合)은 곧 방위를 말함이며, 양택에서는 문(門), 주(主), 주(灶)의 방위배합에 따라 길흉택(吉凶宅)을 가린다. 기원전 2천 6백년경에 이집트의 룩소르(Luxor)와 카르낙(Karnac)에 남아있는 유적은 나일강을 중심으로 동쪽에 위치하고 있으며, 장제전(葬祭殿)과 왕들의 계곡은 나일 강 서쪽에 자리잡고 있음을 알 수 있다. 특히 장제전의 입지는 좌청룡 우백호에 안산(案山)과 입수(入水)가 풍수의 국면과 잘 맞아 떨어지는 곳에 있을 뿐 아니라 왕들의 계곡 내 묘지의 방위가 대부분 동쪽을 향하고 있다.

카이로 서쪽에 위치한 왕의 무덤인 세 개의 피라미드를 수호하는 스핑크스상은 동쪽을 향하고 있다. 또한 로마의 베드로 성당의 정문은 동쪽을 바라보고 있으며, 본당과 연결된 좌우 건물은 인위적으로 좌청룡 우백호를 만들어 놓았으며, 가운데 오벨리스카(Obelisk)는 혈을 상징하고 있다. 이렇듯 기독교에서도 에덴은 동쪽에 있었고, 그리스도가 승천할 때도 동쪽을 향해 있었다고 보았으며, 태양이 서쪽에 이르면 태양의 고도가 낮아지고 과열된다고 보았다. 십자가의 그리스도가 서쪽으로 향하게 했다고 하는, 즉 동선(東善) - 서악(西惡)이라는 방위 결정론은 양택풍수에서도 가장 이상적인 주택 배치로 보고 있는 동사택(東舍宅) 주가 자좌오향(子坐午向)에 진방을 가진 문의 방위개념과 흡사함을 알 수 있다.

주택의 배치는 서양 건축에서도 계획 단계부터 고려해야 할 매우 중요한 요소다. 풍수에서 중요시하는 국면(局面)과 같이 지역적 특수성이 고려된 풍토성, 미기상(微氣象) 등을 디자인 과정의 하나로 분석한다. 이는 양택이나 음택의 입지를 선정하는 과정과 유사하다. 양택과 양기(陽基)는 풍수에서 같은 의미로 사용하고 있는 듯하나, 양택은 주로 건물의 배치와 가상(家相)을 의미하며 양기는 주택보다 넓은 의미와 마을, 도읍, 도시의 배치, 입지를 말한다.

또한 양택은 혈장이 넓은 면을 말하며 음택은 혈정이 꽉 짜여 좁혀지는 선을 의미한다. 양택은 배산임수지(背山臨水地)에 향양(向陽)되고 용수 배합으로 국세(局勢)가 조화롭게 형성된 곳에 택지를 선정해야 정기가 결혈(結穴) 되어 올바른 가상 배치를 이룰 수 있다고 보았다. 양택의 기본 배치는 1) 배산임수 2) 전저후고(前低後高) 3) 전착후관(前窄後寬)의 세 가지 상태가 만족될 경우 천기와 지기의 조화를 이룬다고 보았다. 즉 배산임수는 건강과 장수를 가져오며, 전저후고는 출세와 영웅을 의미하고, 전착후관은 부귀와 영화를 의미한다고 보았다.

양택의 구성요소인 3요소는 문(門), 주(主), 주(竈)를 일컫는다. 문은 출입하는 대문을 말하며, 주는 집의 주가 되는 가정의 거처이고, 주는 주방으로 음식 에너지를 공급하는 부엌을 뜻한다. 이러한 3요소가 팔괘와 상응할 수 있는 위치에 있어야 가상의 으뜸이 된다.

유지로(由之路), 거지소(居之所), 식지방(食之房)은 현대적인 주택 배치에서도 중요한 요소이다. 이 중에서도 특히 대문이 중시되는데, 대문은 기의 출입구이며 기구(氣口)는 사람과 입과 같다. 입이 바르면 호흡과 음식이 편하고, 문이 바르면 당기(堂氣)를 받아들이고 인물이 출입하는 데 편리하다.

양택풍수에서 두 개의 큰 법칙은 동서사택(東西舍宅)을 으뜸으로 친다는 것이다. 여기서 방위는 선천팔괘(先天八卦)에 근거를 둔다. 전자인 동사택의 방위는 문, 주, 주의 방위가 감리진손(坎離震巽)이고, 서사택의 방위는 건곤간태(乾坤艮兌)를 갖는다. 동사택의 감리진손 방위는 일출이 동쪽방위로 귀격(貴格)을 상징하고, 서사택의 건곤간태 방위는 해가 저무는 서쪽 방위로 부격(富格)을 상징한다. 가상의 길흉화복 판단은 팔괘 방위의 양택법에 동서팔택(東西八宅)으로 기와 음양의 배합과 오행의 상생상극으로 가능하게 된다. 『양택 요삼결』에서 논하기를 문, 주, 주가 상생을 원하는 바 문이 주(主)를 생하고, 주가 주(竈)를 생하고, 주가 문을 생하여 3자가 상생함을 상격(上格)의 가상으로 보았다. 중요한 환경의 요소다.

자연의 숲이나 나무는 매우 주의 깊다. 그들의 주의 깊은 양상은 다를 지 모르지만 어쨌든 주의 깊다는 점에서는 아무 차이도 없다.

나무의 주의 깊음에 대해서는 과학적인 증거가 있다. 벌목꾼이 손에 도끼를 들고 숲에 들어간다. 그는 나무를 자르기 위해 신중히 살핀다. 그러면 그를 보고 있던 모든 나무들이 떨기 시작한다. 이것은 과학적인 증거가 있는 사실이다. 나는 지금 시를 말하고 있는 게 아니다.

나는 과학을 말하고 있다. 이젠 나무가 행복한지 불행한지, 두려움이 있는지 없는지, 슬픈지 기쁜지를 측정할 수 있는 기구가 발명되었다. 벌목꾼이 가까이 갈 때, 그를 보고 있던 모든 나무는 전율하기 시작한다. 나무들은 죽음이 다가오고 있음을 인식한다. 벌목꾼은 아직 나무를 베지도 않았다. 그저 숲 속에 들어왔을 뿐이다. 그런데 나무들은 부르르 떨기 시작한다.

한 가지 더 이상한 사실이 있다. 만일 벌목꾼이 나무를 자르겠다는 생각 없이 지나가면 나무들은 두려워하지 않는다. 그는 똑같은 벌목꾼이고, 똑같은 도끼를 들고 있다. 그런데 나무를 자를 생각이 없으면 나무들은 두려워하지 않는다. 나무를 자르겠다는 의도가 나무들에게 영향을 미치는 것 같다. 이것은 벌목꾼의 의도가 이해되고 있다는 증거이다. 벌목꾼의 진동이 나무들에 의해 포착되고 있는 것이다.

또 한 가지 중요한 사실이 과학적으로 관찰되었다. 만일 그대가 숲 속에 들어가 동물 한 마리를 죽이면 주변에 있는 동물의 왕국에만 소란이 이는 것이 아니다. 나무들 또한 동요한다.

사슴 한 마리를 죽이면 주변에 있는 모든 사슴이 살상의 진동을 느끼고 슬픔에 잠긴다. 그들 사이에는 엄청난 동요가 일어난다. 그들은 특별한 이유도 없이 갑자기 두려움에 떤다. 그들은 살상의 현장을 직접 목격하지 못했을지도 모른다. 그러나 그들은 아주 미묘한 방식으로 영향받는다. 그것은 직관적인 것이다. 그런데 영향받는 것은 사슴만이 아니다. 나무, 새, 호랑이, 독수리, 작은 풀잎 하나까지도 영향받는다. 살상이 일어났다. 뭔가 파괴적인 일이 발생했다. 그때 주변에 있는 모든 것이 영향받는다.

'깨어있음(wakefulness)'이 삶의 길이다. 지혜가 생명수다. 그대는 오직 깨어 있는 비율만큼 살아 있다. 각성(awareness)은 죽음과 삶 사이에 있다.

교육

교육은 인간과 우주에 대한 이해(理解, understanding)를 기르고 생활을 발전시켜 인격을 완성해 가는 과정이다. 교육은 스스로 발견하는 일이며, 자유롭고 두려움 없이 살게 도와주는 것이다.

인간은 자연의 일부이면서 일정한 목적을 가지므로, 인간 교육의 목적은 인연과보의 원리에 따라 인간의 모든 목표를 이루도록 마음, 기, 몸의 전력을 기울여 생명을 기르고 개발하는 것이다.

그러므로 교육은 인과 - 목적적(因果目的的, final-kausal)이라 할 수 있다. 교육은 또 서로 만나는 생명체 사이에 영향을 주고받으므로, 좋은 영향을 주면 가르치는 것이요, 좋은 영향을 받으면 배우는 것이다. 살아있는 모든 것에서 스승을 볼 수 있다.

이러한 교육은 자기실현(self-realization), 즉 인격완성과 사회완성 때까지 해야 하므로, 자유자재인이 될 때까지 평생교육이 필요한 까닭이 된다.

교육은 인간의 개성, 환경을 최대한으로 활용하는 능력을 갖게 하여 자신과 남을 위해 큰 업적을 성취하게 해야 하므로 삶의 전영역을 알게 가르치고 배워야 한다. 가정교육, 학교교육, 사회교육 등 현대의 많은 교육제도들은 표면적인 지식을 줄 뿐인데, 어떤 교육과목이든지 대생명의 가치가 느껴지도록 가르쳐야 한다.

모든 학문에는 대생명의 지혜로 깊은 관찰을 하고, 형상을 초월한 높고 깊은 '생명의 빛, 생명의 가치'가 있어야 한다.

인간 내면의 마음과 영혼은 외부적 실존과 생명의 기반으로서 주시되어야 한다. 그러므로 생명의 교육으로서 인과 - 목적적 입장에서 마음 개발의 수련이 필요하고, 운기(運氣)수련과 함께 몸을 위한 수련으로서 기체조(氣體操)

가 절실히 요청된다 하겠다. 이것이 한생명(一生命) 살림법(相生法)으로서 심기신 수련법이며, 심기신 건강법이라 하겠다. 가장 기본적인 교육법이다.

사람은 본래무병(本來無病)이라 하여 병은 본래 없는 것이지만 병은 마음에서 온다고 한다. 일체 마음먹기에 달렸다고 할 수 있다. 병이 생기는 원인은 마음에서 오는 요인과 환경적 요인으로 나눌 수 있다. 이 병을 도(道)로써 다스리는데, 이 도가 한생명 상생법이요 심기신 건강법이다.

심기신 수련법을 통하여 건강한 몸을 가지고 활기 있게 살며, 무아경에 나아가 대생명과 합일함으로써 인생을 지혜와 자비와 용기 속에 살면서 영원한 생명이 되는 것이다.

교육에 있어 사람이 알아야 할 중요한 사항의 하나는 태교(胎敎)이다. 일반적으로 교육의 영향은 어린 때일수록 크고, 나이가 많아질수록 적어지는 경향이 있다고 할 수 있다. 태교를 태육(胎育), 태화(胎化)라 하여, 임신부가 마음가짐, 말, 행동을 잘하여 뱃속 아기에게 좋은 감화를 주는 것이다.

모든 존재는 인연과보 원리에 의하고, 어릴 때일수록 교육영향이 크고, 중유(中有)가 모태에 들어간 때부터 어머니라는 연과 깊은 영향을 주고받으므로, 임산부가 태아형성에 막대한 영향을 미치는 것은 당연하다 하겠다.

임신부가 태아의 생명을 가장 존중하여 태아에 좋은 행동을 하고, 좋은 생각을 하고, 착하고 참된 말을 하며, 좋은 음악을 태아에게 들려주는 것 등은 태아의 기분을 좋게 하고, 태아가 잘 성장하여 훌륭한 인격을 갖게 하는 기초가 되는 것이다. 태아는 어머니 뱃속에 있으면서 자기의 생명을 유지, 보호하는 데 민감하게 반응한다. 병원에서 낙태하려고 하는 경우에 낙태기구가 몸 속에 들어가려는 순간, 태아는 떨면서 빠르게 도망 다니는 반응을 보이는 것이 그러한 예이다.

태아교육 다음에 중요한 것이 어린이 교육이다. 어릴 때일수록 교육효과가 크기 때문이다. 교육을 통한 승리는 자신을 극복하는 것이다. 알렉산더 대왕도 거지처럼 죽었다. 그는 아무것도 가지고 갈 수 없었다. 그는 전세계를 정복했지만 세상을 떠날 때에는 거지에 불과했다.

알렉산더에 얽힌 세 가지의 일화가 있다. 그 일화들은 의미심장하다. 그 중의 하나는 디오게네스(Diogenes)와의 만남에 대한 것이다. 알렉산더가 인도로 가기 위해 진군하고 있었다. 어떤 사람이 그에게 말했다.

"폐하, 폐하는 디오게네스에 대해 궁금해하셨지요? 그런데 지금 그가 바로 근처에 있습니다."

알렉산더는 디오게네스에 대해 많은 이야기를 들은 바 있었다. 디오게네스야말로 진정 인간이라고 불릴 만한 자격이 있는 사람이었다. 알렉산더마저도 그에 대해 깊은 질투심을 느꼈다.

알렉산더는 디오게네스를 만나러 갔다. 디오게네스는 강둑에 벌거벗고 누워 햇볕을 쪼이고 있었다. 그때는 이른 아침이었다. 이른 아침의 햇살이 아름답게 빛나고 모래펄은 차가웠다.

알렉산더는 디오게네스의 아름다움에 강렬한 인상을 받았다. 디오게네스는 아무런 장식물도 없이 벌거벗은 채 누워 있었다. 알렉산더는 온갖 장신구를 주렁주렁 매달고 있었지만 디오게네스 앞에 서니 매우 초라해 보였다. 알렉산더가 말했다.

"나는 그대에게 질투를 느낀다. 그대와 비교해 보니 나는 매우 초라해 보인다. 그런데 그대는 아무것도 갖고 있지 않다. 그대의 부유함은 어디에서 오는가?"

디오게네스가 말했다.

"그것은 내가 아무것도 원하지 않기 때문이오. 무욕(無慾)이 나의 보물이오. 나는 아무것도 소유하지 않음으로써 주인이 되었소. 무소유가 나를 주인으로 만들었소. 그리고 나는 전 세계를 정복했소. 왜냐하면 나는 나 자신을 정복했기 때문이오. 나의 승리는 영원히 나와 함께 할 것이지만 당신의 승리는 죽음이 앗아갈 것이오."

두 번째 이야기는 알렉산더가 인도에서 돌아갈 때 있었던 일이다. 알렉산더가 인도로 오기 전, 그의 스승은 이렇게 말했었다.

"인도에서 돌아올 때는 산야신(sannyasin)을 데리고 오시오. 그것이 인도의 세상에 대한 가장 큰 공헌이기 때문이오."

산야신의 존재는 인도의 독특한 현상이다. 인도만큼 초월적인 관념에 완전히 사로잡혀 있는 나라는 어디에도 없다.

알렉산더의 스승은 세계적인 철학자, 아리스토텔레스(Aristoteles)였다. 그는 알렉산더에게 부탁했다.

"돌아올 때는 꼭 산야신을 데리고 오시오. 나는 산야신이 무엇인지, 도대체 그들이 무엇을 하는 사람들인지 알고 싶소."

인도를 정복하고 돌아가다가 알렉산더는 스승의 말을 기억했다. 그는 어디 가면 산야신을 찾을 수 있는지 물었다. 사람들이 말했다.

"산야신은 많지만 진정한 산야신은 아주 극소수입니다. 하지만 우리는 한 사람을 알고 있습니다."

알렉산더 대왕에 대한 기록에는 그 산야신의 이름이 단다메쉬(Dandamesh)로 나타난다. 아마 그것은 인도 이름이 그리스 식으로 변형된 이름일 것이다. 알렉산더는 단다메쉬를 보러 갔다. 그는 디오게네스에게서 보았던 것과 똑같은 아름다움, 똑같은 평화를 보았다. 깨달음은 항상 유사한 느낌을 불러일으킨다. 모든 붓다에게서 그대는 똑같은 향기, 똑같은 평화를 발견할 것이다.

단다메쉬의 생체에너지권에 들어갔을 때, 알렉산더는 엄청난 영향을 받았다. 마치 향기로 가득한 정원에 들어선 느낌이었다. 그 즉시 알렉산더는 디오게네스가 떠올랐다. 그것은 디오게네스에게서 받은 느낌과 상당한 유사성을 지니고 있었다. 진정한 도인은 그 기가 비슷하다.

알렉산더가 단다메쉬에게 말했다.

"나는 그대를 초청하기 위해서 왔다. 그대는 우리의 국빈으로 대접받을 것이며 모든 편의가 제공될 것이다. 그대는 반드시 나와 함께 아테네로 가야 한다."

단다메쉬가 말했다.

"나는 이미 오고감을 떨쳐버렸다."

그는 엉뚱한 말을 하고 있었다. 알렉산더는 그 말을 즉각 이해할 수 없었다. 단다메쉬는 이렇게 말하고 있었던 것이다.

"이제 나는 세상 안으로 들어옴도 없고 세상 밖으로 나감도 없다. 나는 모든 오고감을 초월했다."

알렉산더가 말했다.

"이것은 명령이다. 나는 그대에게 명령하고 있는 것이다! 그대는 내 명령을 따라야 한다. 감히 알렉산더의 명령을 거역할 참인가?"

단다메쉬는 웃음을 터뜨렸다. 알렉산더는 디오게네스가 기억났다. 그것은 디오게네스의 웃음과 똑같은 웃음이었다. 단다메쉬가 말했다.

"아무도 내게 명령할 수 없다. 죽음이 온다 해도!"

알렉산더가 말했다.

"그대는 내가 아주 무서운 사람이라는 것을 모르는구나!"

알렉산더는 칼을 뽑아들고 외쳤다.

"나를 따라가든지 죽음을 맞든지 둘 중의 하나를 택하라! 나의 명령을 거역하면 목을 쳐버리겠다!"

단다메쉬가 말했다.

"당신 마음대로 하시지. 당신이 지금 하려는 행동을 나는 이미 수년 전에 했다. 목이 떨어지면 당신이 볼 수 있듯이 나 또한 목이 땅에 떨어지는 것을 볼 것이다."

알렉산더가 말했다.
"어떻게 그대가 그것을 본단 말인가? 그대는 죽을 것이다!"
단다메쉬가 말했다.
"나는 더 이상 죽지 않는다. 참된 나는 죽지 않는다. 나는 주시자가 되었다. 나는 당신과 마찬가지로 내 죽음을 목격할 것이다. 당신도 볼 것이고 나도 볼 것이다. 나의 육체는 이미 목적을 달성했다. 그러므로 육체는 더 이상 존재할 필요가 없다. 어서 목을 잘라라!"
알렉산더는 칼을 내려 칼집에 꽂았다. 이런 사람을 죽이는 것은 불가능하다.
세 번째 이야기가 있다. 임종을 맞고 있을 때, 알렉산더는 디오게네스와 단다메쉬를 기억했다. 그리고 그들의 웃음과 평화, 그들의 기쁨을 떠올렸다. 그들은 죽음을 초월한 무엇인가를 지니고 있었다.
"그런데 나는 아무것도 갖지 못했다."
알렉산더의 눈에서 눈물이 흘렀다. 그는 대신들에게 말했다.
"나를 장례식장으로 옮길 때는 관 밖으로 두 팔이 나오게 하라."
대신들이 물었다.
"그게 무슨 말씀이십니까? 그것은 전통에 어긋납니다. 왜 그렇게 해괴한 요구를 하십니까?"
알렉산더가 말했다.
"나는 내가 빈손으로 가는 것을 사람들이 보기를 바란다. 나는 평생을 낭비했다. 나의 손을 관 밖으로 내놓아 모든 사람이 보게 하라. 알렉산더 대왕마저 빈손으로 간다는 것을!"

양생법
(養生法=心氣身 健康=心氣身 修練=三功=調三法)

양생법 개요

사람은 인과적·목적적(因果的·目的的, final-kausal) 존재이다. 이는 사람이 대자연의 인연과보 원리에 따라 살면서, 각자 특유의 목적을 갖는 존재라는 것이다. 사람이 갖는 목적이나 사명에는 여러 가지가 있지만, 모두가 걸어야 할 외길인 근본 목표는 생명의 근원자리인 한생명과 하나되기이다. 즉 어떤 장애물도 남기지 않고, 걸림 없이 한생명으로 돌아가는 귀명(歸命)이다. 이 영원한 목표는 단순한 것이지만 목적을 이루려면 목표를 달성하겠다는 투철한 의지가 중요하다. 이에 따라 인격완성과 사회완성이라는 무한을 향하여, 신바람 나게 한 단계 한 단계 생명을 기르는(生命養成) 한계넘기(超越)를 해야 한다. 그래야 속박된 생명이 해방되는 것이다. 그러려면 우선 양생법의 전제로서 과거생이 깨끗이 정리되고, 현재를 진리(dharma)에 맞게 살며, 미래를 향한 겸허한 노력을 해야 한다. 과거를 정리하려면, 지난 날(전생 포함)의 습업적(習業的) 잘못을 반성하여, 참회나 회개를 하고, 다른 사람의 잘못을 용서하여(容恕:용서하기 어려운 것을 생각 바꾸기로 용서하는 것이 진정한 용서임) 은혜진 것, 빚진 것을 갚고(報恩), 원한 진 것은 풀어야 한다(解怨). 수심연성(修心練性)이다.

현재를 진리에 맞게 살려면, 자기를 스스로 구속하는 고정관념이나 지나친 욕심이나 잘못된 관습이 없어야 한다. 현재 생활에 문제가 되는 것은 남의 탓도 아니며, 우선 '어딘가 감사한 마음의 부족이 있다'고 깨달아야 한다. '지금 여기 나'가 무언가 부족하다고 생각되더라도 '지금 여기 나'가 생명으로 존재하는 것이 가장 감사한 것이며, 내가 부족한 게 아니라 나의 감사한 마음이 부족한 것이다. 그런 기초 위에서 주인의식을 갖고 자기가 우주중심에 서되, 가아(假我)는 없다는 전제 위에 모든 것에 탄력적으로 적응하면서, 앞에서 살핀 것처럼 서로 살리는 상생의 정신으로 살아가야 한다.

이어 현실사회는 복잡다단하므로 강하고도 착한(强善) 입장을 견지하되, 노력한 만큼 대가를 받는 사회를 가면서, 지나친 보수주의나 모험주의를 피해 중도(中道)로 나아가야 한다. 또 생명의 실상에서는 본래무병, 본래무죄이나, 허상으로서 질병이 있으므로 이를 고쳐 건강을 확보하고, 더 나아가 생명의 비약적 진화(elan vital)를 위한 노력이며 전면적 해방인 명상과 단전호흡, 기체조 등 심기신 수련법으로 심기신 건강을 누리면서 영적 진화를 통해 생명의 완성을 향해 나아가야 한다.

여기에 인격완성과 함께 사회완성도 오게 된다. 일석이조(一石二鳥, kill 2 birds with 1 stone)요, 일거양득이다. '누이 좋고 매부 좋고' '도랑치고 가재잡고' '꿩먹고 알먹고' 요, 금상첨화(錦上添花)라 하겠다. 이하 건강법과 심기신 수련으로 분설한다.

건강법

생명의 실상에는 자유자재, 전지전능, 무한 공급이기 때문에 본래 질병이 없어서 본래무병(本來無病)이라고 한다. 질병이란 생명의 실상으로 말할 때 정녕 존재하지 않는다. 다만 그것은 있는 듯이 생각될 뿐이며, 사실상 '없지만' 있는 듯이 보이는 '미혹' 인 것이다.

'없는 것' 을 있다고 생각하기 때문에 '미혹' 인 것이며, '미혹' 이라는 심적 상태가 객관적으로 나타나서 비친 것이다. 이것을 질병이니 여러 가지 인생 고니 한다. 이것을 영화의 비유를 들어 설명하면, '대생명' 은 영화를 비추는 기계의 본원(本源)에서 빛나고 있는 빛과 같이 불가사의한 빛(光明生命)이다.

이것을 무색 투명한 정념(正念)의 렌즈를 통하게 하면 휘황찬란한 대생명의 초상이 이루어진다. 신이 만드신 광휘찬란한 인간 그대로의 모습이다. 다만 화면처럼 우리의 생명에 여러 가지 그림자나 불완전한 상태가 나타나는 것은 거기에 여러 가지 미혹의 모습을 그린 무명(無明)의 '마음이라는 필름'을 대기 때문이며 우리가 '마음가짐에 따라 어떤 식으로든지 변한다'는 것은 이것을 말한다. 원래 우리 자신의 생명이 '광명생명'이 아니라면 그림자마저도 나타낼 수가 없는 것이다. 빛이 없으면 영화의 상영이 불가능한 것과 마찬가지이다. 여러 가지 질병이나 여러 가지 괴로움을 '인생이라는 영화'에 상영시킬 수가 있는 것은 질병이나 괴로움 이상의 '빛'이 그 본원에 있기 때문이며, 이 '빛'이야말로 우리가 대생명으로부터 얻고 있는 우리의 '참된 생명'이다.

자각의 '참된 인간'을 보는 것을 '실상을 본다'거나 '본래의 면목을 본다'고 한다. 질병이나 죽음 따위는 모두가 '무명'이며 존재하지 않는다.

『금강경』에 모든 것이 허망하니, 제상(諸相)이 상이 아닌 줄 보면, 즉시 여래를 본다고 하였다(若見諸相非相 卽見如來). 또한 그 '무명'이라는 것은 사실은 원래가 없는 것을 있다고 생각함에 의하여 생기는 미혹이며 '무명'이라는 것도 없다. 그것은 다만 '밝음이 없다'는 정도의 소극적인 상태이며 어둠이 있다는 적극적인 실재는 아니다. 만약에 '무명'이 적극적인 힘으로서 존재하는 것이라면 '무명'을 없애는데 힘이 들겠지만, '무명'은 원래가 없는 것이므로 '참된 인간'을 자각하기만 한다면 저절로 무명은 사라진다고 생각된다. 이 철저하고도 대대적인 낙관주의가 석가 설법의 골수를 관철하고 있는 것이며, 불교를 평하여 염세교(厭世敎)라고 하는 것은 집착을 가지고 해석을 잘못한 문외한들의 말이다.

미혹이나마 질병이나 불건강이 맨 처음 시작되는 곳은 그 사람의 의식이다. 생명의 근원은 원래 질병도 노화도 죽음도 없는 어떠한 한계도 없는 순수한 의식이다. 이 순수한 의식 가운데서 문득 '나'라는 생각이 일어나서 '나'의 신념의 렌즈를 통해 내 밖의 대상을 판단한다.

여기서 나오는 판단이란 결국 크게 나누어 두 가지로서 '무엇이 좋다, 무엇이 싫다'이다. 이 좋다, 싫다라는 생각, 즉 욕망과 저항이 만병을 일으키는 최초의 원인이다. 사람이 살아가면서 무엇을 보고 좋다, 혹은 싫다라는 생각을 떠올리게 되는 것은 아주 흔히 있는 일이고, 사람이 병보따리가 되기도 한다. 이런 욕망, 저항의 신념 렌즈를 통과한 나의 마음이 같은 성질을 띤 기가 되고, 이런 기가 입자화하여 불건강한 세포들의 물질적 질료가 된다. 어떤 병으로 이름지어 나타나든지간에 질병과 불건강은 바로 이렇게 해서 출발한다. 발병의 원인으로는 세균, 잘못된 섭생, 음양오행의 부조화 등을 얘기하지만, 사실은 욕망과 저항의 자아의식이 만병의 시초이며, 불편한 생각과 감정이 불편한 몸으로 표현되는 것이다. 기의 입장에서 보면, 병은 신체 자기의 이상이다.

의식과 물질은 하나이다. 사람의 의식은 물질입자로 굳어져 몸의 모양을 나타내며 역으로 몸을 구성하는 물질입자는 분해되어 의식으로 되돌아갈 수 있다. 따라서 어떤 사람이 지금 몸에 병을 가지고 있다고 할 때 그가 몸을 의식으로 되돌릴 수 있는 능력을 가지고 있다면, 즉 신념, 상념, 감정 다루기를 잘하여 병에서 풀려날 수 있다. 어두운 신념, 상념, 감정이 모든 질병과 고통의 씨앗이다. 따라서 어둡고 불편한 신념, 상념, 감정을 지우고 밝고 편안한 신념, 상념, 감정을 심는 일이 질병에서 풀려나게 하는 결정적 열쇠이다.

병은 또 기를 잘 다스리면 좋아질 수 있다. 백병은 모두 기에 의해 발생한다. 노할 때는 기가 상승하고, 기쁠 때는 이완되며, 슬플 때는 사라지고, 두려울 때는 내려가고, 놀랄 때는 흐트러진다. 더울 때는 기가 새어나가고, 추울 때는 보존되고, 일할 때는 소모되고, 생각할 때는 맺힌다. 한의학의 진단 방법인 맥진(脈診)과 망진(望診)은 모두 장부의 기의 흐름이나 얼굴에 나타난 증상을 통해 병의 원인을 알아내는 것이다.

맥진은 손목 부근의 촌구맥이나 목의 인연맥 등에서 잡히는 약간의 국소적인 상태를 통해 전신의 기혈 상태를 살피는 것이고, 망진은 얼굴의 윤기나 모양의 이상을 시각적으로 포착해 병상을 판단하는 방법이다.

기는 인체를 구성하는 기본물질로 기가 분포하고 있는 부위와 작용에 따라 여러 가지 이름으로 불려지며 생성하는 내원(來源)도 각기 다르다. 즉 기는 크게 그 부위와 내원에 따라 세 가지로 분류되는데 신중(腎中)의 정기와 수곡의 기 및 자연계로부터 흡입되는 청양(淸陽:天氣)의 기이다. 신중의 정기는 태어나면서 부모로부터 받아 신장에 저장되어 있는 선천(先天)의 정기로 생장(生長), 생식(生殖) 등의 생명 에너지를 말하고, 수곡의 기는 음식물이 비위의 소화, 흡수 과정을 겪음으로써 얻은 폐(肺)로 흡입된 자연계의 공기(地氣)를 말하는데, 이 기는 폐의 가스 교환에 의해 핏속으로 들어간다. 그런데 기가 정상적으로 생성되기 위해서는 신중의 정기와 수곡의 기, 청양의 기 등이 모두 충분해야 하고 이와 함께 폐·비·신장의 기능이 정상적이어야 하는데, 그 중에서도 비위가 가장 중요하다.

기는 우리 몸에서 심(心)의 추동(推動)작용과 폐의 선산(宣散)·숙강(肅降) 작용에 의해 온몸을 돌면서 골고루 퍼지고, 간(肝)의 소설(疏泄)작용에 의해 조절을 받고, 신에 의해 전반적인 조정을 받고 있다. 그런데 이러한 작용을 총괄하는 역할은 오장 가운데서 심이 담당하므로 심을 군주의 역할을 하는 장기 - 군주지관(君主之官) - 라 하고 거기서 신명(神明)이 나온다고 했다. 신명이란 정신작용이나 신경작용을 뜻하는 것이다. 동의보감을 쓴 조선의 명의 허준은 '허심합도 이도치병(虛心合道 以道治病)' 이라 했다. 마음 비우기가 도에 합치하는 것이고, 도로써 병을 고친다는 것이다.

다음엔 체질과 질병의 관계를 살펴보기로 하자.

사람의 체질은 따스한 정도에 따라 냉성체질과 열성체질로 분류할 수 있다. 냉성체질은 추위를 잘 타고 땀을 많이 흘리지 않는 사람이고 열성체질은 더위를 잘 타고 땀이 많이 나는 사람이라고 할 수 있다. 냉성체질은 대체로 A형과 B형으로, 열성체질은 O형과 AB형으로 분류할 수가 있다. 냉성체질에 맞는 음식으로는 현미찹쌀, 옥수수 끓인 물, 인삼, 꿀, 녹용, 영지, 흑염소, 노루, 사슴, 닭 등이 있고, 열성체질에 맞는 음식으로는 현미맵쌀, 보리, 율무, 메밀, 생수, 약수, 냉수, 약오리, 케일, 신선초, 녹즙 등이 있다.

만약에 냉성인 사람이 병이 생긴다면 여성은 불임과 하혈, 유산 등을 겪게 되고, 난소, 자궁, 생식기, 요도, 방광에 이상이 오면서 순환기인 신장에 병을 만든다. 남성도 마찬가지로 좌·우신장, 부신, 요도, 고환, 방광, 생식기, 귓병, 당뇨, 성병이 오면서 심장, 소장, 혀, 소화불량증으로 진행이 되어 신비대증, 심계항진, 심장판막, 아구창, 심근경색, 안면종착, 다래끼, 약심장 등의 병으로 진행이 된다. 이럴 때 자연요법이나 어떤 구체적인 방법으로 몸을 잘 관리하지 못하면 또다시 호흡과 면역기능이 나빠져서 혈압의 조절이 힘들어지고 알레르기를 일으키며 코, 인후, 기관지, 폐, 유방, 대장, 항문 등에 이상이 생겨 중환자가 된다.

그리고 면역기능언 간을 비롯해서 담낭, 십이지장, 췌장, 간염, 당뇨, 담석증, 각종 염증, 복수, 황달, 식곤증, 눈병(다래끼, 시력감퇴, 백내장, 야맹증, 안질)을 동반하면서 병이 점점 진전된다. 여기서도 대책이 없이 그냥 지나치면 소화기능인 위나 비장, 입, 식도 등에 전이가 된다. 위장에서 쓴 물 같은 것이 올라오면 소장부위의 질병이 왔다고 판단되고, 신 물이 올라오면 간이 나빠져 있다고 판단된다.

열성체질에 속하는 사람은 간암으로 사망하는 경우가 많은 것을 경험했는데 주로 A형 간염보다는 B형 간염이 발전해서 간암으로 되는 경우가 많다. 간암이 되면 90%가 사망을 면할 수가 없다. 감기약을 먹고 쇼크를 일으켜 죽었다든가, 페니실린 쇼크로 죽었다든가, 인삼을 먹으면 속이 답답하다든가 하는 사람은 거의가 다 O형에 속한다. 이 열성체질이 암체질이 되기 쉽다. 열성체질인 사람이 병이 생기면 처음엔 대개가 코 부위나 항문, 폐, 대장 등에 생긴다.

그래서 산소 결핍이 일어나고 피가 탁해지다보면 간장, 췌장, 담낭, 눈 등에 이상이 오고 여기서 건강관리가 제대로 안 되면 입, 위, 비장, 식도, 요도, 생식기, 당뇨병, 유산, 불임, 난소, 고환, 부신, 귓병 등이 생긴 후, 다시 심해지면 심장, 소장, 혀, 심근경색, 심장판막, 아구창, 약심장, 안면종창, 다래끼 등의 증상이 찾아오기도 한다. 그리고는 다시 폐, 코, 인후, 항문 등에 이상이 생기면서 악순환이 거듭되는 것이므로 확실한 자연요법으로 다스리지 않으면 안 된다. 열성 쪽으로 기울어진 O형과 AB형은 성격이 느긋하고 다소 우유부단한 감이 있어서 결단이 늦고 오늘 일을 내일로 미루는 경향이 있으며, 봄과 여름을 잘 타는 체질이라 가을과 겨울에 왕성한 활동력을 보이기도 한다. 열성체질인 경우에는 아침 공복시에 생수나 약수를 양껏 마시되 홀짝홀짝 천천히 마셔야 한다.

만약 열성에 속하는 사람이 인삼과 꿀, 녹용, 부자 등을 먹게 되면 몸 안의 균형이 깨져서 건강을 해칠 수도 있으니 주의를 기울여야 할 것이다. 그 반대로 냉성체질인 사람이 아침 공복에 냉장고에 있던 물이나 녹즙을 마신다거나 율무나 보리, 메밀 같은 말하자면 열성체질 쪽에 맞는 음식을 섭취하면 해가 되므로 절대 삼가야 할 것이다. 다시 말해서 냉성체질은 여름에 나는 열대성 음식은 삼가고 열성체질은 겨울철에 나는 음식을 삼가면 별탈 없이 건강을 유지할 수 있다. 그러나 자기에게 맞는 음식물이라 할지라도 급하게 과식한다거나 밤중에 먹고 잠을 잔다든가 하면 해가 되기 십상이다.

몸 속에 돌(결석증이나 담석증)이 끼었다 하여 냉성체질인 사람이 맥주를 마구 마신다면 호미로 막을 것을 가래로 막는 무지막지한 행위가 된다는 것을 잊지 말아야 한다. 우리의 몸은 먹거리로 만들어진다. 그러므로 자신의 체질에 맞는 음식물을 섭취해야 몸의 균형이 유지되어 무병장수할 수 있음을 명심해야 한다.

흔히 우리는 병에 관하여 보통 사람들은 '병이 나면 의사에게 간다', '병이 나면 의사가 고쳐준다', '약을 먹으면 병이 낫는다', '개인병원보다 대학병원이 낫다' 든지 하는 고정관념을 갖는데 고정관념이 바로 '당신의 몸을 엉망으로 만들어 버린다' 고 뜻있는 의사들은 경고했다. 바로 의사들이 이런 고정관념을 버리자고 부르짖고 있는 것이다.

병이 나면 의사에게 가지만, 누가 내 병을 고쳐줄 수 있는 것은 아니라는 것이다. 또 약을 먹으면 병이 낫는다고 하지만, 약은 일시적인 해소 방법으로서 사용하여야 할 것이지 장기간 복용해서는 안 된다는 것이다. 그렇게 해서 몸이 좋아진 사람은 이 세상에 단 한 사람도 없다. 약물학의 아버지 파라셀슈스도 그 자신이 약을 만들면서 "약은 독물이다. 적게 먹느냐 많이 먹느냐 하는 용량의 문제이지 이 세상에 독성 없는 약은 존재할 수 없다"고 얘기했다. 모든 것은 약이 될 수 있다. 또 약이 독이 될 수도 있다. 이런 점들을 우리는 다시 한번 생각해보고 반성해야 한다. 무엇을 얼마나 잘못 먹었는지, 너무 많이 먹은 것은 아닌지, 밤에 먹는 것을 즐기지 않았는지도 생각해 보고, 생활습관도 고쳐나가야 한다.

약은 대증 요법으로 통증을 빨리 없애주는 신속성은 있다. 그러나 그 부작용은 상당히 우려되는 것이다. 흔히들 현대의학은 보통사람들이 근접해갈 수 없는 영역이라는 고정관념에 빠져 자신의 건강문제는 자신들의 영역 밖이라고 치부하다가, 덜컥 병이 나거나 발등에 불이 떨어져서야 '약을 먹는다', '의사선생님께 가면 된다' 등등의 의타심을 가지고 문제를 해결하려고 한다. 그러나 과연 그렇게 현대의학이 생각만큼 능력이 있을까? 현대의학이라는 것은 병원균에 의해 발생하는 병에 대해서나 수술, 마취 등에는 분명히 탁월한 효과를 나타낸다. 또 그것 때문에 연구가 시작이 되었고 발전을 거듭하여, 시험관 아기까지 등장하고 장기이식 수술 단계까지 오게 되었다. 그러나 다른 병들, 특히 만성화된 현대병에 대해서는 거의 대책이 없다고 해도 과언이 아니다. 인간의 구성요소 가운데, 마음과 기운이 거의 연구되지 않았기 때문이다.

그렇기 때문에 병은 만성화되기 전에 미리 예방하는 것이 중요하다. 대책이 없는 만성병은 자기 자신밖에 고칠 사람이 없다는 것을 알아야 한다. 자기가 곧 의사요 환자라는 생각으로 굳은 의지를 가지고 치료에 임해야 한다. 내 몸은 어디까지나 나의 몸이지 의사의 몸은 아닌 것이다. 다시 한번 강조하건대 만성병, 즉 암같은 병은 바로 자신이 만든 병이기 때문에 자신밖에는 고칠 사람이 없다는 것을 명심해야 한다. 암세포를 두려워하는 마음을 버리고 고통의 터널을 짧게 지나가는 방법을 터득해야 할 것이다.

토인비 박사는 서양의학의 한계를 이렇게 지적했다.

"서양의학은 수술등 보이면 쏘는 수렵의학(hunting medicine)이다."

즉 서양의학을 사냥꾼에 비유했는데 매우 적절한 표현이라고 생각된다. 서양의학은 사냥감, 즉 병세포가 보이지 않을 땐 사냥감 자체가 있는지 없는지조차 모르고 있다. 분명히 사냥감 병세포가 있는데도 불구하고 말이다.

'건강'은 음양오행의 기운이 균형잡힌 '생명력의 충실'이며, '생명' 그 자체를 순조롭고 자연스럽게, 올바른 길로 구애없이 쭉쭉 뻗어나게 함으로써만 얻어지는 것이다. 그것을 위해서는 먼저 '마음'이 '혼미'에서 해방되어, 자연의 위치로 돌아가야만 한다. '마음'이 '미혹'에서 해방되어 자연으로 돌아가고, '생명'이 순조롭게 올바른 자연의 길을 걷게 되면, 직감과 본능에 인도되어 저절로 생활이 자연스럽게 된다.

생활이 참으로 자연스럽게 되면 생활 전체가 건강법에도 위생에도 자연에도 순응하게 되고, 지금까지 인위적으로 생활이 건강법에 역행되지 않도록 애써 온 것이 이번에는 본능적으로 건강법을 벗어나지 않는 생활을 하게 된다. 올바른 본능은 그릇된 인지(人智)의 서투른 수작보다는 우리를 건강으로 인도해 주는 것이다. 조수(鳥獸)는 그들이 자연의 산야에서 생활하고 있는 한 완전히 건강하며 결코 질병에 걸리지 않는다. 눈을 밟고 걷는 곰도 이슬에 젖어 먹이를 찾는 참새도 추위에 못 이기어 감기에 걸리는 일이 없다. 그것은 생활이 올바른 본능에 인도되고, 자연적으로 건강법에 어긋나지 않는 생활을 하고 있기 때문이다. 그러나 산야의 조수를 사로잡아 와서 인간의 분위기 속에 싸이게 하면 여러 모로 온난방 장치에 신경을 써주고 있는데도 불구하고 자칫하면 병에 걸리거나 감기를 앓게 되는 것이다.

어쨌든 인간은 '자연으로 돌아간다'는 것이 필요하다. 자연적 건강법이라는 것이 주장되고 있지만 생활의 형식을 자연으로 돌리기까지는 '마음'을 자연으로 돌리는 일, 곧 '마음'에서 미혹을 제거하는 편이 한층 더 필요한 것이다. 마음이 자연으로 돌아가면 생활의 형식도 저절로 자연으로 돌아가게 된다. 음식물의 기호 따위도 저절로 변하여, 자연히 건강에 이로운 음식물이 좋아지게 된다.

정신력으로 병을 치료할 때에 가장 방해가 되는 것은 병이란 것이 움직일 수 없는 물질적 근거를 가졌다는 일반인의 신념이다. 이 신념을 근본적으로 타파해 가지 않으면 병의 근원을 전멸시킬 수가 없다. 그래서 물질이란 원래가 '무(無)'라는 것, 불교에서 말하는 '색즉시공(色卽是空)' 곧 '색(물질)'은 궁극적으로 '공(空)'이라는 것, 그리스도교에서 말하는 '만물이 말씀으로 말미암아 지은 바 되었으니' 곧 말(마음의 파동)이 만물의 창조자라는 것, 이것이 근본적으로 밝혀졌을 때에만 비로소 우리는 병을 고칠 수 있다.

마음을 잘 다스리면 건강에 좋아지는 실례를 아바타 마스터이며 의사인 전홍준 박사는 『완전한 몸, 완전한 마음, 완전한 생명』에서 다음과 같이 말했다.

"어떤 부인이 초등학교에 다니는 사내아이를 두었는데 이 아이는 늘 자기 머리털을 뽑았습니다. 머리 한쪽에 소눈깔만하게 탈모가 되어 보기가 흉했습니다. 아무리 못하게 말려도 소용없었습니다. '손에 장갑을 끼워놓아도, 매로 때려도 계속 뽑고 있어요. 피부과 병원에 가서 치료해도 심지어 정신과에서 치료를 해도 효과가 없어요.' 이 부인은 평소 시어머니를 미워해서 시어머니를 볼 때마다 '저 노인네 머리채를 뽑아버렸으면 시원하겠다' 는 생각을 했습니다. 왠지 머리채를 뽑고 싶은 마음이 늘 들었습니다. 이 엄마의 상념이 아이를 통해서 경험되고 있는 것입니다. 나는 이 엄마의 마음을 바꾸게 했습니다. 당신을 걱정하게 만드는 이 아이는 누구와의 사이에서 낳았는가? 남편과 좋아해서 낳았지요. 그 남편은 누가 낳았는가? 머리채를 뽑고 싶은 시어머니가 낳았지요. 이 엄마는 시어머니가 없는 데서 혼자 앉아 '어머니, 당신의 머리채를 뽑고 싶었던 제 마음을 용서하십시오. 당신을 사랑합니다' 를 하루종일 반복해서 외웠습니다. 처음엔 저항감이 생겼으나 며칠이고 계속하는 동안 뜨거운 눈물이 많이 흐르고 정말 시어머니가 좋게 느껴지게 되었습니다. 이 엄마의 마음이 완전히 바뀌어지자 아이는 머리에 손도 대지 않게 되었습니다."

많은 질병은 마음으로부터 우울을 토해내고 청소를 해버리면 약도 수술도 필요없이 저절로 나아버린다. 마음 속의 우울을 토해내는 것을 정신분석학에서는 '관념을 깨끗이 씻는다' 는 관념세정(觀念洗淨)이라고 하고, 종교에서는 '회개나 참회' 라 한다. 마음 속의 여러 가지 먼지를 떨어내 버리면, '생명' 본래의 건전한 실상이 나타나기 때문이다. 어쨌든 '생명' 의 소지(素地)를 나타내도록 연마만 하면 '생명' 이 정녕 완전한 모습을 나타낸다.

병에는 또 전생의 업과 관련되는 것도 있다. 불교에서는 이것을 업(業)이라고 하여 일단 우리가 만든 업은 인연에 따라 차바퀴처럼 빙글빙글 돌아 좀처럼 끝이 없이 유전(流轉)되는 것이라고 설명하고 있다. 업의 유전설은 입체심리학과 영계통신(靈界通信)의 과학적인 실험과 관찰에 의해 그 진실이 확증된 것이지만, 과거의 세계에서 악업을 만든 인간의 영혼이 고행에 의해 죄의 소멸을 꾀하기 때문에 특히 불치의 악질(惡疾)을 육체에 나타내고 있는 경우도 많은 것이다. 이리하여 육체의 정신으로는 병을 고치고 싶다고 간절히 바라면서도, 영혼 그 자체는 불구(不具)라든가 불치의 질병이 되어 괴로워함으로써, 지난 세계의 죄가 씻어지기를 기대하고 있다. 이것은 그 사람에게 잠재하는 영혼의 병을 앓고 싶다는 의지의 표현이며, 성 프랑시스의 성흔(聖痕)과 같은 이치이다.

이와 같은 병은 숙업적(宿業的)으로 나타나는 것이므로 좀처럼 낫기 어려운 것이다. 이것을 고치는 유일한 길은 생명의 실상인 '죄는 원래 없는 것이다. 대생명은 고행을 하지 않더라도 그대로 완전하며 원상(圓相)이다' 라는 진리를 그 사람의 마음 속에 깃들게 하여 자각을 시키는 길 이외에는 방법이 없는 것이며, 그 사람의 마음속에 깃든 넋이 이 진리를 어떻게 얼마나 받아들이는가에 따라 이 불치의 악질이 낫느냐 않느냐가 결정되는 것이다.

심기신 수련법(心氣身 修練法, 초월)

개체생명이 상생 생활을 하고 한생명으로 돌아가는 데 있어서, 생명의 비약적 진화를 위한 노력이 건강하면서 동시에 자유자재롭고, 평등·평화의 인격을 완성해 가는 심기신 수련법 내지는 심기신 건강법이다. 부족한 나를 바꿔가는 방법이다.

심기신 건강법은 체상용(體相用) 3대 논리로 볼 때, 마음은 본체(體), 기는 작용(用), 몸은 형상(相)이라 할 수 있다. 심기신을 영혼백(靈魂魄)이라고도 할 수 있다. 성명정(性命精)이나 정기신(精氣神)이라고도 한다. 심은 영이나 신(神), 기는 혼(魂), 신(身)은 백(魄)이나 정(精)에 해당한다고 할 수 있다.

심기신 수련을 통하여 우리는 점점 자연스럽고 평화스러운 자기의 변모를 볼 수 있게 되고, 자기의 한계 넘기로 무한으로 확대되면서, 드디어 유한자가 무한자로 탈바꿈하는 해탈(解脫, moksa, nirvana)로 나아간다. 한계넘기요, 초월(超越, transcendence)이다.

심기신 수련법은 사람이 뗏목을 타고 강의 이쪽 언덕(此岸)에서 저쪽 언덕(彼岸)으로 건너갈 때 그 뗏목과 같은 것이다. 강을 건널 때 뗏목이나 배가 꼭 필요하지만, 건넌 다음에는 그 뗏목을 해탈의 나루터에 버리고 가야 한다. 이것을 뗏목의 비유라고 한다.

자기의 한계 넘기는 마음수련에서의 자기확장, 용서 못할 일의 용서, 기수련에서의 긴 호흡, 몸수련에서의 능력초월 등 여러 가지가 있으나 여기서는 한계넘기의 하나로 최면(催眠)에 의한 전생퇴행(前生退行) 기법을 통하여 보통 때는 알지 못하는 전생을 알아볼 수 있다. 전생퇴행 기법을 사용하려면 먼저 피암시성 실험을 한 다음, 최면술사에 의해 이완기법 등으로 최면상태에 들어가는 것이 좋다.(여러 가지 다양한 기법 있음)

다음에는 동굴기법을 통하여 전생에 가보고, 전생을 탐색할 수 있다. 스스로 자기 암시에 의하여 전생퇴행 기법을 사용하려면, 첫째 남이 아닌 자기를 주체로 해야 하고, 마음에 그릴 때 현재완료형으로 기정사실화해야 한다.〈참조:설기문. 최면과 전생퇴행. 정신세계사. 1999〉

심기신 수련법은 한생명에의 길에서 1차 살폈으므로, 자세한 것은 마음공부(調心), 기공부(調息), 몸공부(調身)의 셋으로 나눠 살피고자 한다.

제2부
마음수련
(調心, 心功, 止感, 瞑想)

▼

마음의 개념

건강한 마음 갖기

깨달음(覺)

명상(瞑想)

수식선(數息禪=數息觀)

선정의 10단계

한생명 명상

죽음 넘기(臨死體驗)

마음의 개념

　일체유심조(一切唯心造), 삼계유심소현(三界唯心所現)이란 말이 있다. 일체가 마음이 만들어 낸 것이요, 욕심과 물질 및 정신계는 마음의 나타냄이라는 것이니, 만물이 모두 마음먹기에 달렸다는 말이다. 몸의 주인은 마음이다. 주인공이다.

　훗날의 만공 스님인 월면 사미승이 스물 두 살 때의 일이었다. 그날도 여느 날과 마찬가지로 스승 경허 스님과 함께 아침 일찍 탁발을 나섰는데, 그날 따라 웬일인지 시주를 아주 많이 받게 되었다. 월면의 바랑도 가득 찼고, 경허 스님의 바랑도 가득 차게 되어 기분은 좋았지만, 그 무거운 바랑을 메고 먼 길을 걷다 보니, 천장암으로 돌아가는 산기슭에서 해질 녘이 되어 월면은 아주 녹초가 되고 말았다. 다리가 아픈 것은 고사하고라도 가득 찬 바랑 때문에 바랑 끝이 어찌나 조여 매는지 어깻죽지가 빠져나가는 것 같았다. 그런데, 경허 스님은 조금도 피곤한 기색 없이 저만치 성큼성큼 앞서 걸어가는지라, 사미승 월면과 경허 스님과의 거리는 자꾸만 벌어지고 있었다.
　월면은 스승보다 한참 젊은 자기가 먼저 쉬었다 가자고 하기가 뭣해서 아무 소리 않고 한참을 참고 걸었지만 이제 더 이상 견딜 수가 없을 정도였다.
　"아이구 나 죽겠네. 아이고, 스님…… 스니임……."
　"어서 오지 않고 왜 부르느냐?"
　경허 스님은 뒤도 돌아보지 않은 채 계속 걷기만 했다.
　"아이구, 스님. 제발 조금만 쉬었다 가십시다요, 예?"

"쉬었다 가자구?"

"예, 스님. 다리도 아프고 무엇보다도 어깻죽지가 아주 찢어질 것 같사옵니다요."

월면 사미승은 금방 쓰러지기라도 할 듯 울상을 지었다.

"원, 녀석. 그게 뭘 그리 무겁다고 엄살을 부리는고?"

"아이구, 스님. 엄살이 아닙니다요. 다리 아픈 건 그래도 참겠습니다요. 어깻죽지가 찢어질 것 같아서 더 이상은 도저히 못 가겠습니다요…… 아이구 아이구 숨차."

월면은 이제 아주 바랑을 길바닥에 내려놓고 그 자리에 그냥 주저앉았다.

"허허, 길바닥에 그렇게 주저앉으면 어쩌려고 이러느냐? 이러다간 어둡기 전에 절에 못 가느니라."

"아이구, 스님. 시주를 너무 많이 받아서 그런지 바랑이 너무 너무 무겁습니다요, 스님."

"바랑이 너무 무겁다고 했느냐?"

"예, 스님."

"그러면 한 가지를 버리면 될 것이야."

"한 가지를 버리다니요, 스님?"

"바랑을 버리던지, 무겁다는 생각을 버리던지 한 가지만 버리면 될 것을 왜 그리 끙끙댄단 말이냐?"

월면은 경허 스님의 말씀에 길바닥에 부려놓은 바랑을 얼른 움켜 안았다.

"어이구, 스님두 참. 아, 이 시주물을 어떻게 탁발한건데 버리라고 그러십니까요?"

"그럼 어서 짊어지고 가자. 아 어서 와!"

스님은 또 휘적휘적 앞서 걷기 시작하는 것이었다.

"아이구, 스님. 그렇다구 혼자 가시면 어떡합니까요, 예?"

아무리 소리를 질러도 경허 스님은 들은 척도 안하고 걸어가기만 하니 월면으로서도 더 이상 어쩔 도리가 없었다.

"아이구, 스님, 스님, 같이 가십시다요, 예?"

"그래, 저기 저 마을 앞까지만 가면 무겁지 않게 해 줄 테니 어서 오너라."

"마을 앞까지만 가면 무겁지 않게 해 주신다구요? 예, 스님?"

"그래, 어서 걸어라."

월면은 마을 앞까지만 가면 무슨 좋은 수라도 생기는가 해서 서둘러 바랑을 짊어지고 부리나케 스님 뒤를 쫓아 걸었다. 이렇게 한참 걸어 두 스님은 마을 앞 우물 곁을 지나가게 되었다. 물을 가득 담은 물동이를 머리에 인 젊은 아낙네가 두 스님 옆을 막 지나가고 있었을 때였다. 앞서 가던 경허 스님이 느닷없이 그 젊은 아낙의 얼굴을 두 손으로 감싸쥐고 입을 맞추고는 냅다 뛰어서 달아나는 게 아닌가.

"아이구머니나."

쨍그랑…….

아닌 밤중에 홍두깨라고 스님의 느닷없는 입맞춤에 젊은 아낙은 혼비백산, 그 바람에 머리 위에 이고 있던 물동이는 그만 그대로 땅에 떨어져 박살이 났다.

"저, 저놈 잡아요, 저놈 잡아."

여자의 앙칼진 소리에 잠시 정신을 잃었던 월면은 그제야 사태를 짐작하고 정신없이 뛰어 달아나기 시작했다. 마을 앞 들판에서 일하던 농부들이 손에 손에 몽둥이와 괭이를 들고 고래고래 소리를 지르면서 쫓아오는 것이었으니, 월면은 앞서 도망친 경허 스님을 찾을 경황도 없이 그저 죽을 힘을 다해서 도망치는 데만 열중했다.

얼마나 뛰었을까. 산 속에 당도해 보니 해는 이미 기울어서 어두워 졌는데 두 다리는 얼마나 힘을 주어 도망을 쳤는지 쥐가 날 지경이었다.

더구나 경허 스님이 왜 그런 엉뚱한 짓을 했는지 영문도 모르는 채 죽어라고 뛰었으니 월면은 은근히 부아가 치밀었다. 그러나 산길을 한참 걸어가도록, 앞서 도망친 경허 스님의 모습이 보이지 않자 이제는 슬슬, 스님이 그 농부들에게 잡힌 건 아닌가 은근히 걱정이 되었다.

그때였다. 어두워진 산길의 수풀에서 뭔가 불쑥 앞으로 튀어나오는 게 아닌가.

"으악!"

월면은 기겁을 하며 뒷걸음질쳤다.

"하하하하, 너 용케 붙잡히지 않고 도망쳐 왔구나, 응? 하하하하······"

워낙 큰 체구의 경허 스님이다 보니 어둠 속에서 불쑥 나타난 스님을 그만 산짐승인 줄로만 알았던 것이다.

"아이구, 스님 놀랐습니다요, 아이구, 가슴이야······ 그리구, 스님 그게 대체 무슨 망측한 짓입니까요? 예?"

"그래, 내가 몹쓸 짓을 했다. 헌데 너 죽어라 하고 도망쳐 올 때도 등에 진 바랑이 그렇게도 무겁더냐?"

"예에? 등에 진 바랑이요? 정신없이 도망쳐 오느라고 무거운지 가벼운지 몰랐는데요, 스님"

"그것 봐라. 무겁느니 괴롭느니 그런 건 다 마음의 장난이니라."

"예에?"

그날 밤, 스승과 제자는 이미 어두컴컴해진 산길을 걸으면서 오묘한 법담을 나누었다. 산새들도 모두 제 집을 찾아들었는지 푸드덕거리는 소리도 그치고, 산길은 이제 고요해서 스승과 제자 두 스님이 풀잎을 밟으며 타박타박 걸어가는 소리만이 유난히 컸다.

"월면아!"

"예, 스님."

"이제 또 이렇게 걸어가게 되니 등에 진 바랑이 무겁겠구나."
"아아, 아, 아니옵니다. 스님. 이젠 바랑이 무겁지 않사옵니다."
"거 참 이상한 일이로구나. 똑같은 바랑에 똑같은 곡식이 들어 있는데 왜 지금은 무겁지 아니한고?"
월면은 아무 말도 하지 못했다.
"제가 미처 깨닫지 못했었습니다, 스님. 용서하십시오."
"무겁다 무겁다 하고 소리치던 놈, 쉬었다 가자 쉬었다 가자 붙들고 늘어지던 놈, 붙잡히면 너 죽는다 도망쳐라 하던 놈, 걸음아 나 살려라 미친 듯이 도망쳐온 놈, 그 놈들이 대체 하나던가, 둘이던가, 셋이던가, 넷이던가?"
"…… 그건 하나이옵니다. 스님."
"이제는 무겁지 않다고 하는 놈은 또 어떤 놈이던고?"
"그, 그것도 같은 놈이옵니다, 스님."
"꽃을 보고 예쁘다 하는 놈도, 벌레를 보고 징그럽다 하는 놈도 다 같은 놈, 그놈이 대체 무엇이던고?"
경허 스님은 제자의 대답을 기다리며 물끄러미 월면의 얼굴을 쳐다보았다.
"…… 이, 이제야 알겠사옵니다, 스님."
"그놈이 대체 무엇인지 그것을 나에게 일러라."
"그, 그것은 스님."
월면은 잠시 숨을 몰아쉬었다.
"그래 무엇이더냐?"
"그것은 스님, 마……마음이옵니다."
경허 스님은 갑자기 산이 쩌렁쩌렁 울리도록 크게 웃기 시작했다.
"하하하하…… 웃었다가 울었다가 화냈다가 풀어졌다가 좋았다가 나빴다가 하루에도 골백번 변하고 또 변하는 놈, 그 놈을 바로 보아야 도를 알게 될 것이니라."

경허 스님의 우렁우렁한 음성이 산자락을 한 바퀴 휘돌더니, 메아리처럼 날아와 사미승 월면의 가슴에 박혔다.

"명심하겠습니다, 스님. 명심하겠습니다."

제자 월면이 고개를 들었을 때, 스승 경허 스님은 벌써 저만큼 성큼성큼 앞서 걸어가고 있었다.

그 한참 뒤의 일이다. 월면이 벽 앞에 바짝 다가앉아, 먹는 일도 누워 자는 일도 일체 끊어버리고, 죽기를 각오하고 자신과의 싸움을 하던 1895년 7월 25일 새벽.

별안간 마주보고 있던 벽이 통채로 무너져 내리면서 찬란한 빛과 함께 큰 일원상(一圓相) 하나가 월면의 눈앞에 나타나는 게 아닌가.

그때까지 월면의 가슴 속을 짓누르던 일체의 의심이 사라지는 순간이었다. 모든 존재의 궁극적 근원, 그것은 모두 마음 하나에 달려 있음을 확연히 깨닫게 되었을 때, 월면은 모든 천지가 새로 열리는 깨달음의 법열을 경험하였다. 그렇다! 이 세상의 모든 만물, 이 세상 모든 현상은 마음이 만들어 낸 것! 이제야 나는 있는 그대로를 있는 그대로 보게 되었다.

월면이 깨달음의 기쁨에 차 있을 때 밖에서 새벽 종소리가 스승 경허 스님의 웃음소리처럼 크게 울리기 시작했다.(만공 스님의 첫 번째 깨달음의 순간을 묘사한 것이다.)

백운암 선방에 앉아 쏟아지는 빗소리를 들으며 참선 삼매에 빠져 있던 어느 날 새벽, 월면은 빗소리가 점점 잦아든다고 느끼는 순간 커다란 종소리를 듣게 된다. 크게 울려 퍼지는 범종 소리와 함께 사방에 현란한 광명이 비치는 것이 보이니, 이것이 월면 수좌의 두 번째 깨달음이었다. 월면은 마음 속 저 밑바닥에서 터져 나오는 기쁨에 조용히 입을 열었다.

"고요한 밤 밝은 달을 보고 도를 깨닫기도 하며, 새벽 범종소리에 도를 깨닫기도 하며, 멀리서 들려오는 닭 울음소리에 도를 깨닫기도 하며, 이웃집 아기 우는소리에 도를 깨닫기도 하며, 큰 스님 법문에 문득 도를 깨닫기도 하니 좋은 인연 따라 머리머리마다 도를 깨닫지 못할 곳이 없구나.

싱그러운 광명이 하늘을 덮고, 땅도 덮고, 밤도 없고 낮도 없는 광명의 세계를 이룬다 하나, 월면이 아는 바는 그렇지 아니하니 터럭만치도 밝음이 없고, 터럭만치도 어두울 것이 없구나."

월면은 6년 만에 뵙는 스승에게 세 번 절을 올렸다.

스승의 행색은 남루하기 그지없었으나 그 형형한 눈빛은 오히려 그 빛이 더해진 것 같았다.

쏘는 듯 스승의 눈길이 제자 월면의 얼굴에 잠시 머물렀다.

"그래, 그대가 견성을 했다던데 그동안 어떻게 지냈던고?"

"배고프면 먹고 졸리면 자고, 그렇게 지냈사옵니다."

"으음, 그럼 월면의 깨달은 경지는 어떠하던고?"

"예, 도를 깨달음에 지혜가 명철하여 일체법 하나도 모를 것이 없이 안다 하였으나, 월면이 아는 바는 그렇지 아니하고 지혜가 없어서 가히 한가지 법도 아는 것이 없고, 또한 모를 것도 없사옵니다."

경허 스님이 다시 물었다.

"생과 사는 어떠하던고?"

"다들 도를 깨달으면 살고 죽는 것이 없다 하였으나, 월면이 아는 바는 그렇지 아니하여 혹은 살기도 하고 혹은 죽기도 하고 그러하옵니다."

월면의 목소리에는 한치의 흔들림도 없었다.

"얻은 것은 무엇이고 잃은 것은 무엇이던고?"

"얻은 것은 없거니와 잃은 것도 없사옵니다."

"딱! 딱! 딱!"

더 이상 질문은 필요없다. 이제 제자의 모습에서 부처를 본 스님은 흡족한 마음으로 쾌히 전법게(傳法偈)를 내렸다.

그대가 사라질 준비가 된다면, 그대는 법칙의 충만함 속으로 들어가게 되고 법칙은 그대를 보살필 것이다. 그것을 지켜본 적이 있는가? 그대가 강물을 신뢰한다면 그대는 물위에 뜰 수 있다. 신뢰를 잃어버리는 순간 그대는 물에 빠지게 된다. 그대가 강을 신뢰한다면 강이 그의 손으로 그대를 보살필 것이다. 두려워하게 되면 그대는 빠지게 된다. 그것이 시체가 강의 수면 위에 떠오르게 되는 이유이다. 죽은 몸은 의심할 수 없기 때문이다. 죽은 몸은 두려워하지 않는다. 사람들이 강에 빠져 익사했다. 그들이 죽자 시체가 강의 수면 위에 뜨기 시작했다. 이제 강물은 그들을 잠기게 할 수 없다. 이제부터는 불가능하다. 강은 죽은 몸을 빠지게 할 수 없다. 살아있을 때는 무슨 일이 일어났는가? 무슨 일이 일어났는가? 그 죽은 자는 반드시 어떤 비밀을 알 것이다. 그 비밀은, 죽은 자는 의심할 수 없다는 것이다.

그대는 예수의 생애에 있었던 한 아름다운 우화를 들은 적이 있을 것이다. 예수의 제자들이 갈릴리 호수를 건너고 있을 때였다. 뒤에 남겨져 있던 예수는 말한다.

"나도 곧 가겠지만 나는 기도를 해야 한다."

그리고 잠시 후 제자들은 당황했다. 예수가 호수 위를 걸어오고 있었던 것이었다. 그들은 놀랍고, 두렵고, 겁에 질렸다. 그들은 그것이 필시 사탄의 힘이라고 생각했다. 어떻게 물위를 걸을 수 있단 말인가?

그때 제자 하나가 말한다.

"주님, 정말 당신입니까?"

예수가 말한다.

"그렇다."

제자가 말한다.

"당신이 물위를 걸을 수 있다면, 왜 제자인 저는 할 수 없습니까?"

예수가 말한다.

"그대 또한 걸을 수 있다. 오라!"

제자는 몇 걸음을 걷고는 자기가 물위를 걷고 있다는 것에 놀랐다. 그리고 의심이 일어났다. 그는 말한다.

"무슨 일이 일어난 겁니까? 믿을 수 없습니다."

그 순간 그는 생각한다. '믿을 수 없어. 나는 꿈을 꾸고 있거나, 사탄의 시험을 받고 있는 거야. 아니면 무슨 일이 일어난 거지?' 그리고 곧 그는 물 속으로 빠져들기 시작한다. 예수는 말한다.

"그대, 작은 믿음을 가진 자여! 왜 그대는 의심했는가? 그대는 몇 걸음을 걸었고 그것이 일어났다는 것을 알았는데도 왜 그것을 의심하는가?"

수영을 하는 사람과 못하는 사람의 차이는 별로 없다. 수영을 하는 사람은 신뢰하는 법을 배웠고, 수영을 못하는 사람은 아직 신뢰하는 법을 배우지 못했다. 양쪽 다 같다. 수영을 못하는 사람이 강에 빠질 때, 의심이 일어난다. 강이 빠뜨릴 것이라고 그는 두려움을 느끼기 시작한다. 그러면 강이 그를 빠뜨린다. 그러나 그것은 스스로의 의심에 의해 빠진 것이다.

수영을 하는 사람은 강을, 강의 법칙을 안다. 그리고 그는 여러 번 강과 함께 있었고 강을 신뢰한다. 그는 편안히 물에 몸을 맡길 수 있다.

지혜로운 자는
그대가 어느 지점에서 타락했고
어느 지점에서 타락하게 될지
아주 귀한 비밀을 그대에게 전한다!

붓다가 제자들에게 마지막 남긴 말은 "방일(放逸)하지 말고 그대 자신을 비추는 등불이 되라(自燈明 法燈明)"는 말이었다. 제자들은 눈물을 흘리며 울고 있었다. 거의 사십 년 가까이 함께 살아온 스승이 떠나고 있으니 당연한 일이었다. 사십 년 동안 그들은 엄청난 기쁨과 훌륭한 경험을 맛보았다. 그 기간은 인간에게 가능한 가장 아름다운 세월이었다. 마치 낙원과 같은 나날이었다.

그런데 이제 스승이 육체를 떠나고 있다. 그들이 슬퍼하며 흐느낀 것은 당연한 일이었다. 붓다는 눈을 뜨고 말했다.

"울지 마라. 너희들은 지금까지 내 말을 듣지 못했더냐? 왜 우는 것이냐?"

그의 수제자인 아난다(Ananda)가 말했다.

"우리의 빛인 당신이 떠나고 있지 않습니까? 어둠이 우리를 덮치고 있는 느낌입니다. 저는 아직 깨닫지 못했는데 당신은 떠나고 있습니다. 당신이 살아있는 동안에도 깨닫지 못했는데, 당신이 가시고 나면 제게 무슨 희망이 있겠습니까? 저는 말할 수 없이 절망스럽습니다. 저는 사십 년을 헛되이 보냈습니다. 저는 그림자처럼 당신을 따라다녔고, 당신과 함께 지낸 나날은 아름다웠습니다. 이제 당신이 떠나시면 저희들은 어쩌란 말입니까?"

붓다가 말했다.

"너희들이 우는 것은 내 말을 귀담아 듣지 않았기 때문이다. 나는 너희들에게 나를 믿지 말라고 수차 말했었다. 그런데 너희들은 내 말을 듣지 않았다. 지금 너희들이 완전히 허물어지고 있는 것은 나를 믿었기 때문이다. 내 말대로 너희들의 내면에 빛을 창조했다면, 나를 통해 지식을 모으기보다 너희들 스스로의 경험을 통해 얻었다면 지금처럼 울 필요가 없었을 것이다. 문수보살(Manjusri)을 봐라!"

문수보살은 붓다의 제자였다. 그는 근처의 나무 밑에 눈을 감고 앉아 있었다. 그는 너무나 고요하고 행복해 보였다. 붓다가 말했다.

"문수보살을 봐라. 가서 그에게 왜 울지 않는지 물어보거라."

제자들이 문수보살에게 물었다. 문수보살이 웃으며 말했다.

"왜 운단 말인가? 붓다는 나 자신의 빛을 알도록 도움을 주었다. 나는 그저 감사할 뿐, 어둠이 덮치는 느낌이 들지 않는다. 붓다가 어떻게 죽을 수 있겠는가? 나는 내가 죽을 수 없다는 것을 안다. 강물이 바다로 사라지듯이 그는 우주로 사라질 것이다. 그러나 그는 항상 여기에 있을 것이다. 그는 우주 전체로 퍼져나갈 것이다. 그것은 말할 수 없이 아름다운 일이다. 붓다는 작은 육체 안에 갇혀 있었다. 그러나 이제 그의 향기는 우주 곳곳으로 퍼져나갈 것이다. 그는 존재계 전체에 스며들 것이다. 이제 붓다가 우주 전체로 퍼져나갈 것을 생각하니 나는 기쁘기 한량없다. 나는 떠오르는 태양 안에서, 날아가는 새들 안에서, 바다의 파도 안에서…… 모든 곳에서 그를 보게 될 것이다. 그는 단지 육체를 떠나고 있을 뿐이다. 육체는 감옥이었다. 내가 그것을 아는 것은 나 자신의 영혼을 알기 때문이다. 나는 그의 말을 귀담아 들었다. 그런데 그대들은 그렇지 못했다. 그래서 지금 그대들은 울고 있는 것이다."

붓다가 말했다.

"다시 한 번 말하겠다. 아뽀 디뽀 바바(appo dipo bhava) - 그대 스스로를 비추는 빛이 되라."

그 다음에 그는 눈을 감고 우주 속으로 사라졌다. 그의 마지막 유언은 또한 첫 번째 말이기도 했다. 사실, 그것은 그가 전하고자 했던 메시지 전부였다. 그는 평생동안 똑같은 메시지를 계속 반복하고 있었다.

반야심경

觀自在菩薩 行深般若波羅蜜多 時 照見五蘊皆空 度一切苦厄
관자재보살 행심반야바라밀다 시 조견오온개공 도일체고액

舍利子 色不異空 空不異色 色卽是空 空卽是色 受想行識 亦復如是
사리자 색불이공 공불이색 색즉시공 공즉시색 수상행식 역부여시

舍利子 是諸法空相 不生不滅 不垢不淨 不增不減 是故
사리자 시제법공상 불생불멸 불구부정 부증불감 시고

空中無色 無受想行識 無眼耳鼻舌身意 無色聲香味觸法 無眼界 乃至
공중무색 무수상행식 무안이비설신의 무색성향미촉법 무안계 내지

無意識界 無無明 亦無無明盡 乃至 無老死亦 無老死盡 無苦集滅道
무의식계 무무명 역무무명진 내지 무노사역 무노사진 무고집멸도

無智亦無得 以無所得故 菩提薩埵 依般若波羅蜜多 故心無罣碍 無罣碍故
무지역무득 이무소득고 보리살타 의반야바라밀다 고심무가애 무가애고

無有恐怖 遠離顚倒夢想 究竟涅槃 三世諸佛 依般若波羅蜜多 故
무유공포 원리전도몽상 구경열반 삼세제불 의반야바라밀다 고

得阿耨多羅三藐三菩提 故知般若波羅蜜多 是大神呪 是大明呪 是無上呪
득아뇩다라삼먁삼보리 고지반야바라밀다 시대신주 시대명주 시무상주

是無等等呪 能除一切苦 眞實不虛 故說般若波羅蜜多呪 卽說呪曰
시무등등주 능제일체고 진실불허 고설반야바라밀다주 즉설주왈

揭帝 揭帝 波羅揭帝 波羅僧揭帝 菩提 娑婆訶
아제 아제 바라아제 바라승아제 보리 사바하

　관자재보살(관세음보살)이 깊은 반야바라밀다를 행할 때 다섯 가지 구성요소가 모두 공한 것을 비추어 보고 온갖 괴로움과 재앙을 건지느니라.
　사리자여, 물질이 공과 다르지 않고 공이 물질과 다르지 않으며, 물질이 곧 공이요, 공이 곧 물질이니 감각과 의식과 의지와 지식도 그러하니라.
　사리자여, 이 모든 법의 공한 모양은 나지도 않고 없어지지도 않으며, 더럽지도 않고 깨끗하지도 않으며, 늘지도 않고 줄지도 않느니라.
　그러므로 공 가운데는 물질도 없고 감각도 없고 의식도 없고 의지도 없고 지식도 없으며, 눈과 귀와 코와 혀와 몸과 마음도 없으며, 형태와 소리와 냄새와 맛과 닿음과 법도 없으며, 눈의 영역에서 의식의 영역에 이르기까지 모두 없느니라.
　무명도 없고 또한 무명의 다함도 없으며, 늙음과 죽음도 없고 또한 늙음과 죽음의 다함도 없으며, 괴로움과 괴로움의 원인과, 괴로움의 없어짐과 괴로

움을 없애는 길도 없으며, 지혜도 없고 얻음도 없느니라. 얻을 것이 없기 때문에 보살은 반야바라밀다에 의지하므로 마음에 걸림이 없고, 걸림이 없으므로 두려움이 없으며, 뒤바뀐 헛된 생각을 아주 떠나 완전한 열반에 들어가며, 현재 미래의 모든 부처님도 이 반야바라밀다에 의지하므로 아뇩다라 삼먁삼보리를 얻느니라.

그러므로 반야바라밀다는 가장 신비한 주문이며, 가장 밝은 주문이며, 가장 높은 주문이며, 무엇과도 견줄 수 없는 주문이니, 온갖 괴로움을 없애고 진실하며 허망하지 않음을 알아라.

그러므로 반야바라밀다의 주문을 말하나니, 주문은 이러하다.
"가세. 가세. 건너가세. 모두 건너갔네. 깨달음이여! 원만 성취여!"

지혜로운 자는
그대가 어느 지점에서 타락했고
어느 지점에서 타락하게 될지
아주 귀한 비밀을 그대에게 전한다!
자기를 따르라, 법을 따르라!

마음인 신념이 경험을 창조한다고 한다. 그 반대가 아니고. 불교경전을 비롯하여 많은 정신서적들이 마음에 관하여 언급하고 있는 바, 근원적인 마음과 표현된 마음을 혼용하여 독자로 하여금 많은 혼란을 가져오게 하고 있다.

근원적인 마음(mind)은 한마음이요, 미현(未現)의 마음이고, 한계 없는 의식(無限意識)인 순수의식이며, 한생명이고, 무심(無心)이며, 표현된 마음(mind)은 한계 있는 의식(有限意識)이고, 개의식(個意識)이며, 창조물의 의식, 개체생명, 생각, 느낌, 뜻, 신념, 관념, 기대, 해석, 확신 등을 뜻한다.

자기가 창조한 대로 경험하는 것이 진리이다. 그러므로 건강한 마음을 갖고 창조하여, 건강하고 행복하게 사는 게 중요하다.

풍요를 원하면, 마음 속 풍요를 발견하여 좋아하고 존중해야 한다. 우리의 생명력을 믿고 100% 주는 마음이 될 때, 무한공급인 전급(全給)의 대생명은 우리에게 풍요를 줄 것이다.

따라서 앞으로 건강한 마음 갖기를 위하여 믿음과 욕심, 고정관념(선입관, 착각 포함) 및 창조하기 등을 다루고, 무심과 무아경(samadhi)에 나아가는 여러 가지 세계적인 명상법들을 개관하며, 누구나 하기 쉽고 단순한 대표적인 명상법으로 호흡법과 함께 하는 수식선을 자세히 알아본다.

조삼법에 있어서 마음의 수식선, 기의 단전호흡, 몸의 기체조는 모두 기를 통하여 하나로 조화되 있다. 하나의 생명이며, 하나의 숨쉬기이다. 다음에는 건강한 마음 갖기, 깨달음, 명상, 대표적인 명상으로서의 수식선, 멸진정(滅盡定)까지 선정(禪定)의 10단계 및 한생명 명상을 알아보고, 끝으로 생사(生死)를 뛰어넘는 죽음 벗어나기로, 임사체험(臨死體驗)을 통한 자유자재인의 경지를 보기로 한다.

건강한 마음 갖기

건강한 마음은 기쁜 마음이요, 행복한 마음이며, 가볍고 편안한(輕安) 마음이다. 그것은 자기 욕심이 충족되고, 혼침(昏沈:어둡고 답답하고 가라앉는 것)도 아니요, 도거(掉擧:들뜨고 흩으며 불안한 것)도 아닌 마음이다.

마음을 분석하면, 지(知:앎), 정(情:느낌), 의(意:뜻) 세 가지 측면을 갖고 있다. 이 세 가지가 균형 있고, 원만해야 건강한 마음이 될 수 있다. 건강한 마음을 갖기 위하여는 진리에 대한 믿음(자기가 진리라고 생각하면 믿게 됨. 자기가 믿으면, 항상 자기에게 진리가 됨. 자기에게 진리인 것을 자기가 결정)과 욕심 다루기, 고정관념 다루기가 기본적으로 필요하며, 이어서 무아경에 이르는 명상 수련이 긴요하다.

마음을 100% 비우고 100% 믿으면 모든 일이 이루어진다. 믿음에는 불가사의한 힘이 있다. 그래서 삼일신고 신훈(神訓)에는 "성기원도(聲氣願禱)면 절친견(絶親見)이요, 자성구자(自性求子)하면 강재이뇌(降在爾腦)니라"고 하였다. "하늘소리와 기운을 듣보는 기도를 하면, 반드시 친히 모습을 드러내고, 자기본성에서 하늘 씨앗을 구하면, 너희 머리 속에 내려와 계시느니라" 하는 뜻이다. 진리를 내 안에서 구해야 함을 일깨워 주는 말이다.

믿는 생각, 의견, 기대, 풀이는 신념이고, 그 줄거리가 신념체계이다. 신념이 경험을 낳으며, 우리가 경험하는 것은 믿는 것의 반영이다. 그러므로 경험만을 위하여 신념을 지녀야 한다. 그런데 우리는 스스로 지어내는 신념의 형식으로 스스로를 한정하고, 구속한다. 인간은 스스로를 정당화하기 위하여 어떤 신념체계를 선택할 때, 가장 위험한 존재가 된다.

역사는 의식(意識)이 지어내고 떠받드는 신념이나, 신념체계의 싸움과 진화의 반영이다. 많은 경우, 일부 신념체계는 고정관념(固定觀念)으로 사람들을 알게 모르게 괴롭혀 왔다. 흔히 공포감, 증오감, 부족감, 불안정감에 의하여 유지되거나, 주관적 확신에 불과한 사실이나 논리, 이념, 종교 등이 그런 것이다. 이러한 것은 사람의 관찰능력, 이성적 판단능력들을 손상시키고, 바른 비판에 대하여 자기 파괴적 행위를 강요함으로써 의심을 제거한다.

또한 참된 신념을 지킨다는 성스런 명분 아래, 고정관념을 관철하기 위하여 야만성과 무자비성을 드러내기도 했다. 비인간적인 살인, 집단학살, 사회추방, 노예탄압, 세계대전 등이 그것이다. 한 '해결로서의 신념'과 다른 '해결로서의 신념'이 서로 만나서 침식될 때는 투쟁이 시작된다. 고정관념들의 충돌이다.

이와 달리 경험만을 위하여 창조된 신념체계는 일반적으로 일시적이고, 바꿀 수 있다. 이런 경우, 다른 신념체계들을 긍정적으로 음미하고, 너그럽게 대해주되 대생명으로 복귀하는 경우를 제외하고는, 어떤 신념체계를 옹호하고 나서는 일은 거의 없다. 참된 신념체계는 자기 인생을 뜻대로 창조하고 경험하는 데 있다. 창조의 비결은 참된 신념을 갖는 데 있다.

건강한 마음을 가지려면, 욕심을 잘 다루어야 한다. 사람은 욕심(慾心, 欲心, 欲求, 野心 등)으로 산다. 욕심을 충족시켰을 때, 사람은 만족하여 행복을 느낀다. 욕심이 충족되지 못하거나 욕구 불만일 때는 행복하지 못하다. 여기서 집착과 괴로움이 생긴다.

욕심은 무명(無明)이나 무지(無知)에서 시작되어 인연과(因緣果)원리에 따라 소멸한다. 욕심은 그것을 충족시킬 대상을 필요로 하는데, 그 대상이 유한하여 문제가 생긴다. 욕심 가운데서도 사랑 욕심(愛慾)이나 사랑에 대한 목마름(渴愛)은 강렬한 것으로 괴로움의 원인인 집착(執着)의 근본이 된다. 사랑의 욕심은 무한하여 영원히 충족될 수 없는 허상이어서 계속 욕심을 불러온다. 그래서 세 가지 독한 마음을 탐(貪:탐욕), 진(嗔:화냄), 치(癡:무지)라 한다.

사람의 행복은 욕심을 대상으로 충족시켜야 하므로 그 대상을 확보해야 하는데, 그 대상은 유한하고 욕심은 무한하므로 기본적인 문제가 된다. 그러므로 인식의 전환을 하여, 대상이 유한하다면, 욕심쪽을 줄여 욕심충족에 나가면 된다. 이것이 소욕지족(少慾知足:욕심을 줄이어 만족함을 안다)으로, 불교의 보살(菩薩, bvoddhisattva:覺有情:開士, 大士)이나, 기독교의 수호천사나 신선도의 신선(神仙)이 그런 경지의 존재들이다.

거기서 더 나아가 욕심은 무명에서 나온 실체가 없는 것이므로, 무소유로 욕심을 버리고도 부족함이 없이 만족함을 아는 데로 나아가는 것이 무욕지족(無慾知足:욕심이 없으면서 만족하다)으로 붓다나 그리스도, 얼나, 대선(大仙)이 그런 경지에 나아간 존재들이다.

내가 아니면 안 된다는 마음을 버리며, 마음을 텅 비우고(생각이 안 나게 함) 욕심을 줄여 가면서도 만족하여 늘 기쁜 마음이 되는 것이 바른 '욕심 다루기'이다. 사람이 욕심을 줄여 가는데도, 현실적인 생활에는 위기와 고통이 잇따르게 된다. 여기에 위기(crisis)를 호기(chance)로 바꾸려는 심기일전과 함께 고통을 극복하는 구체적 노력으로 정진(精進)이 요청된다. 그것은 사람의 한계를 초월하여 무한으로 가는 과정인 것이다.

사람은 습업(習業)에 의하여 일정한 경향(傾向, tendency)이나 성향(性向)을 띠고, 거기에 내외적인 만남의 계기에 의하여 좋지 않은 행위를 하게되고, 괴로움을 느끼게 되는 것이다. 이에 대하여는 우선적으로 자기가 지은 업이므로, 받아들여 관용(寬容, tolerance)하고 참으며(그래서 지구를 娑婆 忍辱土라 함), 고통을 스승으로 생각하여 자기 극복의 계기로 삼아야 한다. 그러려면 첫 번째로 행하기 어려운 고행(苦行)을 해야 한다. 그 예가 한계를 넘는 수련으로서 철야정진, 기도, 단식, 등산 등 여러 가지가 있다.

이것은 운명애(運命愛, amor-fati)사상과 같다. 자기 운명 가운데 받아들일 것은 빨리 받아들이고 극복할 것은 정면으로 극복하는, 자기운명 사랑하기이다. 이러한 고행을 하여 습관화하면 낙습고행(樂習苦行)이 되어 즐겁게 고행을 하게 되니, 이는 이미 고행이 아닐 뿐 아니라 실상의 지혜가 저절로 열리어 실상의 향기가 나게 된다. 그야말로 아픈 만큼 성숙해지는 것이다. 그런 과정에서 더 나아가 나나 내 것을 버려 나도 내 것도 없는 무소유의 세계로 나아가 살게 되면, 그것이 무욕지족의 세계인 것이다.

다음엔 고정관념(固定觀念, a fixed idea) 다루기이다. 고정관념이란 습업적 존재인 사람이 판단, 분별로 어떤 것에 과도하게 집착, 결합하여 고정된 견해를 말한다. 선입견, 고집, 착각, 상념, 신념, 관점 등 여러 가지 형태로 불리운다. '착각은 자유'라는 말이 있듯이(물론 正覺도 自由) 사람들의 세상살이에서 정각을 이루기 전의 관념은 대부분 고정관념인 것이 일반이다. 그러한 고정관념은 특히 종교, 이데올로기, 집단적 이기주의에 속한 것일 때, 개인이나 집단 사이에 사회적 충돌과 불화를 가져온다. 특히 집단적 착각들의 충돌은 그 사회적 폐해가 크다.

어떤 명칭이나 명분을 내세웠건, 그러한 고정관념은 지워버려야 편안하다. 그 방법을 자세히 제공하고 있는 것이 아바타 프로그램의 창조 다루기 절차(Creation Handling Process, CHP)이다. 묶여있는 고정관념에서 풀려나는 것은 창조자로서 바른 창조를 하는 기초가 되는 것이다. 앞서의 느낌 다루기가 전제가 된다. 창조 다루기 절차는 먼저 소멸을 다루고 이어서 창조를 다룬다.

소멸의 절차는 다음과 같다.

① 하나로 어울려 경험하기: 고정관념이나 그에 대한 저항이나 욕구에 자기의 주의(注意, attention)를 기울여, 그 고정관념 자체가 되어 있는 그대로 느낀다.

② 맨 끝의 한계를 정하기: 순수의식만 무한의식으로 한계나, 모양이 없지,

고정관념을 포함하여 창조된 모든 것은 어떤 모양(形相)을 갖고 있다. 고정관념의 전체적인 모양을 보기 위하여 그 모양이 경계를 이루는 한계너머 미지(未知)까지 의식을 모든 차원으로 넓혀나가, 그 고정관념을 한정 짓는다.

③ 판단 없이(without judgement) 이름 붙이기: 그 고정관념에 판단 없이 이름을 붙인다. 그러면 고정관념에 쏠렸던 주의가 회수되고 그 고정관념은 나에게서 떨어져 있게 되며, 나의 반응을 강요하지 않고, 영향도 주지 않게 된다. 집착하지 않게 된다. 나는 존재의 중심에 있는 창조자니까.

④ 그 고정관념에서 떨어져 나오기: 그 고정관념에 "이것은 내가 아니다. 이것은 나의 창조이다"라고 선언한다. 확실한 인식을 갖는 것이다.

⑤ 그것을 지워 없애기(不創造)=에너지 끄기: 그 고정관념을 꺼버린다. 지금 있는 에너지의 흐름을 끊어 고정관념의 창조를 그치는 일이다. 스위치를 내려 전등을 끄듯이, 관심을 다른 데로 돌리면 되는 것이다. 극히 드문 일이나, 만약 뭔가 지워 없앨 수 없는 것처럼 보이는 것이 있다면(끈질긴 덩어리, persistent mass), 그것은 자기가 원인이 되어 아직도 어디선가 창조 에너지를 받고 있는 것이다. 끈질긴 덩어리는 수련이 더 깊어져야 해결이 되고, 궁극적으로는 사람이 해탈을 이뤄야 해결되는 것이다. 형상을 가진 인간 자체가 끈질긴 덩어리니까.

이상의 창조 다루기 절차는 인간의 창조–경험–소멸 절차 가운데 소멸에 해당하는 것이다. 고정관념 말고 다른 창조물을 소멸하는 것도 같은 과정을 밟으면 된다.

고정관념 등이 소멸되어 텅 빈 공(空) 자리에 자기가 원하는 것 창조하기를 '바른 창조하기'라고 한다. 바른 창조하기를 하려면,

① 자기가 신바람 나는 것을 기준으로 스스로 경험하고자 하는 현실이 무엇인지를 결정한다.

② 그 현실이 지금 이루어져 있음을 나타내는 선언을 만든다.
(예: "나는 마음이 평안하다.")
③ 그 선언에 필요하고도 충분한 마음의 준비를 한다.
④ 그 선언을 제1차 창조(primary origination)로 선언한다. 만일 그 선언에 따라 나오는 의심이나 생각이나 행동 등이 있다면(제2차적 창조: secondary origination), 그것을 창조 다루기 절차(CHP) 소멸로 다룬다.
⑤ 그 현실이 경험되거나, 그 현실로 이어지는 분명한 길 내지 기회가 열릴 때까지 계속하는 것이다.

깨달음

(覺, enlightenment, understanding, self-realization, bodhi, buddhi)

깨달음은 진리를 깨닫는 것(覺悟)이며, 꿈을 깨는 것, 잠이나 꿈에서 깨는 것, 알아채는 것, 확실히 아는 것, 환하게 알아내는 것, 이해하는 것 등으로 쓰이기도 한다.

순간적인 깨달음을 각오(覺悟, satory, 悟り)라 하고, 깨달음의 상태가 오래 계속될 때 삼매(三昧, 無我境, samadhi)라 한다. 각관(覺觀)은 총체적으로 아는 것을 '각', 상세히 관찰함을 '관'이라 한다. 우리는 세상생활을 하면서 크고 작은 깨달음을 경험한다. 양의 동서를 막론하고, 깨달음을 얻을 때는 아하!(AHA!)하고 자연스런 소리가 터져나온다.

작은 깨달음이 이어지다가 결국에는 큰 깨달음(大覺)을 얻게 된다. 수행과정 자체가 깨달음의 연속이다. 큰 깨달음은 절대 불변의 진리를 깨치거나, 크게 꿈을 깨치는 것으로, 이는 자기 스스로 깨닫고, 남을 깨닫게 하여 깨달은 행이 원만할 때(自覺 覺他 覺行圓滿)의 지혜를 말한다. 그러나 절대는 인식대상이 아니다. 자기 눈으로 자기를 볼 수 없는 것 같다. "너 자신을 알라"고 할 때 결국 나는 대각자(大覺者)를 붓다(Buddha, 佛陀)라 하고, 성문의 대각자를 아라한(arhat, 應供)이라 한다.

깨달음의 상태를 잠·꿈·깸 상태가 아닌 제4상태라 하여, 죽음이 없는 투리아(Turya)라고도 한다. 깨달음에 관하여 한마디로 요약하면 개체성과 유한성을 극복하고 전체성과 무한성을 추구하는 것이라고 할 수 있다. 깨달음은 곧 무한의식이다.

모든 인간의 깊은 내면에는, 아니 개체성을 지닌 모든 존재의 내면에는 무한성과 전체성을 추구하는 근본 동인이 감추어져 있다. 사실 개체는 이미 무한성과 전체성 그 자체인데 자신이 그것을 모를 따름이다. 부분 속에는 이미 전체가 투영되어 있다는 이러한 철학은 《화엄일승법계도(華嚴一乘法界圖)》의 '일미진중함시방(一微塵中含十方) 일체진중역여시(一切塵中亦如是)' 라는 문구에 잘 드러나 있다.

부분 속에 전체가 이미 투영되어 있는 것이 사실이라면 개체의식 속에 이미 전체의식, 즉 우주의식이 있다는 것은 쉽게 추론될 수 있을 것이다. 이렇게 깨달음이란 자기 속에 본래 지니고 있던 이 전체성과 무한성을 확인하는 것이라고 정의할 수 있다.

모든 생명체는 전체성 속에서 개체성을 지니고 살아가고 있다. 무한한 가능성을 지니고 있음에도 불구하고, 유한한 개체성 속에 갇혀 있다. 이렇게 무한하면서도 유한한 개체성을 지니고 있는 것은 원초적인 무지가 있기 때문이다. 이것을 종교에 따라 무명(無明)이라고 하기도 하고 원죄(原罪)라고 부르기도 한다. 그 무지를 점점 제거하여 무한성으로 되돌아가는 과정 그 자체가 바로 깨달음이다.

원초적 무지가 점점 제거됨에 따라 개체의 유한성도 점점 사라진다. 그리고 그것이 완전히 제거되면 원래의 무한한 전체성이 그대로 드러난다. 수행 중에 이 무한성과 전체성을 체험하는 경우가 있다. 온 우주 전체가 자신 안에 있음을 체험하기도 하고, 더 나아가 자아라는 것 자체가 완전히 사라져버리는 상태를 체험하기도 한다. 이것이 전지전능적 지성(知性)이요, 길 없는 길이다. 보통 깨달음이 일어날 때는 초월감각의 세계가 열리고, 지고한 정서가 나타난다. 무한한 우주적 환희, 절대 해방감, 무한한 사랑과 자비 등으로 나타난다.

끝으로, 초월적 직관이 열린다. 자신과 우주에 대한 근본적인 통찰력이 생기는 바, 어떠한 논리나 알음알이도 넘어선 것이다.

사람이 깨달음을 찾기 시작한다면, 그것은 무한히 어려운 일이다. 하지만 그저 앉아서 고요히 자신 안에 머무른다면, 그래서 순수한 깨어 있음으로 된다면 그것은 어려운 일이 아니다. 그때 그대는 깨달음 그 자체이다. 깨달음이란 그대가 그렇게 될 수 있는 것이 아니다. 그대의 존재가 바로 깨달음 자체이다. 그대의 가장 단순하고 자연스런 본성이 곧 깨달음이다. 깨달음은 그대의 본성이다. 이것을 거듭남(重生), 부활(復活), 소생(蘇生), 재생(再生)이라고도 한다. 변증법적으로는 무한자가 유한자를 거쳐 다시 무한자가 된 것이다.

깨달음을 얻은 사람이 어둠 속에 살면서 빛을 한 번도 보지 못한 사람에게 그것을 설명한다는 것은 불가능하리만큼 어려운 일이다. 그것은 장님에게 빛을 설명하려는 것과 같다. 그래서 한 깨달은 스승은 이렇게 말했다.

"내 경험을 설명하려는 나의 노력은 장님에게 안경을 파는 것과 똑같다."

그래서 깨달음을 성취한 많은 스승들이 침묵 속에서 살다 갔다. 입을 열어 말을 한 극소수의 사람들은 그 말들이 그들의 깨달음, 그 아름다움과 그 기쁨과 그 향기를 전해 주지 못한다는 사실을 안다. 그 경험을 말로 번역하는 순간 그것의 본질은 죽어버린다. 그 시체만 남아서 다른 사람에게 전달되는 것이다.

자비심 때문에 몇몇 깨달은 사람은 희망을 버리지 않고 그대에게 삶이란 그대가 생각하는 것이 전부가 아니라는 사실을 전하고자 수세기에 걸쳐 무한한 노력을 기울였다. 삶은 오히려 무한 그 이상이다. 그러나 어떤 깨달은 사람도 글을 남기지 않았다. 그것은 말은 약간의 체온이나마 갖고 있지만 글은 완전히 식어 버린 것이라는 단순한 이유 때문이다. 말은 스승의 현존을 간직하고 있지만, 글로 쓰어진 문자 속에는 스승의 현존이 담겨있지 않다. 스승의 입술에서 흘러나온 말은 단순한 말이 아니다. 그것은 그대에게 간접적으로 전달되는 어떤 것을 가득 담고 있다.

스승의 현존이, 스승의 축복이, 스승의 은총이 거기에 들어있다. 그대를 유혹하는 스승의 눈동자와 그대를 부르는 그의 가슴이, 그대 자신 속으로 떠나는 여행에의 권유가 거기에 있다. 하지만 문자 속에는 이 모든 것들이 빠져 있다.

구도자는 깨어있는 의식으로 그대의 삶을 선택해야 한다는 것이다. 그대는 어떤 식으로든 선택할 수밖에 없다. 각성된 의식으로 선택하든 또는 무의식적으로 선택하든, 선택한다는 점에선 다를 게 없다. 어쨌든 선택할 수밖에 없다. 그대가 선택을 원치 않는다 해도 그것은 허락되지 않을 것이다. 그런 면에서 인간은 자유롭지 못하다. 그대는 선택하지 않을 자유가 없다. 선택하지 않는 것조차 선택이 될 것이다.

수많은 사람들이 표적을 놓친다. 왜냐하면 선택하지 않기 때문이다. 그들은 그저 기다린다. 그들은 무슨 일인가 일어날 것이라고 기대하고 있다. 그런 식으로는 아무 일도 일어나지 않는다. 가치 있는 일, 본질적인 어떤 것이 일어나기 위해서는 먼저 그것이 발생할 상황을 조성해야 한다. 세상에는 두 파의 철학이 있다. 그 중의 한 파는 인간이 하나의 '본질(essence)'로 태어났다고 믿는다. 그들은 인간이 기성품으로 태어났다고 말한다. 이것이 운명론자들의 생각이다. 본질은 이미 결정되었다. 그대는 본질을 갖고 태어났다. 그대는 태어날 때부터 하나의 청사진으로 본질을 갖고 있다. 다만 그것을 펼치기만 하면 된다. 그대는 이미 만들어졌다. 그대 자신을 창조하기 위한 선택은 있을 수 없다.

다른 파는 자기들을 실존주의자라고 부른다. 그들은 인간이 본질로 태어난 것이 아니라 '실존(existence)'으로 태어났을 뿐이라고 말한다. 본질은 창조되어야 한다. 본질은 이미 존재하는 것이 아니다. 그대는 자신을 창조해야 한다. 그대는 '되어갈(become)' 수 있는 방법과 수단을 찾아야 한다. 그대는 자신의 존재를 위한 자궁이 되어야 한다. 그대 자신을 탄생시켜야 한다. 물질적인 탄생은 진정한 탄생이 아니다. 그대는 다시 태어나야 할 것이다.

예수는 니고데모에게 말했다.

"다시 태어나지 않으면 신의 왕국에 들어갈 수 없을지니."

예수의 말은 무슨 뜻인가? 먼저 육체적으로 죽어야 한다는 말인가? 아니다. 예수가 의미하는 바는 전혀 다르다. 하나의 인격체로서의 인간은 죽어야 한다. 과거로서의 인간, 마음으로서의 인간은 죽어야 한다. 마음으로서의 그대가 죽어야만 존재로서의 그대가 태어난다.

인도에서는 붓다들을 '드위자(dwija)', 즉 '두 번 태어난 자(The twice-born)'로 부른다. 다른 사람들은 단 한 번 태어난다. 그러나 붓다나 그리스도는 두 번 태어난다. 삶의 첫 번째 선물은 부모를 통해 온다. 두 번째 선물은 그대가 스스로 자신에게 주어야 한다.

깨달은 사람, 완전한 사람, 늘 깨어있는 사람은 다시 태어나지 않는다. 그의 의식에 무슨 일이 일어났는가? 그는 우주의 일부가 된 것이다. 마치 이슬방울이 연꽃잎에서 미끄러져서 대양 속으로 떨어지듯이. 이슬방울이 대양으로 되거나 대양이 그 이슬방울로 된다. 그대는 어떤 식으로도 그것을 표현할 수 있다. 하지만 이것이 모든 종교의 목표이다. 이슬방울이 대양 속으로 떨어지는 것!

경에 이르기를 "업을 짓지 않는 사람은 달마를 성취한다"고 했다. 의식이 완전히 깨어있는 사람은 자신의 본성을 안다. 그것이 바로 달마의 본질이다.

그대가 업을 지을 때 그대는 그 업과 함께 다시 태어난다.
그대가 업을 짓지 않을 때 그대는 업과 함께 사라진다.
성인의 가르침을 이해하는 사람은 성인이다.
중생의 가르침을 이해하는 사람은 중생이다.

프로이트는 죽음에 대해 더 많이 생각하게 되었다. 그 이유는 그가 성에 대해 그만큼 많은 생각을 했기 때문이다. 성은 삶의 한쪽 면이다. 그것은 삶의 시작이다. 그리고 죽음은 삶의 다른 쪽 면이다. 그것은 삶의 끝이다. 성에 대해서 생각하는 사람은 죽음에 대해서 생각하지 않을 수 없다. 성과 죽음은 깊이 연관되어 있다.

남아프리카에는 이상한 종류의 거미가 있다. 그 수놈 거미는 평생동안 딱 한번 교미를 한다. 두 번째 기회는 결코 찾아오지 않는다. 교미를 하는 도중에 암놈 거미가 수놈을 먹어치우기 때문이다. 수놈은 길다란 다리들을 갖고 있는데, 암놈이 그 다리부터 먹어치우기 시작한다.

수놈은 황홀경에 빠진 나머지 그것을 의식하지도 못한다. 오르가슴이 끝나는 순간 수놈의 목숨도 끝이 난다. 모든 거미가 날마다 그러한 일이 일어나는 것을 알고 있다. 하지만 어떻게 하겠는가? 머지 않아 모든 거미가 똑같은 덫에 걸려든다. 그 거미의 종에서는 성과 죽음이 매우 가깝다. 인간에게는 그것이 그 정도로 가깝지는 않지만 그렇다고 그다지 먼 관계도 아니다. 성은 죽음의 시작이다.

프로이트는 죽음을 너무 두려워한 나머지 누구라도 그의 앞에서 죽음에 대해 토론하는 것을 금지시켰다. 그에게는 수백 명의 제자들이 있었다. 아마 금세기를 통틀어 그는 가장 뛰어난 선생의 하나일 것이다. 그는 정신분석의 창시자로부터 직접 배웠다는 사실을 자랑할 정도이다. 그러나 그들은 프로이트가 죽음을 너무도 두려워한 나머지 죽음이란 말만 듣고도 세 번이나 기절했다는 사실을 알지 못했다. 그는 누군가 '죽음'이란 단어를 언급하는 순간 의식을 잃어버렸다. 그 단어만으로도 그 자신의 죽음이 상기되었던 것이다. 그는 결코 어떤 공동묘지 앞도 지나가지 않았다. 묘지를 피해가기 위해서는 몇 마일을 돌아가야 한다고 해도 그는 결코 묘지 쪽으로 가지 않았다. 그는 친구가 죽어도 마지막 인사를 하러 묘지에 찾아가지 않았다. 한번도 그런 적이 없었다! 그는 평생동안 딱 한 번 무덤에 찾아갔는데, 그 뒤로 다시 돌아오지 못했다.

석가모니의 십대 제자 중에서 아난다는 배움에 있어서 일인자였다.

아난다는 특별한 경우이다. 그에 대하여 이해해야 할 것들이 있다. 아난다는 석가모니인 고타마 붓다의 사촌형으로, 붓다보다 몇 살이 위였다. 동양문화에서는 형을 거의 아버지처럼 여긴다. 사촌형이라 해도 그것은 마찬가지다. 아난다는 고타마(Gautama) 붓다의 제자로 입문하는 자리에서 이렇게 말했다.

"들어보아라, 싯다르타여."

싯다르타는 부모가 지어준 고타마 붓다의 본래 이름이었다. 아난다는 그를 고타마 붓다라고 부르지 않고 '들어보아라, 싯다르타여.' 하고 불렀다. 그는 어디까지나 형이었던 것이다.

"나는 지금 너에게 제자로 입문하여 계를 받고 승려의 길에 들어서려고 한다. 그런데 일단 내가 너의 제자가 되면 나는 더 이상 너의 형이 아니게 될 것이다. 일단 내가 너의 제자가 되면 너는 나에게 명령하는 위치가 될 것이고 나는 너의 말에 순종해야 할 것이다. 하지만 아직까지는 내가 너에게 명령하는 위치에 있고 넌 내 말에 따라야 할 것이다. 그러니 상황이 바뀌기 전에 몇 가지 조건을 이야기하고자 한다."

고타마 붓다가 물었다.

"무슨 조건인가요?"

아난다가 말했다.

"그다지 큰 조건들은 아니지만 나로서는 매우 중요하다. 첫째, 내가 아직 너의 형일 때 나에게 약속해 다오. 내가 너의 제자가 되고 나면 네가 대중들에게 설법을 할 때는 항상 나를 그 자리에 있게 하겠다고 말이다. 아니 나는 밤이나 낮이나, 네가 살아 있는 동안 언제까지나 네 옆에 있을 것이다. 나는 너의 건강을 돌보며 시중을 들고 싶다. 그때 너는 날 막아서는 안 된다. 너는 지금 이 자리에서 나와 이 약속을 해야만 한다. 내가 아무 말도 할 수 없는 위치가 되기 전에."

붓다가 말했다.

"좋습니다."

왜냐하면 동양에서는 동생의 입장이 되면 형의 말을 듣는 것 외에 다른 방법이 없기 때문이다. 형의 말을 절대적으로 받아들여야만 한다. 아난다가 또 말했다.

"두 번째 조건은 내가 어떤 질문이라도 할 수 있어야 한다는 것이다. 그 질문이 의미가 있든 없든, 무관하든 무관하지 않든 말이다. 그리고 너는 내 질문에 대해 '그것은 차차 알게 될 것이다.'라고 말해서는 안 된다. 대답을 연기하려고 해서는 안 된다. '내일 대답해 주겠다.'라는 말로 핑계를 대서도 안 된다. 내가 질문을 하면 너는 그 즉시 대답해 주어야 한다."

고타마 붓다가 말했다.

"좋습니다."

아난다가 다시 말했다.

"세 번째 조건은 내가 누구를 데려오든지, 너는 잠을 자고 있는 한밤중이라도 일어나서 내가 데려온 사람을 만나주어야 한다는 것이다. 그가 누구라도 말이다. 너는 그를 만나기를 거부해서는 안 된다."

고타마 붓다가 웃으면서 말했다.

"좋습니다."

그러자 아난다가 물었다.

"너는 왜 웃는가?"

고타마 붓다가 말했다.

"지금은 아직 그 조건이 성립되지 않습니다. 먼저 당신이 나에게 입문하고 나서 내가 왜 웃었는가를 질문하십시오. 당신이 그것을 물을 때면 언제라도 나는 대답할 것입니다. 아무튼 이 세 가지 조건은 받아들이겠습니다."

그날 이후 아난다는 고타마 붓다의 제자가 되었고, 4년 동안 밤이나 낮이나 항상 그의 옆에서 살았다. 봄이 왔다가 가고 계절이 변하고 해가 가고 아난다는 고타마 붓다의 곁을 그림자처럼 따라다녔다. 그리고 아난다보다 나중에 입문한 많은 사람들이 깨달음을 얻었다. 그러나 아난다는 깨달음을 얻지 못하고 남아 있었다. 스무 해가 지난 어느 날 아난다는 고타마 붓다에게 물었다.

"무슨 일입니까? 내 뒤에 입문한 사람들도 깨달음을 얻었는데 나는 왜 안 되는 겁니까? 나는 늘 당신 곁에서 지냈는데 말입니다. 나만큼 당신의 설법을 많이 들은 사람도 없고, 나만큼 당신과 가까운 사람도 없습니다. 왜 나는 깨달음을 얻지 못하는 것입니까?"

고타마 붓다가 말했다.

"이제 그대는 내가 왜 그때 웃었는가를 이해할 것이다. 기억하는가? 스무 해 전, 그대는 입문하기 전에 세 가지 조건을 내세웠고, 나는 그것에 웃었던 적이 있다. 내가 웃은 이유는 이것이다. 그대의 조건들이 바로 그대를 가로막는 장벽이 될 것이기 때문이었다. 그대는 자신이 나의 형이라는 사실을 잊을 수가 없다. 비록 그대가 나의 제자가 되긴 했지만 그대의 내면 깊은 곳에서 그대는 여전히 나의 형으로 남아 있다. 그것은 그대의 미묘한 에고이다. 그대는 누구보다도 많은 시간을 나와 함께 지냈고, 나의 말을 누구보다도 많이 들었지만 그 에고는 변함이 없다. 그대는 이제 아는 게 대단히 많아졌고 똑똑해졌다. 그대는 내가 한 모든 설법의 내용을 암기하고 있다. 그대는 실로 대단한 기억력을 갖고 있지만 그대에게 자기 자신의 체험이란 아무것도 없다. 그대는 지난 20년 동안 내가 말한 내용을 기계적으로 암기할 수는 있다. 그러나 자신이 나의 형이며 세 가지 조건의 특권을 갖고 있다는 그 미묘한 에고가 하나의 장벽으로 작용하고 있다. 그대는 내가 죽을 때까지 깨달음을 얻지 못할 것이다."

실제로 그렇게 되었다. 아난다가 입문하고 나서 42년이 지난 후에 고타마 붓다가 세상을 떠났다. 붓다는 말했다.

"이제 나는 그대들 모두에게 작별을 고하려고 한다. 나의 육체는 늙고 지쳤다. 그리고 이제 나는 할 말도 다했다. 나는 이제 궁극의 안식을 향해 떠나고자 한다."

그 말을 듣는 순간 아난다는 1만 명의 제자들 중에서 맨 먼저 눈물을 흘렸다. 아난다는 고타마 붓다보다 나이가 더 많았지만 그의 곁에 앉아서 어린아이처럼 오열했다. 그러자 고타마 붓다는 말했다.

"아난다여, 왜 우는가? 나는 무지한 채로 죽음을 맞지 않는다. 나는 절대적인 성취와 깨달음 속에서 죽고 있다. 그것은 보통의 깨달음이 아니다. 이전에는 한 번도 없었던 깨달음이다.

그리고 한 스승이 이렇게 많은 제자들을 깨달음으로 인도한 예가 없었다. 그래서 나는 큰 성취를 이룬 상태에서 죽는 것이다. 나는 궁극의 안식 속으로 들어가는 중이다. 나에게 죽음이란 없다."

아난다가 말했다.

"나는 당신을 위해서 우는 것이 아닙니다. 당신이 잘못 아셨습니다. 나는 나 자신 때문에 우는 것입니다. 나는 42년 동안 당신을 밤이나 낮이나 그림자처럼 따라다녔습니다. 그런데 아직도 나는 깨달음을 얻지 못했습니다. 아직도 나는 이전과 다를 바 없이 무의식 속에서 헤매고 있습니다. 당신이 가시고 나면 나는 어떻게 됩니까? 이제 어디서 당신 같은 사람을 또 만나겠습니까? 이처럼 가까운 관계로 입문할 기회도 다시는 없을 것입니다. 당신은 나를 새벽의 기미조차 보이지 않는 어둠 속에 남겨두고 떠나시는군요."

고타마 붓다는 또다시 그 웃음을 웃었다. 아난다는 눈에 눈물을 머금고 있었지만 그 이유를 묻지 않을 수 없었다.

"왜 웃으십니까? 당신은 이상한 순간에 웃으시는군요."

고타마 붓다가 말했다.

"내가 웃는 이유를 그대는 24시간 안에 알 것이다. 내가 죽고 나면 그대는 24시간 안에 깨달음을 얻게 될 것이다. 일단 내가 죽으면 그대는 더 이상 나의 형이 아니다. 일단 내가 죽으면 그대의 미묘한 에고 역시 사라진다. 그것은 내가 살아 있는 동안에는 사라질 수 없었다."

실제로 그 일이 일어났다. 아난다는 붓다가 죽고 난 지 24시간 안에 깨달음을 얻었다. 그는 그 자리를 뜨지 않았다. 먹거나 마시지도 않고 잠도 자지 않았다. 붓다가 옆으로 누워 영원한 안식에 들어간 그 두 그루의 사라(沙羅) 나무 아래서(쿠시나가라) 그는 눈을 감고 앉아 있었다. 아난다는 눈을 감고 그 자리에 앉아 있었다. 오직 내면의 눈이 열릴 때 비로소 눈을 뜨리라는 굳은 결심을 했다. 깨달음을 얻은 다음에야 비로소 눈을 뜨고 바깥 세상을 보겠다고 결심했다. 그렇지 않으면 언제까지나 자기 내면에 머물러 있기로 했다.

먼저 그는 자신의 본성을 보기를 원했다. 오직 그때가 되어야만 눈을 뜨고 이 자리를 떠나리라. 그렇지 않으면 이 곳에서 죽으리라. 그러한 굳은 결단, 그토록 확고한 맹세가 있었기에 새벽의 기미조차 보이지 않던 그 밤은 스물네 시간 안에 황급히 물러가 버렸다. 그는 깨달음을 얻은 것이다. 그러나 그는 아라한(阿羅漢:應供)으로 남아 있었다. 보살이 아닌 아라한이 된 것은 그의 어쩔 수 없는 독특함이었다.

명상(瞑想)

명상(meditation, zen, sun)은 눈을 감고 고요히 생각하는 것이다. 생각의 근원자리인 한생명으로 돌아가는 것이다. 달리 말하면, 생각을 명계(瞑界)로 보내어 죽이는 것이 명상이다.

명상은 선(禪), 참선(參禪), 묵상(默想), 지감(止感), 정관(靜觀), 지관(止觀), 관상(觀想), 관찰(觀察), 좌선(坐禪), 좌망(坐忘), 사유수(思惟修), 심일경성(心一境性) 등 여러 가지로 불리우고, 여러 가지 방법이 있다.

명상은 세계유수의 종교나 도, 기법 등이 관계되고 있으며, 명상수련으로 지고 체험인 무아경(無我境, samadhi)에 이르고, 거기서 나오는 정혜력(定慧力)으로 고통의 근원인 무명(無明)을 사라지게 하고, 한생명과 조화되게 하는 것이다.

단군왕검, 붓다, 그리스도, 공자, 마호메트, 노자, 소크라테스 등 세계적 성자와 철인들이 제시한 제1의 수련방법이 모두 명상이다. 명상을 시작하면 β波인 뇌파가 α波로 바뀌고, 사마디에 들면 δ波(살아 있으면서 뇌파 0상태)로 바뀌는 것이다. 이같은 명상기도 문화나 선정문화(禪定文化, samadhi culture)는 인류 최고의 문화인 것이다.

명상은 자기 한계를 넘는 마음공부의 핵심으로, 마음은 내면으로 향하면 진아(眞我), 즉 진리가 된다. 세상에는 너무나 많은 명상법들이 있고, 사람은 또 각자 쉼과 움직임(rest & play)의 생체리듬이 있어 어떤 수행법이 자기에게 맞는 것인지 알기가 쉽지는 않다.

등산의 비유를 들면, 백두산 정상에 올라가는 길은 동·서·남·북 등 여러 가지 코스가 있다. 그 가운데 하나를 자기 입맛에 맞게 선택하여 정진하면 되는 것이다. 사람마다 입맛이 다른 것과 같은 맥락이다.

선(禪)의 진짜 창시자는 붓다와 마하가섭이다. 그러나 마하가섭은 아무 말도 하지 않았기 때문에 사람들은 그를 곧잘 잊어버린다. 그는 그늘 속에 묻혀 버렸다. 그러나 그는 더없이 아름다운 사람이었다. 그는 더없이 우아한 사람이었다. 그가 어떻게 해서 선의 창시자가 되었는가를 그대는 잊지 말아야 한다.

어느 날 바이샬리(Vaishali)에 사는 한 가난한 구두장이가 자기 집 연못에서 제철도 아닌데 피어난 연꽃 한 송이를 발견했다. 그는 무척 기뻐했다. 제철이 아닌 꽃이니까 아주 비싼 가격에 그것을 팔 수 있다는 기대 때문이었다. 게다가 그것은 아름다운 연꽃이었다. 그는 그 연꽃을 가지고 궁전을 향해 걸어갔다. 그때 그 도시에서 가장 큰 부자 한 사람이 황금마차를 타고 다가왔다. 아름다운 연꽃을 보고서 부자는 마차를 세우게 한 뒤 구두장이 수다스(Sudas)에게 물었다.

"철 아닌 때에 피어난 그 연꽃을 그대는 얼마에 팔려고 하는가?"

가난한 수다스는 얼마를 받아야 할지 생각이 떠오르지 않았다.

그는 말했다.

"얼마를 주시든지 나에게는 충분합니다. 나는 가난한 사람입니다."

그 부자가 말했다.

"너는 모르겠지만 나는 지금 마을 어귀의 망고나무 숲에 머물고 계시는 석가모니 붓다를 뵈러 가는 중이다. 나는 그 분의 발아래 이 희귀한 연꽃을 바치고 싶다. 그분도 제철이 아닌 때 핀 이 연꽃을 보고 놀라워하실 것이다. 연꽃 값으로 너에게 금화 5백냥을 주겠다."

수다스는 그 말을 믿을 수가 없었다. 금화 5백냥이라는 돈은 꿈도 꾸어보지 못한 큰 액수였다. 마침 그때 왕이 탄 마차가 와서 멈추었다. 왕은 수다스에게 말했다.
"그 부자가 너에게 얼마를 주든지, 나는 그 돈의 네 배를 주마. 그러니 그 연꽃을 팔지 말고 기다려라."

수다스는 이게 무슨 일인지 믿어지지 않았다. 금화 5백냥도 어마어마한데 그것의 네 배를 주겠다니! 꽃 한송이에 금화 2천냥이다. 수다스는 왕에게 물었다.

"도대체 이해가 가지 않습니다. 왜 그토록 이 연꽃을 갖고 싶어하십니까?"

그러자 부자 역시 쉽게 물러서려고 하지 않았다. 그는 왕보다 더 부자였다. 사실 왕이 그에게 많은 돈을 빚지고 있는 상태였다. 부자가 말했다.

"그것은 옳지 않습니다. 당신은 왕이지만, 그런 식으로 하시면 지금 우리는 경쟁자가 될 수밖에 없습니다."

그리고 나서 그는 수다스에게 말했다.

"나는 왕이 부르는 값의 네 배를 주겠다."

그런 식으로 왕과 부자는 네 배씩 꽃값을 올려 나갔다. 마침내 수다스는 금액이 얼마인지 따라잡을 수도 없었다. 그 가난한 사람은 산수 실력도 뛰어나지 않았다. 금액은 그가 계산할 수 있는 범위를 넘어서 버렸다. 그러나 그는 문득 한 가지 사실을 이해했다. 그는 두 사람 사이에 뛰어들어 말했다.

"잠깐 기다리십시오. 나는 연꽃을 팔지 않겠습니다."

그러자 두 사람 다 놀라서 물었다.

"뭐가 문제인가? 너는 더 많은 돈을 원하는가?"

수다스가 말했다.

"가격이 얼마까지 올라갔는지도 나는 모릅니다. 그리고 나는 더 원하지도 않습니다. 내가 이 꽃을 팔지 않으려는 것은 다른 이유 때문이 아닙니다. 두 분께서 서로 붓다에게 이 연꽃을 바치려고 한다는 것을 알았기 때문입니다. 나는 그분에 대해 아무것도 모르지만 방금 그 분의 이름을 들었습니다. 두 분께서 어떤 금액을 지불해서라도 그분에게 이 꽃을 바치려고 하니 나 또한 이런 기회를 놓칠 수가 없습니다. 내가 직접 이 연꽃을 붓다에게 선물하겠습니다. 그러면 아마도 그분은 두 배로 놀라워하실 것입니다."

계산하기도 힘든 금액을 제시받았지만, 한 가난한 남자는 그것을 거절했다.

수다스는 붓다를 찾아갔다. 그 전에 먼저 왕과 부자가 그곳에 도착해 사람들에게 연꽃 사건의 자초지종을 전했다.

"한 구두장이가 우리를 놀라게 만들었습니다. 한 구두장이한테 우리가 지고 말았습니다. 그는 어떤 금액을 제시해도 그 연꽃을 팔기를 거부했습니다. 나는 전 재산을 주고서라도 그것을 살 준비가 되어 있었습니다."

그때 수다스가 걸어서 그곳에 도착했다. 그는 붓다 앞에 와서 절을 한 뒤 그의 발 아래 연꽃을 바쳤다. 붓다가 말했다.

"수다스여, 그대는 그들의 제의를 받아들였어야 한다. 그들은 그대에게 많은 돈을 주었을 것이다. 나는 그대에게 아무것도 줄 것이 없다."

수다스의 눈에 눈물이 흘렀다. 그는 말했다.

"당신께서 이 연꽃을 손에 들고만 계신다면 그것으로 충분합니다. 그것은 왕국 전체보다 더 큰 것입니다. 그것은 부자의 모든 보물보다 더 가치 있는 것입니다. 나는 가난하지만 괜찮습니다. 내 생계는 그럭저럭 꾸려 나갈 수 있습니다. 나는 부자가 될 필요가 없습니다. 그러나 이 일은 앞으로 수세기 동안 하나의 역사적 사건으로 기억될 것입니다. 사람들이 당신을 기억하는 한 이 수다스도 기억될 것이고 그가 바친 연꽃도 기억될 것입니다. 당신께서는 다만 이 연꽃을 손에 들고만 계십시오."

붓다는 그 연꽃을 손에 들었다. 그때는 아침 시간이었고, 붓다의 아침 설법이 막 시작될 무렵이었다. 모두가 그의 설법이 시작되기를 기다리고 있었다. 그러나 붓다는 아침 설법을 시작하는 대신에 그 연꽃만 쳐다보고 있었다. 시간은 흘러서 한 시간이나 지났다. 사람들은 동요하기 시작했다. 그들은 생각했다.

'무슨 일일까? 저 연꽃은 신통력이 있는 꽃인가 보다. 붓다께서는 연꽃만 보고 계시지 않는가?'

그 순간 붓다의 제자들 중의 한 사람인 마하가섭이 문득 미소를 지었다. 마하가섭은 결코 말을 한 적이 없었다. 이 사건 이전이나 이후에 어떤 경전에도 그에 대한 언급이 나와 있지 않다. 마하가섭이 문득 미소를 짓자 붓다는 그를 불러 그에게 연꽃을 건네 주었다. 그리고 나서 붓다는 말했다.

"나는 이 연꽃을 그대에게 주지만 단순히 연꽃만을 주는 것이 아니다. 나는 나의 모든 향기와 빛을, 나의 모든 깨달음을 그대에게 전하노라. 이것은 침묵 속의 전달이다. 이 연꽃은 하나의 상징이다."

이것이 염화시중(拈花示衆)의 미소로서 선의 시작이다. 사람들은 마하가섭에게 물었다.

"도대체 무슨 일입니까? 우리는 거기에 있었고, 그 장면을 모두 지켜보았습니다. 그런데 그 연꽃이 당신에게 전해지는 것 말고는 아무것도 볼 수가 없었습니다. 당신은 연꽃을 받은 뒤에 붓다에게 절을 하고 나서 당신의 자리로 돌아와 눈을 감고 앉았습니다. 무슨 일이 오간 겁니까?"

마하가섭은 오직 이 한마디만 말했다고 전해진다.

"그대들은 나의 스승에게 직접 물어보라. 그가 살아있는 한 나는 어떤 대답도 할 권리가 없다."

그리고 석가모니 붓다는 말했다.

"이것은 새로운 시작이다. 내 모든 체험을 문자 없이 전달하는 새로운 시작이다. 그것을 전해 받는 사람은 가슴을 열고 받아들이기만 하면 된다. 마하가섭은 미소를 통해 자신의 받아들이는 자세를 나타내 보였다. 그대들은 그가 왜 웃었는지 알지 못한다.

그는 그 순간에 문득 자신의 내면을 들여다 보았고 자신 역시 부처라는 사실을 발견했기 때문에 웃은 것이다. 나는 그것을 인정하는 의미에서 연꽃을 그에게 주었다. '나는 그대의 깨달음을 인정한다'는 의미인 것이다."

바로 이 사람 마하가섭이 선의 창시자가 되었다. 마하가섭과 붓다 사이에서 일어난 이 상황으로부터 선의 큰 강물이 시작되었다. 그러나 달마는 너무도 강한 개성을 지녔기 때문에 그가 거의 선의 창시자인 양 인식되곤 한다. 그는 마하가섭보다 1천 년이나 늦게 세상에 나왔다. 그러나 그는 말재주가 비상했다. 그는 말로 할 수 없는 것들을 말할 수 있다.

그는 말할 수 없는 그것을 말할 수 있다. 그는 온갖 방법과 수단과 방편을 찾아내 그대를 집으로 돌아가게 하고 그대 자신의 본성을 일깨운다. 마하가섭도 오직 자신의 본성을 깨달은 것이다.

아무것도 그에게 전해진 것은 없었다. 그것은 단지 스승으로부터의 인가였을 뿐이다. 스승은 제자에게 마지막 인가 외에는 그 무엇도 줄 것이 없다. 제자는 이미 모든 것을 다 가지고 있다. 단지 자신을 들여다보도록 스승이 약간의 방법으로 제자를 속이면 된다. 모든 명상법은 단지 자신을 들여다보기 위한 인위적인 방편에 불과하다. 한번 그대가 자신을 들여다보면 스승은 그대에게 인가를 내릴 것이다.

욕망에 사로잡힌 자는 도망자이다. 그런데 명상가가 도망자로 여겨지는 것은 이상한 일이다. 이것은 완전히 넌센스이다. 오직 명상가만이 도망자가 아니다. 그 외에 모든 사람이 도망자이다. 명상은 욕망과 생각, 마음에서 벗어남을 의미한다. 명상은 순간 안에, 현재 안에서 휴식하는 것이다. 명상은 세상에서 유일하게 도피적이지 않은 것이다. 그런데 이상하게도 명상은 가장 도피적인 것으로 여겨진다. 명상을 비난하는 사람들은 명상이 삶으로부터 도망치는 것이라고 주장한다. 그들은 완전히 말도 안 되는 소리를 하고 있는 것이다. 그들은 자신이 무엇을 말하고 있는지도 모른다. 명상은 삶으로부터의 도피가 아니다. 명상은 삶 안으로 들어가는 것이다. 삶으로부터 도피하는 것은 마음과 욕망이다. 그는 결코 욕망에 빠지지 않는다. 그는 명상한다.

그는 자신을 계속해서 현재에 갖다 놓는다. 마음이 움직이기 시작할 때마다 그는 계속 현재로 들어간다. 서서히 하늘이 열리고 그대는 하늘을 있는 그대로 보게 된다. 그것은 난생 처음 경험하는 것이다. 그대는 난생 처음으로 바람과 비와 태양을 즉흥적인 상태 그대로 느낀다. 그대는 명상의 상태에 들어 삶을 만지기 시작한다. 그때, 사랑은 공허한 단어가 아니라 손으로 만질 수 있는 실체이다. 그때, 사랑은 공허한 단어가 아니라 넘쳐흐르는 에너지이다. 지복(至福)은 더 이상 욕망이나 희망이 아니다. 그대는 지복을 느끼고 지복을 갖는다. 그대가 곧 지복이다!

붓다는 기도가 아니라 명상에 찬성한다. 왜냐하면 기도는 욕망의 일종이기 때문이다. 기도할 때 그대는 욕망을 가진다. 기도는 항상 미래를 위한 것이다. 기도는 뭔가 요구하고 있는 것이다. 그대는 돈이 아니라 신을 요구하고 있을지도 모른다. 그러나 요구한다는 점에서는 똑같다. 명상은 요구와 의문, 사념이 없는 상태이다.

"먼저 신의 왕국을 구하라. 그러면 그 밖의 모든 것은 저절로 얻을 것이니."

예수가 '신의 왕국'이라고 말했던 것을 붓다는 '명상'이라고 말한다. 예수는 에센느 명상의 교사였다. 붓다의 말은 예수보다 더 과학적이다. 반면, 예수는 붓다보다 더 시적이다. 예수는 비유로 말하지만 붓다는 간단 명료하게 말한다. 붓다는 논리적이고 수학적인 방식으로 말한다. 붓다는 다양하게 해석될 수 있는 방식으로 말하는 것을 좋아하지 않는다. 그는 시를 사용하기를 원치 않는다. 왜냐하면 시는 추상적이고 여러 가지로 해석될 수 있기 때문이다. 그는 논리학자나 수학자처럼 말한다. 한 단어가 확실하게 고정된 의미를 함축할 수 있도록 하기 위해서이다.

그러나 덕의 향기는
바람마저 거슬러 올라가
세상 끝까지 닿는다.

전단향과 로즈베이,
청련화나 자스민의 향기보다
덕의 향기는 얼마나 훌륭한가!

청련화나 자스민, 전단향의 향기는 미묘하고 향기롭다. 그러나 덕의 향기에 비하면 매우 조잡하다. 덕은 진정 훌륭한 향기를 갖는다. 그리고 그 향기는 세상 구석구석까지 가닿지 않는 곳이 없다. 생명력인 기를 좇아 성인과 성지를 찾아간다.

수천 명의 사람들이 붓다, 마하비라, 노자, 짜라투스트라를 향해 여행했다. 사실, 그들이 굳이 여행을 떠날 아무 이유도 없었다. 왜냐하면 깨달은 자들이 말하고 있었던 것은 모두 경전에 들어 있었기 때문이다.

바가바드 기타(Bhagavad Gita), 성경, 코란, 법구경, 우파니샤드, 도덕경에서 진리의 말을 쉽게 발견할 수 있다. 그러나 향기를 찾을 수는 없을 것이다. 그 경전들은 말라죽은 꽃이다. 성경책 갈피 안에 장미꽃잎을 끼워 넣어 보라. 곧 꽃잎은 바짝 마르고 향기가 사라질 것이다. 그 꽃은 살아 있던 꽃에 대한 추억거리일 뿐이다. 경전도 마찬가지다. 모든 경전은 다른 붓다에 의해 다시 살려져야 한다. 그렇지 않으면 그 경전들은 숨쉴 수 없다.

꽃향기는 멀리 가지 못한다. 꽃향기는 순간적이고 한계가 있다. 얼마쯤 간 뒤에는 사라져 버린다. 그러나 자성의 향기는 세상 끝까지 퍼진다. 왜냐하면 그것은 시간과 공간을 초월해 아무 제한도 없기 때문이다. 실재로, 성자의 육체가 사라진 뒤에도 향기는 그대로 남아 계속 퍼져 나간다. 투명한 인식과 민감한 감수성을 지닌 사람은 붓다가 죽고 오랜 세월이 흐른 뒤에도 그 향기를 맡을 수 있다. 지금도 붓다와 동시대에 사는 것이 가능하다. 지금도 예수와 교류할 수 있다. 꽃은 사라졌지만 향기는 우주의 일부가 되었다. 나무, 바람, 구름 속에 그 향기가 배어있다. 지금 예수는 물질적인 육체로 존재하지 않는다. 그러나 예수는 우주가 되었다. 만일 이 우주를 어떻게 마시는지, 어떻게 우주와 교신하는 지 안다면 그대는 깜짝 놀랄 것이다. 그때엔 모든 붓다가 살아난다. 그들 모두가 동시대인이기 때문이다. 시간은 아무 차이점도 만들지 못한다. 그대를 예수, 붓다, 노자, 짜라투스트라와 동시대인으로 만드는 것, 이것이 내가 여기에서 기울이는 모든 노력이다. 이 깨달은 영혼들과 동시대인이 될 수 있다면 보통 세상의 보통 사람들, 소위 인간이라고 불리긴 하지만 아무 인간성(humanity)도 없는 사람들, 아직 존재(being)가 되지 못하고 공허하게 껍데기만 남아있는 사람들과 동시대에 남아있을 필요가 있겠는가? 고타마 붓다의 이웃이 될 수 있는데 왜 텅 빈 독방에 갇힌 사람들의 이웃에 살고 있는가? 그렇다. 그대는 고타마 붓다의 이웃이 될 수 있다. 그것은 시간과 공간을 초월함에 의해 가능하다. 명상 속에서 그대는 시공을 초월한다. 명상 속에서 그대는 자신이 어디에 있는지 모른다. 시간과 공간을 모른다. 시공을 초월하여 그저 존재할 뿐이다.

그 순간, 붓다는 그대의 바로 옆에 있다. 돌연 그대는 지금까지 존재했던 모든 붓다들에 둘러싸일 것이다. 그대는 난생 처음으로 가치 있는 삶, 의미 있는 삶을 살게 될 것이다.

그대는 붓다의 손을 잡는다. 크리슈나와 함께 춤추고 미라(Meera)와 같이 노래 부른다. 까비르와 같은 자리에 앉는다. 그것은 충분히 가능한 일이다! 꽃은 사라지지만 향기는 영원하기 때문이다. 그때엔 모든 경전이 그대 앞에 되살아난다. 그때엔 성경을 읽어도 그냥 책을 읽는 게 아니다. 모세가 그대에게 말하고 아브라함이 그대에게 말한다. 예수가 그대에게 말한다. 얼굴과 얼굴을 맞대고!

깨어있고 덕스러운 이에겐
욕망도 길을 막지 못하리라.
밝음이 그들을 자유롭게 하기에.

욕망은 더 많은 것에 대한 욕심을 의미한다. 욕망은 현재에 있는 것에 대한 불만을 의미한다. 그래서 그대는 미래에 대한 희망에서 만족을 구한다. 오늘은 공허하다. 그대는 다만 내일에 대한 희망 때문에 살아갈 뿐이다. 많은 날들이 아무것도 가져다주지 못했지만 그대는 계속 내일은 뭔가 달라질 것이라는 기대를 버리지 않는다. 결국은 그러다가 죽음을 맞을 것이다. 욕망은 결코 충족되지 않는다. 욕망의 본성 자체가 충족될 수 없다. 깨어 있는 사람은 욕망을 들여다보고 웃음을 터뜨린다. 욕망에 찬 마음은 가장 어리석은 마음이기 때문이다.

욕망은 그 본성상 충족될 수 있는 것이 아니다. 그것은 모래에서 기름을 얻을 수 없는 것과 같다. 모래를 갖고 아무리 노력해도 기름을 얻을 수는 없을 것이다. 그것은 절대 불가능하다! 모래 안에는 기름이 들어 있지 않기 때문이다. 욕망도 그와 마찬가지이다. 욕망은 하나의 기만일 뿐이다. 욕망은 그대를 몰두시킨다. 그것이 욕망의 목적 전부이다. 욕망은 희망을 주고 달콤한 미래를 약속한다. 욕망은 정치가와 같다. 욕망은 계속해서 공약을 내건다.

"오 년만 더 기다리십시오. 그러면 모든 일이 잘 풀릴 것입니다. 단 오 년만 참으면 됩니다. 그 후엔 온 세상이 낙원처럼 될 것입니다."

그러나 정치인들은 수천 년 동안 똑같은 말을 되풀이해 왔다. 이 어리석은 인류를 보라. 그들은 아직도 거짓말하는 정치가들은 믿고 있다. 인류는 정치가들을 바꾼다. 하나의 정치가에 싫증이 나면 다른 정치가의 말에 솔깃한다. 이것은 결코 변화라 할 수 없다. 하나의 정치가가 다른 정치가로 대치되었을 뿐이다.

사람들의 기억은 얼마 가지 못한다. 그래서 정치가들은 계속 사람들을 속일 수 있다. 욕망은 정치가이다. 하나의 욕망이 수년 동안 그대를 사로잡지만 실망과 좌절을 안겨줄 뿐이다. 그대는 결국 그 욕망을 포기한다. 그러면 즉시 다른 욕망이 들어와 그대의 마음을 차지한다. 항상 다른 정치가가 그대를 기다리고 있다. 그대는 돈을 추구하다가 싫증을 느낀다. 그러면 돈에 대한 욕망을 잊고 권력이나 명예를 위해 달리기 시작한다. 욕망은 매우 교활해서 종교의 형태를 취할 수도 있다. 욕망은 어떤 가면이라도 쓸 준비가 되어 있다.

세계적인 명상법들을 개괄적으로 살펴본다.

① 신선도의 지감(止感)

신선도(神仙道)를 비롯한 한민족의 전통 도맥들은 마음공부를 지감으로 표현한다. 이는 삼일신고 제8장 삼공훈에 나타나 있다. '무리들은 선악 청탁 후박이 한데 뒤섞여 결국 망령된 길을 멋대로 내달리다가, 나고, 자라고, 늙고 병들어 죽는 괴로움에 빠지지만, 속밝은 이(哲人)는 지감(止感), 조식(調息), 금촉(禁觸)하여 한뜻을 움직여 미망을 돌이키고 진리를 터득하니, 신기(神機)가 크게 발동되는데, 성통공완(性通功完)이 이것이다.'

삼일신고 제7장에서 감(感:느낌)은 희구애노탐염(喜懼哀怒貪厭)이 있다고 했으므로, 지감은 이런 느낌들을 멈추는 것이다. 즉 기쁨, 두려움, 슬픔, 노여움, 탐욕, 싫음 등을 멈추는 것이다. 지감수련은 위의 여섯 가지 감정을 멈추고, 마음을 잘 조절하여 평화롭게 하는 것이다.

신선도의 기본은 천부경에 나타났듯이 일시일종(一始一終), 즉 하나이며 한생명에 있다.

『천부경(天符經)』
하나는 없음(無)에서 시작하고, 시작하는 하나는 세 끝으로 나뉘나, 근본은 다함이 없느니라.
하늘 하나는 하나가 되고, 땅 하나는 둘이 되고, 사람 하나는 셋이 되나니, 하나가 쌓여서 열로 크며, 다함이 없이 셋으로 변화하느니라.
하늘 둘째는 셋이 되고, 땅 둘째도 셋이 되며, 사람 둘째도 셋이 되느니라. 큰 셋을 합치면 여섯이 되고, 일곱, 여덟, 아홉을 낳느니라.
셋과 넷으로 운용되어 둥글어지고, 다섯, 일곱, 하나(부동의 근본자리에서 꿈틀거림)에서 퍼져 나가느니라. 만 번 가고 만 번 와서, 쓰기는 변하나 근본은 변하지 않느니라.
본래 마음이 본래 태양이라, 사람 가운데 하늘과 땅이 하나임을 들어 밝히니, 하나(한)로 끝나되, 하나에서 끝남이 없느니라.

一始無始一 析三極 無盡本 天一一地一二人一三 一積十鉅 無櫃 化三 天二三地二三人二三
大三合六 生七八九 運三四成環 五七一妙衍 萬往萬來 用變不動本 本心本太陽 昂明人中天地一
一終無終一

② 천도교의 수심정기
최제우(崔濟愚)를 교조로 하는 천도교(天道敎:東學)는 인내천(人乃天), 즉 사람이 곧 하늘이라는 사상을 기본으로 하고, 무극대도(無極大道)로서 무위이화(無爲而化)를 본질로 하며, 수심(守心) 정기(正氣) 솔성(率性) 수교(受敎)

를 수도의 요목으로 한다. 즉 내 안의 본심을 지키어 신기(身氣)를 옳게 하고, 하늘이 준 성품을 거느리고 하늘의 가르침을 받으면, 하늘 기운과 내 기운이 합치된다는 것이다.

그 실천적 핵심은 강령주문(降靈呪文)과 본 주문에 잘 나타나 있다. "지기금지 원위대강 시천주 조화정 영세불망 만사지(至氣今至 願爲大降 侍天主 造化定 永世不忘 萬事知) 한님(한울님)의 영기인 지기가 지금 크게 내리도록 발원하니, 한님을 모신 경지에 들어가 조화를 이루고 삼매에 들어, 영원히 잊지 않고, 만사를 아느니라."

이 강령 주문은 증산교에서도 똑같이 사용한다(大巡典經). 조화는 무위이화(無爲而化)요 단군왕검의 이화세계이며, 정(定)은 합덕정심(合德定心)이라고 논학문은 풀이하고 있다. 여기서 지기(至氣)는 존재의 근원적 힘, 우주의 생성원리, 삼라만상의 생성자료로서 한생명을 뜻한다.

'지기'는 하느님의 영기로서 사람의 성원에 접령접기하는 기화의 신으로 승화되고 있는 것이다. 나아가 '지기'를 '至化至氣 至於至聖'이라고 한 점에서 우주만유의 생성·진화과정에 무기물·유기물·생물·인간·초인간(성인)에 이르는 모든 진화의 근원이라는 것이다. 이것은 '지기'가 성리학적인 근원적 물질 또는 모든 생명과 정신의 본체로서의 '기' 또는 '이'의 범주에 머물지 않고 만유의 생성·진화의 섭리와 사람에게 강령을 내리고 성인에 이르게 하는 하느님의 영기임을 뜻한다. 이리하여 '지기'는 우주만유에 접하고 사람에게 강림하여 접령하는 기운으로서 하느님과 표리적인 관계를 가지는 것이다.

'지기'의 기화지신(氣化之神)이 내 몸에 강림한다는 것은 하느님의 영이 나에게 감응하여 시천주(侍天主)의 경지에 들어가 성인에까지 이르는 것을 말하며 이 점에서 하느님과 지기는 이위일체로 알 수 있다.

동경대전(東經大全)에 의하면 수심정기는 안에 있는 신령(神靈)의 마음을 잘 지키고, 밖에 있는 기화(氣化)의 기운을 바르게 한다는 것, 즉 마음을 바로잡고, 호흡과 몸가짐을 바르게 하는 것이다.

③ 도교의 좌망

동이족인 노자(老子)를 교조로 하는 도교(道敎)는 무위자연(無爲自然)으로 돌아가는 것을 기본으로 하며, 그 대표적 경전이『도덕경(道德經)』이다.

도덕경에는 수행에 관하여 '그 구멍을 막고, 그 문을 닫는다. 그 날카로움을 꺾고, 그 얽힌 것을 준다. 그 빛을 부드럽게 하고, 속진과 하나가 된다(和光同塵). 이것이 현묘한 도와 하나됨이다(玄同). 이는 구멍이 뚫려있는 감각기관을 막고, 생명력인 기(氣)가 나가는 문을 닫는다. 예를 들면, 명상할 때 눈을 일단 감는 것은 기가 새는 것을 막기 위해서다.' 라고 하였다.

밥 잘 먹고, 똥 잘 누고, 잠 잘 자는 것을 노자의 삼락(三樂)이라 한다.

다음에는 마음을 정리하는 데, 마음이 밖으로 나가는 것과 사물이 안으로 들어와 얽히는 것을 차단하여 마음의 긴장을 푼다. 그리하여 '텅빔'에 지극하고, 고요함을 독실히 지키면, 홀로 있어 바뀌지 않고 빛을 발하게 된다. 그 빛을 하나로 부드럽게 하여 안으로 거두고, 속진과 하나되는 것, 즉 초월에서 범상한 세계로 돌아옴이 현묘한 도라고 하였다. 선(禪)의 십우도에서 입전수수(入廛垂手)와 같다.

장자(莊子)는 명상을 좌망(坐忘)이라 하였다. 장자의 명상법은 먼저 마음을 가지런히 하여 텅 비게 한 다음(心齊) 몸과 마음 일체를 잊어, 총명함을 쫓아내고 형태를 벗어나고, 앎을 떠나 대우주와 하나가 되는 것이다.

이어 생사를 벗어나 아침처럼 맑을 수 있었고(朝徹), 그 뒤에 시간을 초월하여 불생불사의 자리에 든 것이다. 이는 포일(抱一)을 기본으로, 수심연성(修心練性)을 방법으로 한다.

④ 유교의 무사무위

동이족인 공자(孔子)를 교조로 하는 유교(儒教)는 인의예지(仁·義·禮·智)를 기본으로 하며, 4서5경이 기본경전이다.(사서:대학, 중용, 논어, 맹자. 5경:시경, 서경, 역경, 춘추, 예기)

『대학(大學)』은 인간수행에 관하여 3강(三綱:大學之道在明明德, 在親民, 在止於至善)과 함께 8목(八目)을 논하고 있는데, 이는 격물치지 성의정심 수신제가 치국평천하(格物致知 誠意正心 修身齊家 治國平天下)이다.

격물치지란 욕심 없이 사물을 접하여 궁구함으로써, 감통(感通)에 이르러 이치를 알게 되는 것이다. 성의정심은 자기를 속이지 않는 성실한 뜻과 삿된 마음이 없는 바른 마음이 되어야 수신이 되고, 가정을 가지런히 하며, 나라를 다스려 천하를 평화롭게 할 수 있다는 것이다.

바른 마음(正心)이 중요한데, 이는 중용(中庸)과 통한다. 하늘이 명한 것을 성(性)이라 하고, 성을 따르는 것을 도라 하는데, 지나친 것도 부족한 것(過不及)도 없는 것이 중용이다. 태극(太極), 즉 무극(無極)에서 음양(陰陽)이 나오고 5행(五行)이 나오는 바, 상생상극(相生相剋)하여 진행되어 가는데 중용, 즉 중정(中正)이 기준이 되는 것이다.

유교의 명상에 대하여 장자는 공자와 안회의 대화로, 좌망(坐忘:앉아서 잊어버림), 심제(心齊:마음이 가지런하여 虛가 됨)를 얘기하고, 주희의 스승 이연평(李延平)은 주희에게 묵좌징심(默坐澄心)을 가르치기도 했으나, 경전상 『시경(詩經)』엔 사무사(思無邪) 위무사(爲無邪)라 하여, 삿됨이 없는 순수한 생각과 행동을 말하고 있으며, 『역경(易經)』의 계사(繫辭)전에 무사무위(無思無爲)로 나와 있다. 그것을 보면, '역(易)은 무사야(無思也)하며, 무위야(無爲也)하야, 적연부동(寂然不動)이라가 감이수통 천하지고(感而遂通 天下之故)하나니, 비천하지지신(非天下之至神)이면, 기숙능여어차(基孰能與於此)리오?'이다.

역(易)은 생각이나 함이 없어서 적연히 움직이지 아니하나, 감동하여 드디어 천하 일에 통하나니, 천하의 지극한 신이 아니면, 그 누가 능히 이에 참여하리요?

여기서 무사무위는 한마디로 무심(無心)으로서, 그 무심의 묘(妙)에 계합하여 역(易)의 지신(至神)이 나의 지신이 되리니, 나와 우주가 하나가 되는 것이다. 맹자(盟子)도 부동심(不動心)과 호연지기(浩然之氣) 및 존심(存心)을 말하였다. 여기서 존심은 욕망에 의해 본심이 해하지 않게 본연상태로 두어 잊지 아니함을 뜻한다.

북송(北宋)의 주돈이(周敦頤)는 『태극도설(太極圖說)』에서, 태극이 움직여 양(陽)을 낳고 움직임이 극하면 정(靜:고요함)이 되며 정은 음(陰)을 낳고 정이 극(極)하면 다시 움직여 움직임과 고요함이 서로 뿌리가 되며, 일음일양(一陰一陽)을 길(道)이라 하였다.

유교는 관일(貫一:一以貫之)이며, 존심양성(存心養性:본 마음을 두어 성품을 기르는 것)이다. 이에 비하여 불교는 귀일(歸一)이고, 명심견성(明心見性:본 마음을 밝히고, 볼 수 없는 성품을 봄)이라고 할 수 있다.

⑤ 요가(YOGA, 瑜伽)

역사초월의 나라, 인도에서 발생하여 힌두교 수련법 등 세계에 널리 알려진 심기신 수련법으로서의 요가는 마음의 작용을 없애는 해탈(解脫, moksa)을 목적으로 하고, 진아는 우주생명이라는 범아일여(梵我一如, Atman is Brahman)사상을 바탕으로 한다.

인도인들이 그 시작을 몽고인이 처음 시작했다고 말하는 요가에 관한 경전으로는 요가라는 말을 처음 사용한 『리그베다(Veda)』 우빠니샤드(Upanisad), 최고신으로 자재신(自在神, Isvara:기독교의 Jehovah와 불교의 관자재 보살도 같은 뜻을 가짐)을 최고신으로 하는 바가바드기타(Bhagavad-Gita), 마누법전

(Code of manu) 등이 있으며, 4~5세기경 파탄자리(Patanjali)가 『요가경(Yoga-sutra, 瑜伽經)』을 저술하였다.

'yoga'란 말은 산스크리트(梵語)의 'yuj'에서 왔는데, 이는 '묶음' '결합(結合)' '조복(調伏)' '집중(集中)' '합일(合一)' '상응(相應)' '삼매(三昧)' 등을 의미하며, 자기의식과 우주의식을 하나로 묶는 것이고, 요가수행자를 요기(yogi) 또는 요긴(yogin)이라 부른다.

요가는 진리에 이르는 길이나 기법 등에 따라서 여러 가지 유파로 나누는 바, 중요한 것을 보면 다음과 같다.

㉠ 즈나나(Jnana, 智慧) 요가: 지혜의 요가로서 왕(raja)요가라고도 한다. '몸이 나'라고 생각하는 등 착각이나 고정관념을 벗어버리고 진리와 하나되는 요가이다.

『나는 누구인가?(Who am I?=이 뭣고? 話頭)』라는 책을 쓴 라마나 마하리쉬(Ramana Maharshi), 지두 크리슈나무르티(Jiddu Krishnamurti), 『나는 그것(I am that)』이라는 책을 쓴 니살가다타 마하라지(Nisargadatta Maharaj) 등이 여기에 속하는 인물들이다.

㉡ 하타(Hatha, 努力) 요가: 아사나(asana) 등 신체적인 수행을 주로 하는 요가로서 크리야(Kriya) 요가라고도 한다. 하타라는 말은 해(하)와 달(타)이라는 우리말에서 기원하여 몸의 양기와 음기를 조화시켜 단기(丹氣)를 만든다는 의미가 있다. 인도의 아바타(신선, 권화)라는 말도 우리말의 아사달〔아사(아래)+달(땅)='땅으로'의 뜻〕에서 기원한 것으로 추정된다.

파탄자리는 요가수행 단계를 8단계로 나눈 바 있다.

a. 금계(禁戒, yama): 살생하지 말라, 도둑질하지 말라, 거짓말하지 말라, 정욕을 내지 말라, 탐욕을 없애라 - 금하는 계율

b. 권계(勸戒, niyama): 청정·만족·고행·성전독송 최고신에의 귀의) 권하는 계율

c. 좌법(坐法, asana): 안정과 쾌적함을 위한 올바른 자세와 운동법
d. 조식(調息, pranayama): 들이쉼·멈춤·내쉼을 조절함
e. 제감(制感, pratyahara): 감각기능을 통제하여 외계의 자극을 초탈함
f. 응념(凝念, dharana): 신체의 일부나 외계에 마음을 집중함
g. 정려(靜慮, dhyana, 禪): 대상과 결부된 의식작용이 한결같은 흐름이 됐으나, 判別이 남아있어 주관과 객관의 의식이 남아있음
h. 삼매(三昧, samadhi): 한결같은 상태로 대상만이 빛나고, 자기자신은 없·어지며, 진아가 분리되어 獨存하게 됨

a부터 e까지를 외지칙(外支則)이라 하여 하타요가에 속하고, f부터 h는 내지칙(內支則) 또는 총제(總制, samyama)라고 하여 즈나나 요가에 속한다.

ⓒ 박티(bhakti=信愛 獻身)요가: 절대자인 신에 귀의하는 전인격적 사랑을 그 본질로 함으로, 자기를 잊고 한없는 사랑과 봉사의 길을 가게 되어 신인합일의 경지에 도달하게 된다. 라마 크리슈나가 그 대표적 수행자이다.

ⓔ 칼마(kharma, 行動) 요가: 사람이 욕심 없이, 계산 없이, 현실사회가 요구하는 각자의 의무(suum cuique or sua dharma)를 기쁘게 행동함으로써 진리에 도달하는 요가이다. 사회윤리에 터잡아 '내 행위가 잘될 것이다, 못될 것이다' 라는 근심을 잊고, 순수행위를 통하여 무한한 사회봉사를 즐기고, 사회를 청정한 진리에의 도달을 위한 구도의 장, 즉 해탈의 장으로 삼는 것이다. 마하트마 간디가 그 대표적 인물이다. 칼마 요가는 달마(dharma=法=眞理)에 맞는 칼마(行動)를 하는 것이다. 진리와 함께하는 경험이다.

ⓜ 쿤달리니(Kundalini) 요가: 인간에 내재한 우주에너지인 삭티(Sakti), 즉 기(氣, 프라나:창조의 원초적인 에너지)를 쿤달리니라고 한다. 인체의 회음(會陰, muladhara cakra)에 뱀이 똬리를 튼 모양으로(serpent power) 그려진다. 구심적 나선형이다. 항문조이기 등 요가를 통하여 각성이 되고, 기도(氣道), 즉

나디의 하나인 수슘나(척추)를 통하여, 스바디스타나, 마니프라, 아나하타 비슈다 아즈나 챠크라를 지나 사하스라라(sahasrara) 챠크라까지 이르면, 천개의 연꽃이 피는 초월상태에 들고 해탈하게 된다. 챠크라(수레바퀴:丹田) 요가, 샥티 요가라고도 한다.

쿤달리니 명상을 하면 쿤달리니 에너지가 인체의 내면에서 자각한다. 자기가 그 에너지와 함께 생기발랄하게, 함께 진동하는 것을 느낄 것이다. 그 에너지를 자각한다면, 그 에너지를 해방하고 우주로, 존재 전체로 되돌리기 위하여 춤이 이용된다. 침묵과 정적이 그 뒤에 이어진다. 이 기법은 15분씩 4스테이지로 나뉘어 있다. 처음의 3스테이지는 음악의 반주를 사용할 것. 그러나 최종 스테이지는 완전한 정적 속에서 행해야 한다.

• 제1스테이지(15분)

처음의 15분간 전신을 진동시키며 흔들도록 하라. 우선 몸의 말초신경이 모두 모여있는 양 손, 양 발에서 흔들기 시작한다. 양 눈, 얼굴의 근육은 긴장을 푼 상태로 놔 두라. 모든 것을 진동시킨다. 처음에는 당신이 그것을 해야만 할 것이다. 그러나 몇 분이 지나면 그 진동 쪽이 지배적으로 되어간다. 전신을 느긋하게 풀어두면, 그 진동은 양 손, 양 발, 머리에서 차츰 전신으로 미쳐 당신을 완전히 빼앗고, 끝내는 당신이 진동 그 자체가 될 것이다.

• 제2스테이지(15분)

자각한 에너지가 춤을 통하여 겉으로 나타내는 대로 내버려 두라. 당신은 에너지로 생기에 넘칠 것이다. 춤을 통하여 그 에너지가 해방되는 대로 내버려 두라. 그 춤은 중요하다. 지금까지 당신의 몸이 친숙했던 이상의 에너지가 당신의 내부에서 눈뜨게 된다. 춤을 추지 않으면 당신은 일종의 동요(動搖)나 침착성의 결여라든가 불안을 느낄 것이다. 그러므로 완전히 춤 속으로 몰입하라. 춤, 축복함으로써 무엇이든 자기의 내면에서 눈뜬 에너지를 표현하라. 즐기라!
- 제3스테이지(15분)

  서있어도 또는 앉아있더라도 상관이 없다. 15분간 완전히 정지하고 있으라. 부드러운 음악이 흐르게 할 것. 자기를 그 음악에 용해시키라.
- 제4스테이지(15분)

  길게 드러누워 다만 존재하라. 내면에서도 외면에서도 단지 침묵과 정적이 있을 뿐.

㉥ 탄트라(Tantra, 의식확대) 요가: 탄트라는 넓은 의미에서는 요가이나, 다른 요가와는 대립적인 요소가 많다. 요가가 통제적, 금욕적, 이성적, 일상적이라면 탄트라는 개방적, 육감적, 감성적, 파격적이다. 탄트라 요가는 주문이나 특수호흡법, 성의 감각적인 쾌락, 시바와 삭티의 결합 등을 활용하여 쿤달리니를 직접 각성케 하고 결국 깨달음에 이르는 것이다. 비의적(秘儀的)인 요소가 있으며 오쇼 라즈니쉬가 대표적인 인물이다.

㉦ 얀트라(yantra, 圖型) 요가: 특정한 형태(卍, 난디 아바타라, Nandyavatara, 大仙의 기쁨), 피라미드, 히란야(육각형), 만다라, 탱화, 부적, 다윗의 별 등을 바라보면서 집중하거나 명상하여 의식을 각성시키는 요가이다. 그러한 도형에서는 특별한 기(氣)를 느낄 수 있다.

㉧ 만트라(Mantra, 呪文, 眞言) 요가: 진언을 계속 외움으로써 힘을 얻어 각성하고 해탈하는 요가이다. 만트라에는 옴(aum), 람(ram), 아멘(amen), 수리수리 마하수리, 옴마니 반메 훔, 할렐루야, 관세음보살 등이 그것이다. 만트라 요가를 바탕으로 현대과학과 베다사상을 합쳐 인도의 성자 마하리시 마헤시 요기(Maharishi Mahesh Yogi)가 창도하여 전세계에 퍼진 것이 TM(Transcendental Meditation, 超越瞑想)이다. 나는 TM과 그 이론인 창조지성학(Science of creative intelligence)과 진보과정인 성취자(Siddha) 코스를 마친 바 있다. 나는 초월명상을 통하여 사마디를 체험했다. 이를 별항으로 다룬다.

ⓒ 초월명상(TM) : 초월명상은 만트라 요가에 기초를 두어 베다사상과 현대과학의 원리를 합쳐 창조한 것인 바, 자연스럽고, 쉽고, 편한 수련기법으로 궁극에는 깨달음을 얻어 해탈하는 기법이다. 진언(mantra)은 힌두 의식(Hindu Fuja)에 따라 자격 있는 교사로부터 비밀히 전수되며, 하루에 아침과 저녁 두 차례에 걸쳐 각 20분씩 명상하는 것을 기본으로 한다.

명상 이외에 보조기법으로 아사나(asana, 坐法 및 체조)와 프라나야마(pranayama, 呼吸法)를 활용한다.

마하리시가 직접 쓴 책은 『존재과학과 생활술(science of being & art of living)』, 『바가바드 기타』 주석서, 시집 『사랑과 신(Love & God)』 등이다. TM의 학문적 체계는 창조지성학(創造知性學, Science of creative intelligence)으로 인생과 우주에 관하여 과학적이고 조감적인 지적 체계를 세웠다. 진보기법은 싯다 코스라 하는데, 여기서는 명상, 체조, 호흡법은 물론 수트라(sutra, 經 : 핵심적 말씀)를 주어 기도처럼 수련케 하고, 사람이 생각으로 몸이 뜨는 플라잉 코스(flying course)도 있다.

TM의 본부는 스위스에 있는 바, 그 MERU 대학도 거기에 있고, 미국에는 MIU(am I you)대학이 있으며, 거의 세계각국에 TM센터가 있다. TM은 또 세계평화를 위해 '정신개발 운동(Spiritual Regeneration Movement)'을 주관하고, 세계에서 평화를 깨는 지역이 있으면 그 곳에 TM지도자들이 크게 모여 명상함으로써 분쟁예방을 하곤 한다.

사회학에서는 일정한 지역의 주민 1%가 TM을 하면, 그곳에 범죄가 사라지는 것을 마하리시 효과(Maharishi effect)라고 부른다.

⑥ 불교의 선정(禪定)

석가모니를 교조로 하는 불교는 자비(慈悲), 지혜(智慧), 용기(勇氣)를 기본사상으로 하며, 가르침에는 교리를 중심으로 하는 교종과 명상실천을 중심으로 하는 선종 등 여러 가지가 있다.

우주의 본체를 한마음으로 보는 불교에서 붓다의 말을 전하는 것이 경전이고, 붓다의 마음을 전하는 것이 선(禪:瞑想)이라고도 한다. 붓다는 그 법통을 이은 가섭존자에게 3곳에서 마음을 전했다 하여 선의 시작으로 삼처전심(三處傳心)이라 한다.(깨달음의 인가)

하나는 영산회상 염화미소(靈山會上 拈花微笑)로서, 왕사성 기사굴산 법회에서 석가세존이 꽃을 들었는데, 오직 가섭존자만이 그 뜻을 알고 빙긋이 웃은 것이며, 둘은 다자탑전 분반좌(多子塔前 分半座)로서, 다자탑 앞 법회에서 석가 세존이 한자리 방석의 반쪽에 제자인 가섭존자를 앉게 한 것. 셋은 사라쌍수 유관족출(沙羅雙樹 由棺足出)로서, 인도 구시나가라에 있는 사라쌍수 밑에서 석가세존이 입멸한 바, 다비식을 하려고 하여도 관에 불이 붙지 아니하였는데, 멀리 전법하러 갔던 가섭존자가 도착한 뒤에 관 밖으로 두발을 내어 보인 것이다.

불교의 명상은 일반적으로 선, 참선, 좌선, 사유수 등으로 불리어 지관겸수(止觀兼修)나 정혜쌍수(定慧雙修)로 표현되는데, 지관(Samatha-Vipassana)은 모든 경계의 산란한 생각들을 그쳐 고요한 가운데, 도리를 마음으로 관찰하는 것이고, 정혜쌍수는 선을 하여 정(定:無我境, Samadhi)에 이르고, 거기에서 지혜의 빛이 나오게 하는 수련이라고 할 수 있다. 석가모니가 깨닫고 전한 명상법은 여래선(如來禪)이나 묵조선(默照禪:고요히 자기마음 바라보는 선) 또는 비파사나 선 등으로 불리고, 이는 현대에서 타이, 미얀마 등 남방 불교국가에서 많이 행해진다.

비파사나 선의 중심은 4념처관(四念處觀)에 있고, 그에 관한 중요경전은 『대념처경(大念處經, Mahasatipattana Sutra)』과 『안반수의경(安般守意經, Anapanasati Sutra, 入出息守意經)』 등이다. 4념처관은 신(身:몸), 수(受:감각), 심(心:마음), 법(法:진리, 깨달음) 네 가지를 관찰하는 것이다.

몸을 바라봄은 자기 몸 전체나, 각 부분 또는 의식이 가는 자기 몸을 관찰하거나 자기 호흡을 관찰하는 것이다. 자기의 숨이 들어오고 나감을 세는 관법을 수식관(數息觀) 또는 수식선(數息禪)이라 한다. 이는 다음 수식선에서 자세히 언급한다.

감각을 바라봄은 자기와 대상과의 관계에서 괴롭고, 즐겁고, 차고 뜨거운 감각을 느낄 때 이를 알아차리는 것이다. 마음을 바라봄은 어떤 생각이나 탐·진·치 3독심이나, 5온(五蘊:色受想行識) 등의 번뇌 망상이 일어날 때 또는 해탈된 때마다 그 마음을 알아차리고 바라본다.

법을 바라봄은 사람이 정각(正覺:바른 깨달음)이 될 때만, 진리인 법을 확실히 알기 때문에 자신이 깨달은 진리를 바라보는 것이다. 이것을 유식(唯識) 용어로는 보는 자와 보이는 자가 하나된 초월적 자리인 본래면목으로서 '자증분(自證分)'이라 부른다.

여기에서 더 나아가 깨달음 자체를 다시 객관적으로 바라봄을 증자증분(證自證分)이라 하는 바, 이는 다음에 증증자증분…… 등으로 자기의 현재 깨달음에 안주하지 않고 끊임없이 중중무진하게 나아가되, 항상 현재 주인의식을 깨우면서 인식주체인 보는 자가 궁극적으로 완전히 소멸되는 것이 해탈이요, 열반(涅槃, Nirvana:常樂我淨)인 것이다. 물 한방울이 한생명의 바다가 된 것이다. 그래서 석가모니는 제자들에게 반열반에 이르러 "모든 것은 변하니, 방일하지 말고, 자기자신과 법(진리)을 등불 삼아 정진하라"는 불방일(不放逸) 유훈을 남겼다.

불교가 중국, 한국, 일본 등을 거치면서 북방불교가 형성됐는데, 북방불교에도 묵조선이나 비파사나 선이 없는 것은 아니나, 가장 두드러진 명상법은 도교의 영향을 받아 형성된 화두선(話頭禪), 즉 간화선(看話禪)이다. 이는 화두를 참구하는 선인데, 화두는 말머리, 공안(公案), 수수께끼, 숙제의 제목 등으로 불리운다.

선객이 드는 화두의 대표적인 것은 "이 뭣꼬?(是甚麼? 我何? What is this? Who am I? 나는 누구인가?)와 '無'(없음) 등이나 경전의 어느 글자, 세상의 사 사물물 등이 모두 화두가 될 수 있다.

화두를 깨치기 위하여는 머리로 생각해서 풀어서는 안 되고, 세 가지 마음이 필요한데, 대신근(大信根), 대의단(大疑團), 대분지(大憤志)가 그것이다.

대신근은 화두를 통하여 깨닫고, 성불할 수 있다는 확신이며, 대의단은 온 몸과 마음으로 '이게 도대체 뭣일까?' 라는 큰 의심 덩어리이고, 대분지는 깨 닫지 못해 분하고 꽉 막혀 미친 듯이 간절히 화두에만 몰두해 나가는 것, 즉 용맹정진이다. '죽기 아니면 살기' 라는 생사를 초월하는 비장한 각오가 필요하다.

그리하여 세 가지 마음이 합쳐져 화두에만 마음을 집중하여 여러 가지 체험을 하게 되고, 그 체험하는 것을 계속 들게 됨으로써 결국은 자나깨나 꿈을 꾸나 안 꾸나, 계속 화두를 들 수 있게 되고 시절인연이 되어 때가 익으면, 어느 찰나 화두를 몰록 놓아버리면서 자기 본래 얼굴인 마음의 근원자리를 확실히 알게 된다.

절대절명의 순간에 '석가세존이 새벽별을 보고 깨치듯이' 우연한 사건을 계기로, 또는 '할' 이나 '방' 같은 어떤 갑작스런 충격으로, 생각이 끊어진 자리에서, 홀연히 깨치는 경우도 많다.

⑦ 유대교의 비전(秘傳)

구약성서(old testament)에 기초한 유대교의 명상은 유일신이라고 믿는 예호바에게 나아가는 것으로 카발라(Kabbalah:비밀리에 말로 전수함)이다. 카발라 수행자는 자기 이기심을 관찰하여 그 생각이 나오는 자리를 알아차리게 되어, 자기초월상태(tiferet)에 들 수 있다.

또 한가지 주제에 정신을 집중하면 그 생각의 근원자리로 올라가 무념속에서 초월적 지혜가 열린다(Kavvanah).

 티페렛이나, 카바나에서 더 나아가면 황홀경(extasy)에 이르게 되고(daat), 더 나아가 주관적 의지가 사라지고, 신의식 속에 있게 된다(devekut). 그런데 유대교는 사고방식이 창조주와 피조물의 이원적 구조로 되어 있어, 신인합일(神人合一)의 경지에 나아가는데 방해가 되고 있다.

 ⑧ 기독교의 묵상(默想)
 예수 그리스도로부터 시작되고, 사랑을 기본으로 하는 기독교는 그 경전인 '성경'에 묵상이나 관상(觀想)인 명상(meditation)이란 표현(특히 시편이나 잠언 등)이 많이 나오고 있다.
 '보병궁 복음서'를 보면 예수 그리스도도 젊은 시절에 인도, 네팔, 카슈밀, 페르샤, 그리스, 이집트 등에서 비밀 형제교단 등을 통하여 묵상수련을 많이 하고, 에쎄느파의 명상교사를 하기도 했다.
 에쎄느파 명상은 내 안에 하느님이 있고, 하느님 안에 내가 있으므로 믿음과 소망과 사랑을 바탕으로 자기의 이성, 감성, 의지 등의 표상을 어두운 밤의 과정으로 보고 이를 정화(淨化)하여 하느님의 현존을 알게 되는 것이다.
 기독교의 묵상은 처음에 이성과 의지를 이용해 조용히 생각하고(推理默想, 例 로사리오 묵상=묵주를 손으로 돌리면서 마음 속으로 어떤 주제에 대하여 생각함), 그것이 점점 깊어지면 저절로 감성적으로 느껴지게 된다(感性默想). 거기서 더 나아가면, 성령으로 하느님과 하나인 것을 보게 된다(觀想). 이 관상에는 수행하여 얻는 수득관상(修得觀想)과 하느님의 은총으로 주어지는 주부관상(注賦觀想)이 있다.
 예수 그리스도는 누구든지 성령으로 거듭 나야 하늘나라에 들어갈 수 있고, 하늘나라는 밖에 있는 게 아니고, 네 안에 있다고 했다. 명상기도를 기본방법으로 하는 기독교 한국백년사가 낳은 인물로 그리스도의 경지에 나아가

'동양의 성자'라는 다석(多夕) 유영모(柳永模)는 십자가 보혈을 통해서만 구원받을 수 있다는 배타적 복음주의를 거부하고, 내면을 향한 깊은 명상과 기도를 통하여 자신속의 하느님인 '얼나'를 찾는 것, 즉 하나님의 얼로 거듭나는 체험을 핵심 가르침으로 하였다. 또 "진리에 이르는 길에는 여러 가지가 있고, 예수 그리스도는 그 중의 하나이다"라고 밝혔다.

⑨ 이슬람교의 수피즘(sufism)

'평화'의 뜻인 이슬람(Islam)교는 마호메트(Mahomet)에 의하여 창교된 정교일치의 종교인 바, 유대교와 구약성서의 영향을 받고, 아브라함, 모세, 예수를 선지자로 인정하며, 정의·인애·관용을 기본사상으로 하고, 코란(Quran, Koran)을 경전으로 한다.

회교(回敎)라고도 하는 세계 제3의 종교인 이슬람교는 또 알라(allah:한 민족의 언어 '얼나'에서 기원, 아라비아의 천지창조의 신)를 유일신으로 하고, 인간은 알라신 안에서 철저히 평등한 것으로 본다. 인도 요가의 영향을 받은 이슬람 명상법 수피즘(수피:홀로 고행명상하는 사람)은 항상 알라신을 부르는 소리 '알라(얼나) 외에는 없다'고 억념한다(zikr).

수피 춤을 춘다. 들쉼과 날쉼은 물론 항상 깨어 있다. 무소유로 금욕과 고행하면서 알라신을 찾아가, 결국 신이 함께 있는 것을 느끼는 순간이 온다(qubr). 계속하여 수피 명상을 하면, 나와 신과 신을 찾는 행위가 하나가 되고(mahabba) 더 나아가면 가아(假我)는 없이 신과 하나임을 확실히 알게 된다(fana). 수피 명상은 거기서 더 나아가 개체의식과 전체의식이 하나되어 항상 신과 함께 살아가는 최고의 경지인 바카(baqa)에 이른다.

보통 이슬람교에서 신은 창조주이고 인간은 피조물이어서, 피조물이 신이라고 하는 것은 신성모독이라고 하나, 실상은 바카 상태가 "나(가아)는 이미 사라지고, 나는 알라(얼나)이다"라고 확실히 알게 된다.

수식선(數息禪=數息觀)

들이쉼(들숨)과 내쉼(날숨)을 세어보는 명상법을 수식선(Anapanasati) 또는 수식관(數息觀)이라 한다. 누구나 호흡법을 겸하여 쉽게 할 수 있고, 청정한 도에 이를 수 있는 대표적인 명상법이라 할 수 있다. 쉼을 세는 것은 의식집중을 위한 방편이다.

선의 기본자세는 결가부좌(結跏趺坐, 책상다리)나 반가부좌(半跏趺坐) 또는 평좌(平坐)라도 괜찮다. 신선도의 본래 좌법은 궤좌(跪坐)이다. 즉 무릎꿇고 앉는 자세로, 중심을 잡기에 좋고, 균형도 잘 잡힌다. 결가부좌는 완전히 책상다리를 하고 앉는 좌세로 항마좌(降魔坐: 오른발을 왼쪽 넓적다리 위에 얹어 놓은 다음에 왼발을 오른쪽 넓적다리 위에 놓는 것)나 그 반대인 길상좌(吉祥坐)가 있다. 반가부좌는 한쪽 다리를 구부려 다른 쪽 넓적다리 위에 올려놓고 앉는 좌세이다.

실제로 수식선을 하려면 두툼한 방석 위에 백회와 회음이 일직선이 되도록 척추를 꼿꼿이 세우고 가부좌를 틀고 앉는데, 턱은 약간 안으로 잡아들인 것처럼 하고, 혀끝은 위 입천정에 붙이고, 눈은 정면을 바라본다. 수련의 초기엔 눈을 감고 하는 것이 좋으며, 다음 단계에 나아가면 눈을 반개(半開)하고, 더 나아가 눈을 떠도 주위의 영향을 받지 않으면 완전히 뜨고 한다. 두 손은 포개어 무릎 위에 얹어 놓되, 두 엄지손가락을 서로 맞대고 오른손을 왼손 위에 올려놓거나(法界定印), 왼손 바닥을 하늘로 하여 왼쪽 무릎 위에, 오른손 바닥은 땅을 향하여 오른쪽 무릎 위에 올려놓는 것도 좋다.

처음에는 그저 조용히 앉아서 들어오고 나가는 숨을 무심히 바라본다. 그래야만 우주에 충만한 기의 활동리듬과 나의 생명리듬을 맞출 수가 있다. 이 두 리듬이 맞을 때 나는 비로소 우주와 합치될 수 있고 통합할 수 있다. 그래서 숨을 쉬지 않는다. 내가 숨을 쉬지 않고 나의 생명리듬에 호흡을 맡긴다. 그러면 호흡을 볼 수 있고, 또한 나를 볼 수 있다. 화를 낼 때는 호흡이 거칠게 뜨고 슬플 때는 무겁게 가라앉는다. 놀라면 흐트러지고, 생각을 할 때는 모아진다. 호흡에는 이런 감정의 상태뿐만 아니라 건강 정도, 자연환경, 계절 등과 같은 우주의 리듬에도 영향을 받는다. 그래서 호흡을 보면 나를 알고, 또 우주의 질서도 알 수 있다. 따라서 호흡을 주시한다. 그러나 나와 우주의 리듬을 따라야 한다. 이런 순리를 거역하면 나를 볼 수 없다. 호흡은 나의 육체와 정신의 매개체이며 동시에 나와 우주의 매개체이다. 또한 호흡은 생명의 리듬이며 우주의 리듬이다. 이렇게 호흡에 의식을 집중하고 있으면, 처음에는 나가고 들어오는 숨만 있다. 그러나 점점 호흡은 깊이 내려가서 배꼽 아래 하단전까지 내려갈 것이다. 또한 하단전까지 호흡의 길이 있음을 알 것이다. 그러나 올라오는 길은 등쪽의 뒷길이라는 것을 느끼게 될 것이다. 더구나 의식을 가해서 몸에 조금이라도 힘을 주어서는 안 되며, 호흡을 그냥 두어서도 안 된다. 호흡은 몸과 마음과 함께 있는 것이다. 마음이 딴 곳에 있으면 호흡은 호흡의 길로 가지 않고 마음 따라 간다.

처음에 몸을 전후좌우로 움직여 안정되고 쾌적하게 한 다음 단전호흡을 하면서, 들이쉼과 내쉼이 있을 때 하나, 다음에 둘, 셋, 넷…… 열까지 세고, 다음에 다시 하나부터 열까지 계속하여 센다. 잠이 올 가능성이 있을 때는 호흡을 열부터 하나까지 거꾸로 세는 것이 좋다. 호흡수를 세는 생각의 크기는 미세할수록 좋다.

수행시간은 20분을 원칙으로 하고, 수행정도에 따라 확정하여 선정해탈삼매로 가는 것이 좋다.

의식을 집중하여 호흡을 세어 가면, 6가지 단계가 있다.

그것이 수식(數息), 상수(相隨), 지(止), 관(觀), 환(還), 정(淨)이다.

수식은 들이쉼과 내쉼의 수를 세는 것, 상수는 의식과 호흡이 서로 따라 하나가 되는 것, 지는 의식과 호흡이 하나되어 고요히 한 곳에 멈추는 것, 관은 의식과 호흡이 하나되어 있는 그대로 사물관찰이 자재로운 것, 환은 고요한 자기주체인 공(空)으로 돌아와 가만히 있는 것, 정은 청정무구한 순수의 식만의 상태이다. 각각 4념처(四念處), 4정근(四正勤), 4신통(四神通), 5력(五力), 7각지(七覺支), 8정도(八正道)를 얻는다.

호흡을 농사에 비유하면, 수식을 땅으로 삼고 상수를 쟁기로 삼으며, 지는 멍에로 삼고 관은 씨앗으로 삼고 환은 비로 삼으며, 정은 행으로 삼는다.

수식선은 인연과(因緣果) 법이란 진리에 계합한다. 수식선은 인연 따라 사는데, 오는 인연을 받아들이고 가는 인연을 가게 한다. 들이쉼은 받는 인연이요 내쉼은 가는 인연이며, 쉼멈춤(止息)은 과라고 할 수 있다. 들이쉼과 내쉼 양면으로 서로 다르면서 같이 합하여 하나로 조화되는 것이다(和氣). 호흡은 자연스러운 것이 첫째이다. 병맥을 고치는 등 건강을 위하여 호흡을 조절할 수 있으나, 억지나 무리하게 해서는 안 된다.

누구나 쉽게 실행할 수 있는 수식선은 인류최고의 문화이며, 수식선을 해나가면, 마음이 차분하고 경안(輕安)해지며, 점차 맑아지고 밝아져 지혜의 빛을 얻게 된다.

나는 내가 속일 수 없는 또 하나의 내가 있다는 것을 깨달았다(진아체험).

내가 진아인 절대를 모른다는 것을 알고, 안다는 것을 알았다.

선정의 10단계

 수식선 등을 통하여 정(定, 무아경, 사마디)이 이르러 해탈함에는 사람에 따라 여러 가지 다른 단계를 경험할 수 있다.
 우주를 나눠 3계인 욕계(欲界:욕심이 있는 세계), 색계(色界:물질계), 무색계(無色界:정신계)로 볼 때, 선정의 단계는 10단계로 나눌 수 있다. 첫 단계는 준비선 단계로 욕계에 속하고, 색계는 초선, 2선, 3선, 4선 등 4선(禪) 무색계는 4정(定)이며, 3계를 넘는 해탈의 단계는 멸진정(滅盡定)이다.

 1) 준비선(準備禪)
 수식선을 함에 있어 금계, 권계, 좌법, 조식, 제감과 함께 구도자로서 응념(凝念)단계에 들어가 단전에 의식을 집중하는 단계이다.

 2) 초선(初禪)
 숨과 셈이 하나되고 안과 밖의 인연을 얻어 한결같은 평온을 갖는 수식이다. 기쁨과 즐거움이 있는 첫 단계이다. 찰라적인 깨달음, 즉 사토리(satory, 悟)가 있을 수 있다. 천지인 삼매로 하늘의 별, 땅 속, 인간 속을 확실히 볼 수 있다.

 3) 2선(二禪)
 의식과 숨이 서로 같이 하여 주관이 객관을 포용하고 마음이 텅빈 것을 느끼는 상수(相隨)이다. 상수가 되면, 고요한 가운데 희락(喜樂)이 생기고, 찾는 것이 없어진다. 유위삼매로 죽음을 극복하게 된다.

4) 3선(三禪)
상태가 지(止)이다. 신비한 인식이요, 오묘한 도리로서, 평등하게 버리어, 올바른 기억에 머물게 하는 것이다. 무위 삼매로, 자기의 깨끗한 영체를 본다.

5) 4선(四禪)
오묘한 인식도 떠나고, 순수하고 깨끗한 상태에서 호흡이 아무 생각 없이 출입하는 것을 관찰하는 관(觀)이다. 괴로움도 즐거움도 없이 생각이 버려진 경지이다. 무념삼매이다.

6) 공무변처정(空無邊處定)
정신계인 무색계의 4정(定)은 공무변처정, 식무변처정(識無邊處定), 무소유처정(無所有處定), 비상비비상처정(非想非非想處定)이다. 이 4정은 수식선에서 본래 자신으로 돌아오고, 본래 자신이 아닌 것을 버리는 환(還)에 해당한다. 하나로 된 의식만이 있어 깨달음의 세계에서 소요하는 경지이다. 유종삼매(有種三昧)라고도 한다. 공무변처정은 마음과 호흡이 하나된 무의식 상태에서 자아가 사람, 고체, 액체, 기체가 허공으로 변하며 무한대로 확대된 무아경이다. 우주의식(Cosmic consciousness)이다. 나의 정체는 진공 묘유이다.

7) 식무변처정
공무변처정에서 공의 세계도 없어지고, 어떠한 인식도 존재하지 않는 무아경(사마디, 정)이다. 신의식(God consciousness)이다. 내가 나온 곳인 근본으로 돌아가는 것이다.

8) 무소유처정

식무변처정에서 더 나아가 아무것도 없고, 우주는 텅빈 빈 껍데기인 무아경이다. 보편의식(Universal consciousness)이다. 아상이 타파된 대자대비심이다.

9) 비상비비상처정

무소유처정에서 더 나아가 상이 아닌 것도, 상이 아닌 것의 아닌, 있다는 것이나, 없다는 것을 초월하고 어떠한 관념도 갖지 않는 무아경이다. 통일의식(Unified consciousness)이다. 모든 것이 용광로에 녹은 환희의식이다.

10) 멸진정(滅盡定, 순수의식, pure consciousness, pure awareness)

멸진정은 수식선에서 정(淨)으로 나타낸 것인 바, 숨과 마음(생각)이 끊어져, 숨이 있으나 숨이 없고, 생각이 있으나 생각이 멸진된 경지요, 언어도단(言語道斷)의 경지이다. 청정본심이며 청정법신이요, 해탈이며 열반으로 현법(現法)에 자유자재롭게 낙주(樂住)하는 것이다. 그것은 또 오매일여(寤寐一如: 잠잘 때나, 깨어있을 때나 같음)의 경지이다.

의식적으로 의식을 집중하여 모든 장애를 없앤 청정무구심으로, 무종삼매(無種三昧)라고도 한다. 멸진처는 '아무것도 없는 곳'이다. 아무것도 없는 곳에 허공, 도, 법, 멸진정 등이 있다. 새는 아무것도 없는 허공을 의지하면서 날지만, 허공을 의식하지 않는다. 도인은 그가 깨달은 진리인 도가 눈에 보이지 않으나, 도가 의지처가 된다.

그러나 도를 마음에 갖고 있지 않다. 법을 깨달은 사람은 보이지 않는 법에 의하여 산다. 그러나 법을 마음 속에 가지고 있지는 않다. 수식선도 마찬가지다. 호흡과 선이 올바르게 행해져, 호흡에 의지하면서도 아무것에도 의지 않는 경지인 열반에 도달하면 그곳이 바로 멸진정인 것이다. 그러나 해탈자는 그 세계를 가지고 있다는 의식이 없는 것이다.

　해탈자는 절대영원인 진아이며, 생멸도 없고, 어떤 속성도 없는 것이다. 관찰! 불가설이며, 언어도단이다. 침묵의 허공!

　선정의 단계에 대해 붓다는 다음과 같이 말했다.

　"초선(初禪)을 바르게 받을 때에 말이 고요해지고 멸하며, 제2선을 바르게 받을 때에 사색과 사려가 고요해지고 멸하며, 제3선을 바르게 받을 때에 기쁜 마음이 고요해지고 멸하며, 제4선을 바르게 받을 때에 드나드는 숨길이 고요해지고 멸하며, 공입처(空無邊處)를 바르게 받을 때에 색이라는 생각이 고요해지고 멸하며, 식별입처(識無邊處)를 바르게 받을 때에 공입처라는 생각이 고요해지고 멸하며, 비상비비상입처(非想非非想處)를 바르게 받았을 때에 무소유입처라는 생각이 고요해지고 멸하며, 상수멸(想受滅)을 바르게 받을 때에 생각과 느낌(想受)이 고요해지고 멸하나니, 이것을 점차로 모든 결합(行)이 고요해지고 멸하는 것이라 하느니라.

　다시 훌륭한 그침과 쉼, 기특한 그침과 쉼, 위되는 그침과 쉼, 위없는 그침과 쉼이 있나니 이와 같은 그침과 쉼은 다른 그침과 쉼으로서도 이보다 더 위되는 것이 없느니라. 탐욕하는 마음에서 즐겨하지 않아 해탈하고 성내고 어리석은 마음에서 즐겨하지 않아 해탈하면, 이것을 훌륭한 그침과 쉼, 기특한 그침과 쉼, 위되는 그침과 쉼, 위없는 그침과 쉼이 있어서 어떤 다른 그침과 쉼으로서도 이보다 더 위되는 것이 없는 것이라 하느니라."

한생명 명상

　신선도의 일신강충(一神降衷), 성통광명(性通光明), 재세이화(在世理化), 홍익인간(弘益人間) 내용과 광명장엄(光明莊嚴)을 심기신 수련에 맞춰, 한생명 명상법으로 소개한다. 이는 해탈의 나루터이다. 이 명상을 한 후에도, 명상 때의 느낌을 갖도록 한다.

　① 우주는 한생명이며, 찬란한 생명의 빛으로 충만하다고 안다. 자세는 편히 앉거나(결가부좌, 반가부좌, 평좌) 서거나 누워서 해도 좋다. 눈을 감고 하는 게 좋다. 나중에는 반개, 자신이 있으면 뜨고 해도 좋다.
　② 심신의 긴장을 풀고 우주는 한생명, 한마음, 한기운, 한몸으로 단전호흡을 한다.(5분간)
　③ 이제 호흡에 대한 생각은 잊어버리고 밝고 영롱한 빛이, 신령스런 기운이 자신의 머리 위에서 정수리를 비추고 있다고 상상하라. 그 빛의 색깔은 자신에게 편안함을 주는 색깔이라면 무슨 색이든 상관없다.(약 1분간)
　④ 이 빛이 백회를 통해서 머리 속으로 스며 들어온다. 머리 내부는 빛으로 가득 차 있다.(약 1분간)
　⑤ 이 빛은 목을 통해 양쪽 어깨로 흘러가 손가락 끝까지 가득 채우며, 다시 목을 통해 흘러 내리는 빛은 온 가슴을 가득 채운다. 머리에서 가슴까지 온통 한생명의 빛뿐이다.(약 1분간)
　⑥ 이 빛은 가슴에서 배로 천천히 흘러내려 복부를 가득 채운다. 머리에서 배까지 온통 생명의 빛으로 충만해 있다.(약 5분간)

⑦ 생명의 빛은 이제 양측 대퇴부를 타고 두 다리로 흘러내려 간다. 이제 머리끝에서 발끝까지 온 몸은 오직 영롱한 빛으로 충만하다.(약 1분간)

⑧ 생명의 빛만 존재할 뿐, 이제 내 몸은 없으니 자연히 병도 없다. 있는 것이라곤 오직 생명의 빛뿐이다.(약 1분간)

⑨ 이제 이 빛은 모든 방향으로 확산되면서 밖으로 흘러 나간다. 한없이 멀리 퍼지는 생명의 빛이 온 우주를 가득 채운다. 이제 우주는 오직 맑고 고요한 생명의 빛으로 충만해 있다.(약 1분간)

⑩ 이제 내 몸도 어떠한 물질도 없으며, 영원히 계속될 생명의 빛만 가득하다. 자, 이 빛이 바로 나의 참 생명이다. 이제 온 우주가 한 생명이므로 모두를 다 용서하고 받아들일 수 있으며, 이제 온 우주가 바로 내 생명이므로, 모두를 무조건적으로 사랑할 수 있다.

큰사랑이 담긴 한생명의 빛이 온 우주로 한없이 멀리 퍼져 나가고 있는 인상과 느낌을 가진다.(시간 제한 없음)

죽음 넘기(臨死體驗)

사람이 수행을 통해서 순수의식인 멸진정에 도달하면, 생사(生死)를 뛰어넘어 우주생명인 대생명에 이르러 생사문제가 근본적으로 해결되는 것이다. 그것은 상대세계(생사, 음양, 남녀, 천지, 밤낮 등)를 넘어 절대세계로 돌아간 것이다. 대생명에의 복귀인 귀명(歸命)이다. 이것은 대생명이라는 바다 위에 낱생명이라는 한 물방울 파도가 떠올랐다가 사라지는 것과 같다.

그러나 일반적인 사람들의 신념 가운데는 '죽음은 생명의 끝'이라고 생각하고, 공포에 사로잡혀 아름답지 못하게 임종을 맞이하지 못하는 사람들이 많다. 여기에 생사초월의 죽음 다루기와 죽음 넘기를 잘 살펴볼 필요가 있다. 죽음은 기의 유통정지이나 심장정지, 뇌사인 경우도 있다.

죽음은 끝이 아니다. 몸의 죽음이 참나의 죽음은 아니다. '내가 따로 있다'는 생각이 죽음을 가져오므로, 그 분리된 생각이 소멸된 의식의 차원으로 들어가야 한다. 죽는 순간에도 '오직 죽지 않는 영원한 생명의 빛만 있다'는 마음으로 충만해 있으면, 그 몸은 죽더라도, 생명은 죽지 않음을 경험한 것이고 그의 죽음은 편안하고 아름답다.

나는 입대했을 때 목뒤 수술과 1993년 미국 플로리다 올랜도에서의 교통사고 등으로 세 차례 죽었다 깨어났다.

죽음은 사람이 집착할 때만 그 힘을 발휘한다. 그대가 죽음을 두려워하는 기본 심리는, 죽음이 그대가 집착하고 있는 것들로부터 그대를 떼어놓기 때문이다. 만일 그대가 죽으면서 그대의 아내와 자식들과 집, 그대의 돈과 권력과 그대에게 속한 모든 것을 다 데려갈 수 있다면, 아마도 내 생각에 그대는 죽음을 두려워하지 않을 것이다. 그대는 오히려 대부대를 이끌고 떠나는 큰 모험 여행이라고 기뻐할 것이다. 하지만 죽음은 그대로부터 모든 것을 떼어 놓고 그대를 완전히 발가벗긴다. 오직 하나의 의식체로서만 떠나게 만든다.

『우빠니샤드』에 있는 아름다운 이야기다.

야야티(Yayati)라는 한 위대한 왕이 있었다. 그는 어느덧 나이가 1백살이 되었다. 이제 그것으로 충분했다. 그는 충분히 인생을 산 것이다. 그는 인생의 모든 부귀영화를 다 누렸다. 그는 그 시대의 가장 뛰어난 왕이었다. 이 이야기는 실로 아름답다.

어느 날 죽음의 사신이 야야티에게 찾아와서 말했다.

"준비를 하라. 이제 당신이 떠날 때가 되었다. 나는 당신을 데려가려고 왔다."

야야티는 죽음의 사신을 보았다. 그는 수많은 전투에서 승리한 위대한 전사의 모습이었다. 야야티는 두려움에 떨면서 말했다.

"너무 일찍 오신 거 아닙니까?"

죽음의 사신이 말했다.

"일찍 왔다고? 당신은 1백년이나 살았다. 이제 당신의 자식들조차 노인네가 다 되었다. 당신의 맏아들만 해도 지금 80살이다. 그런데도 무얼 더 바라는가?"

야야티는 1백 명의 아내와 1백 명의 자식을 갖고 있었다. 그는 죽음의 사신에게 물었다.

"나를 위해서 한 가지 부탁을 들어주십시오. 나는 당신이 누군가를 데려가야만 한다는 것을 압니다. 만약 나 대신 내 자식들 중의 한 명이 당신을 따라가겠다고 한다면 그를 데려가시고 나를 1백년만 더 살게 해주시겠습니까?"

그러자 죽음의 사신이 말했다.

"그것도 안 될 것은 없다. 다른 누군가 대신 죽겠다고 한다면 말이다. 하지만 이미 충분한 삶을 살았고 누릴 모든 부귀영화를 다 누린 당신마저도 죽기를 원치 않는데 당신의 자식들이 그걸 원하겠는가?"

야야티는 즉시 그의 자식들을 모두 한 자리에 불러모았다. 나이 먹은 자식들은 침묵을 지켰다. 무거운 침묵이 흐르고 아무도 입을 열지 않았다. 그때 열여섯 살밖에 되지 않은 가장 어린 막내아들이 일어나서 말했다.

"제가 대신 죽겠습니다."

그러자 죽음의 사신조차도 그 소년에게 미안한 마음이 들었다. 그래서 사신은 소년에게 말했다.

"넌 너무나 순진하구나. 99명이나 되는 너의 형들이 입을 다물고 있는 것이 안 보이느냐?

어떤 사람은 80살이나 되었고 어떤 사람은 75살이나 되었다. 70살이 된 사람도 있고 65살이 된 사람도 있다. 그들은 살만큼 살았는데도 여전히 더 살기를 원한다. 그런데 너는 아직 제대로 살아 본 적도 없다. 나조차 널 데려가는 것이 마음 아프다. 다시 한 번 생각해 봐라."

그 소년은 말했다.

"더 생각할 것도 없습니다. 이 상황은 나로 하여금 확고한 결심을 하게 만듭니다. 그리고 미안하거나 마음 아프게 생각하지 마십시오. 나는 큰 깨달음을 얻고 가는 것입니다. 1백살을 산 아버지도 인생에 만족하지 못하는데 나역시 더 살아봐야 무슨 의미가 있겠습니까? 나 역시 무슨 만족을 누리겠습니까? 99명이나 되는 나이 형들도 삶에 아무런 만족을 느끼지 못합니다. 그러니 헛되이 시간을 낭비할 필요가 어디 있겠습니까? 최소한 나는 아버지를 위해 좋은 일을 할 수는 있습니다. 아버지는 충분히 늙었지만 앞으로 1백년을 더 살게 하십시오.

나는 이제 끝났습니다. 아무도 삶에 만족하지 못하는 이 상황을 보면서 나는 한 가지 사실을 분명하게 이해할 수 있습니다. 내가 1백 살을 산다 할지라도 나 역시 만족하지 못하리라는 사실입니다. 그러니 오늘 죽든 90년 뒤에 죽든 마찬가지입니다. 자, 나를 데려가십시오."

그래서 죽음의 사신은 그 소년을 데려갔다. 그리고 1백년 뒤에 사신은 다시 야야티를 찾아왔다. 야야티는 아직도 그 나라의 왕이었다. 그는 이번에도 말했다.

"1백년은 너무 짧은 세월입니다. 나의 늙은 아들들은 모두 세상을 떠났습니다. 그러나 아직도 나에겐 아들이 많습니다. 다른 아들을 드릴 테니 나에게 한 번만 더 자비를 베푸소서."

그리하여 야야티는 다시 1백 년을 더 살게 되었다. 그런데 매번 이런 식으로 해서 야야티는 1천 년을 더 살 수 있었다. 마침내 그 사신이 열 번째 왔을 때였다. 아홉 번째 왔을 때도 야야티는 아들을 대신 가게하고서 1백년을 더 살았던 것이다. 열번째에 이르자 야야티는 말했다.

"당신이 처음 왔을 때와 마찬가지로 나는 여전히 인생에 만족을 느끼지 못하지만 이제 당신을 따라가겠습니다. 마음이 내키진 않지만 할 수 없는 일 아닙니까? 이런 식으로 계속해서 당신에게 자비를 청할 순 없으니까요. 이제 부탁도 할만큼 했어요. 그러나 한 가지 사실만은 분명히 알았습니다. 1천년을 살아도 만족이 얻어지지 않는다면 1만 년을 살아도 마찬가지일 것입니다."

이것이 바로 집착이다. 그대는 살아가고 있지만, 죽음에 대한 생각이 문을 두드리면 그 순간 두려워 떨기 시작한다. 그러나 그대가 아무것도 집착하지 않으면 지금 이 순간에 죽음이 찾아온다 해도 그대는 기꺼운 마음으로 그것을 맞이할 것이다. 그대는 떠날 준비가 끝난 것이다. 그런 사람 앞에서 죽음은 힘을 잃는다. 죽음은 아무런 망설임 없이 언제라도 죽을 준비가 되어 있는 사람 앞에서는 위력을 잃는다. 그들은 불멸의 존재가 된다. 그들은 부처가 된 것이다.

죽음이 왔을 때 한순간만 머뭇거려도 그대는 마귀의 수하에 떨어질 것이다. 그대의 진신(그대의 진정한 존재)은 순수하고 결함이 없다. 그러나 망상에 빠진 까닭에 그대는 그 사실을 알 수 없다. 그리고 이것 때문에 그대는 헛되이 고통받는다. 그대가 즐거움을 발견하는 곳이면 어디든지 거기에 속박이 있다. 그러나 그대가 한 번 본래의 존재와 무심을 깨우치면 그대는 더 이상 어떤 집착에도 얽매이지 않는다.

본질적 종교는 무종교이다.

집착으로부터의 자유는 죽음으로부터의 자유이다.

집착으로부터의 자유는 생사의 수레바퀴에서 벗어나는 것이다.

집착으로부터의 자유는 그대로 하여금 우주적인 빛 속으로 들어가 그것과 하나가 될 수 있게 한다. 한생명이 될 수 있다. 그것은 가장 큰 축복이며, 궁극의 환희이다. 그 너머에는 더 이상 아무것도 존재하지 않는다.

이런 일이 있었다.

"흉년 때 사람들이 대량으로 굶어죽는데 영양실조로 죽는 사람보다는 굶으면 죽는다는 공포심 때문에 죽는 사람이 훨씬 더 많다는 것을 알아야 해요.

몇 해 전에 미국의 한 지방 신문에 닉 시즈맨이라는 철도역무원의 죽음을 보도한 기사가 난 일이 있어요. 그 사람은 매우 건강하여 별다른 걱정거리 없이 원만한 인생을 살고 있었대요.

어느 여름날 그가 일하는 역 조역(助役)의 생일이라고 해서 모두가 한 시간 일찍 퇴근을 하게 되었어요. 그런데 직원들은 닉이 냉장 차량 안에서 작업을 하고 있는 것을 깜빡 잊고 냉장차를 밖에서 잠근 채 그냥 퇴근을 해 버렸어요. 닉은 자기가 갇힌 것을 뒤늦게야 깨닫고 아무리 안에서 문을 두드리고 소리를 지르고 했지만 주위에서 그를 도와줄 사람은 아무도 없었어요. 닉은 혼자서 생각했어요.

'여기서 밖으로 나가지 못한다면 나는 틀림없이 몇 시간 안에 얼어죽을 것

이다.'

절망에 빠진 그는 칼끝으로 나무바닥에 다음과 같은 글을 새겨 나갔어요.

'너무나도 추워서 온 몸이 마비되는 것 같다. 차라리 그냥 잠들어 버렸으면 좋겠다. 아마도 이것이 금생의 나의 마지막 말이 될 것이다.'

다음 날 아침 역무원들이 출근하여 냉장차의 문을 열어보니 그 안에 닉이 숨져 있었어요. 시체를 부검해 봤더니 얼어죽은 것이었어요. 그러나 이상한 것은 그가 냉장차에 갇혀 있던 날 밤에 냉장차의 냉장장치는 작동을 하지 않고 있었으며 차량 안의 온도계는 화씨 55도를 가리키고 있었답니다. 닉은 추워서 얼어죽은 것이 아니라 단지 추위에 대한 공포감이 그를 얼어죽게 만들었단 말이오."

"가동되지도 않는 냉동장치가 가동되고 있다고 착각한 것이 죽음을 불렀단 말이예요?"

"말하자면 그렇게 된 것이죠."

"화씨 55도면 섭씨 몇 도죠?"

"섭씨로는 12.8도죠. 영상 12.8도라면 얼마든지 살아남을 수 있는데 다만 착각이 빚은 공포심 때문에 얼어죽은 것이라오."

소위 종교라 하는 것들은 바로 공포로부터 나온다. 붓다가 모든 믿음을 버리는 것이 첫걸음이라고 말하는 것도 그 때문이다. 이러한 믿음들은 공포 때문에 생긴 것들이다. 믿음들을 버림으로써 그대는 그대의 공포를 자각하게 될 것이고, 공포를 자각하게 되는 일은 좋은 것이다. 그대는 그대의 죽음을 더욱 자각하게 될 것이다. 그대는 이 무한한 우주를 - 가야 할 곳도 없고, 안내할 이도 없으며, 안심할 곳도 없는 - 자각하게 될 것이다. 그 공포 속에서, 그 공포에 대한 자각 속에서 오직 남아 있는 것은 내면으로 들어가는 것이다 - 어디로 가야 할 필요가 없으니까. 그것은 너무도 광대무변하다. 그 내면 여행은 그대가 모든 믿음들을 버리고 공포와 죽음과 욕망들을 자각하게 되었을 때 시작된다. 한 번 안으로 들어오면 문득 그대는 공포들이 사라지는 것을 볼 것이다. 그대 존재의 가장 깊은 곳의 핵에는 죽음이 있은 적이 없고, 있을 수도 없기 때문이다. 그대의 가장 깊은 곳의 핵은 절대적인 무아(non-self)이다.

자아는 죽을 수 있다. 무아는 죽을 수 없다. 만약 거기 어떤 것이 있다면 그것은 파괴될 수 있다. 붓다가 그대 안에 아무것도 없으며 그대는 순수한 무(無)라고 하는 것도 그 때문이다. 그 무(無)는 파괴될 수 없다. 그대가 죽음이 그 무(無)를 파괴할 수 없다는 것을, 무(無)가 그 자체로 참으로 아름답다는 것을 이해하면 돈이나 권력이나 명예나 명성으로 자신을 채울 필요가 없다. 무(無)는 참으로 맑고, 참으로 순수하고, 참으로 아름다워서 그 안에서 그대는 축복으로 넘친다. 그대는 그 무(無) 속에서 춤추기 시작한다. 그 무(無)가 춤추기 시작한다. 붓다는 그대가 그 춤으로 향하도록 암시한다.

붓다가 죽을 때 아난다가 울면서 말했다.

"이제 저는 어떻게 합니까? 당신은 떠나고 계신데, 저는 아직도 깨닫지 못했습니다."

붓다가 말했다.

"울지 마라. 나는 너를 깨닫게 할 수 없기 때문이다. 오직 너만이 네 자신에게 그 기적을 일으킬 수 있다. 너 자신을 등불로 삼아라 - 아파 데포 바바(Appa deepo bhava)."

붓다는 내면의 가장 깊은 중심으로 인간을 던져 넣는다. 붓다는 말한다. 내면으로 들어가라-다른 데로 갈 곳이 없다. 그대가 성소(聖所)다. 내면으로 들어가라! 거기엔 예배해야 할 신이 없다. 그대가 내면으로 들어가면 들어갈수록 더욱 예배 의식(Worshipping consciousness)이 생겨날 것이다 - 예배하는 대상이 없이도 기도가 올라올 것이다. 누구에게 하는 것이 아닌 순수한 기도가……. 지복으로부터, 존재로부터, 내면의 축복으로부터.

죽음은 사람들이 윤회과정에서 두려운 경험을 했으며, 나의 몸이 나라는 생각에서 내가 따로 있다고 생각하고, 본래의 나(의식)는 영원히 산다는 것을 모르기 때문이다. 또 죽음자체보다 평소에 죽음에 대한 준비가 안돼 있고, 죽는 방법이나 과정에 불안을 느껴 더 공포를 느끼는 것이 보통이다.

임종시에 다음 생으로 가지고 가는 것은 권력, 금력, 명예가 아니라 오직 의식뿐이다. 그러므로 죽음에 임하여, 자기자신이 믿는 신념대로 사후세계에서도 경험하게 된다는 것을 믿고, 자기의식을 우주의식에 합일되게 하거나, 환생시에는 어떤 부모를 인연으로, 어떤 모습으로 할 것인지를 마음에 새겨두는 것이 좋다.

미국 텍사스 사이먼튼 암연구소에서 암환자들을 위해 개발한 독특한 심리요법 가운데는 일종의 죽음 다루기 훈련이라는 것이 있다. 중심 사상은 "모든 일은 자신의 신념대로 경험한다"는 것이다. 죽음과 사후세계도 자신이 믿는 그대로 체험한다는 것이다. 마음먹기에 달렸다는 것이다. 이것은 긴장이완(relaxation)과 상상법(imagination)인데, 환자의 신앙이나 신념 등을 참고하면서 그 연습 내용을 조금씩 변형시킬 수 있다.

대체로 자신이 죽어 가는 과정, 장례식의 과정, 천국으로 가는 과정 또는 인간 세상에 다시 태어나는 과정 등을 자신이 좋아하는 방식대로 선택하고 자신이 믿는 대로 상상하는 것이다. 이 훈련을 되풀이하다 보면 죽음에 대한 두려움이 현저하게 줄어들게 된다. 이 훈련을 열심히 한 나머지 지금 죽어도 좋고 이대로 살아도 좋다라고 생각할 만큼 죽음에 대한 부담에서 완전히 벗어났을 때는 말기암까지도 기적처럼 사라져 버린 경우가 있다.

사이먼튼의 죽음 다루기 훈련은 어떻게 하는 것인지 함께 살펴보기로 한다. 이 훈련이 기대하는 궁극적 목표는 몸은 죽어도 생명은 영원히 죽지 않는다는 것을 자각하게 하고 나아가 죽음에서 영원히 벗어날 수 있는 방법을 스스로 찾도록 하는 데 있다.

내 생명의 본체에는 죽음이 없는 영생이 존재이다. 처음에는 옆 사람이 천천히 읽어주거나 녹음기에 녹음해 두고 그것을 들으면서 연습하면 되지만 자주 되풀이해서 연습하다 보면 익숙해져서 그러한 도움 없이 혼자서도 할 수 있게 된다.

죽음 다루기 방법은 다음과 같은 요령으로 한다.
① 조용한 분위기에서 편안한 자세를 취한다.
② 긴장을 풀기 위해 1~2분간 천천히 단전호흡을 한다.
③ 긴장이 풀렸다고 생각되면 이제 죽음을 맞이하고 있는 자기 자신을 응시한다. 마치 그 동안 자기가 애지중지하며 기르던 애완 동물이 죽어가고 있는 모습을 연민의 정으로 바라보듯이.
④ 자신의 죽음의 순간을 상상해 본다. 자기의 시신 옆에 둘러앉아 있는 사람들을 그려본다. 그들이 자기의 죽음 앞에서 어떻게 반응하고 있는가? 그들이 무슨 말을 하며 어떻게 느끼고 있는가? 그 자리에서 일어나고 있는 일들을 충분한 시간 동안 상상해 본다.
⑤ 자기 시신의 입관 절차와 이어서 장례의식이나 추도행사를 그려본다. 여기에는 누가 참석하고 있는가? 그들은 무슨 이야기를 하고 있으며 어떤 느낌들을 가지고 있는가? 역시 충분한 시간을 들여 상상해 본다.
⑥ 자기 몸이 죽은 후에 자기 의식에 무슨 일이 일어나고 있는가? 몸이 죽은 다음에 자기 의식이 찾아간다고 생각하는 곳으로 의식을 보낸다. 그곳에서 조용히 머물면서 몇 분 동안 그곳을 느낀다.
⑦ 이제 자기의 의식을 우주 가운데로 떠나 보낸다. 우주의 근원이자 내 생명의 근원이라고 생각되는 곳에 자기가 있다는 느낌이 들 때까지, 즉 생명의 근원과 하나되는 순수의식의 차원에 있다는 느낌이 들 때까지 거기에 머문다.

⑧ 이제 여기에서 지난 인생을 회고해 본다. 자기가 즐겨서 한 일은 무엇인가? 생전에 꼭 이루고자 했던 목표는 무엇이었나? 무슨 일 때문에 분노했는가? 그 분노를 지금도 가지고 있는가?
⑨ 이제 당신은 생명의 근원에 안주하겠는가? 아니면 어떤 천상에서 행복을 누리겠는가? 그것도 아니면 다시 새로운 몸을 가지고 이 세상으로 돌아와 새 인생을 설계하겠는가? 생명의 근원이나 극락에 안주하기로 결정한다면 그곳은 이러할 것이라고 당신이 이해하고 상상하는 대로 그곳의 인상을 떠올려 충분한 시간을 들여 경험하라.(인간 세상에 다시 돌아오기를 원치 않는다면 마지막 12번으로 가 연습을 끝낸다.)
⑩ 만일 인간 세상에 다시 돌아오기를 결정했다면 지난 생과 같은 부모를 선택하겠는가? 아니면 새로운 부모를 선택하겠는가? 그렇다면 그 부모의 모습은 어떠하며 어떤 인품을 가지고 있는가? 형제자매는? 그들은 지난 생과 같은 형제자매인가, 아니면 다른 형제자매인가? 직업은 무엇으로 할 것인가? 새로운 인생에서 성취하고자 하는 목표는 무엇인가? 새로운 인생 전반에 대하여 주의 깊게 살펴본다. 죽음과 재생이 자기 삶 속에서 계속 이어져 되풀이되고 있음을 음미해 본다.
⑪ 마음 속으로 이미 죽음과 재생의 과정을 경험했으니 인생의 과정에서 죽음과 재생이라는 것이 이와 같은 과정을 거치는 것이구나 하고 그것을 받아들이라. 이 과정에서 충분한 시간 동안 그것을 경험한다.
⑫ 천천히 눈을 뜨고 현실로 돌아와 완전히 깨어난다.

이 훈련을 경험해 죽음을 상상해 보니까 지레 짐작으로 겁을 먹고 있는 것과는 달리 죽음이라는 것이 결코 두렵거나 고통스런 것이 아니더라는 것이다.

유명한 생물학자 스웨덴보르그는 한 번 죽었다 깨어나서『나는 영계를 보고 왔다」는 책을 써서 사후세계의 모습을 자세히 알리기도 했다. 수행의 입장에서 죽음을 넘는 것은 유한자가 그 한계를 넘는 중요한 방법의 하나로 보아, 적극적으로 실천하지 않으면 안 된다.

우리가 수행을 하는 주요 목적은 생사를 뛰어넘어 자유자재인으로 사는 것이라 할 수 있다. 생사가 없음을 알고(知無生死), 생사를 활용하는 것(用無生死)이 바로 그것이다. 모든 것을 버려야(자기 포기) 모든 것을 얻는 것이다. '나는 없다'이다. 개체의 몸을 버려 대생명을 얻는 것이다. 이 대생명은 전지(全知, omniscience), 전능(全能, omnipotent), 전재(全在, omnipresent)라는 특성이 있는 것이다.

수행을 아주 많이 한 구도자라도 생사를 넘는 마지막 공부를 하지 않으면 안 된다. 옛말에 절초부생(折草復生:풀 자르니, 다시 생긴다), 백척간두에 진일보(百尺竿頭 進一步:백척낚싯대 끝에서 한 발 나아감) 죽음에 가까이 가보기 위하여 매일 화장터나 공동묘지에 가서 생사를 관조하기도 한다.

일반적 수행자의 체험으로 죽음 체험은 삼매이다. 삼매 때의 뇌파는 죽음과 같이 0파인 δ파이기 때문이다.

대사일번 절후소생(大死一番 絶後蘇生:한 번 크게 죽어야, 잘린 후 거듭난다)이라는 말이 있다. 큰마음 먹고, 자기를 버려야 한다. 석가모니는 가장 건너기 어려운 강 니련선하를 건너 대각사 보리수 밑에서 좌선 끝에 대각을 얻었고, 달마대사나 예수 그리스도의 부활도 잘 알려져 있다. 현대에 와서 별세신학(別世神學)을 내세워, 살아서 자기가 죽은 것으로 선언하고, 현세에서 별세에 살아 명상기도나 봉사를 하도록 하는 신학자도 있다.

기독교의 로마서와 찬송가 중에는 "주의 제단에 산제사 드린 후에, 주의 뜻을 따라 그와 동행하면, 영생복락 누리겠네"라는 것이 있는데, 여기의 산제사는 자기를 완전히 던져버리는 것이다.

내가 변해야 세상이 변하고 내가 죽어야만 안심입명이 된다.

간화선(看話禪)의 경우에는 대분지(大憤志)라 하여, 깨달음에 잘 이르지 않을 때 '죽어도 좋다'는 마음을 먹고 분발해야 한다는 것이다.

박석 교수의 명상체험여행을 보면, 깨달음을 얻기 위해 '이 뭣고?' 화두를 들면서 무기한 단식을 시작했는데, 단식 28일이 지나도 깨닫지 못하자 "깨달음을 얻지 못하고, 이렇게 지지부진하게 사느니, 이번 단식에 깨치지 못하면 차라리 깨끗이 죽어버리자"고 비장한 각오를 하고, 정진한 결과, 단식 49일 만에 본래 면목을 깨쳤다고 한다.

불승종 종조인 설송(雪松) 큰스님은 세상을 버리고, 설악산 금강굴로 죽으러 들어갔다가 아무것도 먹지 않고 21일만에 향긋한 기운이 느껴져 동굴 밖으로 나와서, 대도를 깨치셨다 한다. 그 오도송(悟道頌)은 다음과 같다.

구득불구득 도지시야(求得不求得 道之始也)
불구득자구득 도지종야(不求得自求得 道之終也)
아시천지개문리(我始天地開門理)
여당개관묘진실(余當開觀妙眞實)
얻으려 하나 얻지 못함이 도의 시작이요,
얻지 않으려 하지만 스스로 얻음이 도의 끝이라.
내가 비로소 천지이치의 문을 열고,
내 마땅히 묘한 진실을 열어 보도다.

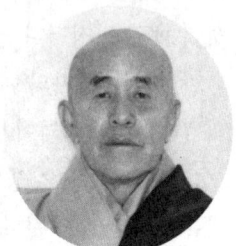
설송 큰스님

모든 것을 버리셨기에 모든 것을 얻은 게 아닌가 생각된다.

아바타 코스를 창도한 해리 팔머는 깨달음을 위해 커다란 감각차단탱크(Sensory deprivation tank)를 만들고, 그 안에 마그네슘 용액을 가득히 채우며, 그 속에 들어가서(그 안에서는 한냉, 소리, 눈을 떴는지 안 떴는지 등 분간이 안됨) 밖으로부터의 자극과 현재시간의 경험을 박탈당한 채로 의식만 있는 상태에서 뚜껑을 덮고, 8주의 대부분을 있었다.

그는 드디어 깨달음을 얻어 공(空) 속에서 기쁜 마음으로 활짝 깨어 있게 되었다. 그는 뉴욕시 근처의 버크산으로 들어가 보임(保任)하였다.

모두 '죽어도 좋다'는 실제 마음을 갖고, 생사를 넘어 나아가는 임사체험의 중요성이 여기 있다.

죽음의 명상법도 있다. 이는 자기의 아상(我相, Identity)을 없애기 위해, 자기의 죽음을 선언하고, 자기를 죽이는 모습을 그리는 것이다. 눈을 감고 가부좌 틀고 앉아 자기를 해머로 부수는 모습을 그리거나, 화장터에서 태우는 모습을 그리거나, 지구의 큰 바위덩어리에 부딪혀 부숴지는 모습을 그리거나, 우주를 자유롭게 왕래하며 별들과 부딪혀 산산히 부숴지는 모습을 그려 나를 없애는 방법인 것이다. 그러면 살아서도 죽은 것이고, 죽어서도 산 것이다.

생사일여(生死一如)요, 생불생(生不生) 사불사(死不死)인 것이다.

죽음을 뛰어넘은 것이다.

모든 존재가 나고 죽는 일을 계속하고 있을지라도, 우주 생명 자체는 영생한다. 유한하고, 변하는 존재는 하나의 '덤'이다.

제3부
기수련

(調氣, 氣功= 調息+調食)

▼

조기(調氣)의 개념

단전호흡(丹田呼吸)

기감(氣感)·축기(蓄氣)와 운기(運氣)

기생활(氣生活)

기수련 10단계

기수련의 유의점

조식(調食)

조기(調氣)의 개념

기는 김, 숨, 쉼 등으로 불리며, 우주의 생명력(生命力)이라 할 수 있다. 숨쉬기, 즉 호흡(呼吸:出入息)은 생명이고, 생명운동은 숨쉬기 운동이다. 사람의 건강도 숨을 제대로 쉬는 것을 전제하므로, 선라화랑의 스승이었던 물계자는 화랑을 만나면 늘 "숨을 쉴 줄 아느냐?"고 물었다 한다. 그의 기도문은 "살려지이다"였다. 숨은 사람에 따라, 남녀노소에 따라, 쉴 때와 운동할 때 등에 따라 각양각색이나 숨이 고르게 쉬어져야 심신이 편하게 된다.

기를 조절하고 수련하여 조화롭게 하는 것을 숨고르기 또는 고른 숨이라는 뜻으로 조기(調氣), 또는 기공(氣功), 조식(調息)이라 한다.

자기 몸과 마음, 그리고 환경의 기운이 조화로워야 한다. 사람의 생활에서 가장 중요한 것의 하나가 식(食)생활인데, 이는 사람이 음식으로부터 지기(地氣)를 섭취하여, 하늘에서 백회(百會:사람의 정수리)로 들어오는 천기(天氣)와 합쳐 화기(和氣), 즉 단기(丹氣)를 이루어야 하기 때문이다. 발현되기 전의 화기는 중기(中氣)라 한다.

한자로 정(精)자는 쌀미(米:지기)와 푸를 청(靑:천기)의 합으로 되어있고, 한단고기나 성경창세기에도 사람을 흙으로 빚고(지기) 바

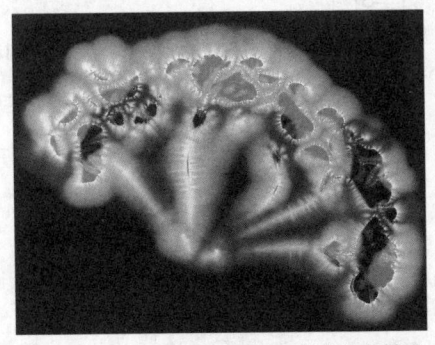

키를리안 사진기로 촬영한 연령초꽃

람(천기)을 불어넣었다고 한 것도 같은 맥락이다.

조기(調氣)는 조식(調息)과 조식(調食)을 합친 것을 말한다.

기는 눈에 보이지 않으나 느낄 수 있고, 몸 속의 '기' 존재는 과학적으로도 입증되었다.

이의원 선릉통증 의원장은 1997년 '생체자기장을 통해 본 인체 기의 기능 구조적 이해' 라는 논문을 통해, 인체자기장(磁氣場)의 변화를 측정했다. 이 원장은 한국 정신과학회에 제출한 이 논문을 통해 자기장 측정장비 스퀴드(SQUID, 초전도 양자 간섭소자)를 이용, 8명의 경혈을 침으로 자극하여 발생한 인체자기장을 측정한 결과, 평시보다 30~150배 강한 자기장(15PT, 피코테슬라)이 측정됐다고 밝혔다.

또 인당에 의식집중을 했을 때에도 인체자장의 변화가 있었다. 과학기술의 진보와 함께 지금까지 계측할 수 없었던 생체정보를 검출할 수 있게 되었고, 또한 정도 좋은 기록을 할 수 있게 되었다. 특히 저온물리학의 발전과 수반하여 초전도자석 등이 출현되고, 그리고 초전도자석을 이용한 핵자기공명(Nuclear Magnetic Resonance, 약칭 NMR)을 이용하여 계측을 진행하는 것, SQUID 자속계를 이용한 것 등이 있어, 이것들은 최근 개발된 기술로서 발전의 도상에 있다. 이와 같이 자장을 이용한 혈류의 계측방법은 거의 완성된 기술이다.

이(理)는 기(氣)의 조리(條理)로서 기에 내재하는 운동법칙이다.

앞으로 단전호흡, 기감(氣感), 축기(蓄氣)와 운기(運氣), 기생활(氣生活), 기수련의 10단계, 기수련의 요점, 조식(調食)의 순서로 살피고자 한다.

단전호흡(丹田呼吸)

보통사람은 숨을 코로 들이쉬어 폐로 들이고 코로 내쉬는 바, 이를 흉식(胸式:가슴)호흡이라 한다. 단전호흡은 단전에 의식을 집중하고(意守丹田 또는 守意丹田)하는 복식(腹式:배)호흡이다. 이는 한생명으로서 심·기·신을 통일시키는 상태이다.

단전이란 붉은 생명력인 단기(丹氣)가 있는 밭이란 뜻인데, 단기란 천기(天氣)와 지기(地氣)가 조화돼 화기(和氣) 또는 열기(熱氣)가 된 것을 말하고, 붉은 기운의 생명, 생명력이나 인간의 생체에너지이기도 하다. 단(丹)을 조화나 평화의 힘을 가지고 있는 구슬이라 하여, 단전을 여의주(如意珠)라고도 한다. 기해(氣海)라고도 한다.

단전의 위치는 X레이로 촬영해도 잡히지 않으므로 여러 가지 설이 있으나, 대체로 아랫배의 중앙에 있다고 관념한다. 구체적으로 단전을 잡는 방법은 엄지손가락을 배꼽에 대고 손바닥을 90°로 아랫배에 밀착시켰을 때 장심혈(掌心穴, 勞宮穴이라고도 함)이 닿는 곳과 회음에서 백회에 이르는 직선이 만나는 곳에 있다고 할 수 있다. 양손의 엄지손가락 끝을 배꼽에 가로로 마주 대고, 마름모를 만들었을 때, 그 중앙과 회음에서 백회 이르는 직선이 만나는 곳이라 할 수 있다.

단전은 보통 이같은 하단전(下丹田, 石門穴, 精珠:소장위치)을 뜻하나, 이 밖에 중단전(中丹田, 가슴의 玉堂穴, 氣珠:심장 위치), 상단전(上丹田, 이마의 印堂穴, 神珠:시상하부 위치, 대생명과 관계되는 편도체)이 있다. 이것을 세 개의 여의주라고도 한다. 수련이 깊어지면, 단전은 위의 세 개 외에 발바닥의 중심에 있는 두 개의 용천혈(湧泉穴), 손바닥 가운데 있는 두 개의 장심혈, 정수리에 있는 백회혈(百會穴), 성기와 항문 사이에 회음(會陰穴) 등 모두 9개의 단전이 있음을 느끼게 된다. 수련이 더욱 깊어질수록 기가 집중이 되는 단전이 늘어날 수 있다.

단전호흡은 행주좌와(行住坐臥) 어느 때나 할 수 있으나, 수련 체계상 앉아서 하는 경우가 많다. 앉아서 하는 단전호흡의 자세는 결가부좌가 보통인바, 이는 수식선에서 봤으므로 생략한다. 단전호흡의 실제를 보면, 결가부좌를 틀고 앉아 의식을 단전에 집중하고, 생각 생각 잊지 않으며(念念不忘 意守丹田) 자연스러우면서도 깊게 코로 숨을 단전까지 들이쉬고, 내쉬는 것이다.

의식적으로 흡입한 공기를 힘주어 단전까지 내려보내는 호흡을 무식(武式)호흡이라 하고, 의식적인 힘을 넣지 않는 자연스런 호흡을 문식(文式)호흡이라 한다. 흔히 의수단전 입식면면 출식미미 행주좌와 어묵동정(意守丹田 入息綿綿 出息微微 行主坐臥 語默動靜:마음을 단전에 집중하고 들이쉼을 길게, 내쉼을 가늘고 길게 하며, 가고 머물고 앉으나 서나 말하거나 침묵하거나 움직이거나 고요하거나 같다)이라 했다.

단전호흡을 할 때, 숨을 들이쉬면 배꼽 위와 아래가 동시에 부풀어 오르고 힘이 가면 이것은 단순한 복식호흡이지 단전호흡이 아니므로, 배꼽 아래 부분만 부풀어 오르고 힘이 가도록 해야 한다. 단전호흡은 자연스럽게 하면서 점차적으로 길게 하는 것이 좋다. 호흡의 길이는 그 사람의 건강도와 수련도, 병맥, 기후, 풍토 등 여러 가지를 검토하여 적정한 길이로 조절해야 한다. 조절에 자신이 없으면, 자연스럽게 하면 된다.

들이쉼과 내쉼을 보통 온대지방에서는 1:1의 길이로 하고, 요가에서는 쿰바카라 하여 들이쉼:멈춤(止息):내쉼을 1:4:2로 하기도 하고, 수련진도에 따라 생기(生氣:의식의 기, 생명활동 관장)와 진기(眞氣:무의식의 기, 탯줄호흡, 생명 근원의 기, 道光靈力)를 조절하여 원기단법으로 들이쉼:멈춤:내쉼:멈춤을 1:1:1:1로 하기도 한다.

단전호흡을 제대로 수련해 가면, 호흡은 깊어지고 길어지면서 마음은 가볍고 편안해지며, 맑고 조화로운 기운 속에 몸체는 견실해진다. 숨을 내쉴 때는 나를 육체와의 동일시를 버리고, 들이쉴 때는 내면에 몰입하며, 멈출 때는 진아가 되어 아하! 하고 깨닫게 된다. 배꼽을 중심으로 상허하실(上虛下實)이 된다.

4서3경의 하나인 논어에서는 기의 형태를 인간의 기, 자연의 기, 원리로서의 기로 나누고 있지만 구사된 기의 형태는 매우 다양함을 볼 수 있다.

맹자가 풀이한 호연지기(浩然之氣)는 지극히 크고 굳세다. 마음을 곧게 가지고 잘 키워서 아무도 해치는 일이 없으면 천지 사이에 가득 차게 된다. 또한 이 기는 도(道)와 배합되지 않으면 바로 시들어 버린다. 맹자는 사람의 의지는 기가 주재하고 기는 온몸에 가득 차있다고 했다. 이러한 기는 인간에게만 있는 것이 아니라 자연에도 퍼져있다고 했다.

노자의 기는 만물생성과 연결된다. 도에서 기가 나오고, 그 기가 다시 둘로 나누어져 음과 양이 생기고, 그 음과 양이 서로 조화를 이루어 화합체가 생기고, 이 화합체에서 다시 만물이 생성되게 된다. 따라서 만물은 그 안에 음과 양을 상대적으로 업거나 안아서 지니고 있으며, 음과 양의 이기(二氣)가 하나가 되어 조화로운 화합체를 이루고 있다는 것이다.

노자는 수행법으로 도덕경에서 '장생구시(長生久視)'라 하여, 눈을 깜박이지 않고 오래보며, 오래 사는 것에 중점을 두었다. 장자는 사람의 생과 사를 기의 이합집산(離合集散)이라고 했다. 즉 사람의 태어남은 기의 모임이다. 기가 모이면 삶이 되고 기가 흩어지면 죽음이 된다고 보았다.

기는 여러 가지로 불리나, 기(bio-energy, ether)의 존재에 대하여 현대에 들어와 전기자기(電氣磁氣)의 실험에서 뿐만 아니라, 라디오 등의 일상 목적에

이 에테르의 파동을 이용하는 장치가 발명되기에 이르러, 도저히 이 에테르의 존재를 부정할 수가 없게 되었다.

이리하여 이 에테르라는 영묘한 실질의 파동에 의해 우리가 날마다 생존해 가는 에너지의 공급을 받고 있는데도 불구하고, 사람들은 얼마 전까지만 해도 에테르 따위는 존재하지 않는다고 생각했었다. 어쨌든 사람의 손에 잡히지 않거나 눈에 보이지 않는 것은 존재하지 않는다고 생각하기 쉬운 것으로, 무심론·무영혼론 등도 오관(五官)에만 의지하려고 하는 인간의 약점에서 출발된 것이다. 그러나 인간의 다섯 가지 감각에 걸리지 않는다 해도 사실은 사실이며, 오관이 그것을 인정하건 말건 사실을 변화시킬 수 없는 것이다. 오랜 세월을 두고 인간은 창공에서 빛나는 은모래와 같은 무수한 별들이 다른 태양계의 태양임을 모르고 지내왔다. 그리하여 우리가 살고 있는 지상의 부속물처럼 생각하고 있었던 것이다.

이 영묘하면서 눈에 보이지 않는 에테르라는 존재는 절대불가분으로 조금의 빈틈도 없이 서로 이어져 있다. 이것을 에테르(氣)의 연속성이라고 하여 물질에서는 볼 수가 없는 성질이다. 물질이라는 것은 그 내부 덩어리가 클수록 그만큼 먼 거리를 두고 자리를 차지하고 있으며, 작은 덩어리는 또한 거기에 비례된 비율로 서로의 거리를 두고 그 자리를 차지하고 있다.

기는 또 생명체의 핵심인 핵산이 이중나선으로 된 것 같이, 의식정보를 담은 채 나선운동을 한다. 이것을 볼텍스(Vortex)라고 한다.

장자는 "옛날 참사람은 자면서 꿈 안 꾸고, 깨서는 시름이 없다. 먹음을 달가워않고 숨쉼은 깊고 깊다. 참사람 숨은 발뒤꿈치를 쉬고, 뭇사람은 목구멍으로 쉰다"고 말했다.

조선의 명의 허준은 말하기를 "기(氣)가 하초(下焦), 즉 방광 위에 있을 때는 숨이 길어지고, 기가 상초(上焦), 즉 심장 아래에 있을 때는 숨이 짧아진다"고 하였다.

또 중국의 의사 상양자(上陽子)는 이르기를 "사람에게는 참으로 하나밖에 없는 기(氣)라는 것이 있는데 그것이 단전 가운데로 내려갈 때는 하나의 양기(陽氣)가 생기게 된다. 만일 사람이 그 양이 생기는 조짐을 알려고 한다면 온기가 생겨나는 것으로 알 수 있다. 대략 생을 보양하는 길은 상부를 늘 서늘하게 하고 하부를 항상 따뜻하게 하는 것이 필요하다"라고 했다.

그 경맥의 12, 즉 심장·폐·비장·신장·쓸개·위·대장·소장·방광·심낭 삼초(三焦)의 12개소에 있는 각각의 경맥은 12지(支), 즉 자·축·인·묘·진·사·오·미·신·유·술·해에 해당하고, 이것이 달의 12지에 응하며, 시(時)의 12에 합하고 있는 것이다.

역(易)에 있어서 여섯 가지의 괘효가 각각 정괘(正卦), 변괘(變卦) 12획으로 되고, 이것이 순환해서 1년을 다함이 된다. 음의 괘효가 위에 다섯 개 있고 양의 괘효가 아래에 하나 있는 것을 주역에서 지뢰복(地雷復)이라 하는데, 이것을 계절로 말하면 동지의 절기이며 앞에서도 얘기했듯이 진인(眞人)의 호흡은 발뒤꿈치로 한다는 말에 해당한다.

양의 괘효가 밑에 세 개가 있고 음의 괘효 세 개가 위에 있는 것을 지천태(地天泰)라 하는데, 정월의 계절이며 만물이 발생의 기를 머금고 백화가 봄의 은혜를 받는다고 한다. 땅기운은 내려가고 하늘기운은 올라가므로, 지기와 천기가 만나 화합하여 태평한 괘이다.

이것은 지인(至人)이 원기를 아래쪽에 충실케 하는 형상이며, 사람이 이것을 얻으면 몸의 구조가 충실해지고 기력이 용장해진다고 한다.

음의 괘효가 밑에 다섯, 양의 괘효가 위에 하나 머무는 것을 산지각(山地剝)이라 하는데, 9월의 계절이며 하늘이 이것을 얻었을 때는 수풀이 푸른색을 잃어버리고 백화가 말라 떨어지게 된다. 이것은 중인(衆人)의 호흡은 목구멍으로 한다고 하는 형상이며, 사람의 이것을 얻으면 몸이 바짝 마르고 치아는 흔들려 빠진다.

'양의 괘효 여섯 개가 모두 다하여 전체에 음의 괘효만 남은 사람은 죽기 쉽다. 그러기에 원기를 항상 아래쪽에 충실케 하는 것이 생명을 보호하는 데 가장 중요한 것임을 알아야 한다'고 하였다. 사람이 세상을 안전하게 살고자 하지만, 위험이 곳곳에 서려 있다.

주역의 64괘 가운데, 위험하지 않은 괘가 하나 있다. 그것이 겸허를 나타내는 겸(謙)괘이다. 지산겸(地山謙)이다. 산이 땅 밑에 있으니 겸허한 태도요 드러나지 않으니 위험한 바가 없다. 겸은 형통하며, 인도(人道)는 찬 것을 미워하고, 겸손한 것을 좋아한다. 공로가 있으면서도 겸허한 것이 군자다. 군자는 길하고, 만백성이 복종할 것이다.

공성이불거(功成而不居), 노겸군자(勞謙君子)란 말이 있다. 열심히 노력하여 이루되, 겸허히 거기에 머물지 않는 군자를 말한다.

정신에 있어서 아프다고 하는 느낌, 가렵다고 하는 느낌 등은 우리 마음에 일어나는 불필요한 번뇌이다. 이것을 없애기 위해서는 숨을 내보내야 한다. 왜냐하면 몸과 마음은 둘이 아니기 때문에 나가는 숨은 몸 안에 있는 물질적 독소뿐만 아니라 정신적인 독소인 번뇌도 밖으로 배출되기 때문이다. 우리가 어떤 근심이 있을 때, 한숨을 쉬는 것도 그것을 없애기 위한 생리적인 현상이다. 숨을 길게 내뿜으면 마음도 정화된다. 또한 들어오는 숨은 체내에 필요한 산소를 흡수하기 위한 것이니, 정신 활동의 깊은 곳에 영향을 준다. 구체적으로 말해서 숨이 들어오면 취각 기능을 통해서 중추신경이 자극되어 뇌의 고피질에 직접적인 자극이 주어진다. 나가는 숨으로 감정이 순화되고 들어오는 숨으로 사유 활동이 원만히 이루어지면 우리의 정신은 올바른 자기 모습을 유지하게 된다. 호흡은 나가고 들어오는 숨으로 이루어지고, 나가고 들어오는 숨은 생사고뇌를 일으키며, 한편 그의 실상을 있는 그대로 아는 지각 활동을 일으켜 우리의 삶을 원만히 꾸며나간다. 나가는 숨은 그 나름대로의 역할이 있고, 들어오는 숨은 그 나름대로의 역할이 있다. 우리는 두 가지 숨이 서로 다르다는 것의 깊은 의의를 알아야만 한다. 서로 다른 것이 있기 때문에 각각 자기의 기능을 발휘하여 우리의 삶이 영위되는 것이다. 호흡에 있어서 서로 다른 들숨과 날숨을 살리고, 마음의 움직임 역시 쓰일 곳에 쓰이게 해야만 한다. 마음의 움직임을 제멋대로 방치하면 우리는 멸망하고 만다.

호흡도 제멋대로 하면 우리의 몸과 마음은 폐망해 버릴 것이다. 그러므로 호흡과 마음이 서로 떠나지 않음을 알아서 그 인연을 살리고, 들어오고 나가는 숨을 분별하여 각각 그 기능을 잘 살리는 것이 도인이다.

또한 숨이 나가는 것이 다하면 들어오는 숨이 생한다. 숨이 들어오는 것이 다하면 숨이 나간다. 없기 때문이니, 곧 사람의 마음과 만물의 마음도 일어나면 이미 없어지고, 사물은 생겨나면 다시 사라진다. 이것은 없는 것으로 되기 때문이다. 나가는 숨이 아닌 이것이 들어오는 숨이요, 들어오는 숨이 아닌 이것이 나가는 숨이다. 아니라고 함은 숨이 나갈 때에 마음이 들어오는 숨을 생각하지 않고, 숨이 들어올 때에 마음이 나가는 숨을 생각하지 않고, 생각하는 바가 다르기 때문에 아니라고 말하는 것이다. 중(中)을 믿는다고 함은 곧 도에 들어감이니, 중은 도인 인연을 보고 도를 믿는 것이니, 이것이 중(中)을 믿는 것이다.

모든 것은 실체가 없다. 호흡도 예외일 수 없으니, 숨이 들어오는 것, 나가는 것은 그 자체로서는 실체가 없는 인연이므로 공이다. 따라서 나가면 반드시 없어지고 그 반대의 것인 들어오는 숨이 생한다. 들어오는 숨도 있으면 멸하는 법이고, 따라서 그 반대의 것이 생한다.

이와 같이 있으면 없어지고 없어지면 다른 것이 생한다.

삶과 죽음의 관계도 마찬가지이다. 죽음은 실체가 없기 때문에 그것은 곧 삶이다. 이때의 죽음은 절대적인 죽음이요, 이때의 삶은 절대적인 삶이다. 죽음의 상대적인 가치로서의 삶이 아닌 상대적 가치를 넘어선 절대적인 죽음이요 삶이다. 상대적인 것을 넘어섰다고 하는 것은 상대적인 것에 대한 집착에서 벗어났다는 것이다. 이것이 바로 중도(中道)이다. 죽음에 있어서 삶이나 죽음을 생각하지 않고 삶에 있어서 죽음이나 삶을 생각하지 않으면 그것은 죽음도 아니고 삶도 아니다. 숨이 나갈 때에 들어오는 숨을 생각하지 않으면 상대적인 것을 넘어서는 것이다. 숨이 나간다고 하는 것이나 숨이 들어온다고 하는 것은 마음이 있기 때문에 일어나는 생각이다. 마음이 없으면 들어오고 나가는 것은 있을 수 없다. 나가는 숨에서 들어오는 숨을 생각하지 않고, 들어오는 숨에서 나가는 숨을 생각하지 않으면 들어오는 숨과 나가는 숨이 같이 있으면서 모순되지 않고 조화된다. 이처럼 나간다는 생각도 없고 들어온다는 생각도 없이 나가고 들어오는 숨은 중(中)의 실천이다. 이 세상의 모든 것은 중을 떠나지 않으니, 존재가 있는 그대로의 모습으로 존재하려면 중을 실천해야 한다. 중을 실현하면 도(道)가 인연임을 보게 되고, 그 인연에 의해서 이것과 저것이 있다는 것을 믿게 된다.

성령은 히브리어로는 'Ruah', 희랍어로는 'Pneuma', 그리고 라틴어로는 'Spiritus'라 하며 바람, 숨, 입김이라는 뜻이다. 구약에서는 하느님의 현존, 우주창조의 기운, 정의실현과 저항을 물리치는 능력의 도구이다.

신약에서도 성령은 하느님의 힘이라고 보고 있지만, 성령은 청정한 기라고 할 수 있다. 조선시대의 기철학자인 최한기 선생은 "천지를 꽉 채우고 물체를 푹 적시어, 모이고 흩어지는 것이나 모이지도 않고 흩어지지도 않는 것으로 기 아닌 것이 없다"라고 한 것은 인간과 만물은 기를 떠나서 존재할 수 없고, 그것은 곧 우주와 인간이 공통의 기로 이루어졌다는 것이며, 유가철학의 고전적인 신념인 천인합일론(天人合一論)을 유기론적 입장에서 재확인한 것이다. 그리고 최한기는 성리학의 기본원리에 따라 "기는 하나지만 그것이 있는 곳을 가리켜 명칭이 각각 다르다"고 하여 기가 일원적인 본질을 가지면서 다원적인 현상을 드러내는 것으로 설명한다. 나아가 인간이나 세계의 모든 다양성이 우연적인 것이 아니라 필연적인 동질성에 근원하는 것이며, 또한 그 다양성은 궁극적으로 통일성을 지향하도록 정립된 존재라는 것을 확인시킨다. 이러한 기철학을 바탕으로 새로운 근대 과학기술을 적극적으로 받아들이며 추구할 수 있는 과학적 사유체계를 제시했다. 즉 세계 만물의 근원은 기이며, 서양에서 발전한 전기(電氣)·증기(蒸氣) 등도 기의 한 형태에 불과하다고 주장했다.

또한 천지간에 가득한 기는 기(器)로서 마음대로 사용할 수 있으며, 전기·전선·증기기관 등도 우주에 충만한 기를 기계로써 이용한 것에 불과하다고 했다. 그리고 기는 수화(數化)할 수 있으므로 수학적으로 기의 운동을 풀 수 있고, 기계의 발전에 따라 더욱더 많이 이용할 수 있다고 하여 기술의 중요성을 강조했다. 또한 동서 문화는 하나가 될 수 있다고 보아 표면상으로 다르다고 할지라도 본질로 돌아가 기화(氣化)를 통해 절충하면 통일을 기할 수 있다고 보았다.

우리는 호흡을 하고 있으나 그것은 무의식적인 호흡이다. 숨은 프라나(氣)이다. 숨이라는 것은 에란 비타알(Elan vital, 생기, 생명의 비약)이다. 그러나 그것은 아직 무의식적인 상태이다. 당신은 숨에 눈을 뜨고 있지 않다. 가령 호흡하는데 일일이 깨어 있어야만 한다면 당신은 죽어버렸을 것이다. 조만간 잊어버렸을 것이다. 당신은 어떠한 것도 끊임없이 기억하고 있을 수는 없는 것이다. 호흡이라는 것은 인체의 자율신경 등 수의계(隨意系)와 불수의계 사이를 잇는 사슬이다. 호흡을 어느 정도까지는 제어할 수 있다. 잠시 동안이라면 호흡을 멈추는 일도 가능하다. 그러나 영원히 정지할 수는 없다. 호흡은 나와 상관없이 계속되어 간다. 호흡은 우리에게 의존하고 있지 않다. 가령 몇 개월간 혼미 상태에 있다고 하더라도 호흡은 계속된다. 그것은 무의식적인 대생명의 메카니즘이다.

붓다는 동시에 두 가지를 실현하는 수단으로서 호흡을 이용했다. 하나는 깨어난 의식을 낳는 것, 또 하나는 그 의식을 몸의 세포 자체로까지 침투시키는 것이다.

'호흡을 의식하라.' 그것은 단순히 호흡을 바꾸는 일이 없이 그 호흡을 각성의 대상으로 하라는 말이다. 숨을 바꿀 필요는 없다. 있는 그대로 자연스럽게 내버려 두라. 숨을 바꾸거나 하지 말라. 다만 호흡을 마실 때에 그 숨을 의식하라. 당신의 의식을 마시는 숨에 맞춰나가라. 다만 숨을 마실 때에 그 숨을 의식하라. 당신의 의식을 마시는 호흡에 맞추어 나가라. 그리고 내쉴 때에는 당신의 의식도 그것을 따라 밖으로 내보내 보라. 숨과 함께 움직여라. 호흡에 맞춰서 주의하고 있으라. 숨과 함께 흐르는 것이 좋다. 단 한 숨도 잊어서는 안 된다.

그리고 붓다는 이렇게 말했다고 전해지고 있다. "만일 단 한 시간만이라도 자기의 숨에 깨어있을 수 있다면 당신은 이미 광명을 얻은 것이다"라고. 다만 단 한 숨이라도 놓쳐서는 안 된다.

숨을 의식한다는 것은 어떠한 사고도 허용되지 않는다는 말이다. 왜냐하면 사고는 당신의 주의를 딴 데로 돌려버리기 때문이다. 불타는 결코 '생각하기를 중지하라'고는 말하지 않는다. 그는 '호흡을 의식하라'고 말한다. 그렇게 되면 저절로 사고(思考)는 정지된다. 당신은 생각하면서 호흡을 의식할 수는 없다. 어떤 생각이 당신의 마음에 떠오른다면 당신의 주의는 호흡에서 딴 데로 돌려진다. 단 하나의 사고 - 이제 그것 뿐이며, 당신은 호흡과정에 무의식이 되어버린다. 그것을 하고자 시도하면 시도할수록, 그것을 하고자 노력하면 노력할수록 당신은 보다 의식적으로 될 것이다. 그것은 힘이 들고 곤란한 일이다. 그러나 한 번 그것을 할 수 있게 되면, 당신은 다른 인간이 되고 다른 세계의 다른 존재가 된다.

이 방법은 다른 면에서도 유효하다. 의식적으로 숨을 들이마시고 내쉬면 얼마 후 당신은 자기의 존재(중추)에 이른다. 왜냐하면 숨은 당신의 존재의 중추 그 자체에까지 닿기 때문이다. 숨이 들어올 때마다 그것은 당신의 존재

중추에 이른다.

생리학적으로는 호흡이 단순히 혈액 정화를 위한 것이며 단순히 육체적인 기능이라고 인정하고 있다. 그러나 자기의 호흡에 각성하기 시작한다면 머지않아 당신은 생리학보다도 깊은 지점에까지 달할 것이다. 그리하여 어느 날 배꼽과 매우 가까운 곳에 있는 자기의 중추를 깨닫기 시작할 것이다. 이 중추는 당신이 숨과 함께 끊임없이 움직일 때에만 느낄 수 있다.

왜냐하면 이 중추에 가까워지면 가까워질수록 숨을 각성하고 있는 것이 그만큼 어려워지기 때문이다. 숨을 마실 때부터 시작하라. 숨이 코에 들어온 순간, 그 숨에 주의를 집중하라. 그것이 내부로 옮겨 갈수록 그만큼 숨의 각성은 어렵게 되어갈 것이다. 어떤 생각이 떠오르거나 뭔가 소리가 들리거나 또는 다른 어떤 일이 일어나고, 당신의 의식은 호흡에서 떠나버린다. 당신이 중추 그 자체에 달한다면 일순 숨은 정지되고 거기에는 갭이 있다. 숨이 들어오고 숨이 나가는 – 그 두 가지 사이에 미묘한 간격이 존재한다. 그 갭이 당신의 중추이다.

장기간의 호흡에 대한 각성의 연습 뒤에 비로소 – 마침내는 호흡이 자기의 것이 되고, 호흡에 대한 각성이 가능해졌을 때 – 당신은 어떠한 호흡의 움직임도 없는 그 정지 상태를 깨닫게 될 것이다. 들숨도 날숨도 없다. 그 두 개의 호흡 사이의 미묘한 정지 상태 속에서 당신은 자기의 중추에 달하고 있다.

붓다께서 제자 사문에게 물으셨다.
"사람의 생명이 얼마나 길겠는가?"
사문이 대답했다.
"며칠 간입니다."
붓다께서 말씀하셨다.
"너는 도를 모르는구나."
붓다께서 다른 사문에게 물으셨다.

"사람의 생명이 얼마나 길겠는가?"

사문이 대답했다.

"밥 먹는 동안입니다."

붓다께서 말씀하셨다.

"너는 도를 모르는구나."

붓다께서 다시 세 번째 사문에게 물으셨다.

"사람의 생명이 얼마나 길겠는가?"

사문이 대답했다.

"호흡하는 사이에 있습니다."

붓다께서 말씀하셨다.

"정말 옳다. 너는 도를 아는구나."

사람이 자신을 들여다보면 먼저 육체가 있다는 것을 발견할 것이다. 가장 바깥의 원이 그대를 둘러싸고 있다. 그 다음 마음이 있는데, 두 번째 원은 첫 번째 원 안에 있다. 다음에는 이들을 연결하는 다리에 도달할 것이다. 그 다리는 호흡, 곧 기이다. 그 다리를 통해 그대는 영혼과 연결된다. 그래서 호흡이 멎으면 그 사람이 죽었다고, 다리가 끊어졌다고 하는 것이다. 이제 영혼이 분리되고 육체가 분리되었다. 어린아이가 태어나면 우리는 제일 먼저 숨쉬기를 기다린다. 숨쉬는 것을 통해 혼과 육체는 함께 결합된다. 그리고 다시 죽을 때 마지막으로 하는 일은 숨을 멈추는 것이다. 다시 분리가 있을 것이다. 육체와 영혼은 나뉠 것이다.

기(氣), 즉 프라나는 그대를 한데 붙여주는 다리이다. 사람은 음식 없이 여러 날을 살 수 있고 물 없이 여러 시간을 살 수 있으나, 호흡하지 않고는 몇 분도 살 수 없다. 몇 초도 어려울 것이다. 호흡은 물질과 비물질 사이, 형상과 비형상 사이, 세상과 신 사이의 다리이다. 호흡은 다리이고 많은 것들이 호흡에 좌우된다. 어떻게 숨쉬느냐, 그대 프라나의 질이 어떤가 하는 것들은 호흡에 많이 좌우된다.

　지켜 보라. 화가 날 때와 고요할 때는 다른 방식으로 숨을 쉰다. 맥박이 다르고 리듬이 다르고 질이 다르다. 화가 날 때 그대의 호흡은 고르지 않고 음악적이지 않으며 조화롭지 못하다. 그대가 열정 속에 있을 때, 성적인 열정 속에 있을 때 호흡은 들뜬다. 조율되어 있지 못하고 뭔가 호흡에 문제가 있다. 그대가 아무것도 하지 않고 그저 평화롭고 고요하게 앉아 있으면, 욕망도 열정도 분노도 없이 자비와 사랑으로 충만해 있으면, 호흡은 아주 부드러워진다. 그대의 호흡 속엔 리듬이 있고 춤이 담겨 있다. 거기엔 폭력성이나 호전성이 없다. 그것은 아주 섬세하다. 그것은 지켜본 적이 있는가? 열정 속에 있을 때 그대의 호흡에서는 아주 나쁜 냄새가 나고, 평안할 때 그대의 호흡에서는 아주 향기로운 냄새가 난다. 그대가 편안하고 전 존재가 편안하면 그대는 집에 와 있기 때문이다. 호흡은 그대가 집에 있다는 메시지를 담고 있을 것이다. 깊은 명상 중에 거의 호흡이 멎는 순간이 있다. 나는 '거의' 라고 말한다. 정말로 숨이 멈추는 것은 아니다. 하지만 호흡이 아주 고요해져서 그대는 그것을 느끼지 못한다. 코앞에 거울을 갖다 댈 때만 그것을 느낄 수 있다. 그때는 거울을 통해서만 호흡을 느낄 수 있을 뿐, 그렇지 않으면 느낄 수 없다. 그것은 드물게 찾아오는 축복과 열락의 순간들이다. 호흡을 통해서 육체에서 비육체로 간다. 호흡을 통해 그대는 그대 존재의 깊은 중심 속으로 들어갈 것이다.

　사문이 "사람의 생명은 호흡하는 방식을 통해, 어떻게 호흡하는가에 따라 측정될 수 있습니다"라고 한 말은 옳다. 두려울 때 호흡이 다르고, 신경질이 날 때 호흡이 다르고, 슬플 때 호흡이 다르다. 분위기에 따라 그대의 호흡은 바뀐다. 호흡은 그대가 어디에 있는지 보여준다. 호흡을 지켜볼 수 있다면, 내면이 변화하는 기운을 배우게 될 것이다. 그대는 호흡에 반영되는 전체 기운을 볼 것이다.

호흡은 그대가 어디에 있는지, 그대가 어떤지, 그대가 무엇을 하는지를 잴 수 있는 좋은 방법이다. 붓다는 호흡을 대단히 강조한다. 그런데 그의 강조점은 독특해서 파탄잘리(Patanjali)와도 다르고 하타 요가(Hata yoga)와도 다르고 여타의 체계, 여타의 모든 체계와도 판이하게 다르다.

붓다는 말한다. 호흡에 어떤 체계도 사용하지 말라. 호흡을 가지고 무언가 하게 되면 인위적인 것을 만들기 때문이다. 호흡은 자연스럽게 내버려두고 그저 그것을 지켜보라. 호흡을 어떻게 조작하려 하지 말고 그냥 관조하라. 단순히 호흡을 지켜보라.

자, 호흡을 지켜보면 마침내 그대는 그대가 호흡이 아님을 알게 될 것이다. 확실히 - 왜냐하면 주시자는 주시 받는 대상이 될 수 없고, 주체는 객체가 될 수 없으며, 관찰자는 관찰 받는 대상이 될 수 없기 때문이다. 그대가 자신의 호흡을 지켜보면 - 붓다는 지속적으로 지켜보라고 말한다. 걷거나 앉거나, 또 아무것도 하지 않을 때도 그냥 호흡을 지켜보라고. 계속해서 보라고 말한다 - 호흡을 지켜봄으로 해서 크나큰 평온이 그대 안에 생겨난다. 그대는 호흡 뒤에 서있게 되기 때문이다. 그리고 호흡 뒤에는 영혼이 있어서 그대는 영혼에 중심을 두게 될 것이다. 그리고 호흡을 주시하게 되면, 호흡의 미묘한 변화는 그대가 있는 곳을 보여 주고, 호흡은 그것을 재는 잣대 역할을 한다는 것을 배우게 될 것이다. 각성이 충만할 때는 호흡의 미세한 변화를 알아차릴 수 있을 것이다. 그때 바로 거기에서 버릴 수 있고, 그러면 더욱 민감하게 깨어 있을 수 있을 것이다. 그대의 호흡이 약간 물결치는 것을 느낄 때, 그리고 이 물결이 섹스에 사로잡힐 때 오는 물결임을 느낄 때, 그때가 더욱 각성하게 되는 순간이다. 그래서 물결치던 호흡이 다시 가라앉으면 그대는 넘어간 것이다. 그대를 사로잡으려 했던 그 욕망은 그대를 사로잡지 못할 것이다. 이윽고 그대는 화가 날 때는 어떤 식으로 호흡에 변화가 일어나는지 살펴봐야 한다.

러시아는 킬리언이라 불리는 새로운 사진을 발명했다. 이제 킬리언(氣) 사진사들은 병이 사람에게 실제로 나타나기 6개월 전에 그것을 체크할 수 있다고 말한다. 그리고 그것이 가능하다면 누구도 병에 걸릴 이유가 없다. 사람은 자신이 6개월 안에 결핵의 희생자가 되리라는 것을 알아채지 못한다. 어떻게 그걸 알겠는가? 그러나 그것은 육체 속에 들어오기 전에 먼저 프라나로 들어온다. 그것은 육체 속으로 들어오기 전에 먼저 에너지로 들어온다. 러시아에서는 그것을 '바이오플라즈마(bioplazma)'라고 부른다. 그것은 바로 우리가 프라나라 부르는 것이다 - 바이오플라즈마, 즉 생명력, 생기체(生氣體)인 기이다.

먼저 그것은 전기체 속으로 들어온다. 그리고 나서 그것이 물리적 현상으로 변형되는 데는 6개월이 걸린다. 그러면 그것은 육체상으로 나타난다. 그러나 그땐 이미 너무 늦다. 치료를 시작할 때는 이미 늦다. 만약 그것이 바이오플라즈마의 상태에 있을 때 포착할 수 있다면 그것을 박멸하는 것은 너무도 쉬울 것이다. 육체엔 아무 이상이 없었다. 또 육체에는 아무런 고통도 없었으며 육체는 그것을 알지도 못했다.

붓다는 어떤 것이 바이오플라즈마 속으로 들어올 때는 먼저 그대의 호흡에서 일어난다고 말한다. 몸이나 마음에서 일어나는 일은 먼저 호흡에서 일어난다. 아마 언젠가 킬리언 사진사들은 바이오플라즈마와 호흡 사이에 어떤 관련이 있다는 사실을 재발견할 수 있을 것이다.

그럴 수밖에 없다. 깊게 호흡하면 그대의 오라(Aura)가 커지기 때문이다. 그것은 사진으로 찍혔다. 깊게 호흡하게 되면 그대는 더 많은 산소와 더욱 더 흐르는 에너지를 가지게 되어, 그대의 몸 안에는 큰 오라가 생기고 더 많은 빛이 생긴다. 둔하게 숨을 쉬면 폐 전체에 산소가 충만하지 못하고, 그대는 계속 탁한 이산화탄소를 지니고 다닌다. 그러면 오라가 줄어들어 매우 작아진다. 정말 생기 있는 사람은 매우 큰 오라를 가지고 있어서 그 사람이 그대 가까이 오면 그의 오라가 그대의 오라를 건드린다. 그대는 그것을 느낀다. 함께 있으면 문득 끌리고 끌어당기는 듯한 느낌을 받는 사람들이 있다. 그들에게 저항할 수 없다. 그대는 그들 가까이, 더욱더 가까이 가고 싶어질 것이다. 그들의 오라가 그대의 오라를 건드릴 것이다.

그런데 오라가 거의 죽어 있는, 오라가 전혀 존재하지 않는 사람들도 있다. 그들의 기운은 사람을 쫓는 기운이라 그들에겐 끌리지 않는다. 그들은 죽은 사람과 같다. 아무도 그들에게 끌리지 않는다. 붓다는 말한다. 지켜보라. 그대 호흡을 각성하라.

아나파나사티(anapanasati, 出入息觀法)를 연 붓다의 길은 부흐미(bhumi)라 불리는 열 가지 바탕을 가지고 있다. '부흐미'는 바탕을 뜻한다. 붓다는 이 열 가지 바탕을 이해하고 이 열 가지 바탕을 수행한다면 궁극에 도달할 것이라고 말한다. 이 열 개의 부흐미들은 매우 실제적인 것들이다.

첫 번째 부흐미는 프라무 기타(pramu-gita)인데, 그것은 기쁨이다.

사람들은 붓다에 대해 오해하고 있다 - 그들은 그를 매우 슬프고 염세적인 사색가라고 생각한다. 그러나 그렇지 않다. 그의 첫 번째 바탕은 기쁨이다. 그는 말한다. 기쁘지 않고는 결코 진리에 이르지 못할 것이라고. 기쁨, 즐거움, 축제, 이것이 프라무 기타의 뜻이다.

꽃과 같이 돼라. 열어라. 산들바람 속에 춤추라. 그리고 기뻐하라. 기쁨만이 그대를 건너편 기슭에 데려다 줄 수 있다. 그대가 기쁘지 못하면 바로 그대의 슬픔이 그대 목에 바위처럼 매달려 그대를 익사시킬 것이다. 사람들이 익사하는 것은 다른 이유에서가 아니라 그들 자신의 슬픔과 염세적인 시각 때문이다. 삶은 기쁜 것이어야 한다. 그때 삶은 영적인 것이 된다. 만약 그대의 교회가 슬프다면 그때 그 교회는 삶이 아니라 죽음을 위해 존재한다.

교회나 절은 즐거워야 한다. 성자를 만났는데 그에게 아무런 유머 감각도 없다면 그에게서 벗어나라. 깨어 있으라. 그는 그대를 죽일 수도 있다. 그가 독이 된다는 것이 밝혀질 것이다.

만일 그가 웃을 수 없다면 그 사람은 진리를 모른다는 것이 확실하다. 진리는 유머 감각을 가져다 준다. 진리는 웃음을 가져다 준다. 진리는 아무 이유 없는 미묘한 행복을 가져다 준다.

오로지 성자와 광인만이 이유 없이 기쁘다. 그런 이유로 미친 사람과 성자 사이에는 유사점이 있다. 약간 유사한 부분이, 겹쳐지는 부분이 있다. 그들의 경계선은 겹쳐진다. 양쪽은 아주 다르다. 성자는 깨어있고 광인은 완전히 비각성 상태다. 그러나 한 가지는 확실하다. 양쪽 다 이유없이 행복하다는 것!

광인은 행복하다. 왜냐하면 그는 각성이 없어서 자기가 불행해질 수 있다는 것을 모르고, 그는 너무도 무의식적이어서 불행을 만들어 낼 수가 없기 때문이다. 불행을 만들어 내려 해도 약간의 의식이 필요하다. 그리고 성자는 너무도 각성으로 충만해 있기 때문에 그는 행복하다. 그가 어떻게 불행을 창조할 수 있겠는가? 각성으로 차 있으면 스스로 행복을 창조해 내고, 스스로 행복의 원인이 된다.

두 번째 바탕은 비말(vimal)이다. 그것은 순수, 청정, 단순성을 의미한다. 너무 지식적이 되면 순수함을 잃어버린다. 그러니 사념이나 지식들을 끌어 모으지 말라. 그렇지 않으면 그대의 순수성은 더럽혀질 것이다. 그대가 모른다면 모르는 것이다. 그때는 단순히 "나는 모릅니다"라고 말하라. 자신의 무지를 받아들이면 순수하게 될 것이다. 그리고 그 순수로부터 많은 것이 일어난다. 결코 아이다움을 잃지 말라. 나는 그대보고 유아적이 되라고 말하는 것이 아니다. 유아적인 것과 아이다움은 다르다. 유아적이라는 것은 무책임해진다는 것을 뜻하고 아이다움은 단순해지고 순수해지고 믿음직해지는 것을 의미한다.

세 번째 바탕은 프라브하크하리(praphakhari)이다. 그것은 빛(光明)을 의미한다.

자신을 불꽃이라 여겨라. 마치 그대가 타오르는 불인 것처럼 살아라. 내면의 불꽃과 함께 움직여라. 무엇을 하든지 항상 자신이 빛으로 이루어진 것처럼 느껴라. 그러면 마침내 그대는 그대 주위를 감도는 광명을 볼 것이다. 그것은 이미 거기에 있었다. 그대가 도우면 그것은 올라갈 것이다. 그리고 그대는 오라를 볼 것이다.

이제 킬리언 사진사들은 오라의 사진도 찍을 수 있다. 이제 그것은 아주 실체적인 일이다.

인간은 생체 전기적으로 만들어졌다. 모든 것은 전기로 만들어졌다. 전기는 만물의 기본적인 구성요소로 보인다. 물질은 전기로 구성된 것에 불과하다. 그래서 모든 것은 에너지의 서로 다른 조합과 결합에 지나지 않는 것이다. 인간은 빛이라고. 빛은 전기를 의미한다. 그대는 바로 그 사실을 자각해야 하며, 그대는 바로 거기에 협력해야 한다. 그러면 그대는 큰 빛이 될 것이다-그대 자신 뿐 아니라 타인들에게도 빛이 될 것이다. 그리고 그대가 걷는 곳 어디에나 빛이 있을 것이다.

네 번째 바탕은 아르시마티(arisimati), 즉 생기, 생명력이다.

종교적인 구도자들은 둔감하거나 죽어있어서는 안 된다. 일부 불교 승려들을 보면, 그들은 창백하고 죽어 있고 둔감하고 졸린 듯하며, 멍청하고 무엇엔가 끌려 다니고 삶에는 관심이 없어 삶을 짐처럼 지고 다니는 것을 볼 것이다. 붓다는 말한다. "살아 있어라." 그것만이 진리에 이르게 하는 삶의 유일한 날개이므로 둔감하면 놓치게 된다.

그리고 "빛나라." 왜냐하면 미래에 대한 불안이 없고 미래에 대한 욕망이 없을 때 에너지 전체가 그대에게 허용되기 때문이다. 그러면 즉시 횃불 끝에 불을 붙일 수 있다. 그대는 강렬하게 살 수 있다.

다섯 번째는 수드르자야(sudurujaya)이다. 그것은 모험심, 용기, 도전의식을 뜻한다. 도전이 있으면 언제나 그것을 환영하라, 피하지 말라. 모험이 있을 때 도망가지 말라. 여행을 떠나라, 여정에 올라라. 모험을 통해서 잃는 것은 아무것도 없다. 나는 모험의 길이 장미꽃으로 가득하다고 말하는 게 아니다. 그렇지 않다. 장미는 드물고 띄엄띄엄 있을 것이고 그 길엔 수많은 가시가 있을 것이다. 하지만 모험적인 인생을 받아들일 때 인간은 성장하게 되고 결정화된다. 보통 사람들은 모험이 없는 안정된 삶을 받아들인다. 좋은 직업, 좋은 집, 좋은 아내, 좋은 남편과 좋은 아이들 – 거기에 사람들은 만족한다 사람들은 편안하게 살다가 편안하게 죽는 것에 만족한다. 마치 편안한 것이 목표인 듯이.

그러면 그들은 결코 성장할 수 없으며, 결코 정상에 도달할 수도 없으며, 교육심리학자 마슬로우(Maslow)가 '실현(realization)'이라고 일컫는 것을 성취하지 못한다. 그들은 단지 가능성으로 머물러 있다. 그것은 마치 씨앗이 방안에 숨겨져 있어 땅에 떨어지는 모험을 감행할 준비가 안된 것과 같다. 그것은 위험한 일이다. 씨앗은 죽어야 하기 때문이다. 그것은 위험한 일이다. 씨앗은 자기가 사라질 때 무슨 일이 일어날지 모르기 때문이다. 씨앗이 죽고 나면 무슨 일이 생길지 어떤 씨앗도 안 적이 없다. 씨앗이 어떻게 알겠는가? 나무가 생겨날지, 아닐지를. 붓다는 말한다. "수드르자야, 멀리 보라. 수드르자야, 그것은 아주 멀지만 도전하라. 편안하고 익숙하고 안전한 곳에 제한되지 말라. 그대의 철학을 생명 보험 회사의 약속에 기초하지 말라. 좀 더 용기를 가져라. 미지 속으로 움직여 가라."

미지의 속으로 움직여 가면 미지가 그대에게 움직인다. 그대가 자신의 안전을 버릴 준비가 되어 있으면 신도 자신의 신비를 버릴 준비가 되어 있다. 그대가 벗고 열 준비가 되어 있으면 신도 벗고 열 준비가 되어 있다. 그는 그대가 하는 바에 따라 정확히 반응한다. 그는 절대로 그대를 앞서가지 않을 것이다. 그대가 그를 향해 가면 그는 그대를 향해 온다. 만일 그대가 도망간다면 그도 도망갈 것이다.

　그 다음, 여섯 번째 바탕은 아비무크히(abhimukhi), 즉 직접적인 접촉, 직면, 있는 그대로의 만남이다. 아비무크히는 직접적으로 얼굴과 얼굴을 맞대는 것이다. 과거도 생각하지 말고 미래도 생각지 말라. 생긴 그대로의 진리에 직면하라, 생긴 그대로의 실재에 직면하라, 준비 없이 직접적으로.

　준비를 통해 사는 사람은 가짜 인생을 사는 사람이다. 삶에는 예행연습이 없다. 그러나 우리는 모두 다 예행연습을 하며 산다. 그대는 집에 가기 전에 집에 가면 마누라한테 뭐라고 말할 것인지 준비한다. 직접 닥쳐서 할 수는 없는가? 마누라와 맞닥뜨리는 순간을 기다리고, 일어날 일이 자연스럽게 일어나도록 할 수는 없는가? 하지만 그대는 집으로 오기 전 사무실에서부터 준비한다. 그녀가 뭐라고 할 것이며, 그대는 뭐라고 대답해야 할까? 예행연습…… 그렇게 되면 예행연습으로 인해 그대는 항상 구름에 덮여 있다. 그대는 있는 그대로를 보지 못한다. 항시 그대에게 덮인 구름을 통해서 본다. 바로 그 구름들이 실재를 왜곡시킨다. 붓다는 말한다. 아비무크히, 직접적으로 접촉하라. 민감하게 깨어서 즉석에서 감응하도록 하라. 결과야 어떻든 염려하지 말라. 사람들은 결과에 대한 두려움 때문에 예행연습을 하고, 그리하여 그들은 모든 일에 계획을 세우고 싶어한다. 모든 것을 계획하고, 모든 제스처가 계획된 사람들이 있다. 그렇게 되면 그의 인생은 당연히 배우의 인생이 된다. 그것은 진실하지 않고 올바르지 않으며 진짜가 아니다. 삶이 진짜가 아니라면 진리에 이른다는 것은 불가능하다.

　일곱 번째 두란가마(durangama), 즉 먼 곳을 향하는 것, 저 너머의 부름을 받아들이는 것이다.

　저 너머는 어디에나 있다. 우리는 저 너머로 둘러싸여 있다. 저 너머가 한 생명이다. 저 너머는 통찰되어야만 한다. 그것은 내면에 있고 외부에도 있다. 그것은 항상 거기에 있다. 우리가 대개 그렇듯이 그대가 그것을 잊었다면……. 저 너머의 것을 본다는 것은 아주 불편하고 불안정한 일이기 때문이다. 그것은 마치 심연 속을 들여다보는 것과 같다. 그는 떨기 시작하고 아픔을 느끼기 시작한다. 바로 심연을 자각하면서 그대는 떨기 시작한다. 아무도 심연을 보지 않는다. 우리는 줄곧 딴 곳을 쳐다보면서 실재를 회피한다. 실재는 심연과 같다. 실재는 거대한 공(空)인 까닭이다. 그것은 아무런 경계 없는 광막한 하늘이다.

붓다는 말한다. "두란가마, 저 너머의 것을 허용하라. 항상 테두리에 제한되지 말고 테두리를 넘어서라. 한계를 넘어가라. 필요하다면 테두리를 만들어라. 하지만 그것을 넘어가야 한다는 것을 잊지 말라. 감옥을 만들지 말라."

우리는 관계, 믿음, 종교 같은 온갖 종류의 감옥을 만든다. 그것들은 전부 사람을 속박하는 것이다. 거기엔 거센 바람이 불지 않으므로 사람들은 아늑함을 느낀다. 사람들은 보호받고 있다고 느낀다. 비록 그 보호가 가짜이긴 하지만. 왜냐하면 죽음이 와서 그대를 저 너머로 끌고 갈 것이기 때문이다. 붓다는 말한다.

"죽음이 와 그대를 저 너머로 끌고 가기 전에 그대 자신 속으로 들어가라."

한 선승(禪僧)이 죽어가고 있었다. 그는 매우 늙었다. 아흔 살이었다. 그는 갑자기 눈을 뜨더니 말했다.

"내 신발이 어디 있느냐?"

그러자 제자가 말했다.

"어딜 가시려고요? 제 정신입니까? 당신은 죽어가고 있습니다. 의사도 살아날 가망이 없다고, 몇 분밖에 못 산다고 말했습니다."

늙은 선승이 말했다.

"그래서 신발을 가져오라는 게다. 나는 묘지로 가고 싶다. 끌려가길 원치 않으니까, 내 발로 걸어가 죽음을 만나련다. 끌려가고 싶지 않다. 너는 나를 알 것이다. 나는 누구에게도 의지하지 않는다는 것을. 네 사람이 나를 둘러메고 간다는 것은 아주 흉한 일이다. 싫다."

그는 걸어서 묘지로 갔다. 뿐만 아니라 그는 직접 자기 무덤을 파고, 거기 들어가 누워서 죽었다.

미지의 것을 받아들이는 그 용기, 자신 속으로 들어가고 저 너머의 것을 환영하는 그 용기, 그 때 죽음은 변형된다. 그 때 죽음은 더 이상 죽음이 아니다. 그렇게 용기 있는 사람은 결코 죽지 않는다. 죽음은 패배한다. 그렇게 용기 있는 사람은 죽음을 넘어간다. 스스로 저 너머로 간 사람에게 있어 저 너머는 죽음 같은 것이 아니다. 그때 저 너머의 것을 환영하게 된다. 만일 그대가 저 너머의 것을 환영하면 저 너머의 것도 그대를 환영한다. 저 너머의 것은 항시 그대에게 반향되어 나타난다.

여덟 번째는 아차라(achala), 즉 중심에 놓여짐, 내려놓음, 부동성이다. 인간은 중심에 들어가고 동요되지 않고 바닥에 놓여지는 것을 배워야 한다. 무슨 일이 있더라도 파도 없이 남아 있는 법을 배워야 한다. 온 세상이 사라지고 용해되더라도 붓다는 보리수나무 아래에 앉아 움직이지 않을 것이다. 그의 중심은 요동치지 않을 것이고, 그는 중심을 벗어나지 않을 것이다. 한 번 해보라. 그대는 점점 중심에 가까워지기 시작할 것이다. 그리고 가까이 가면 갈수록 더욱더 행복을 느낄 것이고 위대한 견고함이 그대 존재 속에 생겨날 것이다. 일들은 계속 일어날 테지만 그것은 외부에서 일어나는 일일 뿐, 그대 중심까지 파고들지는 못할 것이다. 그대가 거기 있더라도 아무런 차이가 없을 것이다. 삶도 가고 죽음도 가고, 성공과 실패, 자만심과 모욕감, 고통과 기쁨, 그것들은 오고 간다. 그것들은 모두 지나가지만 관조하는 중심은 항상 그대로다.

아홉 번째는 사두마티(sadhumati), 즉 지성(知性), 각성(覺性), 주의함이다. 붓다는 지성을 아주 찬성한다. 그가 지식을 말하는 게 아니라는 것을 기억하

라. 지식은 무거운 것이고 지성은 보다 전적인 것이다. 지식은 빌려 온 것이고 지성은 그대 자신의 것이다. 지식은 논리적이고 이성적인 것이지만 지성은 이성보다 높은 것이다. 그것은 초이성적이다.

그것은 직관적이다. 지식적인 사람은 단지 논쟁을 통해 살 따름이다. 확실히 논쟁은 그대를 어떤 지점까지 끌어올려 준다. 하지만 그것을 넘어서는 영감이 필요하다.

논리를 통해 작업하는 위대한 과학자들조차 더 이상 논리로 작업할 수 없는, 어떤 직관적인 섬광을, 미지의 세계에서 오는 빛을, 영감을 기다려야 하는 지점에 이르렀다. 그리고 그런 일은 항상 일어난다. 지식을 가지고 열심히 작업하다 보면 그대는 지식이 전부라고 생각하지 않고 저 너머를 향해 자신을 열어 놓게 된다. 어느 날 섬광이 그대를 파고든다. 그것은 그대의 것이 아니다. 그러면서 동시에 그것은 누구의 것도 아니기 때문에 그대의 것이기도 하다. 그것은 대생명으로부터 온다. 그것은 그대의 내면 깊은 중심으로부터 온다. 그대는 그대의 중심이 어디에 있는지 직감하지 못하므로 마치 그것은 저 너머에서 오는 것처럼 보인다.

붓다는 지성을 각성과 같은 감각으로, 유의(留意)와 같은 감각으로 사용한다. 산스크리트어 사두마티(sadhumati)는 매우 아름답다. 마티(mati)는 지성을 뜻하고 사두(sadhu)는 현자를 뜻한다. 현자적인 지성, 지성에서 그치는 것이 아니라 현자의 지성을 말한다. 논리적이기보다는 이성적인 사람들이 있다. 이성적인 것은 논리적인 것보다 낮다. 이성적인 사람은 언젠간 불합리도 받아들이게 될 것이다 - 그는 이성적이므로. 그는 불합리한 것도 존재한다는 것을 이해할 수 있다. 논리적인 사람은 불합리한 것이 존재한다는 걸 절대 이해하지 못한다.

그는 오직 정해진 논리의 삼단 논법만을 믿을 수 있다.

하지만 논리적으로 규명될 수 없으면서도 여전히 존재하는 것들이 있다.

사람들은 그것이 있다는 것을 안다. 그렇지만 그 누구도 그것을 증명하지 못했다. 예를 들면 사랑이 있다. 그 누구도 그것이 무엇인지, 그것이 있는지, 또 어떤지 입증한 적이 없다. 그러나 사랑이 있다는 것은 누구나 안다. 설령 사랑을 부정하는 사람이라 할지라도-그들은 논리 너머의 것은 어떤 것도 받아들이려 하지 않는다-사랑에 빠진다. 사랑에 빠지면 그들은 어려움에 봉착한다. 그들은 죄의식을 느낀다. 하지만 사랑은 존재한다.

그리고 가슴마저 채워지지 않는 한, 지식 하나만으로는 그 누구도 만족할 수 없다. 가슴과 머리, 이것들은 그대 내면의 양극성이다. 사두마티는 머리와 가슴의 위대한 종합을 의미한다. 사두는 가슴이고 마티는 머리다.

현자의 가슴이 날카로운 지성과 결합될 때 거기 위대한 변화가, 변형이 일어난다. 그것이 각성의 전부이다.

그리고 열 번째는 달마 메가(dharma-megha), 즉 진리의 구름, 은총의 소나기, 사랑과 은총이 되는 것……. 은총의 소나기를 흠뻑 맞지 않으면 궁극에 도달할 수 없다고. 아홉 가지 바탕은 그대를 준비시키기 위한 것이다. 열 번째 바탕은 나눔의 시작이다. 그대는 흠뻑 뿌리기 시작한다.

그대가 얻은 것은 무엇이든 나누어야 한다. 그러면 더욱 얻게 될 것이다. 그대는 가지고 있는 것을 모두 뿌려야 하고 다른 사람에게 줘야 하고 퍼뜨려야 한다. 그대 존재 안에서 얻은 것은 모두 자비가 되어야 한다. 그러면 그대는 더 많이 얻게 된다. 내면의 에너지를 쓰면 쓸수록 그대 안에 신이 내려오고 진리가 파고 들어올 수 있는 공간이 더 많이 생길 것이다.

그래서 진리를 알고 있으면서 나누지 않기는 무척 어려운 것이다. 그것은 불가능하다! 마하비르는 20년 동안이나 침묵하고 있다가 어느 날 갑자기 나타났다. 20년 동안 그는 침묵했다.

그는 아홉 가지 바탕을 지나가고 있었음에 틀림없다. 그러면 열 번째에 이른다. 그는 달마 메가가 되었다. 그는 진리의 구름이 되어 그것을 뿌리기 시작했다.

그대는 그에 관해 아무것도 할 수 없다. 그것은 꽃잎이 열려 그 향기가 바람 속에 흩어지는 것과 같다. 그것은 타는 램프가 그 빛을 천지사방에 뿌리는 것과 같다. 그것을 막을 길은 없다. 진리에 관해서는 인색할 수가 없다. 붓다는 진리에 도달하고 나서 42년 동안 한 장소에서 다른 장소로 옮겨다니며 자신에게 일어난 일을 계속 말했다. 어느 날 그는 질문을 받았다.

"당신은 우리에게 침묵하라 하면서 정작 당신 자신은 왜 계속 말하고 계십니까?"

붓다는 말했다.

"그대에게 침묵을 가르치기 위해 나는 말해야 한다. 침묵하라, 어느 날 그대도 말할 수 있을 것이다. 침묵하라, 침묵 속에서 그대는 그 과즙을 모을 수 있을 것이다."

향기가 준비되는 알맞은 때가 올 때까지 꽃은 닫힌 채로 있다. 그때만 꽃은 꽃잎을 펼 뿐, 그 이전에는 피지 않는다.

침묵하라, 깨어 있어라, 모험에 뛰어들어라. 이 아홉 가지 부호미들은, 이 아홉 가지 바탕은 어느 날 그대가 구름이 되도록 도와 줄 것이다. 그러면 그대는 사람들을 적셔 주고 나누게 될 것이다. 진리는 언제나 다른 여러 가지 길로 나누어져 왔다. 미라는 춤을 췄다. 그녀는 어떻게 진리를 춤추는지 알고 있었다. 붓다는 결코 춤추지 않았다. 챠이냐타는 노래를 불렀다. 그녀는 노래 부르는 법을 알았다. 붓다는 결코 노래부르지 않았다. 그것은 개성에 따라 다르다. 그대가 어떤 능력을 가졌든, 그대가 어떤 창조적인 가능성을 가졌든 진리가 그대 속에 들어오면 그대는 그대의 가능성과 창조성을 발견할 것이다.

기감(氣感)·축기(蓄氣)와 운기(運氣)

사람이 건강하다는 것은 생명력이 충실하여 심기혈정(心氣血精)이 제대로 흐르는 것이다. 그 가운데서도 기의 흐름은 단전이나 경락을 통해서 제대로 이루어져야 하고, 또 기의 운용(運用), 즉 운기가 잘 되어야 건강하고, 수련이 발전되며, 활기 있는 삶을 살 수 있다. 개인 기(氣)를 바탕으로 우주 기(氣)를 끌어들여 축기하는 것이다.

그런 운기의 기초를 쌓는 것이 단전에 기를 모으는 축기이다. 단전으로 기가 드나드는 것을 기문이 열렸다고 한다. 단전호흡을 하게 되면 축기가 되어 활기가 생기는데, 구체적으로는 입안에 단침이 고이는 바, 단침을 금진옥액(金津玉液)이라 할 정도로 신선도에서 중시해 왔고, 마음이 거칠고 산란해지면 입안이 마르고 탄다. 또 호흡과 의식이 하나되면 화기나 열기가 나서 몸 안에 자정능력과 치유력을 갖게 된다. 올바른 단전호흡을 하면 사람은 힘과 기운을 얻는데, 그 힘이 뱃심, 허릿심, 뒷심(엉덩이 밑의 대퇴근에 힘이 생겨 발 끝까지 뻗어나가는 기운)이 생기어 배포를 기르고 베짱을 키울 수 있다.

호흡수련 중 생기는 땀은 열기의 작용으로 축기를 전신에 퍼지게 하며, 여러 가지 병을 치유케 한다.

사람은 누구나 수련을 하지 않더라도 기운을 느낄 수는 있다. 예를 들면 우선 양손을 벌리고 손바닥을 마주해서 벌렸다 좁혔다 하기를 서서히 반복하면 손바닥 사이에 짜릿하면서 서로 당기는 듯한 기운이 흐르는 것을 감지할 수 있다. 이것을 기감(氣感)이라 한다.

기수련을 하면 대부분의 사람들이 일반적인 감각과는 다른 어떤 느낌을 실제로 받게 된다. '피부에 벌레가 기어다니는 것 같다', '정수리로 시원한 바람이, 때로는 불기둥이 들어온다' 는 등의 평상시와 다른 어떤 느낌이 감지된다.

단전호흡을 통해 생성된 기운이 온몸에 저절로 흘러들어갈 때 느끼는 자각 증상은 간지럽다, 바늘로 콕콕 쑤신다, 스멀스멀하다, 근질근질하다는 느낌이다. 특히 수술부위는 이러한 느낌이 더 강하고 심하게 오는 수가 있다. 또 아팠던 부위에 다시 통증이 오고 재발하는 듯한 느낌을 갖는 수가 많다. 그러나 예전에 비해 견디기가 훨씬 수월하다. 이것을 명현 현상이라고 하는데 이는 막힌 기혈이 뚫리는 과정에서 느끼는 느낌이다.

때로는 진동현상이 오기도 한다. 기의 흐름이 왕성해졌을 때, 진기로 막힌 곳이 뚫릴 때 올 수 있다. 부딪치거나 무리하여 근육에 경직이 왔을 때 긴장을 풀고 호흡을 하면 기운이 통해 근육이 툭툭 튀면서 풀려나간다. 그래서 근육통이 예방되고 적극적인 치유 현상이 나타난다. 사실 몸 안의 기운은 이론과 말로 설명하기 어렵고 체험을 통해서만 이해할 수 있다.

축기 · 운기를 하려면, 기운의 성질을 알아야 한다. 기운은 어떤 성질을 가지고 있을까? 기운은 세 가지 성질을 가지고 있다.

노자는 '기를 모으면 부드러워지고(柔), 비우면 조화를 이루며(和), 마음이 기를 부리면 강한 성질(强)이 있다'고 하였다. 스며드는 성질과 팽창하려는 성질이다.

기운도 몸 안에서 부족한 곳에 구석구석 스며드는, 특히 기운이 약한 부위에 차 들어가서 더욱 채워주는 자동 조절 작용을 한다. 이것이 바로 병이 치유되는 원리이다. 남는 기운은 단전에 모아진다. 기운이 경락을 따라 도는 것은 흐르는 물과 같은데, 이 때 주의해야 할 것은 물이 갑자기 넘치면 홍수가 나듯이 몸 안에서 기운이 넘쳐 엉뚱한 곳으로 흘러가지 않도록 집중하는 일이다. 또 기운은 많이 생기면 팽창하는 성질을 가지고 있다. 단전에 기운이 차면 배꼽 위로 넘치려고 한다. 이 때는 단전을 중심으로 그 기운을 돌려 주면 된다. 호흡을 할 때 기운을 돌돌 말면서 하는데 단전을 중심으로 기운을 돌려주면서 호흡하면 축기(蓄氣) 작용이 일어난다. 하면 할수록 기운을 모으는 축기 작용이 단전호흡이다. 이렇게 농축된 기운 역시 모아지면 팽창하려는 강한 압력으로 작용한다. 이 강한 기운이 갑자기 분출하거나 한 곳으로 치받치면 놀라고 당황하게 된다. 이때 강한 기운이 경락을 통해 돌도록 해야한다. 기운이 경락을 통해 도는 것을 운기한다고 한다.

흐르는 물은 썩지 않고 살아 있다. 흐르면서 움직이니 맑고 푸름을 유지한다. 살아있음을 알리는 것이 생명의 여울 소리다. 몸 안의 기운도 물과 같은 성질을 지닌다. 몸 안의 기운이 넘치면 기혈(氣血)의 흐름이 원활해지고 몸이 가볍고 싱싱해진다. 그래서 기쁨과 즐거움이 솟아나니 생명의 흥얼거림이나 콧노래가 저절로 나온다. 기혈이 제대로 흐름이 건강이다.

반대로 기운이 약하거나 잘 흐르지 않으면 울혈(피가 제대로 순환되지 않아 죽은 피가 엉겨 있는 것)이 생기고 심하면 부위가 썩는다. 썩으면 고름이 나고 악취가 난다. 그래서 고통과 한숨과 신음이 배어 나온다. 단전에 모인 기를 경락을 통해 전신에 운행시키는 것을 운기(運氣)라고 말한다. 현빈일규(玄牝一竅)라고도 한다. 현빈, 즉 단전에 한 구멍이 나니 백 가지 구멍과도 통하여 마음대로 기운을 보낼 수 있는 것이다.

인체에서 혈액은 심장 박동의 압력으로 순환하게 된다. 그 심장과 모세혈관에 혈액이 힘있게 돌게 하는 원천은 바로 '기력'이다. 기력이 증강되면 혈관 구석구석까지 혈액을 운반하는 힘을 더욱 강하게 해준다. 따라서 기혈 순환이 잘 되면 자연히 심장에도 무리가 가지 않는다. 이 때 혈액 순환을 돕는 기운이 다니는 길을 '경락'이라고 한다.

운기를 제대로 하려면 단전에 축기가 되어야 한다. 축기가 되는 과정을 보면, 단전에 기력이 가득 차면 단전을 중심으로 아랫배 속에서 그 기운이 스스로 소용돌이처럼 꿈틀대면서 휘감기거나 용트림하듯이 팽창하려는 성질을 갖게 된다. 이것은 진기의 태동을 의미한다.

그래서 이 단계에선 기운이 한 곳으로 한 곳으로 치받치는 것을 방지하기 위해 적극적으로 기운을 돌돌 말면서 호흡을 해야 한다. 그리고 몸 안에 남아있는 뭉클한 기운을 바탕으로 다시 기운을 돌돌 말곤 한다. 이 때 고도의 축기 작용이 일어나는데, 자연히 흡지 시간이 길어지고 호지 시간은 상대적으로 짧아진다. 기운을 돌릴 때의 방향은 1차적으로 앞에서 뒤로 향하게 해야 한다. 천지의 운행, 지구의 회전 방향, 분자 구조의 움직임이 모두 왼쪽으로 회전을 하기 때문이다. 수련의 근본 원리 역시 한생명인 생명현상에 동참하고 어울리는 뜻으로 그렇게 하는 것이다. 단전에 모아진 강한 기운이 엉뚱한 곳으로 가지 않게 해야 하는데 그것은 집중력으로만 통제할 수 있다. 이 때 강한 열기를 머금은 기운을 가장 큰 대혈인 임독맥(任督脈)을 따라 기운을 돌리며 수련한다. 다음에 대맥(帶脈)을 돌리며 수련한다.

이 단계가 되면 몸 안의 냉기와 허한 기운이 완전히 없어지고 몸 안의 모든 병중은 그 뿌리 자체가 없어진다. 이어 마음의 안정과 평화를 느끼면서 너그럽고 관대한 마음이 생긴다. 자기 자신이 진정으로 자신의 주인이 되는 느낌이 든다.

단전에 기가 모이면 돌단자리가 되고, 상당한 크기의 여의주가 되며, 운기 수련의 발전에 큰 역할을 한다. 축기를 잘 하면 배짱이 생기고, 심신이 건강해지고, 활기 있는 삶을 살고, 호흡과 정신집중이 일치하면 수식선 같이 인간의 내면을 관찰할 수 있게 되고, 좀 더 나아가면 몸과 마음의 상태를 볼 수 있게 된다. 축기가 잘 되지 않거나, 축기가 새나가는 것을 볼 수 있는데, 하나는 사기(邪氣, virus)가 침투하거나 항문이 열린 경우이다.

이를 방지하여 축기를 잘 하려면 사불범정(邪不犯正:삿된 것은 바른 것을 범하지 못함)이라고, 정심정법으로 수행해야 하고 항문 조이기를 잘 해야 한다.

상징적으로 보면, 사람이 죽을 때는 항문이 열려 기가 다 빠져나가기 때문에 정신집중을 잘 하여 항문을 오물오물 잘 조일 필요가 있다. 항문을 조이면 항문 뿐 아니라 회음부, 전립선도 조여져 정력 증강에 크게 도움이 된다.

 날마다 1천 번씩 항문 조이기를 하면, 여러 날 지나지 않아 괄목할 만한 기운의 팽창을 느낄 것이다.

 운기에 관해서는 기를 느낄 줄 아는 기감(氣感) 단계에서부터 10단계를 따로 논급하기로 한다.

기생활(氣生活)

　사람의 생활은 기와 밀접히 연관돼 있다. 우주에 꽉 찬 것이 기며, 기가 없으면 사람이 살지 못하기 때문이다. 사람은 태어날 때 통기(通氣)가 돼야 하기 때문에 울음을 울고, 죽을 때는 기가 고갈되고 폐첨(肺尖) 호흡을 하게 된다. 우리 생활 속에서 흔히 볼 수 있는 맷돌돌리기, 제기차기, 씨름, 떡매치기, 보리타작, 그네, 다듬이질, 물동이 이고 감, 널뛰기 등은 기수련과 관련돼 있고, 어린이의 슬기와 활기를 위해 단군조선 때부터 도리도리, 짝짝궁, 질라래비 훨훨 등 신선도 10행을 실행해 왔다. 결혼해서 신랑이 신부집에 재행을 하면 신부의 동네 총각들이 신랑을 거꾸로 매달고 발바닥을 때리는데, 이는 발바닥에 온몸과 연결된 경락이 있고 용천혈을 자극하여 원기를 북돋는데, 그 이유가 있다.

　옛말에 신선이나 진인은 발바닥으로 숨쉰다고 하였는데, 이는 용천으로 숨을 들이쉬고 내쉬는 것을 뜻함이었다. 원적외선이 나와 치유효과가 있는 황토집, 침, 따주기, 쑥뜸, 쑥목욕, 해수욕, 삼림욕, 모래찜질, 진흙목욕, 맥반석목욕, 옥(玉)찜질방도 축기에 도움이 되고, 파랗고 연한 솔잎, 다시마, 콩, 두부, 멸치, 된장, 미역국(독기 해소), 잣죽, 산딸기(覆分子, 정력증강), 오미자(간에 좋음), 김(기력 증강) 등도 기생활의 주요부분을 차지하고 있다.

　자고로 음식은 신토불이(身土不二)를 중히 여기며, 마늘, 쑥, 소금, 콩, 솔잎, 석간수를 6대 선약이라 했다.

　옷문화는 통풍이 잘 되고 기가 잘 흐르며 편리한 옷을 입어야 한다. 한민족은 인체의 통풍, 냉온조절 및 피부호흡을 위해 풋풋한 천연식물 재료인 갈포, 삼베, 면 등의 옷감을 주로 썼다. 대님으로 발목을 묶으면 기혈 순환이 촉진되고 치질을 예방하며, 허리띠로 허리를 꼭 묶으면 신장·방광이 튼튼해지고 요산 등 독물질 배설이 원활해져 각종 질병이 예방된다. 화학섬유나 꽉 조이는 옷으로 피부나 성기를 밀폐시키면 인체가 약화된다. 그래서 남녀를 불문하고 생식기가 있는 곳은 면소재로 된 헐렁한 하의를 입어 생식기 노폐물 배설작업을 도와주어야 전립선염, 자궁 질환, 배설계통 질환을 예방할 수 있다. 예전에 우리 어머니들은 통풍이 잘 되는 가리고쟁이를 입고, 아궁이에 불을 지폈으며, 황토흙 논밭에서 일을 했다. 불을 땐 아궁이 흙과 햇볕에 달구어진 황토흙의 원적외선 덕분에 예전 우리 어머니들은 부인과 계통 질병이 많지 않았다 한다.

한민족은 경천숭지애인(敬天崇地愛人:하늘을 공경하고 땅을 존중하며, 사람을 사랑함)하는 겨레였다. 지기(地氣)인 흙을 사랑하는 모습을 조선일보사 논설위원이 조선일보(1989. 8)에 실은 '합토제(合土祭)'라는 글을 실어 참고로 삼는다.

동짓날이나 정월대보름날 밤이면 돈 많은 부잣집이나 벼슬아치들 집에서는 건장한 하인들이 몽둥이를 들고 문전을 지키게 마련이다. 야음을 틈타 침입하게 마련인 흙도둑을 막기 위해서다. 이날 부잣집이나 벼슬아치집의 뜨락 흙을 파다가 부엌 아궁이에 칠하면 돈복과 벼슬복이 옮겨붙는 것으로 알았고, 또 흙을 도둑맞으면 그 복이 그만큼 감소되는 것으로 알았기 때문이다. 이 명절날 밤에는 종로 네거리에도 붉은 오랏줄을 동여맨 포졸들이 밤새워 지키게 마련인데, 사람이 많이 밟고 다니는 종로 네거리의 흙을 몰래 파다가 문전에 뿌리면 돌림병을 몰아오는 병귀나 불행을 몰아오는 액귀가 침입하지 못할 것으로 알았기 때문이다.

이렇게 특정지역의 흙에 대해 특정의 주력을 인정했던 우리 선조들이었다.

흙에 대해 주력을 인정한 것을 비단 우리 한국사람 뿐만은 아니다.

인도 카시아에 석가여래의 불신을 화장한 다비(茶毘) 성지가 있는데, 순례자들이 이 다비토를 한 줌씩 퍼가는 바람에 야산만하던 성지가 황폐화 돼있는 것을 볼 수 있다.

당나라 때 기록인 현장법사의 『대당서역기』에도 이 다비토 도난이 적혀있는 걸 보면 그 역사도 유구하다. 수십 년 전만 해도 한 인도 노인이 긴 장대를 들고 지키고 있었지만 겨우 1루피만 주어도 눈감아 주고 있었으니 지키나 마나였다.

베들레헴 예수 그리스도가 태어난 현장인 성탄교회 앞에 가면 이 성탄현장의 흙을 십자가로 장식한 나무뚜껑의 작은 유리병에 담아 팔고 있다. 베들레헴에서 가장 많이 팔린다는 순례상품인 것이다. 도난당한 것은 비단 성인들의 성령이 스민 흙만이 아니다.

세상을 뜬 지 겨우 달포 남짓한 지휘의 거성 카라얀이 묻힌 잘츠부르크의 묘소에도 묘토를 훔쳐가는 줄줄이 참배객 때문에 묘지가 매일처럼 복토를 해야 할 지경이라는 보도가 있었다. 그 무덤의 흙을 한움큼 손에 쥐면 마치 그의 분신을 만지는 것 같고, 그의 음악이 들리는 것 같은 환상에 잡힌다고 한 흙도둑은 말하고 있다.

불교를 믿는 교수들 모임인 한국교수불자 연합회(회장:고준환 교수)에서는 견우직녀가 만났다는 지난 칠석(8월 8일)날을 기해 한라산 백록담의 흙을 파갖고 백두산에 올라 그 천지의 흙과 합치는 합토제를 올림으로써 평화통일을 기원했다 한다.

흙의 주력, 곧 흙이 갖는 상징적 의미를 통일사상에까지 승화시키고 있다. 동서고금에 흙을 둔 상징적 작업치고는 금자탑이 아닐까 싶다.

주거 생활에 있어서도 수맥이 없고 밝은 방향으로 좌향(座向)을 잡으며,

구들과 굴뚝을 통기가 잘 되도록 만들어 왔다. 사람이 앉는 의자나 책상도 허리를 펴고 머리를 쳐들며, 신체조건에 맞는 것이 선택돼야 한다. 한옥 온돌은 신선도 수련에 적합한 주거형태이다. 한옥은 천지인 셋이 조화롭게 구성되어 있고, 온돌은 천지사이 온기가 잘 들게 되어 있다.

호흡은 산소를 섭취하고 일산화탄소를 배출하는 바, 숲이 많고 맑은 산은 신선이 살기 좋은 곳이며, 건강을 위한 종합병원이라 할 수 있다. 산마다 그 기운(山氣)에 차이가 있는데, 예를 들면, 서울근교의 북한산은 금(金)기, 청계산은 목(木)기, 관악산은 화(火)기, 수리산은 수(水)기가 강한 편이다.

산에 갈 때는 명산대천을 찾아가는 게 좋고, 코로 숨쉬고 능선을 따라가는 것이 좋으며, 뒤로 쳐지지 않게 발뒤꿈치를 안 쓰는 것이 필요하다. 산에 다니면서 장심에 화기를 담아 산에 있는 나무나 풀, 바위 등과 기감을 교류해 보는 것도 기감발달에 도움이 된다. 식물은 기인 생체광자(生體光子)가 들어 있기 때문이다.

기수련을 온몸으로 하면 운동선수에게 크게 도움이 되는데, 활, 사격, 다이빙, 태권도, 골프 등이 그런 운동종목이다.

우리의 인체는 그야말로 신비로운 소우주다. 우주는 음과 양의 이치로 이뤄져 있다. 남자와 여자가 그렇고 해와 달이 그렇다. 또 밝음과 어둠, 진실과 거짓, 선과 악 등 이 세상은 음과 양이 조화롭게 움직이도록 되어 있다.

조개는 겉이 단단한 껍데기인 '양'으로 되어 있지만 속은 부드럽고 말랑말랑한 살인 '음'으로 이뤄져 있다. 반대로 오징어는 겉은 음으로 유연하고 미끈하게 생겼지만 속은 양인 딱딱한 뼈가 있다. 버섯은 온통 음의 기운으로 둘러싸인 울창한 숲 속의 응달에서 자라기 때문에 음의 기운으로부터 자신을 지키기 위해 버섯 스스로 양의 기운을 응축시킨다. 그래서 버섯은 속에 수분이 적고 메마른 양의 성질을 가지고 있다.

이에 반해 선인장은 사막이라는 양의 기운 속에서 성장해야 하기 때문에 자신을 보호하기 위해 음의 기운을 응축시킨다. 그래서 선인장은 수분을 다량으로 함유하고 있는 음의 식물이 된 것이다. 인간의 신체도 음양의 두 가지 기가 조화를 이룰 때, 다시 말해 균형을 유지할 때 가장 건강한 상태가 된다. 반대로 음양의 기가 균형을 잃었을 때 인체의 오장육부를 비롯 모든 조직의 기능이 저하되어 건강을 유지하기가 어려워진다.

따라서 음양의 원리로 구성돼 있는 인체가 최적의 건강상태를 유지하기 위해서는 인체의 생명에너지인 기가 막힘 없이 흘러야 한다. 사람이 병에 걸리고 건강을 잃게 되는 것은 기의 순환에 이상이 생겨 기의 균형이 깨지고 조화를 이루지 못하고 있기 때문이다.

우리는 흔히 '기분이 좋다 또는 나쁘다', '기가 빠졌다', '기운이 펄펄 난다', '기가 세다', '기운이 없다', '기가 찬다', '기색혼절(氣塞昏絶)', '기절초풍(氣絶招風)', '기진맥진(氣盡脈盡)' 등과 같이 기와 관련된 말이 적지 않다. '기색혼절'은 바로 기가 막히면 혼절, 즉 정신을 잃는다는 말이다. 또 '기절초풍'은 기가 끊기면 바람이 들어온다는 것이다. 여기서 말하는 바람은 바로 중풍을 일컫는다.

'기진맥진'은 기가 다하면 맥도 다한다는 뜻이다. 즉 자율신경에 문제가 생기고 전신기능이 무기력해지며 인체면역이 점점 약해져 '다발성 뇌경색'이란 중풍에 걸리기 쉽다는 뜻이다. 특히 요즘 40대 이상 남자의 약 6%가 무증상 뇌졸중 환자라는 보고가 있다. 자신의 뇌세포에는 뇌졸중이 진행되고 있는데 정작 본인은 이를 전혀 의식하지 못하는 데 문제가 있다. 체내에 흐르는 기가 약하거나 끊겨 중풍에 걸리면 그 사람은 모든 걸 잃게 된다.

기수련의 기본은 기를 단전에 받아들이는 것과 받아들인 기를 몸 안에 돌리는 것이다. 축기(蓄氣)와 운기(運氣)를 얼마나 잘하느냐에 수련의 성패가 달려있다.

운기를 잘하려면 몸 안에서 기의 흐름이 원활해야 한다. 관절이 구부러지거나 막히면 기의 흐름이 방해를 받는다. 굴절되는 곳은 최대한 굴절시키고 뻗는 동작은 최대한 뻗어 기의 흐름이 방해받지 않는 신체 상태를 만들어야 한다. 이를 위해 체조를 한다.

기는 마음과 몸 사이에 있으며, 마음의 지시에 따라 움직인다. 그리고 마음에 의해 조절된 기는 몸과 상호 작용한다. 이처럼 마음과 기와 몸이 밀접하게 연관돼 있음을 나타내는 말이 심기신인 것이다. 어느 수련을 할 때나 마음과 기와 몸, 즉 심기신을 함께 활용해야 최대의 효과를 거둘 수 있다.

기를 주체로 보는 생명관은 '기가 들어가면 생명이 시작되고, 기가 빠져나가면 생명이 끝난다'고 보는 것인데, 몸 속에 기를 충만하게 하고 그 기를 원활히 소통시키려는 수련법이 신선도이다.

단전호흡이 체열에 미치는 효과를 보면 다음과 같다.

첫째, 단전호흡 전후에 컴퓨터 적외선 전신체 촬영을 했더니 안면부, 목, 팔 등을 비롯한 대부분의 피부 온도에 변화가 나타났다. 이 결과로 보아 해당 부위의 근육과 피부의 이완 및 혈관의 확장 등으로 인한 원활한 혈류가 원인으로 작용했던 것으로 보인다. 이런 결과는 심신 양면의 긴장이 완화되었을 때 나타나는 생리적 변화와 일치한다.

둘째, 피부의 국부적 변화뿐만 아니라 광범위한 피부 온도 증가는 간뇌, 중뇌를 중심으로 하는 신체 전체를 긍정적으로 조율한다는 학설들을 뒷받침하는 것으로 보인다.

셋째, 안면과 목의 피부 온도 변화가 두드러지는 현상은 안면 및 목 부분의 긴장과 혈류를 호전시키는 현상으로, 단전호흡과 안면 및 목 부분의 피부 생명력 유지와 유관성을 생각해 볼 필요가 있다. 미용효과도 기대해 볼 만하다.

넷째, 피부 온도의 증가는 신체의 이완을 의미하고, 신체의 이완은 점진적 안정을 도모한다는 근대의 학설로 비추어 볼 때, 적당한 단전호흡으로 스트레스 해소뿐만 아니라 한 걸음 더 나아가 깨어있는 상태를 만들 수 있을 것이며, 이는 두뇌 계발과 깨달음의 길과도 관계가 있다.

발호흡은 단전호흡이 깊어져서 마음의 중심이 발바닥까지 내려간 상태를 말하는 것으로, 이 상태는 마음 자세가 천지간에 엎드려 무한히 기도하는 마음에서 비롯된다. 모든 어려움과 고통을 감내하고 수용하는 마음이 되고, 타인에 의해 한량없이 따뜻하고 너그러운 마음으로 기도하는 자세가 이루어질 때, 마음의 중심이 발바닥까지 낮아지게 된다. 이 때 인체의 가장 큰 대혈인 용천혈이 트이게 된다.

이 발호흡을 통한 정신 문화의 편린을 여러 군데서 찾아볼 수 있다. 예수 그리스도가 최후의 만찬 때에 제자의 발을 씻어주거나, 발에 입을 맞추거나, 타인의 발을 내 머리 위에 올리는 의식과, 신부(神父)가 될 때 엎드려 기도하는 의식 등이 그것이다. 이는 진정한 지도자의 지극한 겸손과 봉사하는 자세를 말하는 것으로 흔히 말하는 대도(大道)의 길에 이르는 하나의 과정이다.

장자가 "진인은 발꿈치로 호흡하나 범속의 사람들은 목구멍으로 호흡한다"고 한 진정한 의미도 여기에서 연결해 찾아볼 수 있을 것 같다. 역시 잘못 알려진 것 중에 피부호흡이 있다.

사실 모든 인간은 피부호흡을 하고는 있다. 의학적으로 피부에 심한 화상을 당해 죽었을 때, 대부분의 경우 그 사망 원인이 호흡 장애로 나온다. 이것은 인간이 코로만 숨쉬는 게 아니라 모공을 통해 피부호흡을 하고 있다는 증거이다. 오늘날 피부호흡은 많이 퇴화된 상태이다. 현대인들은 피부호흡을 위해 발가벗을 수는 없겠지만 가능한 한 옷을 얇게 입는 것이 좋다.

피부호흡이 퇴화되는 근본적인 원인은 옷보다도 마음의 응축에 있다.

흔히 '욕심을 버리라'는 말을 자주 듣게 된다. 욕심으로 인해서 자율 신경 계통에 문제가 생겨 근육에 경직이 오고, 피부 모공이 응축되어 문이 닫히듯 피부호흡이 위축된다. 과욕과 탐욕은 거머쥐는 성질이 있어 심하면 자율 신경의 응축 현상이 심화된다.

혈액형에 따라 건강이 좌우된다.
A형과 B형은 음성체질이고, O형과 AB형은 양성체질이다. 체질에 따라서 식성도 달라진다.
음성체질은 맵고 짠 음식을 즐기는 편이고, 양성체질은 맵고 짠 음식은 싫어하는 편이다. 또한 한국인의 약 70% 정도는 음성체질(A형이나 B형)이라서 소위 보약 체질이고, 반면 서양 사람들은 약 70% 정도가 양성체질(O형과 AB형)이다. 양성체질이냐 음성체질이냐에 따라서 식성이나 약성이 정반대로 나타납니다. 그래서 체질이 정반대인 서양 사람들을 중심으로 임상 실험을 한 첨단 건강 이론이 우리 나라 사람들에게는 잘 들어맞지 않는다. 검찰청도사로 알려진 이용설씨의 지론을 보면, A형이나 B형인 사람이 서양식으로 식생활을 하게 되면 제일 먼저 신장(콩팥)을 버리게 된다. 신장이 나빠지면 정력이 약해지고, 살고 싶은 생각이 없어질 정도로 건강이 급속도로 악화되어 간다.
O형 체질의 전형적인 표현이 인삼차에서 나타난다. 녹용, 꿀 특히 토종꿀이나 로얄제리, 영지, 삼계탕 등이 든 식품이나 약품, 드링크 종류를 먹더라도 비슷한 증상이 나타난다. 두드러기가 일기도 하고 경우에 따라서는 며칠씩 잠을 설치기도 한다.
흔히 식중독은 상한 음식을 먹어서만 걸리는 줄 알지만, 체질에 맞지 않는 음식이나 보약을 먹어도 걸린다. 이런 식중독에는 식중독약을 먹어봐야 낫지 않는다. 이런 경우는 문제가 된 식품이나 보약을 끊으면 자연히 없어진다. 몸에 맞지 않는 음식이나 보약에 민감할 때 알레르기 체질이라고 한다. 물론 먼지에 알레르기가 있는 사람도 있고, 꽃가루, 고양이털 등에 알레르기가 있는 사람도 있다. 어떤 것이 몸에 좋은 건지 안 좋은 건지를 구분하는 감관이 민감하다는 뜻도 된다. 그래서 알레르기 체질이 오히려 좋은 면이 있다.

　인삼에 알레르기가 있으면 인삼이 몸에 안 맞다는 뜻이므로 그 사람은 평생 인삼을 안 먹게 된다. 또 인삼이 몸에 안 맞는 사람은 십중팔구 혈액형이 O형이거나 AB형이다. 이런 사람들이 인삼을 먹게 되면 심장을 상하게 된다. 혈액형이 O형이거나 AB형이라는 것을 알고서 미리 인삼, 녹용, 꿀, 로얄제리, 영지, 염소고기 등을 피할 경우, 다른 조건이 같다면 평생 건강을 유지하는 데 별다른 어려움이 없다.

　O형이거나 AB형인 갓난아기에게 부모가 모르고 인삼이나 녹용이 든 식품이나 약품을 먹였다면, 경우에 따라서는 평생 회복하기 어려운 치명적인 타격을 입게 된다. 특히 부모가 다같이 O형이거나 심지어 할아버지 할머니까지 O형이었다면 더욱 심각하다. 다행히 알레르기 체질이라면 보약을 한 컵만 먹어도 바로 감관이 작동하여 두드러기가 난다든지 하여 눈치 빠른 부모는 그 보약을 더 이상 안 먹이겠지만, 그렇지 못한 경우 계속 먹이다 보면 벙어리가 되기도 하고 형이나 누나들은 공부도 잘 하는데 막내는 미련하기도 하고, 자폐증이나 기타 여러 가지 병치레를 많이 하기도 한다.

　예를 들어 아버지는 A형, 어머니는 B형이면 자녀들은 이론상 A형, B형, AB형, O형이 다 나올 수 있다. 우리나라 사람 중 70%는 A형이거나 B형이므로 부모가 A형이나 B형으로 만날 확률이 대단히 높다. 또 A형과 B형은 같은 음성체질이므로 식성도 비슷하고 성격도 잘 조화를 이루므로 다른 조건, 예를 들어 학벌, 가정 환경 등 결혼의 조건들이 같다면 환상적인 커플이 될 수 있다. 세상에서는 소위 궁합이 잘 맞는다고 한다.

　그런데 이들에게서 나온 자녀가 4남매라고 가정하고, 4남매 중 큰아들은 A형, 둘째 딸은 B형, 셋째 딸은 AB형, 막내아들은 O형이라고 하면, 우선 큰아들, 둘째 딸까지는 별 문제가 없을 것이다. 그냥 한국식으로 먹고 입고 자라니까.

문제는 셋째 딸부터 생긴다. AB형이나 O형은 양성이라 체질이 비슷하고, A형이나 B형은 음성이라 체질이 비슷하다. 체질은 식성뿐만 아니라 성격과도 관련이 있다. 그러니 이 식구들은 부모와 큰아들, 둘째딸까지는 식성도 비슷하지만 셋째부터는 누구를 닮았는지 돌연변이가 나온 것 같을 것이다. 식구들이 다 매운 것도 잘 먹는데 아래 두 아이들만 반찬 투정이 심하다는 것이다.

부모들은 체질 때문인지는 모르고 마냥 편식을 한다고 애들을 나무라기만 한다. 형이나 누나들은 아무거나 잘 먹는데 아래 두 놈들은 입이 짧아 골라 먹는다고 야단이다. 결국 이런 식으로 일상 생활이 지속되다 보면 아래 두 애들은 성격도 삐뚤어지게 된다. 문제아가 되어가는 것이다. 집에서는 먹는 것도 제 맘대로 못 먹고, 말끝마다 형이나 누나들과 비교하니 집밖으로 돌 수밖에. 문제아가 아니고 문제 부모가 문제이다.

또 속담에 있는 '꿀먹은 벙어리'가 좋은 예이다. O형이나 AB형의 아이가 꿀과 다른 보약을 많이 먹으면 벙어리가 되는 수가 많다. 무서운 사실은, A형이나 B형인 엄마가 임신 중에 영양보충을 한답시고 꿀이나 보약을 먹었을 때 엄마에게는 좋겠지만, 뱃속의 아이가 O형이나 AB형이라면 아이에게는 엄청난 피해를 주게 된다. 이처럼 엄마와 태아가 체질이 다를 때는 체질 조정 때문에 입덧이 심하게 된다.

엄마와 태아의 체질, 즉 혈액형에 따라 입덧의 정도에 차이가 난다. 그래서 임산부는 보약도 함부로 먹지 말라는 것이다. 평소 싫어하는 음식인데 임신하고서 갑자기 당기는 수가 많은데, 이는 태아의 체질이 엄마와는 다르다는 신호탄이다. 이런 때는 보약이라도 함부로 먹으면 안 된다. 엄마와 태아의 체질이 상반되는데 엄마의 건강이 약하다는 이유로 임신 중에 보약을 쓰게 되면, 기형아를 출산할 우려가 많고 유산될 확률도 높으며, 심하면 사산할 우려도 있다.

우리 나라 사람 중 30% 정도를 차지하는 O형이나 AB형은 체질에 안맞는 보약을 먹으면 독약을 먹은 것과 같다. 각종 보양식품, 건강식품, 드링크 종류, 보약에는 인삼, 녹용, 꿀 등이 포함되어 있어 자기도 모르게 먹고 마실 수밖에 없는 풍토이기 때문에 병원의 중환자실에 누워 있는 젊은이의 태반이 O형인 것 같다. 그래서 보약은 나눠먹는 법이 아니라는 것이고, 보약이라고 함부로 먹지 말라는 것이다. 그 비밀은 혈액형에 있다.

체질에 맞는 음식이 보약이다. 자기 체질대로 먹는 것이 장수의 비결이다. 그래서 체질이 건강을 좌우한다는 것이다. 우선 인삼, 녹용, 꿀은 O형이나 AB형인 사람은 먹지 않는 것이 좋다. 미국이나 알레스카에 가면 산에 사슴의 뿔들이 우리 나라 산에 나뭇가지 떨어져 있는 것보다 흔하게 널려 있다고들 하는데, 미국 사람들이 그것이 좋은 줄 몰라서 안 먹는 것이 아니다. 미국인들은 대다수가 O형이나 AB형이어서 사슴뿔(녹용)이 독약이나 마찬가지이기 때문에 안 먹는 것이다. 물론 미국인들 중에서도 A형이나 B형이 30%는 되기 때문에 사슴뿔을 주워다가 달여먹으면 기막힌 보약이지만 다들 안 먹으니까 자기에게도 독약인 줄 알고 안 먹고 있는 것이다.

또한 실례로 간암으로 입원하면 O형인 사람은 예상보다(?) 빨리 사망하고 A형이나 B형은 예상보다 상당히 오래 산다. 왜냐하면 알부민 때문이다. 알부민은 기막힌 보약이다. 속된 말로 죽어가는 사람도 살린다는 약인데, A형이나 B형에게는 대단히 좋은 약이지만, O형이나 AB형에게는 반대로 작용하기 때문이다. 이것 역시 혈액형이 건강을 좌우한다는 근거이다.

성에너지의 근원인 정력은 우리 몸의 생명 에너지의 원천인 정기(精氣)의 표출이다. 정기를 기르고 다스리면 왕성한 활동을 가능케 하고 무병 장수의 바탕이 된다. 정기를 고갈시키면 병과 죽음을 피하지 못한다. 특히 정력을 무리하게 소비하는 것은 바로 자기 생명력을 갉아먹는 행위라 할 수 있다. 성욕의 속성은 '앞으로 꿰뚫고 나가려는 힘'으로 작용한다. 심리적으로 불안정한 상태에서 꿰뚫고 나가려는 성의 충동을 억제 당했을 때 그 힘은 짜증과 갈등으로 나타나고, 급기야는 파괴적인 힘으로 나타나기도 한다. 그 파괴적인 힘은 일정한 방향이 없으므로 어떻게 나타날지는 짐작하기가 어렵다. 대부분 돌발적인 사고로 연결되기 쉽다.

일반적으로 자연스런 성욕의 분출은 그 사회가 화평해지는 하나의 요소이다. 마음의 안정과 여유를 가지면 얼마든지 좋은 에너지로 승화할 수 있다.

예를 들면, 예술가들 중에는 정력을 적절히 승화시켜 창조적 예술활동을 통해 최고의 경지를 터득한 경우가 많다. 반면에 정력이 고갈되어 요절하는 예술가들도 허다하다. 성적 욕구가 충만할 때마다 성(SEX)을 통해 해소시켜 버리면, 그 사람은 더 이상 자기발전의 차원이 높아지기 어렵다. 그 에너지를 정신 에너지로 승화시킬 때 비로소 한 차원 뛰어오를 수 있다.

정기는 기수련을 통해 기르고, 절제를 통하여 정기를 지켜야 한다. 적극적인 방법은 기(氣)의 운행인데 단전에 가득한 기운을 온몸에 순환시키는 것이다. 충만한 단전의 기운을 기경8맥으로 유통시켜 온몸에 고루 차 들어가게 한다. 단전에 강한 기운이 상대적으로 많이 쌓이면 배출욕구로 작용하기가 쉽다. 역으로 배출욕구가 생기더라도 기운을 전신에 순환시키면 욕구가 사라진다.

기생활의 실제에 관한 얘기들이 있다.

서기 1999년 말 KBS가 뽑은 20세기 한국 1천년사에서 최대 사건은 묘청의 서경천도 운동이요, 최고의 멋진 사랑(Romance)인 풍류는 서화담과 황진이의 박연폭포 사랑이었다. 이것이 송도삼절이라 불리웠다. 세계적으로 제일 유명한 플라토닉 러브인 이들의 사랑은 모두 신선도를 닦은 선인들로서 다음과 같은 시조를 남겼다.

어져 내일이여 그릴 줄을 모르던가
이시랴 하더면 가랴마는 제구타여
보내고 그리는 정은 나도 몰라 하노라.
                    - 황진이

마음이 어린 후니 하는 일이 다 어리다
겹겹 쌓인 운산에 어느 님 오리마는
지는 잎 부는 바람에 행여 긴가 하노라
                    - 서화담

화담 서경덕은 나는 새와 대화를 나누고 발뒤꿈치로 숨을 쉬는 선인이요, 신선도학자요, 유기론(唯氣論)자로서, 원이기(原理氣)란 논문에서 "태허(太虛)는 맑게 형체가 없는 것인데, 허하면서 비어있지 않은데, 허가 기이고 맑고 허정한 것이 기의 근원이다" 라고 했다.

황진이는 당시 미색과 가무가 뛰어난 개성의 명기로서 서화담을 연모하여 여러 차례 유혹했으나, 끝내 성공하지 못했다. 황진이는 30년 수행의 생불로 알려진 지족선사의 면벽적공을 허물어 뜨렸지만, 서화담 선생만은 별 수단을 썼어도 성공하지 못했다.

'선생이야말로 참된 도인이시다' 라고 찬탄했다 한다.

황진이는 뜻을 정하고 서사정(逝斯亭)으로 화담선생을 찾아갔다. 조촐하고 아늑한 산장이었다. 황진이는 인사를 드리고 난 다음 학문과 예술에 관해 이야기하고, 노래와 춤으로 도전하고, 술과 농담으로 응수했다. 때로 재롱과 교태를 부렸다.

서화담은 탈속의 태도이면서, 의연한 데가 있었다. 며칠 밤과 낮을 같이 자고 지냈으며 박연폭포에도 갔으나 서화담은 그저 담담한 서화담이었다.

황진이는 마지막 방법으로 시험해보고자 했다. 진이는 비오는 날을 택하여 산과 들을 헤매면서 비에 흠뻑 젖었다. 엷은 옷이 몸에 착 달라붙어 살결이 그냥 내비치고 유방과 둔부의 곡선이 매혹적이었다. 진이는 집으로 돌아와 "선생님, 아이고 추워요" 하고 어리광을 부렸다.

"저런, 비를 맞으면서 어데를 쏘다녔어?" 하고 어버이 같은 화담이었다.

옷을 벗게 하고, 그것을 말려주었다. 저녁엔 한자리서 잤다. 화담은 곧 코를 골았다. 진이는 그 '물건'을 만져보았다. 기강여철(其强如鐵)이었다.

진이의 유혹은 패배했지만, 이상하게 슬프지도 않고, 오히려 마음 든든하고 흐뭇했다 한다. 이 세상에 자기의 정신적 지주가 있다는 것과 패배에서 오는 환멸보다는 위대한 영혼에서 맛본 희열이 컸기 때문이다.

이 때 서화담 선생은 수련단계로 보아 연정화기(練精化氣) 이상의 단계에 있었던 것 같다. 황진이는 선인 서화담이 죽자, 3년간 그 초막을 지켰다 한다.

측천무후의 꾀에 관한 얘기도 있다.

그 당시 당(唐)에서는 '산에 올라가 보아야 다리의 힘을 알고, 물 속에 들어가 보아야 키가 크고 작음을 안다'는 말이 유행하고 있었다. 여기서 키는 남근도 되고 도력도 된다고 한다. 이러한 말이 나돌게 된 데는 다음과 같은 에피소드가 있었다.

그 당시 당에는 측천무후(則天武后)라는 여걸이 나라의 주인이었다. 그녀는 천성이 영민하고 야심이 있어서 어려서 큰 뜻을 품고 궁중에 한갖 시녀로 들어가 갖은 난관과 우여곡절 끝에 드디어 고종의 황후가 된다. 고종이 죽자 그녀가 낳은 아들인 장자가 당연히 왕위를 계승해야 하는데도 그녀 자신이 낳은 그 아들을 죽여버리고 황제가 되는 모질고 잔인한 여자였다.

그러면서도 그녀는 중원을 다스릴 만한 지모와 기량과 지도력을 갖춘 걸물이었습니다. 그녀의 말 한마디가 그대로 법이었다. 그러한 그녀였지만 그녀가 쉽게 단안을 내릴 수 없는 고민거리가 하나 있었다. 그것이 무엇인가 하면 그 당시 당나라에는 기라성 같은 고승들이 줄지어 있었는데 누구를 국사(國師)로 삼아야 하느냐 하는 것이었다.

그녀는 전국에 칙령을 내려 가장 훌륭한 고승들을 몇 명 추려오라고 했다. 쟁쟁한 고승들 중에는 육조 혜능도 있었지만, 그는 병을 핑계로 초대에 응하지 않았다. 결국 두 명의 고승이 뽑혀 올라왔다. 하나는 오조 홍인의 제자였던 학승으로 이름을 날리고 있던 신수(神秀) 대사였고, 또 한 사람 역시 오조의 법맥을 이은 일자무식이었지만 참선수행으로 깨달음을 얻은 혜안(慧安) 대사였다.

신수 대사는 '몸은 보리수요 마음은 밝은 거울대인데 부지런히 털고 닦아서 때묻지 않게 하리라'는 게송으로 유명하다. 이에 대해 육조 혜능은 '깨달음에는 본래 나무가 없고 거울 또한 대가 아니다. 본래 한 물건도 없거늘 어디에서 티끌이 일어난단 말인가'로 응수한 얘기는 유명하다.

측천무후는 이들 두 사람의 고승 중에서 한 사람의 국사를 뽑기 위해서 생각 끝에 기묘한 꾀를 생각해 냈다.

측천무후는 궁중내의 목욕탕을 하나 깨끗이 비우고는 목욕준비를 시켰다. 그리고 수많은 궁녀들 중에서 어느 사내가 보아도 혼을 빼갈 정도로 미모가 출중하고 성적 매력이 넘치는 젊은 궁녀 두 명을 뽑아다가 옆방에 대기시켜 놓았다.

측천무후는 원로에 피로하실 텐데 목욕이나 하라면서 우선 두 고승의 옷을 홀라당 벗겨서 목욕탕 안에 들여보냈다. 그리고 나서 예의 두 미녀에게 두 고승의 몸을 골고루 씻겨 주되 남자의 가운데 있는 물건까지도 정중하게 잘 씻어주어야 한다고 간곡히 타이른 뒤에 들여보냈다. 그렇게 하고 그녀는 목욕탕 벽에 미리 뚫어놓은 비밀 구멍을 통하여 그 안을 살펴보았다. 처음에는 궁녀 하나가 고승 하나씩을 맡아서 씻어준 후 나중에는 두 미녀가 한 사람에게 한꺼번에 달려들어 골고루 씻어주고 닦아주고 나서 마지막으로 가운데 물건에 손을 댔다. 그런데 미녀의 보드랍고 야들야들한 손이 닿는 순간 신수대사의 것은 길쭉한 붉은 고구마와 같은 것이 시뻘겋게 성을 내고 벌떡 일어났지만 혜안 선사의 것은 요지부동 꼼짝도 하지 않았다.

바로 이때 측천무후는 자기도 모르게 중얼거렸다. '역시 산에 올라가 보아야 다리의 힘을 알고, 물 속에 들어가야 키가 크고 작음을 알 수 있구나.'

측천무후는 지체없이 혜안 선사를 국사로 삼았고, 어디에 가든지 항상 가마에 태우고 다닐 정도로 극진히 존대했다고 한다.

남자는 아무리 성적 매력이 뛰어난 여자가 맨 몸으로 달겨 들어도 남근이 발기하지 않을 정도가 되어야 연정화기의 완성단계인 누진통(漏盡通)을 성취했다고 할 수 있다.

『황제내경』 '영주' 편에 '신자정기야(神者正氣也)'라 해서 생명의 뿌리인 한생명에서 나온 바른 기운이 정신의 주인임을 명시하였고, 사불가간(邪不可干)이라 해서 사된 기운의 간섭을 용인해서는 안 된다고 주의시킨다. 정풍(正風)을 일으키는 하늘의 천성과 맑은 영능의 유지로 건전한 정기를 다져나가야 한다. 태식으로 맑은 기운을 운행시켜 광합성이 충분히 이루어진 정(精)과 색기(色氣), 넘치는 곡기(穀氣:地氣)를 유치해서 목숨을 전수할 정의 보전에 힘쓰란 것인데 잠시『황제내경』에 실린 남녀 성기능의 주기인 남8, 여7의 변화표를 보면 다음과 같다.

〈남 8세, 여 7세의 주기표〉

■ 남자

8세	신장기운이 활발해져 유치(乳齒)가 빠지고 영구치가 나온다. 머리카락도 유아 때 것이 빠지고 새로 자란다.
16세	신장기운이 왕성해져 제2차 성징이 나타나고, 성능력이 시작되므로 2×8 청춘이란 말이 생겨났다.
24세	신장기운이 평형을 이루고 정착이 되어 사랑니(大兒齒)가 나오고 성인이 된다. 키가 더 자라지 않는다.
32세	근육 및 관절이 견고해지고 정력이 최고조에 달한다.
40세	신장기능이 약해지며 탈모현상이 생긴다.
48세	양기가 위로부터 시들어 머리카락이 희어지기 시작한다. 기의 내리막길이 시작된다.
56세	간장기능이 쇠약해지고 근육활동이 나태해져 성기능이 눈에 띄게 감퇴한다.
64세	이빨과 머리카락이 빠지고 신장기능이 저조해진다.
72세	이후는 정력이 고갈되고 남성적 기능이 감퇴한다.

■ 여자

7세	신장기운이 활발해져 유치가 빠지고 영구치가 나온다. 머리카락도 유아 때 것은 빠지고 새로운 머리카락이 자라나온다.
14세	임맥(任脈:경락명, 인체의 앞 정중앙선)이 통하면서 충양(衝陽:혈명, 발등에 있음)맥이 뛰고, 제2차 성징이 나타나며 월경이 시작된다.
21세	신장기운이 평형을 이루어 사랑니가 나고 성인으로 완성된다. 키가 더 자라지 않는다.
28세	신체기능이 최고조에 이르며 근육이나 관절이 튼튼해지고 성기능이 최고 절정기를 맞는다.
35세	양기가 얼굴부터 감소되어 잔주름이 생기고 머리가 빠지기 시작한다. 기의 내리막길이 시작된다.
42세	모든 양기가 감퇴되면서 얼굴이 시들기 시작하며 머리도 희어진다.
49세	임맥이 공허해지면서 폐경이 되니 생식능력이 끝나버린다.
56세	이후는 현저하게 모습이 쇠퇴하고 여성적인 감성이 줄어든다.

이 도표를 보노라면 사람이 뼈대의 형성과 성능력을 대비시켜서 분석한 것이 흥미롭고 남자에 비해 여자가 조숙하고 조로하는 현상도 알게 될 뿐만 아니라 갱년기의 여성들이 여성호르몬의 결핍 때문에 골다공증(骨多孔症)으로 고생하는 연유를 알게 해준다.

〈기(氣)의 성쇠(盛衰)표〉

10대	오장의 기운이 정해지고 혈기가 통하여 기운이 하체에 집중되어 도약을 잘한다.
20대	혈기가 왕성해지면서 근육이 발달되고 달리기를 잘한다.
30대	오장이 성숙되고 근육이 단단해지며 혈맥이 왕성해져서 걷기를 잘한다.
40대	오장육부 및 경락이 모두 완성되고 더 이상 진보가 안 되며, 유혹에 동요되지 않고 정착되어서 가만히 앉아 생각하기를 즐긴다.
50대	간장의 기운이 쇠약해지면서 간 옆이 얇아지고 담즙이 준다. 근력이 약해지며 근육활동이 나태해진다.
60대	심장의 기운이 쇠약해지면서 혈기가 흩어지고 근심 걱정을 일삼아 몸을 움직이기보다 입만 놀리고 눕기를 좋아한다.
70대	비장의 기운이 쇠약해지면서 피부가 마르고 살이 더 찌지 않는다.
80대	폐의 기운이 쇠약해지면서 넋이 빠지고 망령을 떨기 쉽다.
90대	신장의 기운이 쇠약해지면서 장부기능 및 경락의 기능도 나약해진다.
100대	내장기능 모두가 공허해지고 형체만 유지된다.

　기치료 시술자는 단지 치료적인 우주 에너지가 수여자에게 향하도록 해주는 통로이다. 이 과정은 실제로 시술자나 수여자에게 에너지를 충만하게 해준다. 심리적, 생리적, 물리적 효과가 있다는 말이다. 이 경험들로 인해 원칙적으로 시술자의 기가 소모되는 것이 아니라 오히려 안정감이 보다 증대된다.
　현재 인체에서 나오는 에너지장인 오라는 키를리안 사진을 통해서, 열은 원적외선 촬영 장치를 통해서 시각적으로 볼 수 있다. 손을 주로 사용하는 동양의 치료적 접촉 기시술을 통해 에너지를 보충받음으로써 피시술자는 잃었던 신체 에너지의 균형을 이루는데, 이러한 에너지가 균형 잡힌 상태에서 심리적으로 훨씬 안정된다.

최근 생명의 불로초라고 할만큼 그 효과가 생리적으로나 면역적으로 두드러지는, 뇌의 송과선에서 분비되는 멜라토닌이 기시술 직후 증가함을 관찰함으로써, 자연 살해 세포에 의한 암세포 파괴 능력의 증대가 이론적으로 뒷받침되고 있음을 밝혔다. 따라서 정신신경 면역학적 관점에서 볼 때 동양의 치료적 접촉인 기시술은 인체의 심리안정과 신경호르몬 분비 조절, 그리고 면역능력의 증대에 효과적으로 작용한다는 것을 알 수 있다.

기시술과 치료적 접촉의 실질적인 목적은 환자의 에너지장의 균형을 복구시켜 환자가 자신의 치유능력을 회복하도록 하는 것이다. 기시술자는 자신이 의도적으로 에너지의 방향을 조절하여 이 목적을 달성한다. 기시술이나 치료적 접촉을 시행할 경우에는 환자의 심신적인 변화뿐만 아니라 기시술을 행하는 시술자의 생활방식 역시 변화된다.

기시술자는 자기 인식을 더 잘하게 되고 자신의 신체가 받는 긴장감이나 스트레스를 더욱 빨리 파악하게 된다. 스트레스는 기분(氣分)을 나쁘게 하는 것이다. 특히 자연현상에 대한 직감력 등이 증대되며 자연에 대해 감사하는 마음을 갖게 된다. 많은 기시술자들은 기시술 또는 치료적 접촉을 함으로써 치유 및 간호능력이 강화된다.

기수련 10단계

단전호흡수련을 하는 과정과 단계 및 경험은 수련자마다 차이가 있으나, 이념형적으로 10단계로 나눠 살펴보고자 한다. 1단계는 개기문(開氣門:차크라가 열림, 호흡문이 열림), 2단계는 축기, 3단계는 운기시작으로 대맥(帶脈)수련, 4단계는 소주천(小周天), 기를 돌리는 행공을 기주행공(氣周行功)이라 한다. 5단계는 대주천(大周天), 6단계는 전신주천(全身周天), 7단계는 3합진공(三合眞空), 8단계는 연정화기, 9단계는 연기화신, 10단계는 연신환허이다.

1단계는 기문(氣門)이 열려 기감을 느끼기까지의 단계이다. 사람들은 기의 존재가 눈에 보이지 않으니까 부정하는 사람들이 있으나, 긍정적 마음으로 단전호흡을 하면 누구나 기를 느낄 수 있다. 옛날에는 기를 느끼는 데 여러 해가 걸렸으나 현대에 이르러서 좋은 천기와 지기(地氣)가 좋은 한반도로 몰려와 점차 빨라져 가는 경향이 있다. 양 장심을 비비는 등 기감수련이 여러 가지가 있다. 단전이 자리잡으면 단전이나 장심 등에 열기가 느껴진다. 양기(養氣)의 첫 번째 단계이다.

2단계는 좌식축기(坐式蓄氣)의 단계이다. 책상다리를 하고 앉아서 단전에 기를 충만케 하고, 계란만한 단전이 형성됐다고 관념한다.

3단계는 대맥운기(帶脈運氣)이다. 단전에 축기가 많이 되면 그것을 운기시켜야 한다. 단전에 축기가 많이 되고 수련을 강화하면, 열기가 기경8맥의 하나인 대맥으로 흘러 들어간다. 대맥은 배꼽을 중심으로 뒤의 명문(命門)과 연결되는 원을 그리는 맥이다.

4단계는 소주천(小周天)이다. 소주천이란 사람을 작은 우주로 보고, 몸의 앞 중앙에 있는 임맥과 뒷 중앙에 있는 독맥을 서로 통하게 하는 기경 8맥의 둘인 임독맥유통(任督脈流通)을 말한다. 몸 중앙의 앞뒤로 크게 원을 그린 상태로 기를 돌리면 된다.

흔히 단전 - 회음 - 미려 - 명문 - 협척 - 대추 - 옥침 - 백회 - 인당 - 인중 - 중단전 - 배꼽 - 단전의 순서로 흐르는 것이다. 필요시에 역소주천도 운기할 수 있다. 명현반응이 있을 수 있고, 오로라를 볼 수 있다. 소주천 수련으로 하단전이 완전 개발되며 호흡은 양화(陽火)이나, 보다 완성된 대주천으로 가기 위해서는 음수(陰水)를 생성시켜 양화와 합일을 해서 음양조화를 이루어야 하는데 이를 온양(溫陽)이라 한다. 이는 진기를 신장의 찬 기운과 함께 하단전에서 회음으로, 다시 독맥을 통하여 백회까지 모으고 백회에서 입까지, 이어서 심장의 따뜻한 기운과 함께 온양으로 하단전에 이른다.

여기서 소주천인 임독맥은 진기의 소생처로 화하여 화기(和氣)인 진기가 몸에서 자생하게 된다. 일반적으로 물은 내려가고 불은 올라가는 성질을 가지고 있으나, 여기서는 물과 불이 만나서 조화를 이루어 온양이 되도록 수승화강(水昇火降)이 된 것이다.

소주천 과정을 자세히 보면, 기수련을 제대로 하게 되면 얼마 있지 않아 열기로 단전자리가 뜨거워지게 마련이다. 이때 단전에 계속 의식을 집중하면 단전 주변에 뜨거운 기운이 팽창하는 현상이 일어난다. 사람에 따라선 뜨거운 기운이 회돌이쳐 진동이 일어나는 수도 있다.

이런 상태는 모두 기수련이 정상적으로 이루어지고 있다는 징표다. 단전자리에 감돌던 기운은 이윽고 성기와 항문의 중간지점인 회음(會陰)으로 내려

가서 뜨거운 기운을 미려관(尾閭關)으로 휘몰아간다. 드디어 주천의 운기가 본격적으로 시작된 것이다. 등마루뼈 끝에 있는 혈(穴)인 미려관은 소주천 수련에서 맞는 최초의 관문이다.

미려관이 첫 관문이라면 둘째 관문은 협척관(夾脊關)이고 셋째 관문은 옥침관(玉枕關)이다. 협척관은 등 뒤 두 겨드랑이 밑 연결선의 중앙에 위치한다. 그곳은 앞가슴의 단중 또는 중단전과 대칭을 이룬다. 옥침관은 머리 뒤 통수에 위치하며 인당(印堂) 또는 상단전과 대칭을 이룬다. 미려·협척·옥침의 세 관문은 소주천 수련의 성패를 가늠하는 삼관(三關)이라고 일컬어지기도 한다.

양기가 옥침관을 통과하면 이윽고 정수리쪽에 시원한 기운이 감돌게 된다. 정수리쪽의 혈(穴)을 일컬어 백회(百會) 또는 니환(泥丸)이라고 한다. 백회를 중심으로 기운이 올라오면 그곳에 가볍게 의식을 집중해야 한다. 이때 호흡은 자연스럽고 약하게 하는 것이 포인트다. 이렇게 하더라도 사람에 따라선 백회 언저리에 진동이 심하게 일어나는 수가 있다. 이런 현상은 양기가 백회를 통과하는 과정에서 나타나는 것이므로 조금도 당황할 필요가 없다. 의식을 단전에 강하게 집중시키면서 호흡을 조절하면 쉽사리 양기가 백회를 통과하게 된다.

인당을 통과한 양기는 계속 내려가서 단중, 즉 중단전에 이른다. 이때 단중엔 시원한 기운이 휘몰아쳐 온다. 단중을 통과한 양기는 드디어 단전, 즉 하단전으로 내려온다. 이 때 명심해야 할 것은 단전에 의식을 강하게 집중하면서 호흡도 그에 맞추어 약간 강하게 하는 일이다.

5단계는 대주천이다. 대주천은 백회의 천기와 용천의 지기, 장심을 통한 공기 등 9개의 단전을 통해 사람과 우주 대자연의 기가 통하게 하는 수련이다. 대주천 수련을 하면 중단전이 개발된다. 대주천 운기는 단전의 진기를 회음을 거쳐 하단전으로, 이를 다시 옥당혈 상단전을 거쳐 백회를 뚫고 30cm 정도 밖에 나갔다가 인당으로 끌어들여 갈무리한다.

대주천 수련이 되면, 집중적으로 백회로 우주의 기운을 끌어 대추 – 명문 – 미려 – 회음 – 하단전 – 중단전 – 상단전으로 운기할 수도 있고, 우주기운 등 여러 가지 기운을 모두 하단전에 의식을 두고 모을 수도 있다.

또 서서 태양기운을 백회로 받아들인 후 명문에 기운을 모을 수도 있고, 중단전을 통하여 달의 기운을 받아들여 회음에 축기하거나, 상단전을 통해 별의 기운을 하단전에 축기할 수도 있다. 중단전을 통하여 자연물이나 사람의 감정 등 기운을 끌어들여 느껴봄으로써, 마음의 능력을 키울 수도 있다. 나는 1996년 1월 대주천에 벽사문이 달렸다.

6단계는 전신주천이다. 온몸 기돌리기이다. 사람의 몸에는 6장 6부에 해당하는 수태음폐경(手太陰肺經) 등 정경 12맥(正經十二脈)이 좌우로 하여 24개, 기경팔맥(奇經八脈)이 있는 바, 5운 6기(五運六氣)로 앞의 경락주천과 뒤의 8맥주천을 완성하는 것이다.

각 맥마다 시작하는 경혈(起穴), 끝나는 경혈(終穴)이 있는 바, 진기를 기혈에 모으고 종혈까지 의식으로 운기하면 된다.(정경 12맥, 기경8맥 그림 참조) 상단전이 개발된다.

7단계는 3합진공이다. 이는 여의주 3개가 조화를 이루고, 삼단전과 백회, 회음부가 진공 같은 관으로서 하나로 뚫린 단계이다. 백회와 회음의 양극혈 관통이다. 접신이 되거나 빙의령이 있을 때는 이를 제령(除靈)해야 한다.

8단계는 연정화기(練精化氣)이다. 하단전에 의식을 두고, 정기를 천냉수로 냉각화한 구슬인 채약(採藥)을 만들고, 그 채약을 기로 화하게 하여 대주천

통로 등을 통해 중단전 등으로 운기할 수 있다. 접이불루(接而不漏)할 수도 있다.

9단계는 연기화신(練氣化神)이다. 온몸을 진기로 화하게 하고 기화신공의 자세(앉아서 양손, 양발 합일)로 우주의 모든 기운을 온몸으로 흡수하여 기화신(氣化身)을 이루고 계속 연공하게 되면, 둥근 여의주인 신(神)이 되어 신이 밝아지고 흰빛을 발하게 된다. 이것이 양신(陽神)이다. 상단전·백회 등으로 운기할 수 있다. 나는 태백산에서 영이 뜨는 체험을 한 바 있다.

10단계는 양신(陽神)의 입출신(入出神)이 자유롭고, 더 나아가 연신환허(練神還虛)로 간다. 의식으로 백회를 통해 도계의 빛을 받아 하단전의 여의주로 보내면 여의주인 양신에 변화가 생기고, 양신은 대생명인 도계의 빛을 받아 성장하여 빛의 힘으로 하단전 여의주를 뚫고 중단전 여의주로 올라오고, 같은 방법으로 양신이 상단전, 백회로 오르게 된다.

대생명의 빛을 많이 받아 양신이 빛을 타고 머리 밖으로 나온다. 이것이 양신의 출신이다. 출신한 양신은 머리 위 20cm위에 떠있게 되고, 이때 의식을 양신으로 옮기면, 수련자 자신의 모습이 보이고, 의식을 육체로 옮기면, 머리 위의 양신을 볼 수 있다.

수련자 의식이 육체와 양신 사이를 자유롭게 오갈 수 있는 바, 의식은 육체에 대생명의 빛을 머리 위 양신에 보내면, 양신의 크기가 같아진다. 그때 의식을 양신으로 보내 우주 어디든 자유롭게 돌아다니다가 돌아올 수 있다. 우화등선(羽化登仙)도 할 수 있다. 의식 있는 양신은 결국 미련없이 허공으로 돌아가 한 생명이 되어야 한다.

기수련의 유의점

　기수련의 실제에는 많은 유의점이 있으나, 우선 그 가운데 중요한 것을 살피고 나머지는 수련문답에서 해결하기로 한다.
　우선 신선도 심기신 수련의 초입단계로서 정(精), 기(氣), 신(神)의 작용으로 심신의 통일과 원기의 유통이 자연적으로 행공함에 따라 이루어져 새로운 체질이 소생(蘇生)하는 기분을 감득(感得)한다. 그러나 아직 뚜렷이 체내에 단화(丹火)를 생리적으로 감득하기 힘들다. 그 이유는 축기(蓄氣)가 되었다 하더라도 작용을 시작해야 단화가 생동하며, 기력이 분신작용을 하여줌으로써 자인자득(自忍自得)의 체득이 되고 현실로 나타나기 때문이다. 아무리 축기가 되어도 축기는 축기이지 단기화(丹氣火)는 아니다. 이것을 도에서는 출태(出胎)라 한다. 곧 여성의 출산에 비유한 말이다.
　통기법(通氣法)에서는 통기생생 절기사망(通氣生生 絶氣死亡)이니 아무리 진리를 정각하여도 천지기와 나의 기가 상통되지 않으면 그것은 개인의 힘에 그치는 것이다. 그러므로 임독맥(任督脈) 자개(自開)가 곧 도문을 열어 놓는 첫 층계인바, 도문도 열지 않고 천지기가 들어온다는 것은 비상식적인 것이다. 그러므로 기수련에서는 필히 도문인 임독이 자개하여야 한다. 이러한 수련은 말보다 실행이 중요하며 마음가짐, 행동 모두 각 단계마다 정심정좌(靜心靜座)의 적적성성(寂寂醒醒)의 공진이 합일하여야 되는 묘경(妙境)임을 알고 입문해야 한다.
　기수련 초심자가 익혀야 할 첫 단계의 호흡법은 '토납법(吐納法)'이다. 이른바 '조식법(調息法)'은 그 다음 단계 호흡법이다. '토납법'에서 말하는 '토납'이란 '토고납신(吐古納新)'의 준말이다. 낡은 기운, 즉 고기(古氣)를 뱉고 (吐) 신선한 기운, 즉 신기(新氣)를 들이마신다(納)는 뜻이다. 문헌상 이 말을 최초로 쓴 장자는 '토고납신'을 호흡 자체라고 규정했을 정도다.

　토납법은 한마디로 깊은 숨쉬기 - 심호흡(深呼吸)과 아랫배 숨쉬기, 즉 하복부 호흡이 한덩어리로 이루어지는 것이라고 할 수 있다. 토납법은 뱉는 호흡부터 시작한다. 이것은 호흡이란 말에서 날숨을 뜻하는 호(呼)자가 들숨을 뜻하는 '흡(吸)'보다 앞에 있는 것과 같은 이치다.

　적지 않은 수련자들은 단전자리에 의식을 집중하고 열심히 호흡을 하는데도 전혀 열감을 느끼지 못한다고 한다. 이런 사람들에겐 '무식법(武息法)'이 있다. '무식법'이란 한마디로 강하게 하는 호흡법을 일컫는 말이다.

　그것은 토납법을 할 때 아랫배의 팽창과 수축이 최대로 되게 하는 그런 호흡을 말한다. 만약 이런 호흡으로도 발열이 되지 않는다면 '역(逆)토납법' 또는 '역복식(逆腹式)호흡법'을 하는 것이 좋다. 역토납법이란 토납법과 반대 개념으로 아랫배를 들숨에 수축하고 날숨에서 팽창하는 것이다. 역복식 호흡법은 배 전체를 역토납법처럼 수축 또는 팽창하는 방법이다.

　조식법(調息法)은 자연호흡으로 입문하는 것이 순서다. 자연호흡이란 지금 숨쉬고 있는 그대로 하는 호흡을 뜻한다. 따라서 조식법은 누구나 쉽게 할 수 있는 것으로 여긴다. 이때 숨고르기를 하는 방법으로 8가지가 손꼽힌다.

　첫째는 유(悠)이니, 느긋하며 여유만만한 것이고, 둘째는 완(緩)이니, 완만한 상태이다. 셋째는 '세(細)'다. '세'란 '가늘다'는 뜻이다. 숨을 가늘게 들이쉬고 내쉬는 것이다. 넷째는 '장(長)'이다. 한 호흡의 시간은 길수록 좋다는 것이다. 보통 사람의 호흡주기는 3~4초인데 이것을 될수록 길게 하라는 것이 '장'이 지니는 참뜻이다. 흔히 1분 호흡을 하라는 것도 '장'의 중요성을 말하는 것과 다름없다. 그러나 그렇다고 해서 억지로 숨을 참는 폐기(閉氣)를 해서는 절대 안 된다.

다섯째는 정(靜)이니, 고요하고 맑음이다. 여섯째는 면(綿)이니, 솜처럼 부드러운 것이다. 일곱째는 '심(深)'이다. '심'의 1차적 목표는 숨을 하단전까지 깊게 내리는 것이다. 그것이 이루어지면 2차로 회음혈(會陰穴)까지 내리고 3차로 발바닥의 용천혈(湧泉穴)까지 내리도록 해야 한다.

여덟째는 '균(均)'이다. '균'이란 들숨과 날숨의 호흡량이 균일하면서 끊어지지 않는 호흡을 해야 한다는 뜻이다.

'단전'은 '하단전'만 있는 것이 아니라 '상단전', '중단전'도 있다. 상·중·하의 세 단전은 약칭으로 '삼전(三田)'이라고 부르기로 한다. '삼전'이란 말과 함께 '삼관(三關)'이란 말도 쓰인다. '삼관'이란 '미려관(尾閭關)' '협척관(夾脊關)' '옥침관(玉枕關)'을 뜻하는 것이다. 여기서 '관(關)'이란 글자는 기가 통과하는 관문이란 의미를 지닌다.

'삼전'과 '삼관'을 살피면 '미려관'과 '하단전', '협척관'과 '중단전', '옥침관'과 '상단전'이 대칭을 이룸을 알 수 있다. 수련은 하단전, 중단전, 상단전 순으로 축기한 후 운기해야 한다. 글자꼴로 볼 때 '식'이라는 글자는 육체로서 자기(自)와 마음(心)이 합쳐진 것으로 숨쉬기의 본질을 뜻하는 것이다. 삼진선원 이규행 원장은 수행할 때 호흡상태가 '식상(息上)'에 있다고 말하기 위해서는 적어도 다섯 가지 조건을 충족해야 한다고 말한다.

첫째는 호흡이 불성(不聲), 즉 소리가 없어야 하고, 둘째는 불결(不結), 즉 맺히지 말아야 하고, 셋째는 불조(不粗), 즉 거친 호흡이 아니어야 하고, 넷째는 세세면면(細細綿綿), 즉 가늘기가 솜털 같은 그런 숨쉬기가 돼야 한다는 것이다. 다섯째는 약유약무(若有若無), 즉 있는 듯 없는 듯한 숨쉬기의 모양새가 이루어져야 한다는 것이다. '풍' '천' '기' '식'의 네 가지 가운데서 수행하는 이들이 피해야 하는 것은 앞의 세 가지 호흡이다. '풍'은 기운을 흐트러지게 하고, '천'은 그것을 막히게 하고, '기'는 피로를 몰아오기 때문이다.

옛 선인(仙人)들은 한결같이 가장 바람직한 호흡법은 '식'을 이루는 일이라고 가르치고 있다. '식'을 이룬다는 것은 두 가지 차원의 경지에 들었음을 말해준다. 첫째는 조식(調息), 즉 숨고르기를 할 줄 안다는 것이고 둘째는 선정(禪定)의 길에 접어들었음을 시사해주는 것이다.

태아는 첫 울음으로 숨을 뱉으면서 폐 속에 고여있던 양수를 토해낸다고 한다. 이때의 뱉는 숨이 바로 호(呼)이다. '호흡'이라는 낱말에서 '호'가 앞에 나오는 까닭이다. 따라서 '호'는 삶을 상징하는 것이며 음양의 '양'에 속한다. 이에 반해 들숨인 흡(吸)은 '음'에 속하고 이른바 '죽음'을 상징한다. 사람이 삶을 마감할 때는 '흡'으로 숨이 끊어지기 때문이다. 이런 사실은 호흡수련 내지 기수련에서 지켜야 할 원칙을 분명하게 제시해준다. 반드시 뱉는 숨부터 수련을 시작하고 들이쉬는 숨으로 갈무리해야 한다. 옛 선인들은 이 원칙을 호주흡종(呼主吸從)이라고 표현하기도 했다.

'용호비결'은 태식하던 태아가 세상에 나와서 호흡에 들어가면 차츰 진기가 소모되기 때문에 귀근복명(歸根復命)의 길을 터득해야 한다고 강조하고 있다. 여기서 '귀근복명'이란 호흡의 근본인 태식으로 되돌려 생명을 회복한다는 뜻이다.

일찍이 노자(老子)는 진인(眞人)을 정의하여 비무출입(鼻無出入) 기식심심(基息深深)하는 사람이라고 했다. 코로 숨쉬지 않는데도 숨을 깊게 쉬는 사람이라는 뜻이다. 이런 숨쉬기란 태식 이외에서는 찾을 길이 없다. 태식은 진기를 보장하는 진식(眞息)인 셈이다.

'구식법(龜息法)'이란 거북시늉으로 숨쉬기를 하는 공법이다. 이 공법은 우선 정좌(靜座)와 정식(靜息)이 기본이다. 조용히 앉아 숨소리가 들리지 않는 고요한 호흡으로 시작해야 한다. 정좌에서 숨을 뱉으면서 이마가 땅에 닿도록 완전히 몸을 숙이고 끝까지 토해낸다. 그 다음 잠시 숨을 멈췄다가 천천히 몸을 일으키면서 숨을 들이마신다. 이때 마치 거북처럼 몸을 앞으로 내밀면서 고개를 쳐들어 끝까지 숨을 들이마시고 처음의 자세로 돌아온다. 이어서 입안의 혀를 돌리면 자연히 침이 샘솟게 되는데 이것을 천천히 마신다. 이때 의식은 단전에 두도록 한다. 이를 반복하는 것이 '구식법'의 요령이다.

'구식법'은 상반신을 수그릴 때나 바로 할 때 될 수 있는대로 느리게 하면서 동작에 호흡을 맞춰야 한다. 동물 중에 가장 느리고 긴 호흡을 하는 거북이 무병장수하듯 사람도 그런 동작의 일치가 있어야만 오래 산다는 것이 옛 선인들의 생각이었다.

발뒤꿈치로 숨쉰다는 종식법(踵息法)은 '구식법'보다 더 긴 숨쉬기를 상징한다. 폐호흡보다 아랫배 단전으로 숨기운을 내림으로써 긴 호흡이 이루어지는 것처럼 그것을 발뒤꿈치까지 내리면 호흡이 최대로 길어진다는 것이다.

지식법(止息法)은 호흡을 멈추는 것이다. 그렇다고 아주 멈추면 죽으므로, 처음에는 날숨:쉼:들숨:쉼을 1:1:1:1의 시간 비율로 하는 원기 단법이 좋다. 그러나 그 전제가 되는 것은 자연스러워야 한다는 것이다. 그런 다음 그 진전상황에 따라 그 비율을 스스로 조정할 수 있다. 그래서 신선이셨던 서화담 선생은 거북이처럼 발뒤꿈치로 숨쉬거나, 오랜 시간 한 호흡을 유지할 수 있었다.

호흡은 숨을 쉬는 것이다. 쉰다는 동사를 휴식이란 뜻으로 해석하면 숨을 쉰다(休)는 것은 호흡하지 않는 것을 뜻한다. 그런데 호흡하지 않으려고 일부러 숨을 멈추면 고통스러워지게 마련이다. 누구나 경험해 보면 알게 되겠지만 사람이 생각을 할 때는 호흡이 배에서 가슴으로 올라와 거칠어지지만 느낌에 잠겨 있을 때는 호흡이 자연적으로 아랫배로 내려간다. 느끼기를 하는 자신은 그 대상과 하나가 되어있기 때문에 자신이 호흡을 하는지를 의식하지 못한다. 다시 말해 숨을 쉬고 있는지 아닌지를 모른다. 이때가 진정으로 숨을 쉬는 것이다.

무엇을 느끼고 있을 때는 시간이 정지된다. 그러므로 느끼면서 숨을 쉬고 있을 때야말로 시공을 초월해 순수의식 상태로 있는 것이 된다. 이제 왜 생각하기에서 느끼기로 의식활동의 방향이 바뀌어야 하는지를 짐작할 수 있을 것이다. 그렇다고 생각하기를 해서는 안 된다는 뜻은 아니다. 생각이야말로 우리가 원하는 현실을 창조해낼 수 있는 도구이므로, 어떤 생각을 구체화시켜 신념화할 때 바라는 목표가 실현될 수 있다. 단지 의도적으로 어떤 신념을 지어낼 때는 반드시 느끼기 상태인 원점의 자리에서 해야 하는데, 그래야 열매를 맺을 수 있다.

올바른 단전호흡을 했을 때 사람은 기운을 얻고, 그 기운이 단전을 중심으로 하복부에 꽉 찼을 때 힘을 느끼게 된다. 그것이 바로 '뱃심, 뒷심, 허릿심'으로 나타난다. 뱃심은 앞으로 치고 나가는 힘이다. 수련을 해보면 가장 먼저 단전자리가 잡히고 바로 뱃심이 든든해지는 것을 느낄 수 있다. 그러니까 치골뼈 위에 힘을 느끼는 것을 뱃심이 생겼다고 말하는 것이다. 호흡을 통해 뱃심이 생긴다는 말은 용기와 추진력, 과감성이 생긴다는 말과도 상통한다.

배짱이 좋다, 뱃심이 든든하다, 배포가 크다는 말도 여기서 비롯되었다. 뱃심이 있어야 진취적인 기상이 서리게 된다. 이 뱃심과 더불어 나타나는 또 하나의 현상은 뒷심이다. 뒷심은 허벅지 뒤쪽, 엉덩이 밑의 대퇴근에 힘이 생기면서 다리에서 발끝까지 뻗어나가는 기운을 말한다. 이것은 대지를 두 발로 굳게 딛고 버티는 힘으로 작용한다. 뒷심은 심리적으로 끈기와 책임감과 지구력의 바탕이 된다. 또한 엉덩이에 탄력이 생기니 처짐이 없어지고 가벼워져 자연히 부지런해진다. 그래서 주위 사람 눈치나 보고 책임감 없이 꽁무니를 빼는 경우를 두고 흔히 "저 녀석 뒷심이 무르다"고 말한다. 산업 사회가 되면서 운동과 힘쓰는 일을 적게 하니까 힘이 길러지지 않고, 마음이 들떠서 호흡이 높아졌기 때문에 뒷심이 빠지는 경우가 많다.

다음으로 뱃심과 뒷심이 생기면서 나타나는 허릿심이 있다. 아랫배 단전에 힘이 꽉 찰 때 척추로 부풀 듯이 뻗어나가는 기운을 허릿심이라고 한다. 허리는 인체의 기둥이라 무엇보다 중요한 부분이다. 이 허릿심은 단순한 힘뿐만 아니라 가슴 속의 뜻, 꿈, 희망, 포부, 기상이 서리게 한다. '허릿심이 준다'는 것은 가슴 속의 뜻도, 꿈도, 기상도 사라지고, 염치와 체면이 없어진다는 말이다. 주춧돌인 뱃심이 든든하면 기둥인 척추가 강해져서 역시 강한 허릿심을 느끼게 된다. 이렇게 뱃심, 뒷심, 허릿심은 단전호흡을 올바로 하면 저절로 생긴다.

뇌는 인간을 이해하는 비밀의 열쇠가 숨어 있는 곳이다. 생각을 하는 곳도 뇌이고, 감정이 일어나는 곳도 뇌이다. 현대로 접어들면서 뇌생리학 등 뇌에 대한 연구의 활성화로 인간은 자기를 이해할 수 있는 정보를 더 많이 갖게 되었다. 대뇌 아래쪽에는 편도라는 부위가 있는데, 편도는 주로 자각 기능과 감정에 관한 일을 맡고 있다. 감정은 편도에 입력된 기억의 작용이므로 편도의 기억을 정화함으로써 감정의 문제들을 해결할 수가 있다. 뇌호흡은 뇌를 변화시킴으로써 인간의 육체적·정신적 건강을 도모하는 것이다.

뇌의 혈액순환을 촉진함으로써 뇌세포에 산소를 충분히 공급할 수 있는 새롭고도 독창적인 방법이 뇌호흡이다. 우리가 일상적으로 하는 호흡은 폐호흡으로, 대기압과 폐압력의 차이에 의해 기계적으로 행해지는 본능의 작용이다. 뇌호흡은 생체 에너지인 기(氣)를 이용해 이루어지는 의식적인 호흡의 과정이다. 따라서 뇌호흡을 하려면 집중력, 상상력 등이 필요하며, 무엇보다도 기를 느낄 줄 아는 감각을 터득해야 한다.

호흡을 하면서 우리가 단순히 산소를 들이마시고 이산화탄소를 내뿜는 것만은 아니다. 숨을 들이쉬는 매순간마다 우리는 공간 속에서 끝없이 진동하고 파동치는 우주의 생명 에너지를 몸 속으로 받아들인다. 생체 에너지, 즉 기는 우주 만물의 근원을 이루는 생명의 실체로서, 동양에서는 오랜 옛날부터 기를 알고 이를 활용해 왔다. 숨과 함께 몸으로 유입되는 이 생체 에너지는 온몸의 세포 속으로 흘러들어가 세포 하나하나에 활기를 불어넣어 준다.

이 에너지에 의해 죽은 세포가 연소되고, 새로운 세포들이 태어나는 생명의 순환이 일어난다. 즉, 우리는 숨을 들이쉬면서 우주의 신선한 에너지를 몸 속으로 받아들이고, 숨을 내쉬면서 몸 안의 노화된 에너지를 몸밖으로 배출한다.

한마디로 호흡을 한다는 것은 기운을 갈아주는 것이다. 탁한 기운을 몰아내고 맑은 기운을 받아들이는 것이다. 뇌호흡은 뇌에 집중하는 호흡을 통해 뇌 속에 맑은 기운을 가득 채우고, 그 생체 에너지를 뇌세포 구석구석까지 골고루 전달하여 뇌를 건강하게 만들고 뇌가 제 기능을 발휘할 수 있도록 이끌어 주는 호흡법이다.

뇌호흡 수련에 있어서 중요한 것은 기의 흐름을 느끼면서 기를 마음으로 다스리는 것이다. 이 때, 처음에는 내쉬는 숨에 의식을 집중한다. 들이쉬는 숨은 별로 주의하지 않아도 된다. 숨을 길게 내쉬게 되면 대기압과 폐내의 압력 관계에 의해 저절로 숨을 들이쉬게 되니까. 실제로 숨을 내쉬어 보면 숨을 들이쉴 때보다 이완이 더 잘 되고, 마음이 편안해지면서 차분히 가라앉는 것을 느낄 수 있다. 내쉬는 숨이 어느 정도 익숙해지면 들이쉬는 숨은 자연스럽게 터득된다. 숨을 들이쉴 때 체내로 들어온 기운은 마음의 작용에 의해 진기로 바뀌어 내쉬는 숨과 함께 뇌로 흘러간다. 뇌로 들어가 뇌를 한 바퀴 돌면서 뇌에 생명력을 불어넣어 주고 잠자고 있었던 뇌의 기능을 일깨운다.

뇌호흡은 의식을 뇌에 모아 운기하는 것이다. 마음으로 하는 기운동이다. 뇌의 편도(amygdala)에 어떤 감정이 입력되면 인간의 의식은 거기에 매여버려 스스로 그것을 계속 되풀이함으로써 아예 세뇌를 시켜버린다. 그런 감정을 만들어낸 상황은 이미 현실이 아닌데도 과거의 감정에 사로잡혀 현재의 상태를 정확하게 파악하지 못한다. 이것이 심해지면 정신병으로 발전하기도 한다. 편도는 녹음 테이프와 같다. 그 테이프에는 좋은 감정이 녹음될 수도 있고 좋지 않은 감정이 녹음될 수도 있다. 감정의 감옥에서 자유로워지려면 무엇보다 먼저 편도에 녹음된 부정적인 감정을 지워야 한다. 지우지 않으면 평생 똑같은 감정의 레퍼터리를 반복하며 살아야 한다.

한생명의 본질에 대한 기억이 편도의 뇌세포에 저장되어 그대로 전해내려 오고 있다. 각 혈자리에 의식을 집중하면서 마음으로 그곳 명칭을 부르거나 소리를 내면서 불러도 좋다. 의식의 집중을 통해 혈을 시원하게 뚫는 방법을 보자.

머리의 혈을 하나하나 느끼면서 호흡을 하도록 한 다음, 백회에 의식을 집중하면서 숨을 들이쉰다. 숨을 들이쉴 때 백회의 구멍으로 우주의 기운이 들어온다고 상상하고 입으로 "후~"하면서 숨을 내쉰다.

다음, 전정에 난 구멍으로 숨을 쑥 들이쉬고 입으로 "후~" 내쉰다. 인당, 미간, 태양, 인중, 아문, 옥침 모두 다 이런 식으로 호흡을 이어간다. 집중이 잘 된 상태에서 이렇게 호흡을 하면 머리의 혈이 열리면서 그곳으로 청량한 기운이 쏙쏙 들어오는 느낌이 든다. 머리가 아주 가벼워지고 맑아지는 것을 느낄 수 있다.

백회의 구멍을 뚫어 한생명 기운을 받는 법을 터득하면, 뇌를 항상 젊고 활기찬 상태로 유지할 수 있다. 새로운 의식의 차원도 경험하게 된다.

조식(調食)

사람의 생활은 대개 '마음먹기'와 '음식먹기'에 달렸다고 한다. 그만큼 사람의 식생활은 중요한데, 이는 식품(대개 땅에서 나므로, 地氣가 많음)을 통해서 지기(地氣)를 흡수하여 하늘에서 폐를 통해 들어오는 천기와 합쳐 화기를 이루기 때문이다. 조식은 식사를 조절하여 심신이 조화롭게 하는 것으로, 신선의 식사라 하여 선식(仙食)이라고도 한다.

일반적으로 식사를 할 때는 "이 밥이 올 때까지의 공덕을 생각하면, 먹기가 송구하다. 삼독(탐·진·치)을 멸하고 심기신 조화의 도업을 이루기 위하여 이 밥을 먹겠습니다"라는 감사기도를 하는 것이 좋다.

자연을 되찾고 자연을 회복하기 위한 전세계적인 운동은 자연생명에서 태어난 생명체의 본능적 욕구임에 당연하고도 필요한 당위적 행동이다. 가공식품을 즐겨 먹고 사는 현대문명사회에서는 병사나 사고사가 대부분이고 노쇠한 나머지 죽음에 이르는 자연사는 보기 드물다. 자연에서 생하여 자연식을 하고 자연수(自然壽)를 향유하다가 자연사를 하는 것이 자연을 순종하는 건강자의 생활이다. 인류학자들의 조사에 의하면 동서고금을 통하여 세계적인 위인과 장수자들은 자연식을 주로 하고 있음이 밝혀졌다. 자연식은 생명식이다. 육식, 다식이 아니고 곡식과 채소 위주의 소식이다.

자연식을 하는 사람은 통찰력이 청명하고 무병장수한다는 것이다. 야생동물에는 질병이 없다. 그 이유는 자연의 법칙대로 자연수나 자연초를 자연식으로 생식하기 때문이다.

인류역사과정에서 자연식에서 가공식으로 전환해가게 된 것은 불을 발견한 때부터이고, 이 때부터 미각의 혁명은 화식(火食)과 미식주의로 변화된 것인데 이렇게 유구한 역사 속에서 굳어진 인간의 체질은 점차로 균형을 잃게 된 것이다. 이제 인류가 이 균형상실에서 오는 피해는 인류의 사고나 제도나 건강할 것 없이 멸망의 기로까지 오게된 바 이 식생활이 인류에 미치는 영향은 막대한 것이며 실례로 들면 첫째, 초식을 위주로 하는 동물, 즉 사슴, 코끼리, 소, 염소, 양과 같은 종류는 이를테면 선한 성품을 지닌 어진(仁) 동물이고, 열매를 주로 먹는 까치, 새, 다람쥐 등의 동물은 영리한 동물이어서 타동물에 비해 꾀(智)가 발달하였고, 육식을 주로 하는 호랑이, 독수리 등의 종류는 용맹(勇)이 있고 비교적 어질지 못한 성품을 지닌 동물이다.

이렇게 해서 식품에 의하여 지인용(智仁勇)의 뚜렷한 성품의 구분을 볼 수 있는 것으로 이것을 사람에게 적응시켜도 마찬가지다.

많은 현대인들은 우리 몸이 순간마다 변하는데도 '물질적인 몸이 실존하며, 그 몸이 나다' 라는 고정관념, '서양의 칼로리 영양학', '화식(火食)위주 식생활', '과욕으로 인한 과식과 폭식' 등으로 현대병들을 많이 앓고 있다. 병은 일반적으로 생물의 기능장애로 건강을 해치거나, 고통을 느끼는 현상을 말한다. 그러나 대생명의 실상에서 보면, 본래무병(本來無病)이어서 병은 본래 없는 것이다. 병은 어둠과 같아서 빛이 없을 때 어둠은 있는 것 같지만 빛이 들어오면 방안의 어둠이 사라지듯 실상은 없는 것과 같다.

병은 생명의 원리를 거역하는 역천(逆天)의 현상으로, 과식과 과잉정사 등 지나친 욕심과 조화롭지 못한 생활에서 오는 것이다. 그 발달을 세계에 자랑하는 서양의학은 사람의 몸을 단단하고 고정된 살덩이로 보고 병은 병균이 옮기는 것으로 보며 필요한 수술 등 과학적 대증요법(對症療法)에 선진적 모습을 보이고 있으나 못 고치는 병이 태반이다.

현대인류의 병은 1천여 가지이나 진단 치료가 가능한 것은 300여 가지에 지나지 않는다고 한다. 그것은 수술을 하면 경락을 통한 기의 흐름을 차단하고 흐트러지게 하기 때문이다.

의학은 몸 다스리기인데 모든 의학원리나 치유가 다 과학적으로 증명될 수 있는 것은 아니다. 꼭 증명되어야 하는 것도 아니다. 의학적 가치는 병을 치유하는 경험적 가치가 있는 것으로 확인되면 존중해야 한다.

동양에서는 옛부터 사람의 건강은 심기혈정(心氣血精)의 흐름이 제대로 되는 것을 말하고, 척추가 바로서야 하며, 숙변이 정체되지 말아야 하는 바, 동양 고대 의서인『황제내경(黃帝內徑)』에서 "병은 6장6부(六臟六腑)의 음양한냉허실(陰陽寒冷虛實)에서 온다"고 하였다. 생명력이 충실하지 못한 것이다.

여기서 음양(Yin-Yang)은 음양오행의 음양이다. 이는 절대인 무극(無極), 즉 태극(太極)에서 상대인 음양이 나오고 5행(五行:木·火·土·金·水)이 나왔다고 보는 것이다. 이는 태극에서 나온 우주의 음기와 양기가 서로 생멸변화에 순응하여 조화하며, 우주간에 운행하는 5가지 원기(元氣:木·火·土·金·水)가 상생상극(相生相剋)하여 만물을 지배하며, 질서를 유지한다는 것이다.

동양생리학의 기본은 기미론(氣味論)이다. 기는 차고 더운 성질을 나타내고, 맛은 쓰고 단 성질 등을 나타내며 서로 연관돼 있다.

다석 유영모 선생은 "태극은 하느님이시다. 우주를 품으신 하느님이시다. 태극기는 하느님을 상징하므로, 이 겨레의 국기만이 아니다. 그야말로 인류의 깃발인 것이다"라고 말했다. 상생은 서로 살리자는 것인데 목생화(木生火), 즉 나무는 불을 낳는다는 뜻인 바, 나머지는 화생토(火生土), 토생금(土生金), 금생수(金生水), 수생목(水生木)이다.

상극은 서로 어긋나 이기고 지는 것인데 금극목(金剋木), 즉 금(쇠)은 목(나무)을 이긴다는 것인 바, 나머지는 목극토(木剋土), 토극수(土剋水), 수극화(水剋火), 화극금(火剋金)이다.

5행의 일반적 속성을 보면 다음과 같다.

체질	木	火	土	金	水	相火	標準(完)
방위	東	南	中	西	北	○	地
맛	酸(신)	苦(쓴)	甘(단)	辛(매운)	鹹(짠)	澁(떫은)	無味
장기	肝膽	心·小腸	脾胃	肺·大腸	腎·膀胱	心包·三焦	장부
색	靑	赤	黃	白	黑	光	透明
계절	春	夏	長夏	秋	冬	변절기	年
음계	角	齒	宮	商	羽	半音	소리
대기	風	熱	濕	燥	寒	火	대기
오관	眼	舌	口	鼻	耳	얼굴	머리
기분	怒	喜	思	悲	恐	불안	광기
기경맥	대맥	독맥	충맥	임맥	교맥	유맥	기경
병맥	弦	鉤	洪	毛	石	鉤三	玖
식품	팥	수수	기장	현미	콩	옥수수	6곡
정신	仁	禮	信	義	智	能	인격

식생활과 관련하여 현대인에겐 병도 많고 약도 많다. '병은 한가지, 약은 천가지', '과식과 폭식으로 사람은 똥 만드는 기계' 라고 하는 속언이 있으며, 병은 드러나야 대책을 세워야 하니 '병은 자랑하라' 고 하기도 한다.

병은 원칙적으로 환자 스스로 자연 치유력으로 고쳐야 한다. 물론 의사나 약사 등의 도움을 받을 수는 있다. 자연의학적, 생태학적 영양학으로 몸을 건강하게 하려면, 생채식(生采食) 중심의 소식(小食)이나 절식(節食)과 단식(斷食, 禁食, 絶食)이 좋다고 할 수 있다. 사람은 숙변을 줄이고 심신을 편하게 하려면, 적게 먹어야 하기 때문에 곡식을 중심으로 한 생식을 자기의 체형·체질에 맞게 하는 것이 좋다. 벽곡법도 있다.

채식은 독소가 적고 신선한 지기를 많이 섭취할 수 있어 좋다. 채소는 인체에 필요한 칼슘·철 등 광물질과 비타민을 공급해준다. 먹이사슬로 꼭 필요한 경우에는 할 수 없으나 가능하면 유정물(有情物)인 동물은 식용으로 하지 않는 것이 좋으며, 그 가운데서도 인간에 가깝게 진화된 동물은 식용으로 하지 않는 것이 그 사람의 진화에 도움이 된다.

필자가 하고 있는 김춘식 선생 방식의 오행체질 분류와 신토불이(身土不二)식 식생활 자료는 다음과 같다.

〈오행체질 분류법〉

체질	성 격	병증세	많이 먹어야 하는 음식
木형	온화하고 인자하다. 쉽게 결단하며 변덕이 심하다.	위궤양, 위암 비만, 당뇨	현미, 율무, 배, 생선, 생강차, 율무차
火형	밝고 화려하고 정렬적 신경질적이고 화를 잘 낸다.	폐렴, 폐암, 대장염, 각종 피부병	콩, 미역, 다시마, 두부, 된장, 두유
土형	명력적이고 위엄있다. 공상이 많고 게으르다.	신부전증, 중이염, 발목 관절통	메밀, 강낭콩, 귤, 딸기 계란, 김치, 깻잎
金형	결실하고 지도력 있다. 비관적이고 동정심 많다.	간암, 담석증, 편두통, 근육통	은행, 풋고추, 냉이, 홍차, 녹차, 커피
水형	내성적이며 지혜롭다. 책임 전가하고, 겁이 많다.	심장통증, 여드름 생리통	참외, 호박, 미나리, 시금치, 우유, 꿀
相火형	적응력과 순발력 뛰어남 신경이 예민하고 날카롭다.	손발 저림 각종 신경성질환	옥수수, 가지, 콩나물 요구르트, 코코아

각 12정경의 경락 순서와 그 기혈 및 종혈은 다음과 같다.
1. 수태음폐경(手太陰肺經) : 중부(中府) → 소상(少商)
2. 수양명대장경(手陽明大腸經) : 상양(商陽) → 영향(迎香)
3. 족양명위경(足陽明胃經) : 승읍(承泣) → 여태(厲兌)

4. 족태음비경(足太陰脾經) : 은백(隱白) → 대포(大包)
5. 수소음심경(手少陰心經) : 극천(極泉) → 소충(少沖)
6. 수태양소장경(手太陽少腸經) : 소택(少澤) → 청궁(聽宮)
7. 족태양방광경(足太陽膀胱經) : 청명(睛明) → 지음(至陰)
8. 족소음신경(足少陰腎經) : 용천(湧泉) → 유부(兪府)
9. 수궐음심포경(手厥陰心包經) : 천지(天地) → 중충(中沖)
10. 수소양삼초경(手少陽三焦經) : 관충(關沖) → 사죽공(絲竹空)
11. 족소양담경(足少陽膽經) : 동자료(瞳子髎) → 규음(竅陰)
12. 족궐음간경(足厥陰肝經) : 태돈(太敦) → 기문(期門)

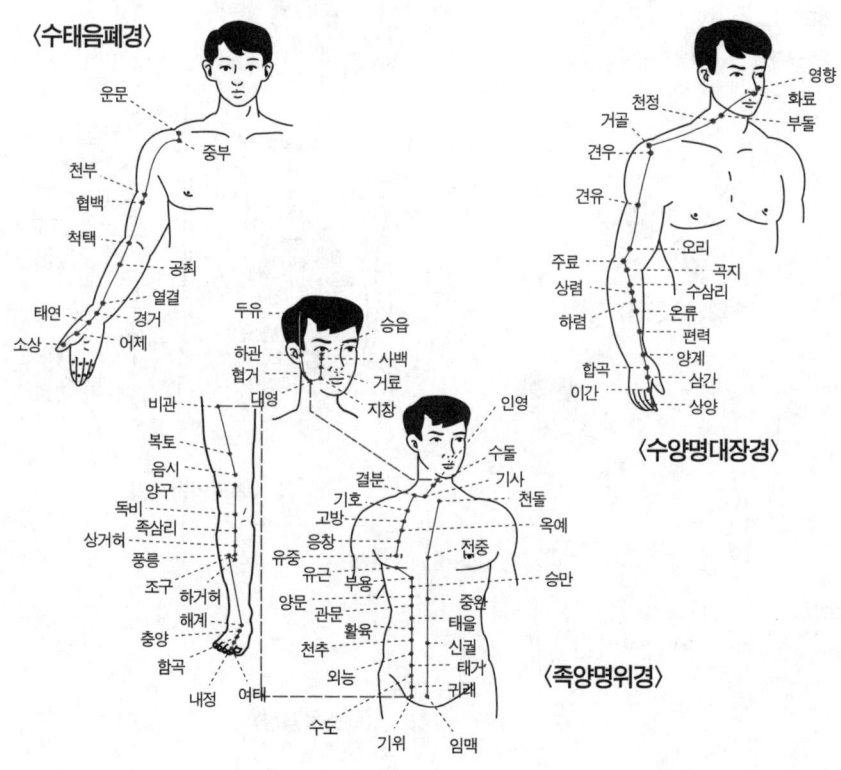

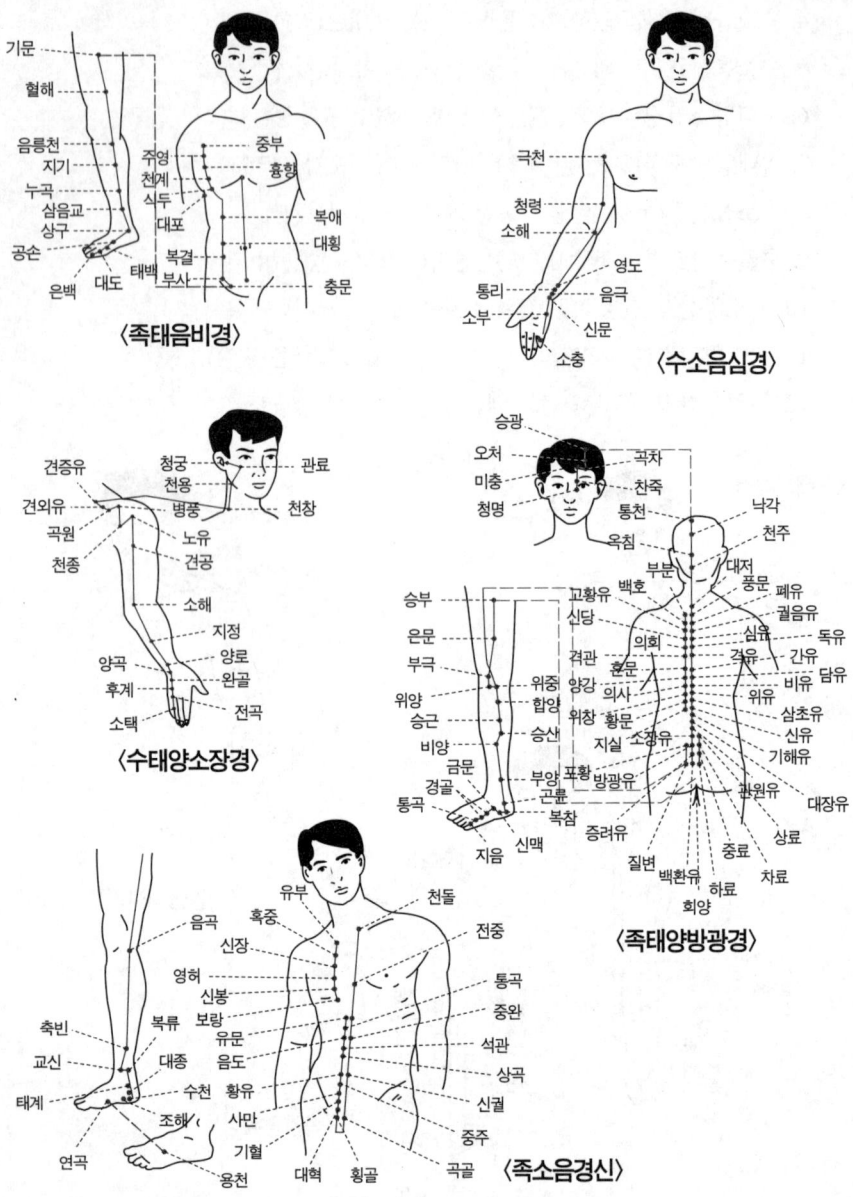

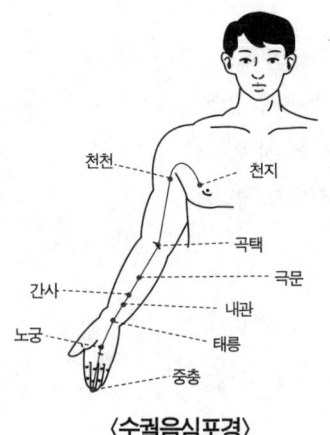

〈수궐음심포경〉

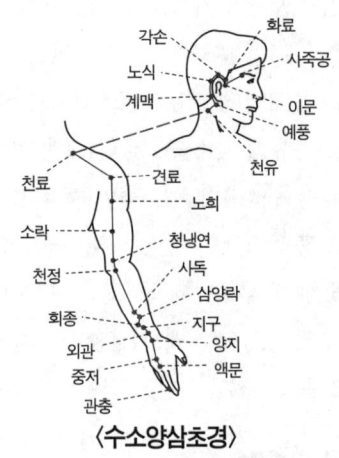

〈수소양삼초경〉

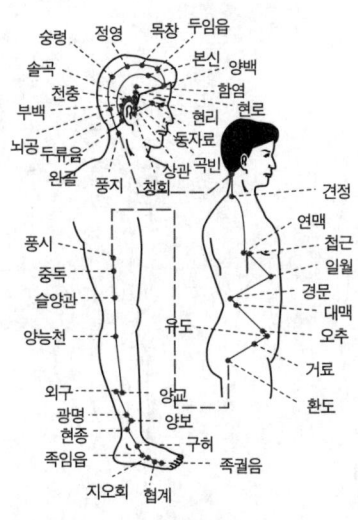

〈족소양담경〉

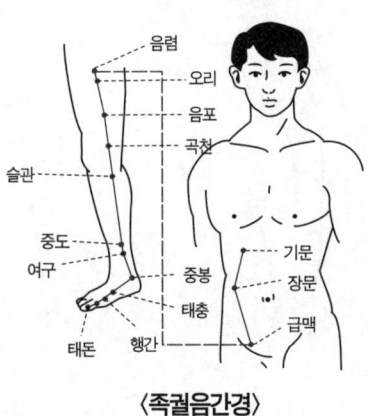

〈족궐음간경〉

기경팔맥의 기혈·종혈은 다음과 같다.

1. 양교맥(陽蹻脈) : 신맥(申脈, 방광경) → 풍지(風池, 담경)
2. 음교맥(陰蹻脈) : 조해(照海, 신경) → 청명(睛明, 방광경)
3. 양유맥(陽維脈) : 금문(金門, 방광경) → 아문(啞門, 독맥)
4. 음유맥(陰維脈) : 축빈(築賓, 신경) → 염천(廉泉, 임맥)
5. 충맥(衝脈) : 공손(公孫) → 공손(公孫)
6. 대맥(帶脈) : 배꼽(臍) → 명문(命門)
7. 임맥(任脈) : 백회(百會) → 회음(會陰)
8. 독맥(督脈) : 단전(丹田) → 회음(會陰) → 백회(百會)

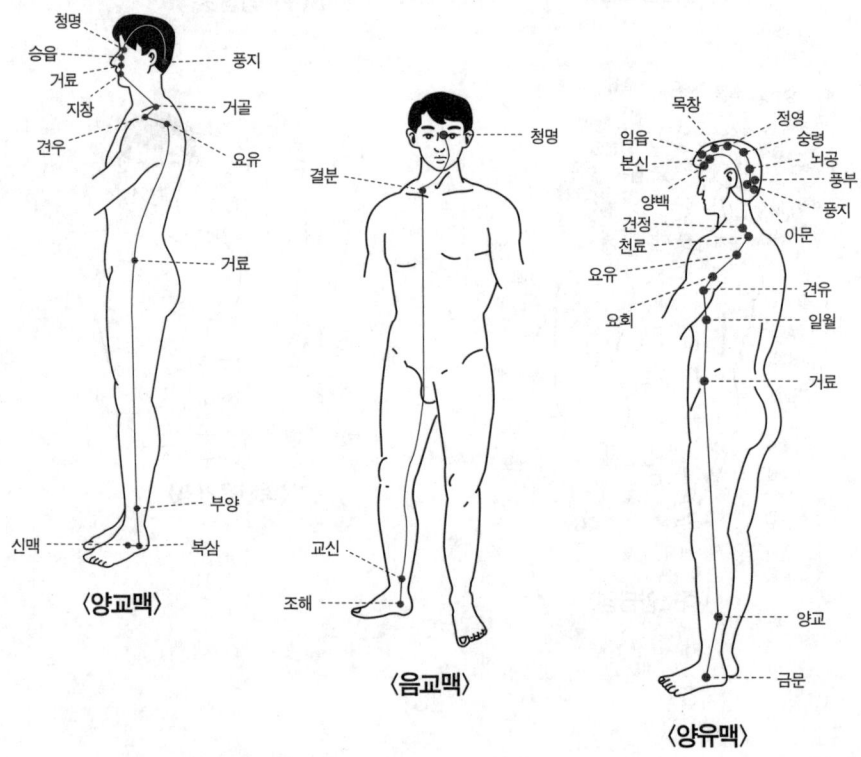

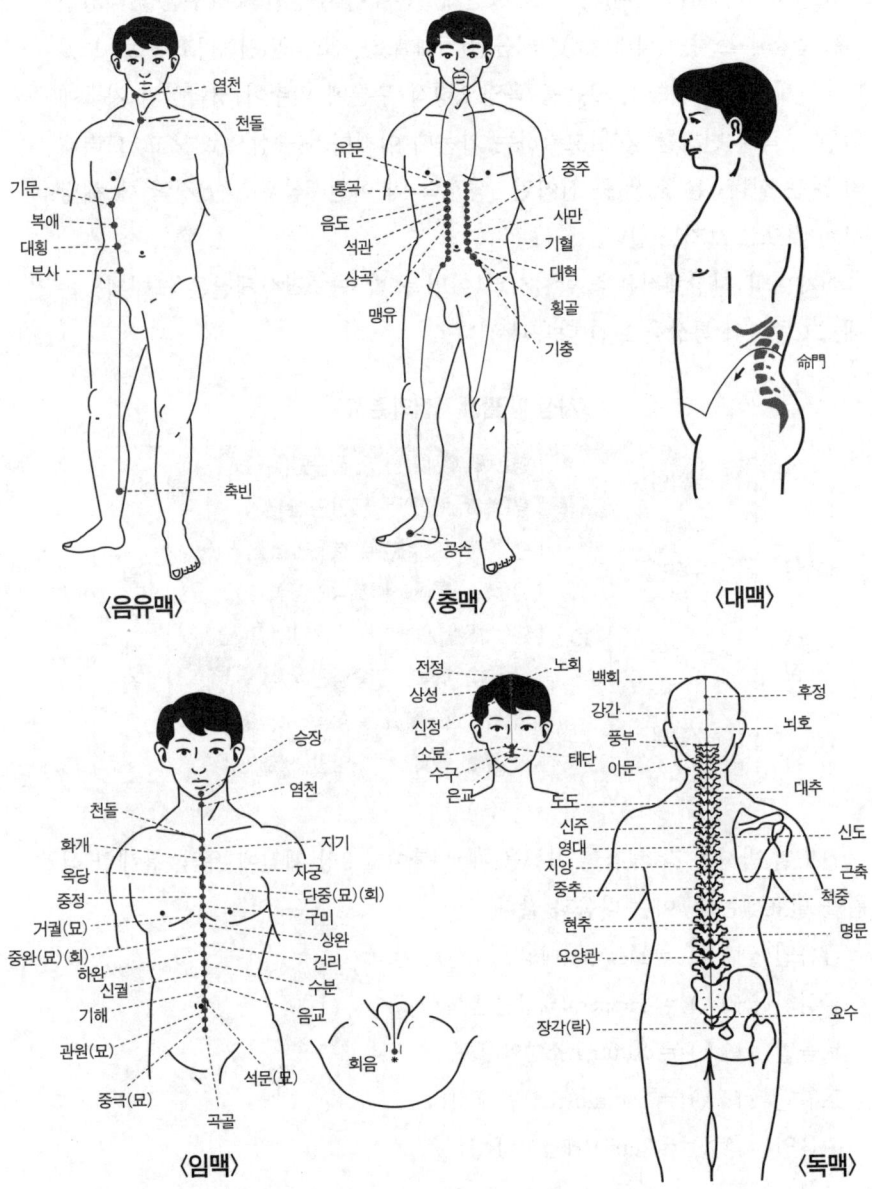

제3부 기수련

조선의 이제마(李濟馬)는 그의 사상체질론에서 사상인의 장부론을 태양인(폐대간소), 소양인(비대신소), 태음인(간대폐소), 소음인(신대비소)으로 보았다. 인체기장의 기능적 구조를 음양오행적 추론에 맞추어 경락상의 자극에 의한 기력의 변화를 통해 고찰하는 가운데 이제마가 중심으로 보고, 드러내지 않는 심(心)은 오장 중 심이란 '심경락'이 아닌 '심포(心包)경락'에 해당하는 것으로 보기도 한다.

이제마의 사상체질론을 발전시킨 이명복 박사는 팔상체질론을 내세웠는데, 그 종류와 특성을 보면 다음과 같다.

〈사상 및 팔상 체질의 분류〉

사상체질		팔상체질
태양인	Ⅰ형(大腸實, 膽虛) = 금음인(金陰人) Ⅱ형(肺實, 肝虛) = 금양인(金陽人)	
소양인	Ⅰ형(胃實, 膀胱虛) = 토음인(土陰人) Ⅱ형(脾實, 腎虛) = 토양인(土陽人)	
태음인	Ⅰ형(大腸虛, 膽實) = 수음인(水陰人) Ⅱ형(肺虛, 肝實) = 수양인(水陽人)	
소음인	Ⅰ형(胃虛, 膀胱實) = 수음인(水陰人) Ⅱ형(脾虛, 腎實) = 수양인(水陽人)	

권도원 박사는 각 체질의 이름을 새로 붙이고 8상 체질에 유익, 유해한 식품을 발표했는데, 이는 다음과 같다.

금음인(金陰人) = Hespera(태양인 Ⅰ형)
금양인(金陽人) = Hespero(태양인 Ⅱ형)
토음인(土陰人) = Saturna(소양인 Ⅰ형)
토양인(土陽人) = Saturno(소양인 Ⅱ형)
수음인(水陰人) = Jupita(태음인 Ⅰ형)

〈사상 체질론〉

태양인	폐의 기능이 좋고 간의 기능이 약하다. 오래 앉아 있거나 오래 걷지 못한다. 소변이 많다. 청각이 특히 발달. 여자 중에는 몸이 건강해도 아이를 잘 낳지 못하는 경우가 많다.
태음인	간의 기능이 좋고, 폐·심장·대장·피부 기능이 약함. 땀을 많이 흘린다. 그러나 땀이 많이 나는 것은 좋다. 후각이 특히 발달, 여자는 겨울에 손 발이 튼다.
소양인	비위(脾胃)의 기능이 좋고 신장의 기능이 약함. 몸에 열이 많음. 소화력이 왕성함. 땀이 별로 없다. 시각이 특히 발달. 남자는 정력 부족인 경우가 많고 여자는 다산하지 못한다.
소음인	신장의 기능이 좋고 비위의 기능이 약하다. 허약체질, 냉성체질, 땀이 별로 없으며 땀을 많이 흘리지 않는 것이 좋다. 미각이 특히 발달, 피부가 부드러우며, 여자는 겨울철에 손발이 잘 트지 않는다. 무의식 중에 한숨을 잘 쉰다.

수양인(水陽人) = Jupito(태음인 Ⅱ형)

수음인(水陰人) = Mercuria(소음인 Ⅰ형)

수양인(水陽人) = Mercurio(소음인 Ⅱ형)

권박사는 의미가 불분명한 구식의 체질명인 태양인, 소양인, 태음인, 소음인을 버리고 각 체질의 특성과 관련이 있다고 볼 수 있는 금상인(金象人), 토상인(土象人), 목상인(木象人), 수상인(水象人)으로 개명하고 Ⅰ형과 Ⅱ형을 음인과 양인으로 바꾸었다.

생식은 사람을 살리는 식사법이다. 오행생식에서의 생식의 효과는 화식(火食)의 6배의 효과가 있으며, 일반적으로 화식을 하면 밥맛이 좋기 때문에 과식을 하게 되는 경우가 많고, 숙변을 정체시켜 많은 병을 발생케 하는 경향이 있다.

사람의 병을 치료하고, 건강증진에 극적인 효과를 볼 수 있는 것은 단식이다. 단식은 우리 몸의 각 기관과 조직 내의 노폐물을 청소시켜줌으로써 생체를 맑고 깨끗하게 정화시켜 주고 나아가서 생명력을 증강시켜 준다. 단식하는 동안 칼로리 섭취가 중단되므로 신체 구석구석의 각종 노폐물과 찌꺼기가 칼로리로 재활용되기 위해 연소되니까 몸이 저절로 깨끗해지고, 단식 자체가 세포들에게 신선한 충격을 주게 되므로 세포들이 더욱 활성화되고 젊어진다. 단식은 몸의 정화뿐만 아니라 심리의 정화에도 크게 도움이 된다.

동양의학에는 '만병일독(萬病一毒)'이라는 말이 있다. 여기서 독이란 오염된 피를 말한다. 모든 질병은 근본적으로 더러워진 피에서부터 비롯된다는 뜻이다. 피는 쉬지 않고 온몸 구석구석까지 영양소와 산소를 운반하고, 역으로 간에서 해독되도록 중심적 역할을 한다.

피가 오염되는 요인은 여러 가지겠지만, 심리적 스트레스와 오염된 음식의 섭취 그리고 유해한 자연환경이 가장 큰 원인이다. 문제될 수 있는 음식으로는 농약이나 화학약품으로 오염된 식품, 가공식품, 조미료, 고기, 술, 백설탕, 정제염 따위가 거론되고 있다. 피를 오염시키는 최대의 원인은 불안한 마음, 즉 스트레스이다. 스트레스는 콜레스테롤이나 지방산 등을 과잉 생성시켜 이들이 피를 오염시키는 원인이 된다. 콜레스테롤이나 지방산은 평소 인체에 꼭 필요하고 또한 중요한 역할을 하는 것이지만 이들이 그때그때 연소되고 이용지 못하고 필요 이상 몸에 축적되면 피를 오염시키는 주요원인이 된다. 아무튼 여러 가지 이유로 혈액이 오염되면 피의 점도(粘度)가 높아지고 끈적끈적하게 찌꺼기가 섞인 것처럼 되어 혈관 속을 수월하게 흐르지 못하게 된다. 기혈이 잘 순환되어야 건강한 것이다.

또 이런 노폐물이 오랫동안 정체되어 있으면 혈관 벽에 달라붙어 혈관에 찌꺼기가 쌓이는 결과가 되어 혈관이 좁아지고, 따라서 피가 순조롭게 흐를 수 없게 되고 말초의 미세한 혈관들은 막혀버리게 되어 피가 흘러갈 수가 없게 된다. 자연히 동맥경화나 고혈압이 생기게 되고 더 심해지면 뇌출혈이나 뇌혈전, 협심증, 심근경색 등을 일으켜 이른바 선진국형 사망원인 제 1위의 배경이 되기도 한다.

많은 사람들은 스트레스나 과로로 피로할 때, 대개가 고기 따위의 영양이 풍부한 음식을 많이 취하고 여러 가지 스테미너를 보강하는 약재를 쓰는데 이것은 정말 기가 막힌 착각이다.

자동차 엔진이나 카뷰레터에 찌꺼기와 노폐물이 많이 싸여서 시커먼 연기를 뿜어내고 있는데 여기에다 연료를 부어보았자 소용없는 일이다. 사람 몸의 조직과 혈액이 오염되어 있는 상태에서 여기에 영양분을 공급하면 그만큼 혈액의 오염을 심화시킬 뿐이다.

피를 맑게 하고 몸을 정화하는 물리적 방법으로는 단식이 최고의 방법이다. 특히 영양과잉이나 몸의 오염 때문에 성인병을 초래한 경우에 단식이나 생식은 실로 극적인 효과를 보여준다. 단식은 몸조직이나 기관내의 노폐물인 숙변 등을 재활용 연소시켜 피를 맑게 정화하고, 세포들이 신선한 충격을 받아 활성화됨으로써 생명력을 증강시킬 수 있다.

맑은 피의 흐름은 순수한 생각과 기(氣)의 흐름과 같이 인체에 매우 중요하다. 불안한 마음이나 스트레스와 과로 및 피로, 과식, 폭식 등은 피를 더럽게하여 여러 가지 병을 유발시키므로, 여기에 피를 깨끗이 하는 단식의 중요성이 있다. "굶으면 살고, 먹으면 죽는다"는 말도 있다.

마음이 불안하면 스트레스(긴장이나 역할)가 생겨 콜레스테롤이나 지방산을 과잉생산하여 피를 오염시키며, 과로로 피로하거나 스트레스가 쌓였는데도 과식이나 폭식을 하면 노폐물이 정체되고, 그것이 혈관 벽에 유착하면 혈관이 좁아져 고혈압이나 동맥경화가 되게 된다. 이로 인하여 뇌출혈, 뇌혈전, 협심증, 심근경색 등 여러 가지 병에 걸릴 수 있다. 단식을 하려면 단식 전문가의 의견을 듣고, 본 단식 전의 준비식(準備食)과 후의 보식(補食)을 하여 부작용이 없도록 철저히 해야 한다.

단식은 환자에게만 좋은 것이 아니라 건강인에게도 좋다. 건강인도 단식을 하여 쌓인 숙변이나 노폐물을 씻어내어 정화하고, 명상이나 단전호흡, 기체조 등을 하면서 숲 속이나 산길을 산책하면 건강은 물론 심기신 수련에 큰 진전이 있을 것이다. 단식을 '도(道)를 이루는 죽음넘기'로 활용하는 사람도 있다.

국민들이 부패구조를 반성하고 국민의식을 정화하는 국민운동차원에서 '국민 1년 1회 단식운동'을 전개하면, 무소유를 바탕으로 한 새 문화 창조에 크게 보탬이 될 것이다. 방학, 바캉스 시즌, 망년회 때라든지, 중노동을 하는 사람은 제외하고 가벼운 일상 생활을 하면서도 단식은 할 수 있다.

마하비라는 십이 년이라는 긴 세월동안 단식했다. 그 십이 년 동안 그가 음식을 먹은 날은 삼백 육십 오일에 불과하다고 전해진다. 계산해보면 평균 잡아 십이 일마다 하루씩 먹은 꼴이다. 이것이 그의 단식법이었다.

붓다는 육 년 동안 단식한 끝에 완전히 탈진했지만 마하비라는 십이 년을 단식하고도 지치지 않았다. 무엇이 문제였던가? 붓다가 깨달음을 얻었듯이 마하비라도 깨달음을 얻었다! 붓다는 단식과 고행을 포기함으로써 깨달았지만 마하비라는 결코 고행을 포기하지 않았다.

마하비라의 단식은 전혀 다른 특성을 갖는다. 그는 고행주의자가 아니며 단식하지 않았다. 사실, 그는 음식을 먹을 필요를 느끼지 못할 정도로 신으로부터 많은 것을 받아먹고 있었다.

그의 영혼은 미묘한 에너지로 충만해서 그의 육체마저 만족감을 느낄 정도였다. 그래서 그는 음식을 먹을 필요가 없었다. 사실, 그가 단식했다고 말하는 것은 옳지 않다.

오쇼 라즈니쉬는 예전에 뿌나(poona)를 찾을 때마다 소한(sohan)과 같이 머물곤 했었다. 그녀는 큰 수수께끼에 봉착했다. 어느 날, 그녀가 물었다.

"당신은 일 년에 한두 번씩 뿌나에 들르곤 합니다. 저는 일 년 내내 당신이 오기를 기다립니다. 당신은 이곳에 와서 사나흘씩 묵곤 합니다. 그런데 이 사나흘 동안 저는 아무것도 먹을 수 없습니다. 저는 단식하는 것도 아닌데 왜 아무것도 먹을 수 없을까요? 저는 음식을 먹고 싶지만 도무지 먹을 수가 없습니다. 저는 아주 배가 부른 느낌입니다."

라즈니쉬가 그녀에게 말했다.

"그대는 엄청난 행복감을 느낄 때마다 아무것도 먹을 수 없을 것이다. 그대의 행복감은 너무나 커서 식욕이나 허기를 남겨두지 않는다. 그대의 영혼이 넘쳐흐를 뿐만 아니라 그대의 육체까지도 영혼의 영향을 받기 시작한다. 육체는 영혼의 그림자이기 때문이다."

불행한 사람일수록 더 많이 먹고, 행복한 사람일수록 더 적게 먹는다는 사실을 알면 그대는 놀랄 것이다. 불행한 사람은 심한 공허감을 느껴서 무엇인가로 자신을 채우기 원한다. 그래서 그는 계속 먹는다. 그는 이런 저런 재료로 내면을 채워야 한다. 아마 그것은 그에게 포만감을 줄지도 모른다. 분명히 그것은 포만감을 준다. 아주 저급한 수준이긴 하지만.

지금 미국인들은 과식으로 고통받고 있다. 이유는 간단하다. 그들의 내면이 공허하기 때문이다. 거기엔 정신적인 이유가 있다. 그러므로 다이어트는 아무 도움도 되지 않는다. 얼마나 오랫동안 다이어트할 수 있겠는가? 강인한 의지력을 가져도 기껏 며칠을 버티지 못할 것이다. 그대는 기를 쓰고 노력하는 데 지쳐서 며칠이 지나면 복수를 하듯이 음식을 탐할 것이다. 그리고 다이어트를 하면서 빠졌던 것보다 더 많은 몸무게가 늘어날 것이다.

미국에서는 이것이 문제이다. 곧 모든 부유한 나라에서 이런 문제가 생길 것이다. 왜냐하면 그대는 음식과 공허감을 둘 다 가졌기 때문이다. 그대가 공허함을 채울 수 있는 것은 음식과 섹스밖에 없다. 거기에 충만함을 느끼기 위한 악순환이 있는 것이다.

산스크리트어로 '단식'이라는 말에는 고유의 아름다움이 있다. 영어 단어에는 그런 특성이 없다. 영어 단어로 '단식(fast)'은 의지력을 동원해 굶는 것을 의미한다. 단식에 해당하는 산스크리트어는 'upawas'인데 이는 신에게 가까이 가는 것을 의미한다. 이 말은 단식과 아무 관계도 없다. 그것은 육체를 까맣게 잊을 정도로 신으로 가득 차는 것을 의미한다. 그대는 계속해서 밀려드는 미묘한 음식, 미묘한 에너지에 의해 너무나 포만감을 느낀다.

마하비라는 붓다와 똑같은 방식으로 단식한 것인가. 아니다. 붓다가 단순히 단식하고 있었다면 마하비라는 신을 먹고 있었다. 마하비라의 단식은 'upawas', 즉 신에게 가까이 가는 것이었다. 붓다의 단식이 영어 단어 'fast'의 의미대로 단순히 굶는 것이었다면, 마하비라의 단식은 산스크리트어 'upawas'의 의미였다. 그래서 마하비라는 단식을 포기하지 않고도 깨달음을 얻었다. 무엇보다도 그것은 단식이 아니었다. 그러므로 포기할 필요도 없었다. 그러나 붓다는 포기해야 했다. 붓다의 단식은 탐닉의 반대 현상에 불과했다. 그는 다만 깨달음을 얻으려는 동기로 굶었던 것이다.

어떻게 육체를 굶김에 의해 깨달을 수 있겠는가? 무슨 논리인가? 거기에 무슨 과학적인 근거가 있는가? 그대는 신이 히틀러처럼 그대를 고문하기를 즐기는 사람이라고 생각하는가? 신이 자신의 아이가 허기가 져서 음식을 그리워하는 것을 즐긴다고 생각하는가? 신이 사람들이 말라빠져서 추하게 변하고 병에 걸리는 것을 즐거워한다고 생각하는가? 신은 자비이고 사랑이다. 신은 그대가 신으로 가득 차기를 바랄 것이다. 신으로 가득 찰 때 그대는 식욕을 느끼지 않는다. 마하비라는 단식하고 있지 않았다. 다만 식욕을 느끼지 않았을 뿐이다. 그것이 전부이다. 그리고 그것은 커다란 차이점이다.

붓다는 말한다.

"어리석은 자가 풀잎 끝에 닿을 정도의 음식만 먹으며 단식을 한다 해도, 참된 법이 곧 음식인 지혜로운 사람의 곁에선 한 푼의 가치도 없다."

어느 날엔가 붓다는 다른 종류의 음식이 있다는 것을 발견했다. 사람은 존재계의 하모니(harmony, 調和)를 먹고 그 하모니의 일부가 될 수 있다. 시작도 끝도 없이 계속되는 축제의 일부가 될 수 있다. 그때엔 지극한 만족감을 느낀다.

참된 법은 세상을 조화롭게 유지하는 담마, 종교, 궁극적인 법을 의미한다. 이 하모니(harmony)로부터 먹을 것을 구함으로써 깨달음을 얻는다. 거친 음식을 끊음에 의해서가 아니라 미묘한 법의 음식을 먹음에 의해서 깨달음을 얻는다. 그렇다. 존재계에는 미묘한 음식이 있다. 장미꽃을 볼 때에는 그저 지켜보라. 장미의 아름다움이 그대 안으로 흡수되게 하라. 그러면 자양분이 흘러 들어옴을 느낄 것이다. 그대는 장미꽃을 먹은 게 아니라 장미를 둘러싸고 있는 미묘한 어떤 것, 즉 기를 먹은 것이다. 장미의 오러(aura), 바람에 흔들거리는 장미의 춤, 눈에 보이지 않는다. 향기를 먹은 것이다. 그대는 그것을 느낀 적이 없는가? 장미꽃을 보면서 그대는 갑자기 그 아름다움에 흠뻑 젖어드는 것을 느낀다. 별이 총총한 밤하늘을 보면서, 일출이나 석양을 보면서, 또는 멀리서 들려오는 뻐꾸기의 노랫소리를 들으면서 미지의 그 무엇이 그대를 가득 채우는 느낌을 받은 적이 없는가?

그대의 육체가 음식을 필요로 하듯이 영혼 또한 음식을 필요로 한다. 육체의 음식은 뚜렷하게 눈에 보이는 가시적인 세계의 일부이다. 그러나 영혼의 음식은 아주 미묘하다. 음악, 시, 춤, 노래, 기도, 명상 안에서 그대는 영혼의 자양분을 향해 더 깊이 들어간다. 붓다는 음식을 포기하고 단식함에 의해서가 아니라 법을 먹음에 의해 깨달음을 얻는다고 말한다. 이상한 표현이 담마(법)를 먹음에 의해……. 담마란 무엇인가? 어떤 사람이 라즈니쉬에게 물었다.

"나는 당신이 '아이스 담모 사난따노……' 라고 말하는 것을 좋아합니다. 그런데 그 의미가 정확히 무엇입니까?"

그 말은 존재계의 조화를 의미한다. 존재계의 멜로디, 계속되는 춤을 의미한다. 그 말은 존재계 모든 곳에서 벌어지는 축제를 뜻한다. 나무, 새, 동물들, 강, 산 모두가 축제를 벌이고 있다. 이 존재계 전체는 지복(bliss)이라는 재료로 만들어졌다.

붓다가 "아이스 담모 사난따노 - 궁극의 법은 고갈되지 않는다."라고 말할 때 의미하는 바가 그것이다. 그대는 그 법을 아무리 먹어도 질리지 않는다. 많이 먹을수록 그대는 더 많은 영혼을 갖게 될 것이다. 많이 먹을수록 그대는 더 신성해진다.

상식적으로 납득되지 않는 것이지만, 마하비라와 같은 무식(無食)이 있다. 식사 즉 밥을 먹지 않고 사는 사람들이 있는 것이다.

양애란 보살은 13살때부터 이상한 병에 걸려 물만 먹고, 33년간 식사를 하지 않았고, 초능력으로 많은 환자를 고쳤으며(강정화 정리. 양애란 이야기. 〈주〉 한문화. 1996.7.15 간행 참조), 청허(淸虛)스님은 아침에 천기와 지기를 호흡하면서 식사를 하지 않고 십 수년을 살아왔으며, 방글라데시의 한 여인도 가난으로 구박받은 것이 한이 되어, 밥을 먹지 않고 살 수 있게 하느님에게 기도한 다음부터 27년간 식사를 하지 않고 살아왔다고 선도체험기(김태영 지음. 유림)는 밝히고 있다.

제4부
몸수련

(調身, 身功, 禁觸, 氣體操, 몸 다스리기)

▼

조신(調身)의 개념

조면(調眠)

신선도 아기재롱 10행

기체조(氣體操)

기체조의 진보응용 행공

조신(調身)의 개념

몸은 마음의 표현이요, 기(氣)의 덩어리다. 몸의 실상은 마음의 그림자이며 기로 연결된다. 조신은 몸을 잘 다스려 부드럽고, 튼튼하며, 조화로운 몸을 유지케 하는 것이다. 이를 몸수련을 위한 행공(行功)이라 하여 신공(身功)이라고도 하고, 심기수련을 안내하는 운동이라는 뜻에서 도인체조(導人體操)라고도 한다. 심신에 대한 맛사지라고 할 수 있다.

옛 문헌에 보면 도인의 '도(導)'는 '도기령화(導氣令和)', 즉 기(氣)를 이끌어(導) 고르게(和)하는 것(令)을 뜻한다고 쓰여 있다. 그리고 '인(引)'은 '인체령유(引體令柔)', 즉 몸(體)을 길게 뻗어(引) 부드럽게(柔) 하는 것(令)을 나타내는 글자라고 풀이하고 있다. 이것은 도인이란 기와 몸동작을 일치시키는 수련방법임을 말해준다. 그렇다면 수련할 때 호흡과 몸동작을 일치하는 방법은 무엇일까.

우리 신선도에선 그 원리를 간단하게 여덟 글자로 설명하고 있다.

'승개후흡(昇開後吸)'과 '강합전호(降合前呼)'가 그것이다. 승개후흡은 들숨과 일치시켜야 할 몸동작을 말하는 것이고, 강합전호는 날숨과 일치시켜야 할 몸동작을 일컫는 것이다.

'승'은 위를 향해 몸이나 팔을 올리는 동작을 상징하는 글자이다. '개'는 팔을 벌리거나 가슴을 펴는 동작을 말한다. 그리고 '후'는 몸을 뒤로 젖히는 동작을 뜻한다. '흡'은 들숨이다.

'강'은 선 자세에서 무릎을 구부리거나 팔을 아래로 내리는 동작을 나타내는 글자다. '합'은 손바닥을 마주해 합치거나 가슴을 오므리는 동작을 뜻하고 '전'은 몸을 앞으로 수그리는 동작을 일컫는다. '호'는 날숨이다.

기(氣)를 느끼면서 하는 체조라는 뜻에서 기체조(氣體操)라고도 한다. 삼일신고에는 몸공부에 관하여 금촉(禁觸)할 것 6가지를 나열해 놓았다. 그것은 성색취미음저(聲色臭味淫抵)이다. 이것은 좋지 않거나 지나친 소리를 탐하는 욕심, 색깔욕, 냄새욕, 맛욕심, 음탕한 성욕, 피부접촉욕 등과의 접촉을 금하는 것이다.

한민족은 단군조선 때부터 지감·조식·금촉 수련으로 신선이 되는 길을 열었는 바, 특히 어린 시절의 슬기와 금촉 운기 교육을 위하여 아기 재롱과 관련된 신선도 아기 재롱 10가지라 하여 도리도리 등 10가지 동작이 지금까지 전해온다. 또 태극권(太極拳)도 전해온다.

한편, 사람은 운동이나 일을 하는 움직임과 쉼의 생체리듬을 갖고 있다(rest and play). 그 쉼(rest)은 움직이다가 쉬는 것, 잠, 죽음 등이 포함된다. 이 가운데 잠은 꿈·깸과 함께 사람의 3가지 상태이며, 그 바탕은 제4상태인 순수의식이다. 이 가운데 잠(睡眠)은 몸의 건강과 깨달음에 중요한 관계가 있다 하겠다. 따라서 몸수련에 관하여는 먼저 몸의 실상을 관찰한 다음, 조화로운 수면인 조면(調眠), 신선도 아기재롱 10행, 기체조의 진보응용 행공 순서로 다루고자 한다.

사람들은 대체로 우리의 몸이 뼈를 중심하여 살덩어리로 둘러쌓인 고정체로 보지만, 이것은 사람들의 습업적 고정관념이다. 이 세상의 모든 현상은 다 변화하듯이 사람의 몸도 고정돼 있지 않고 끊임없이 변화한다. 찰나에 생기고(刹那生), 찰나에 멸한다(刹那滅).

사람의 피부는 약 1달 만에 새로운 세포조직으로 바뀌고, 근육은 약 3개월을 주기로 교체되고, 사람의 혈액이 전부 교체되는데 약 3년, 뼈가 전부 교체되는데 약 9년이 걸린다고 한다. 고정된 사람의 몸은 없다. 순간마다 헌 세포는 사라지고, 새 세포는 보충되는 과정의 흐름만이 있는 것이다. 사람의 몸은 푸른 하늘에 흰구름 흘러가듯 한순간도 머무름 없이 흘러가는 과정이므로 고정적 실존이 있다고 말할 수 없다.

대생명의 차원인 순수의식의 입장에서 보면, 몸이란 어떠한 모양이나 물체가 없는 오직 텅 빈 것이다. 몸을 구성하는 원자들은 허공과 같아서 몸은 텅 빈 것들의 모임이라고 할 수 있다.

우리의 감각에 잡히는 몸은 감각기관의 신호를 생각으로 표현한 것이며, 생각이 지어낸 환영(幻影)이다. 우리 몸은 생각이 오랫동안 품어온 하나의 인상(印象, image)이며, 생각의 흐름을 따라 흘러가는 흐름이다.

몸은 마음(생각)의 표현이다. 몸 자체도 하나의 흐름일 뿐 아니라, 그 흐름 속에는 생각(心), 기(氣), 피(血), 내분비샘(精)의 흐름이 있다.

이 심기혈정의 흐름이 제대로 되는 몸이 건강한 몸이라 할 것이다.

여기에 심기신의 조화로운 수련이 중요한 까닭이 있다.

조면(調眠)

잠이란 육체적, 정신적 피로를 풀고 쉬는 무의식 상태라 할 수 있다.
잠은 인간의 세 가지 상태인 잠·꿈·깸 세 가지 상태 중 하나로 꿈과도 밀접히 연결돼 있다. 잠을 잘 조절하여 건강하고 활기 있으며, 더 나아가 깨달음을 얻는다면 금상첨화일 것이다. 이것이 조면(調眠)이다.
사람의 활동과 쉼에 따라 뇌파(腦波)는 많은 변화를 한다. 깨어있을 때의 뇌파는 보통 초당 주파수가 14사이클~21사이클로 β파(波)라 하고, 초당주파수가 7~14사이클을 α파(波)라 하여 얕은 잠이나 꿈, 명상초기 상태를 나타내며, 초당주파수가 4~7사이클을 θ파(波)라 하여 중간 깊이 잠과 중간정도 명상상태이고, 초당주파수가 3~0사이클을 δ파(波)라 하는데 깊은 잠과 깊은 명상의 상태이다. 이 가운데, 뇌파가 O파인 경우는 죽음의 경우와 삼매(定, 無我)의 경우 두 가지가 있다. 삼매의 경우는 뇌파가 O파이지만 활짝 깨어있는 것(restful alertness)이 죽은 상태와 다르다 하겠다.
잠은 알맞은 잠자리에서 편한 자세로 적정시간 α파 수준 이상의 깊은 수면이 충분하여야 한다. 잠자리는 장소, 온도, 습도, 조도, 수맥 등이 없을 것, 고요한 주변환경 등 모든 면으로 자연스러우면서도 쾌적해야 하고, 베개를 베어 목뼈의 자연스런 상태를 유지하며, 자세는 머리를 밝은 쪽으로 두고, 큰대(大)자나, 모태에 있을 때 모양 등 너무 치우치지 않게 자기 편한 대로 자세를 취하면 된다.
양질의 수면이 이루어지기 위해서는 체내적인 요건들과 체외적인 요건들이 모두 잘 이루어져야 하는데 체내적인 요건으로는 우선 정신적으로 희노애

락의 강한 감동이 없이 그저 평온한 마음상태를 이루어야 하며, 육체적으로는 건강에 이상이 없이 양호한 건강 상태를 이루고 있어야 한다. 그리고 가장 중요한 것은 수면시간 중 적정 수준의 대사수준이 유지되어서 체온의 유지와 체성분 합성 또 노폐물의 배설에 필요로 하는 에너지를 적정수준으로 공급할 수 있어야 한다. 왜냐하면 노폐물의 배설과 체성분의 합성은 반드시 적정수준의 에너지가 공급되어야 하며 이 에너지는 인체의 열대사에서 얻어지는 에너지를 이용하는 것이기 때문이다.

그런데 수면 중에는 인체의 열대사가 최하수준인 기초대사 수준으로 내려가는데, 이때 허약 체질의 경우나 건강한 사람의 경우도 침실이 춥거나 침구의 보온성이 부족하면 기초대사 수준이 너무 낮게 유지되어 노폐물의 배설과 체성분의 합성에 필요한 충분한 에너지를 공급할 수 없게 되어 양질의 수면을 이룰 수 없게 된다.

양질의 수면상태를 이룰 수 있기 위해서는 무엇보다도 우선적으로 침실의 기환경이 잘 조화를 이루어야 한다. 건물과 인테리어의 재질문제, 유해파 문제, 공기중의 음이온, 수맥문제, 기온 조절 등을 철저히 관리하여 생명장을 만들어야 한다.

이불이나 요는 완벽한 보온성이 있어서 수면 중 체열이 전혀 뺏기지 않아야 하며 덮개 역시 보온성과 통기성이 좋고 적당한 무게를 가지고 몸에 밀착될 수 있는 재질을 선택하여야 한다. 이러한 특성을 지닌 재질로서는 역시 면(cotton), 모(wool), 실크(silk) 또는 오리털 같은 자연섬유가 보온성과 통기성이 아주 양호하며 따라서 건강에도 좋은 결과를 얻을 수 있다. 수면 중 따뜻한 감을 느끼지 못하고 몸이 완전히 풀리지 않거나 추위를 조금이라도 느낄 경우는 침구의 보온성에 결함이 있음을 알고 즉시 대처해야 한다.

좋은 수면은 가볍게 짧은 시간을 잔 것 같은 느낌으로 자고 아침에는 상쾌

한 기분으로 깨어지는 잠이 좋은 것이다. 그리고 다음 잠을 잘 때까지 피로감과 졸음이 느껴지지 않아야 하는 것이다. 그렇지 않은 모든 느낌은 마음과 몸에 이상이 있거나 또는 환경과 침구에 문제가 있는 것이다.

수면이란 한낮의 활동에 의해서 생긴 세포조직의 에너지적 피로와 노폐물의 축적을 말끔히 없애고 다음날 또 충만한 기운과 새로운 열량소를 가지고 활동을 할 수 있는 세포, 조직의 상태로 만드는 작업이다. 이와 같은 작업은 사람의 의도적 활동에 의해서 이루어지는 것이 아니고 자율 신경계의 자동조절적 생리작용에 의해서 이루어지는 것이다. 그러므로 우리는 완전한 휴식상태에서 몸을 내맡기는 것이다. 이 수면작업이 아무 탈없이 잘 진행되기 위해서는 필수적으로 구비되어야 할 요건이 있다.

그 요건은 첫째, 체내적인 조건과 둘째는 체외적인 조건이 있는데 이들 요건을 간단히 설명하면 다음과 같다.

체내적인 요건은 첫째, 영양적 균형이다. 그 이유는 수면과정 중 세포조직에 축적된 산성 노폐물을 청소하기 위해서는 혈액에 충분한 완충능력이 있어야 하는데, 이 혈액의 완충능력은 영양섭취를 균형 있게 함으로써만이 달성되는 것으로 만일 산성식품의 과다섭취나 영양 과다섭취 및 영양 불균형의 경우에는 노폐물의 청소가 완전히 이루어질 수 없다. 다음으로 둘째의 요건은 각 장기에 병적 이상이 없어야 한다. 또 셋째의 요건은 마음의 안정과 이완이다.

체외적 요건은 주로 물리적 요건으로 기온이 적당하고 소음이 없어야 하며, 특히 건물, 침실, 침구, 지하로부터 유래되는 환경 에너지 등에 이상이 없어야 한다. 최근 수맥으로부터 유래되는 음기의 건강에 대한 영향에 관해서 가끔 화제에 오르고 있는데 이 환경 에너지 문제는 인체 건강에 크게 영향을 주는 것이므로 적절한 조치가 꼭 필요한 것이다.

이상과 같은 체내적 요건과 체외적 요건이 만족스럽게 갖추어지지 않았을 경우는 수면 과정 중에 세포, 조직의 재생작업이 완전히 이루어지지 않으므로 좋은 건강상태를 유지할 수 없을 뿐 아니라 원기를 소모시켜 긴 수명을 누리는데도 지장을 초래하는 것이다.

불면(不眠)이란, 글자 그대로 잠을 이루지 못하는 것인데 잠을 이루기 힘든 난면(難眠), 깊은 숙면을 이루지 못하는 천면(淺眠), 수면시간이 짧은 단면(短眠), 공연히 자주 깨는 빈각(頻覺) 등이 모두 불면에 속한다.

한 가지 생각에 골몰하게 되면 잠이 잘 오지 않는 것이니 이는 생각이 지나쳐 심비(心脾) 이장(二臟)을 상하게 되기 때문이다. 노심초사 등의 정신적 과로나 육체적인 과로 또는 대병이나 산후에는 영혈부족을 초래하게 되어 심(心)을 양(養)하지 못하게 되므로 심허(心虛)하게 되니 항상 불안, 공구(恐懼)의 정이 가시지 않으며 불매(不寐)하게 된다.

정혈(精血)이 부족하여 소위 음허(陰虛)해지면 내열이 생겨 상충(上衝)하므로 흉중(胸中)이 번요(煩擾)하여 안면(安眠)을 이루지 못한다. 노권상(勞倦傷)이나 방노(房勞)로 음허해지는 경우가 많으나, 일시적으로는 상한병(傷寒病)의 토불후(吐不後)나 곽란(霍亂)의 토사후(吐瀉後)에 진액이 고갈되어 수분흠핍(水分欠乏)의 상태에서도 허번증(虛煩症)이 오면서 불매(不寐)하게 된다.

신허(腎虛) 특히 명문화(相火)가 쇠약해지면 신기가 상승하지 못하게 되어 심군화(心君火)와 교류가 이루어지지 못하고 심화(心火)만이 홀로 성하게 된다. 이를 심신불교(心腎不交)라 하며, 이때에도 공요이불해(恐擾而不解), 불안, 불면 등의 증상이 나타나게 된다.

기가 울체(鬱滯)되어 순환이 순조롭지 못하면 담 등 병증이 생기고, 담이 옹체(壅滯)되면서 심담경을 저해하면 심허담겁(心虛膽怯)해져서 매사에 잘 놀래며, 놀람, 불면 등의 병이 생긴다. 음식물의 불섭생, 기체로 인한 담연으로 인해 잠이 안 오고 지나친 사려나 노심초사서 심화가 허해져도 담이 울결하게 되어 놀람, 불면 등의 증상이 있게 된다.
　괴로워서 눕지 못하고 호흡시에 소리를 내는 것은 족양명위경(足陽明胃經)의 맥기가 역행하기 때문이다. 소화불량이 되어 기가 하행하지 않거나, 포만증이 있으면 가슴이 답답하고 괴로워 편히 눕지 못하고 잠을 못 이루는 것을 뜻하는 말이다.
　이러한 증상의 치료법은 여러 가지가 있으나 기본적으로는 마음을 평안하게 하고, 축기를 바탕으로 운기를 잘 하며, 기체조를 열심히 해야 한다. 사람이 게을러지면 졸음이 온다. 잠이 오면 원기왕성하게 관찰하라. 졸음이 오는 순간엔 즉각 알아차린다. 알아차리는 즉시 졸음의 느낌이 시원함으로 바뀐다. 이것 역시 알아차리라.
　심하게 졸음이 오면 그 느낌을 계속 관찰한다. 그래도 가시지 않으면 속으로 큰 소리로 관찰대상의 이름을 부른다.(예: 일어남, 사라짐, 졸음, 앉음, 닿음 …… 등) 관찰대상을 분명하게 놓치지 않는 한 졸음에는 안 떨어진다. 졸음이 올 때는 힘차고 빠르게 관찰대상을 바꾸어 나가라.

　붓다께서 기원정사에서 많은 대중을 위해 법을 설교하고 계실 때였다. 그 자리에는 아니룻다(아나율)도 있었는데 그는 설법 도중 꾸벅꾸벅 졸고 있었다. 붓다께서는 설법이 끝난 뒤 아니룻다를 따로 불러 말씀하셨다.
　"아니룻다, 너는 어째서 집을 나와 도를 배우느냐?"
　"생로병사와 근심 걱정의 괴로움이 싫어 그것을 버리려고 집을 나왔습니다."
　"그런데 너는 설법을 하고 있는 자리에서 졸고 있으니 어떻게 된 일이냐?"
　아니룻다는 곧 자기 허물을 뉘우치고 꿇어앉아 붓다께 여쭈었다.
　"이제부터는 이 몸이 부서지는 한이 있더라도 다시는 붓다 앞에서 졸지 않겠습니다."
　이때부터 아니룻다는 밤에도 자지 않고 뜬눈으로 계속 정진하다가 마침내 눈병이 나고 말았다. 붓다는 그에게 타이르셨다.

"아니룻다, 너무 애쓰면 조바심과 어울리고 너무 게으르면 번뇌와 어울리게 된다. 너는 그 중간을 취하도록 하여라."

그러나 아니룻다는 전에 붓다 앞에서 다시는 졸지 않겠다고 맹세한 일을 상기하면서 타이름을 들으려고 하지 않았다. 아니룻다의 눈병이 날로 심해진 것을 보시고 붓다는 의사 지바카에게 아니룻다를 치료해 주도록 당부하셨다. 아니룻다의 증세를 살펴본 지바카는 붓다께 말씀드렸다.

"아니룻다님이 잠을 좀 자면서 눈을 쉰다면 치료할 수 있겠습니다만, 통 눈을 붙이려고 하지 않으니 큰 일입니다."

붓다는 다시 아니룻다를 불러 말씀하셨다.

"아니룻다, 너는 잠을 좀 자거라. 중생의 육신은 먹지 않으면 죽는 법이다. 눈은 잠으로 먹이를 삼는 것이다. 귀는 소리로 먹이를 삼고, 코는 냄새로, 혀는 맛으로, 몸은 감촉으로, 생각은 현상으로 먹이를 삼는다. 그리고 여래는 열반으로 먹이를 삼는다."

아니룻다는 붓다께 여쭈었다.

"그러면 열반은 무엇으로 먹이를 삼습니까?"

"열반은 게으르지 않는 것으로 먹이를 삼는다."

아니룻다는 끝내 고집을 버리려고 하지 않았다.

"붓다께서는 눈은 잠으로 먹이를 삼는다고 말씀하시지만 저는 차마 잘 수 없습니다."

아니룻다의 눈은 마침내 앞을 볼 수 없게 되고 말았다. 그러나 애써 정진한 끝에 제 3의 눈인 마음의 눈이 열리게 되었다. 육안을 잃어버린 아니룻다의 일상생활은 말할 수 없이 불편하였다. 어느 날 해진 옷을 깁기 위해 바늘귀를 꿰려 하였으나 꿸 수가 없었다. 그는 혼잣말로 "세상에서 복을 지으려는 사람은 나를 위해 바늘귀를 좀 꿰어 주었으면 좋겠네." 라고 하였다. 이때 누군가 그의 손에서 바늘과 실을 받아 해진 옷을 기워준 사람이 있었다. 그 사람이 붓다인 것을 알고 아니룻다는 깜짝 놀랐다.
"아니, 붓다께서는 그 위에 또 무슨 복을 지을 일이 있으십니까?"
"아니룻다, 이 세상에서 복을 지으려는 사람 중에 나보다 더한 사람은 없을 것이다. 왜냐하면, 나는 여섯 가지 법에 만족할 줄 모르기 때문이다. 여섯 가지 법이란, 보시와 인욕과 설법과 선정과 중생제도와 더없는 바른 도를 구함이다."
아니룻다는 말했다.
"여래의 몸은 진실한 법의 몸이신데 다시 더 무슨 법을 구하려하십니까? 여래께서는 이미 생사의 바다를 건너셨는데 더 지어야할 복이 어디 있습니까?"
"그렇다. 아니룻다. 네 말과 같다. 중생들이 악의 근본인 몸과 말과 생각의 행을 참으로 안다면 결코 삼악도(三惡道)에 떨어지지 않을 것이다. 그러나 중생들은 그것을 모르기 때문에 나쁜 길에 떨어진다. 나는 그들을 위해 복을 지어야 한다. 이 세상의 모든 힘 중에서도 복의 힘이 가장 으뜸이니, 그 복의 힘으로 불도를 성취한다. 그러므로 아니룻다, 너도 이 여섯 가지 법을 얻도록 하여라. 비구들은 이와 같이 공부해야 한다.

잠자는 시간은 각자에게 충분한 휴식을 줄 수 있는 적절한 시간을 취하면 된다. 수면시작 시간과 관련하여 잠자는 사람을 종달새형과 올빼미형으로 나눌 수 있다.
종달새형은 일찍 자고 일찍 일어나는 형이고, 올빼미형은 늦게 자고 늦게 일어나는 형이다. 개인사정에 따라야겠으나, 일반적으로는 종달새형이 좋다. 그것은 아침 일찍 일어나 신선하고 좋은 기운을 받을 수 있기 때문이다.
흔히 자시(子時: 밤11시~새벽1시)는 하늘기운이 열리는 시간이고, 축시(丑

時:새벽1시~3시)는 땅기운이 열리는 시간이며, 인시(寅時:새벽3시~5시)는 사람 기운이 열리는 시간이라 한다. 특별히 새벽 3시는 인도에서 깨달음의 시간(브라마무후르타 Brahma muhurta)이라 하고, 석가모니나 라즈니쉬가 모두 이 시간에 대각을 얻었으며, 불교에서는 일반적으로 도량석이라 하여 도량을 돌며 일깨우고 장엄하여 예불케 하는 관행이 있다.

잠은 보통 드러누워 자나 앉거나 서서 자는 사람도 있다.

대한불교조계종 종정이신 김혜암 스님은 50여 년간 장좌불와(長座不臥:오래 앉고 눕지 않음) 오매일여(寤寐一如)의 선사(禪師)로 유명하며, '이불이 필요 없는 분'으로 불리기도 한다.

잠이 들기 전에 단전호흡이나 수식선을 하여 환희생명으로 꿈나라로 가는 것은 심신에 아주 좋다. 잠과 꿈을 이용한 깨달음의 방법도 있다.

첫째는 잠자리에 드러누워서 눈을 감고 잠이 오는 것을 관찰하고, 잠을 깨는 순간도 계속하여 관찰하는 것이다. 잠 속으로 떨어지는 순간은 무의식과 만나는 순간이다. 그 순간에 깨달으라.

이런 수련을 계속하면, 잠자거나 꿈을 꾸는 자기를 보게 될 것이다.(유체이탈의 시작) 어떻게 죽을까, 어떻게 하면 완전히 용해되어 사라질까를 발견하라. 눈을 감은 채 몸을 느긋하게 하고 완전히 편안한 자세를 취하라. 그리고 한 웅큼의 장작이 타오르고 있는 것을 지켜보라. 땔나무의 산더미가 타오르고 있고 그 불꽃은 하늘까지 닿을 정도이다.

그리고 또 한 가지 기억해 둘 것은, 당신은 단지 타오르는 장작더미를 방관하고 있을 뿐만이 아니라는 것이다. 당신 자신이 그 타고 있는 장작 위에 놓여있는 것이다. 그리고 친구들이나 친척들이 모두 주위에 서 있다. 어느 날인가 그것은 반드시 다가올 것이므로 죽음의 순간을 의식하고 체험하는 것은 한층 좋은 것이다. 불꽃이 높이 치솟아 오르는데 따라서 자기의 몸도 타고 있다고 느껴보라. 머지않아 그 불은 저절로 사라진다. 그리고 사람들은 떠나고 무덤은 원래대로 텅 비게 되고 정적이 찾아온다. 그것을 느끼는 것이 좋다. 그렇게 되면 모든 것이 조용해지고 재만이 남게 된다는 것을 알게 될 것이다. 당신은 완전히 소거(消去)되었다. 이 사라진다는 체험을 기억해 두라. 왜냐하면 명상도 또한 일종의 죽음이기 때문이다.

눈을 감고 완전히 이완(릴렉스)한다. 아무것도 할 필요는 없다. 뭔가를 한다는 필요란 없는 것이다. 당신이 존재하기 이전부터 사물은 그 본연의 상태로 있었다. 그리고 당신이 죽은 뒤에도 그것은 똑같은 상태이다. 무엇이든 실제로 일어나고 있는 것은 '일어나는 것'이라는 사실을 느껴보라. 그 여여(如如:그럴 듯하다는 것. suchness)를 느끼는 것이 좋다. 그것은 분명 그와 같이 존재하는 것이다. 그와 같이 존재할 수 밖에 없다. 달리 존재할 방법이 없는 것이다. 그런데도 어째서 저항 따위를 하는가?

'여여(如如)'란 '무욕망', '무저항'을 말한다. 어떠한 것도 그 본연의 상태로 나무랄 데가 없다. 풀은 녹색이고 하늘은 파랗고 대해의 파도는 출렁인다…… 새들은 지저귀고 까마귀는 운다…… 생이란 이와 같은 것이므로 당신 쪽에서의 저항은 없다. 그러면 갑자기 변용이 일어난다! 보통 방해물이라고 생각하고 있었던 것이 이제 호감을 가질 수 있는 것으로 보이게 된다. 당신은 어떤 것에도 반대하고 있지 않다. 당신은 본연의 상태 모든 것으로 행복하다.

첫째로 당신이 해야만 할 것은 존재의 대양에서 헤엄치는 것보다 표류하는 것이었다. 표류할 준비가 되어있는 자에게는 강 그 자체가 대양으로 데려가 준다. 저항하지 않으면 생 그 자체가 우리를 한생명으로 데려가 주는 것이다.

둘째로는 죽음에서 자기를 구제하기보다는 자기를 용해시키는 것이다. 우리들이 구제하고 싶어하는 것은 반드시 죽는다. 그리고 영원히 존재하는 것은 우리들이 노력하지 않더라도 계속해서 거기에 존재한다. 죽을 각도가 되어있는 사람은 신성을 맞이하는 문을 열 수가 있다. 그러나 자기의 문을 닫은 채로 있다고 하면 - 죽음의 공포 때문에 - 당신은 그렇게 함으로써 신성(神性)에 달하는 것을 희생으로 삼는 것이다. 명상이란 죽는 것이다!

최후로 체험해야 할 것은 여여(그러하다는 것, suchness)이었다. 꽃과 가시를 함께 수용함으로써 비로소 당신은 평안에 달할 수가 있다. 평안이란 결국 전면적 수용의 결실이다.

평안은 평안의 부재조차도 받아들일 준비가 되어있는 사람에게만 찾아온다. 그러므로 눈을 감고 몸을 느긋하게 하고, 그리하여 마치 몸 속에 생명 같은 것은 없는 듯이 느껴보라. 몸이 긴장이 풀린 듯이 느끼는 것이 좋다. 계속해서 그와 같이 느껴보라. 그렇게 하면 얼마 후 당신은 자기가 자기 몸의 주인은 아니라는 사실을 알게 될 것이다. 몸의 세포라는 세포, 신경이라는 신경은 모두 릴렉스되어 있다 - 마치 육체란 존재하지 않는 것처럼. 마치 몸이 강물에 표류하고 있는 것처럼, 몸은 그대로 혼자 내버려 두라. 생(生)이라는 강이 소망하는 곳에 당신을 데려가는 대로 맡겨두라. 그리고 마치 하나의 낙엽처럼 생의 강물 위에 떠다니는 것이 좋다.

그렇게 한다면 이번에는 자기의 호흡이 차츰 진정되어 평온하게 되어 가는 것을 느끼라. 호흡이 진정되고 나면, 당신은 자기가 사라져 가는 듯이 느낄 것이다. 마치 타오르는 장작더미 위에서 자기가 완전히 타서 없어지는 듯이 느낄 것이다. 재조차도 남아있지 않다. 그렇게 되면 새들의 지저귐 소리, 밝은 햇살, 대양의 파도를 느끼라. 그리고 다만 그것들의 관조자가 되라. 수용적으로, 또 한편으로는 각성하고 주의 깊게 있으라.

육체의 긴장은 풀리고 있다. 호흡도 조용하다. 그대 당신은 '여여(如如)' 속에 있다. 당신은 단지 그 모든 것들의 관조자인 것이다. 차츰 당신은 내적인 변용을 느끼기 시작한다. 그러면 갑자기 안쪽에서 어떤 것이 조용해진다. 마음이 조용해지고 텅 비어 있다. 그것을 느끼는 것이다. 그 관조자가 되라. 그것을 체험하는 것이 좋다. 강은 떠있는 당신의 몸을 데려가 버렸다. 장작불도 당신의 육체를 태워버렸다. 그리고 그 '무(無)' 속으로 지복이 들어온다. 그것을 우리는 한생명이라고 부른다.

그런 다음 최후로 2, 3회 천천히 호흡을 한다. 그러면 숨을 쉴 때마다 당신은 신선함이나 평안함, 그리고 지복의 기쁨을 느낄 것이다. 자아, 천천히 눈을 뜨고 명상에서 돌아오라.

당신은 자각을 하고 있지 않으면, 그것이 찾아오는 것을 허용하지 않는다는 것을 잠시도 잊지 말고 매일 계속해 보라 - 그 사이 당신은 잠이 어떻게 해서 지배적이 되는가, 잠이란 무엇인가 라는 문제를 느끼지 않으면 안 된다. 그렇게 하면, 어느 날 잠이 찾아오더라도 당신은 여전히 눈을 뜨고 있게 된다. 그 순간이야말로 당신이 자기의 무의식을 깨닫는 순간이다! 한번 무의식을 깨닫는다면 두 번 다시 잠에 빠지는 일은 없다. 잠은 거기에 있을 것이다. 그러나 당신은 눈을 뜨고 있다.

내적인 중심은 계속 깨닫고 있다. 당신의 주위는 모두 잠자고 있으나 중심은 쭉 알고 있다. 그 중심이 알고 있을 때에는 꿈이 불가능해진다. 그리고 꿈이 불가능해질 때는 백주몽(白晝夢)도 또한 있을 수 없다. 그렇게 되었을 때 당신은 완전히 다른 의미에서 '잠들어 있게' 된다. 무의식과의 조우에서 이질(異質)의 현상이 일어나는 것이다.

두 번째는 꿈에 의한 명상이다. 꿈이 하나의 명상 수단이 되는 것이다.

수면 중 뇌파가 α파 상태인데도 소리 등 육체적 감각자극에 거의 반응을 보이지 않으면서 안구(眼球)가 빨리 움직이고 있는 시기(rapid eye movements=REM)가 있는데, 이 때가 흔히 꿈꾸는 때이다.

꿈을 이용하여 명상을 하려면, 우선 깨어있을 때의 모든 일이 꿈의 재료가 되고 모든 일에는 원인이 있으며, 의식을 꿈 속까지 끌고 가서 꿈꾸고 있는 자기를 의식하려는 의도를 가져야 한다.

다음 자신이 원하는 것은 무엇이든지 꿈꿀 수 있고, 꿈을 꾸면서 꿈이라는 것을 의식하고 자유롭게 관찰하면서 순수의식을 향하게 하여 눈뜰 때나 꿈꿀 때나 모두 비실재의 현상으로, 실재의 대생명은 그 너머에 있다는 것을 깨닫는다.

사람의 몸은 천지기운과 응하는 것이다. 그러므로 사람의 음기가 왕성하면 큰물을 건너다가 무서워하는 꿈을 꾸고, 양기가 왕성하면 큰불 속에 들어가서 몸이 타는 꿈을 꾸고, 음기와 양기가 다 왕성하면 살기도 죽기도 하는 꿈을 꾸고, 배가 부르면 남에게 무엇을 주는 꿈을 꾸고, 몹시 배고프다가 자면 남에게 무엇을 뺏는 꿈을 꾸고, 속이 허한 자는 공중을 나는 꿈을 꾸고, 몸이 무거운 자는 물에 빠지는 꿈을 꾸고, 띠를 베고 자면 뱀꿈을 꾸고, 새가 털을 물고 가는 것을 보면 날아다니는 꿈을 꾸고, 날씨가 장차 흐릴 것 같으면 불붙는 꿈을 꾸고, 몸이 장차 병이 나려면 음식 먹는 꿈을 꾸고, 술 마시고 자면 걱정하는 꿈을 꾸고, 즐겁게 춤추고 놀다가 자면 우는 꿈을 꾼다.

그러므로 꿈은 사물과 정신이 서로 접촉하는 데에 따라 일어나는 것이다. 몸이 아픈 사람이 꿈을 꾸었을 경우, 보통 그 환자의 상태를 꿈으로 다음과 같이 판단한다.

- 환자의 음기가 왕성하면 그 사람은 꿈속에서 대하(大河)를 걸어서 건너며 공포에 떨게 된다.
- 음기가 왕성하면 대화(大火)가 심하게 타는 꿈을 꾸게 된다.
- 음기와 양기가 모두 왕성하면 서로 살육하거나 싸우는 꿈을 꾼다.
- 상반신의 기가 왕성하면 나는 꿈을 꾼다.
- 하반신의 기가 왕성하면 떨어지는 꿈을 꾼다.
- 만복(滿腹)일 때는 남에게 물건을 주는 꿈을 꾼다.
- 주릴 때는 물건을 약탈하는 꿈을 꾼다.

- 간기(肝氣)가 왕성하면 꿈에서 몹시 노하게 된다.
- 폐기(肺氣)가 왕성하면 꿈에서 큰 소리로 울게 된다.
- 짧은 기생충이 생기면 사람이 모여드는 꿈을 꾸게 된다.
- 긴 기생충이 생기면 서로 치고받아 상처를 입는 꿈을 꾸게 된다.

그러므로 맥진(脈診)할 때는 먼저 정신적으로는 허심해야 하고, 육체적으로는 안정해야 한다.

어쨌든 꿈의 상태는 자아 의식이 육체에서 이탈되어 아스트랄 체 위에 초점이 맞추어진 결과이다. 순수하게 아스트랄 체와 코자르 체의 작용만으로 일어난 꿈을 상기한다는 것은 거의 드문 일이며, 대부분의 꿈은 육체의 감각이 어느 정도 아스트랄 체와 느슨하게 연결되어 있는 상태에서 일어난다.

꿈을 올바른 의식 상태로, 어떤 명상 상태로 바꾸는 것은 비교적 용이한 일이다. 왜냐하면, 꿈을 꾸고 있는 상태는 감각이 억제되어 외계를 의식하지 못한다는 점에서 명상 상태에 보다 가까운 셈이다.

필요한 것은 그 상태 중에서 올바른 지성의 작용이 눈을 뜨면 된다는 결론이 나온다. 꿈을 이용하여 명상하는 방법은 꿈 속에서 올바른 지성의 작용(눈 뜨고 있을 때 가지고 있는 것과 동일한 식별력)을 눈뜨게 하는 평상시의 강한 신념을 계속 갖는 것이 제일보(第一步)이다.

유체이탈이라든가 육체탈출 체험 등, 이른 바 아스트랄 체를 통하여 행해지는 초지각적 체험은 꿈 속에서 별안간 눈을 떴을 때 일어나는 일이 많다. 그러나 실제로는 그 때 눈을 뜨고 있는 것이 아니라, 그것은 아스트랄 체 내에서 지성의 활동이 완전히 눈을 뜬 결과 일어나는 현상이다.

유체이탈의 체험자였던 올리버 폭스는 먼저 꿈 속에서 자신이 꿈꾸고 있는 것을 의식하는 것이 유체이탈의 첫걸음이라고 말하고 있다. 곧 우리는 잠에 떨어지는 과정을 가능한 한 의식하고 꿈 속에서도 의식의 흐름이 끊기지 않고 계속되도록 노력하는 것이 이 명상법의 첫 단계라고 말할 수 있다.

이와 같이 '꿈'을 이용하여 명상하는 매우 흥미 있는 방법이 티베트의 밀교에 전해지고 있다. 이 방법은 '꿈을 이해한다', '꿈의 질을 바꾼다', '꿈의 상태를 마야(환영)로써 포착한다', '꿈의 상태의 최고의 의식 상태에 대해서 명상한다' 등 네 가지 단계로 이루어져 있다.

첫 단계는 꿈을 이해하는 단계이다.

세 가지 방법으로 나뉘지만 그 제1의 방법은 '낮에 눈뜨고 있을 때 일어나는 모든 일들이 꿈의 재료가 된다'는 생각을 눈을 뜨고 있을 때 반드시 파악하도록 하는 일이다. 그리하여 잠에 떨어질 때 당신의 내부에 깃든 얼(혼)에게 꿈의 상태를 이해할 수 있도록 기원한다. 한편, '모든 것에는 원인이 있다'는 생각을 항상 갖도록 하고, 꿈 속에서까지 그 생각을 지속시키도록 해야 한다.

제2의 방법은 호흡의 힘을 빌어 이해하려는 방법으로, 이것을 심장이 위로 오도록 눕고 오른손의 엄지와 약지로 경동맥(頸動脈)을 압박하며, 왼손으로 콧구멍을 막고 숨을 멎게 한다. 그리하여 목으로 침이 모이게 한다.

이와 같은 방법을 이용하면 수면으로 들어갔을 때도, 눈뜨고 있을 때의 의식이 계속되고 꿈을 꾸고 있다는 것을 자각하게 된다.

제3의 방법은 시각화의 힘에 의한 것으로, 최초 목 부위의 심령중추인 비슈다차쿠라에서 '붉고 밝은 방사선이 쏟아지고 있다'고 상상하고 '그 빛 속에 모든 현상이 반영되어 있다'고 생각한다.

티베트 밀교에서는 '가슴에서 목에 이르는 10cm 정도의 심령의 관이 존재한다.'고 일컬어 지고 있다. 만약 이 '관'을 흐르는 프라나가 정지했을 때는 완전한 잠에 떨어지고 프라나가 '관'을 움직이게 하면 '꿈'을 꾸게 된다고 일컬어 온다. 목의 차쿠라에 대한 이 효과를 노린 것이라고 생각된다. 나아가서는 이 시각화를 완전한 것으로 하기 위하여 다음과 같은 기술을 이용토록 한다. 밤에 잠을 잘 때 '심호흡을 일곱 번' 하고, 꿈의 상태와 성질을 이해하려고 '열한 번 마음에 다짐' 한다.

그리하여 두 눈썹 사이에 나타나는 '흰 별과 같은 빛'에 마음을 집중시킨다. 다혈질인 사람의 경우, 이 '광점'은 '붉은 빛'으로 시각화되고, 신경질적인 사람은 '녹색의 광점'으로 시각화된다. 이와 같은 방법으로 아직 꿈의 상태를 분명히 자각하지 못한 경우에는 잠자리에 들어 그 광점에다 집중하고, 아침에는 스물한 번 심호흡을 행하고 스물한 번 꿈의 성질을 이해하려고 마음에 다짐한다. 그리하여 생식기 언저리에서 느껴지는 검은 점(이것은 무라다라 차쿠라)에 있는 쿤다리니에 마음을 집중시킨다.

이상과 같은 방법은 어느 것이나 꿈 속에까지 의식을 끌고 가서 자신이 꿈꾸고 있는 것을 의식하려는 의도를 가졌다. 이것들을 행함으로써 꿈을 꾸고 있을 때도 '꿈을 꾸고 있다'는 의식을 낳게 되어 점차 꿈을 조절하게 된다.

둘째 단계는 꿈의 내용을 변화시키는 단계이다.

이것은 꿈을 꾸고 있을 때, 예를 들어 나는 꿈을 꾸고 있다면 이것은 꿈 속에서 일어난 일이므로 무서워할 것도 없다고 다짐을 하는 것이다. 그밖에 어떤 일이 일어나도 마찬가지로 하여, 꿈을 꾸면서 꿈이라는 것을 의식하고 이것을 타파해 가도록 한다. 그리하여 이것이 가능해졌으면, 자신이 원하는 것을 무엇이든지 꿈꿀 수가 있다고 굳게 믿음으로써 한층 더 명확한 의식을 가지면서 꿈꾸는 연습을 한다.

셋째 단계는 꿈을 환상으로 보고 그 내용을 바꾸는 단계이다.

이렇게 되자 어떤 꿈에 대해서도 공포심을 일으키지 않고 '환상이다' 하는 의식이 생기도록 해야 한다. 불에 관한 꿈을 꾸었으면 반대로 물을 꿈꾸게 하고 큰 물건을 꿈꾸었으면 작은 물건으로 바꾸는 식으로 꿈을 자유롭게 조절할 수 있어야 한다. 왜냐하면, 꿈은 환상이므로 그것은 자유롭게 조정할 수가 있는 것이다.

넷째 단계는 꿈의 상태인 최고의 의식 상태에 대해서 명상하는 단계이다.

이 최후의 단계는 명상 삼매의 경지라 할 수 있을 것이다. 이와 같이 훈련에 의해서 마음을 깊숙한 곳, 정지된 지점으로 향하게 할 수가 있다. 그리하여 눈을 뜨고 있을 때, 꿈꾸고 있을 때의 양편 모두가 환상이며 비실재(非實在)라는 것을 깨닫게 된다. 모든 현상은 근원적인 빛 속에서 생겨난 것이라고 직관하게 된다. 이것은 명상의 최종 단계에서 빛나는 영의 빛으로서 자기를 의식한다는 뜻이다.

다음엔 잠이 잘 오지 않을 때 잠을 잘 들게 하거나, 잠깨기 조절법을 살피기로 한다.

잠들기 조절법으로는 수식선을 실천하여 명상상태에서 잠드는 방법이 있고, 다른 하나는 잠이 잘 오지 않을 때 '재미있는 소설' 같은 책을 읽는 것이다. 잠이 오든 말든 신경 쓰지 말고 재미있는 소설 등의 책을 읽다가 졸리면 잠을 자고, 잠이 오지 않으면 계속 책을 읽으면 된다. 결국 나중에 졸릴 때 자연스럽게 잠을 자면 되는 것으로 아무 걱정할 필요가 없다.

또 다른 하나는 호세·실바의 마인드 콘트롤(Mind Control)에서 사용하는 잠들기 조절법이다. 이는 먼저 수식선 등을 통하여 α파 상태에 들어간 다음 누워서 마음 속에 칠판을 떠올리고 한 손에 백묵을, 다른 손에는 지우개를 들고 칠판 앞에 선다. 정신적으로 칠판에 큰 원을 백묵으로 그리고 그 안에 X를 크게 긋고 그 X자를 가운데서부터 지우개로 깨끗이 지워나간다.(원은 지워지지 않게 함) 다음엔 원의 바깥 오른쪽에 '더 깊이'라고 쓰고 원안에 100이라는 숫자를 크게 쓰고, 다음엔 원이 지워지지 않게 주의하면서 100이라는 숫자를 완전히 지운다. 다음에는 같은 방법으로 '더 깊이'와 역순으로 하나씩 숫자를 쓰고 지우기를 계속한다. 99 다음엔 98, 그 다음엔 97, 그리고 96,

95, 94, 93, 92, 91, 90, 89…… '더 깊이' 라는 말을 쓸 때마다 보다 깊고 건강한 의식수준으로 들어가고, 자연적이며 건강한 잠 속으로 점점 빠져들게 된다.

잠깨기 조절법은 인간이 생물시계(生物時計)라는 것을 활용하는 것이다. 수식선을 통하여 α파 상태에 들어간 다음, 마음에 필요충분한 준비를 하고 100% 확신을 가지며, 자기가 설정한 시각에 깨어나도록 "나는 내일 아침 ○시에 깨어난다"고 선언한다. 그리고, 그대로 잠들면 다음날 선언 시간에 자동적으로 깨어나게 된다.

다음에 살필 것은 수면이나 건강과 관련되는 것으로 성(性)이다. 성은 본래 사람이나 사물의 본바탕으로 마음이 나오는 자리이나, 여기서는 음양, 남녀로 구별되는 성이다. 성행위를 할 때는 우선 자기가 상대방을 축복 받은 생명으로 사랑하고 즐길 것이 바탕이 돼야 한다.

그것은 각자 인격자의 입장에서 자유롭고 책임질 각오가 전제되어 맑고, 밝고, 아름다운 성이 되어야 한다. 그것이 진정 황홀경(exstasy)을 가져와 무아경을 체험할 수 있다.

이러한 것은 자연스러운 것이 좋다. 지나치게 요구하거나, 무리한 성욕추구나 어두운 성희롱 등은 생명의 원천인 진기를 소진시켜 고갈되게 할 뿐 아니라 사람을 동물의식 수준에 머무르게 한다. 이것은 사람의 영성의식(靈性意識)의 진화를 막게 할 수 있다.

이 우주는 모두 영계로 되어 있고, 인간은 육체를 가진 영(靈)이므로 대생명인 영계의 태양을 중심으로 맑은 영혼의 발전에 진력해야 한다.

신선도 아기재롱 10행

도리도리 짝짝궁, 곤지곤지 잼잼 …
이는 한민족 전래의 아기놀이로서 슬기와 운기를 키우는 것으로 신선도 아기재롱 10행이라 한다. 이는 심기신 수련법 기체조의 원천이 되고 있다.

1) 쭈까쭈까
생후 2개월 정도 되었을 때, 기지개를 켤 때 등 다리를 쭉쭉 펴주면서 몸을 펴게 주물러 준다.

2) 꼬노꼬노
생후 4개월 이상 되었을 때, 아기를 어른의 손바닥 위에서 중심을 잡고 꼿꼿하게 다리로 서도록 한다. 따로 서는 '따로따로', '섬마섬마' '불무불무'도 서는 힘과 다리힘을 증강시킨다.

3) 짝짝궁(作作弓)
생후 7개월 후에 양손을 잡고 손뼉을 친다. 장심혈의 운기를 활성화한다. 곤지곤지도 장심혈 개발에 뜻이 있다.

4) 지암지암(指闇指闇, 잼잼)
생후 7개월 후에 두 손을 내놓고, 다섯 손가락을 쥐었다 폈다하여 기력을 키운다.

5) 부라부라

생후 8개월이 되면 몸을 좌우로 기우뚱 기우뚱하게 오르내린다.

6) 돌이돌이(道理道理)

생후 8개월이 되면 머리를 몸과 함께 좌우로 흔들어 돌린다. 원을 그리는 무궁무진한 도리를 나타낸다.

7) 달강달강

생후 8개월이 되면 엄마가 아기와 손을 마주 잡고 앉아서 양 발로 꽉 잡고 앞뒤로 흔든다. 달강달강 노래 부르며.

8) 닝가닝가

생후 8개월이 되면 아빠가 드러누워서 무릎과 발 사이에 아기를 태우고 오르락내리락한다. 닝가 닝가 닝가야 하면서.

9) 질라래비 훨훨

생후 10개월이 되면 팔을 훨훨 치며 나비처럼 춤추는 동작을 한다. 나비춤이다. 지기를 많이 받고, 천기와 조화시켜 활기 있게 자라게 한다.

10) 아장아장

돌이 되면 어른을 향해 홀로 한 발짝 두 발짝 걷는다. 아장아장 걷는 걸음마다, 우리 아기 걸음마!

기체조(氣體操)

　기체조는 도인체조라고도 하는 바, 기를 느끼면서(氣感) 체조를 하는 몸공부요, 몸 다스리기이다. 기체조를 하면서 마음공부와 조화시켜 동시에 심기신 수련이 되도록 해야한다.
　여기 기체조는 신선도 체조를 비롯하여 요가 등 세계의 기체조를 통합한 것이다. 한 가지 기체조마다 이름, 설명을 적고 간략한 행공도를 보인다. 기초기법을 먼저 적고 바쁜 경우의 약식 행공을 말한 다음, 진보응용기법을 다룬다. 다음 단계는 스스로 창조하고 응용하면 된다.

기초기법

1) 태양에 절하기

　태양을 향하여 합장하고, 감사한 마음으로 몸을 굽혀 절한다. 3회. 한국에서는 옛부터 합장하고, 상단전이 중단전과 함께 하단전을 바라보는 것으로 인사를 하였다. 이는 마음이 머무는 세 단전을 중요시한 것이다.

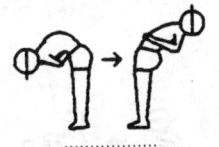

입공(立功)

2) 가볍게 몸풀기

　피라미드 자세로 서서 왼편 다리를 들어 두 번 털고, 다음 오른편 다리를 들고 두 번 턴 다음, 좌우로 반원을 그리며 몸통을 돌려준다. 양 팔은 따라 움직인다.

3) 탁기 털기

피라미드 자세로 서서 단전에 의식을 두고 손과 발에 힘을 빼고 가볍게 탁기를 털어준 뒤, 발목을 돌린다. 온 몸으로 기혈 순환을 촉진시킨다.(5분 이상)

4) 뜀뛰기

곧바로 서서 기를 느끼며 뜀뛰기한다.

5) 온몸 짝짝궁

곧바로 서서 양 발과 양 팔을 벌렸다가 바로 하고, 양 발을 벌리며 양 손을 합쳐 부딪히는 짝짝궁을 한다.

6) 가슴 열어주기

양 팔을 앞뒤로 돌린 다음, 양 팔을 앞으로 뻗쳐 양손을 마주 보게 하고, 가슴을 크게 열었다 닫았다 한다. 다음 양 손등을 마주보게 한 다음 크게 열고, 이어서 양 엄지손을 대하고 크게 열며, 끝으로 새끼손가락을 마주 대하고 크게 열었다 닫는다.

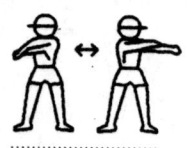

7) 가루다(금시조) 자세

서서 양 손을 비틀어 깍지끼고 숨을 들이쉬면서 밑에서 위로 당겨 편 상태에서 상하좌우로 흔든다. 견갑골과 어깨를 풀어준다.

8) 호랑이 자세

피라미드 자세로 섰다가 앞으로 엎드리면서 양 손으로 양 발목을 잡고, 목을 위로 올렸다 내렸다 함.

9) 용자세 체조

호랑이 자세에서 왼손으로 오른발 태충을 누르고, 오른손을 오른편 하늘로 높이 올리며, 머리는 오른손 끝을 바라본다. 다음엔 오른손으로 왼발 태충을 누르고, 왼손은 왼편 하늘로 높이 올리며, 머리는 왼손 끝을 바라본다.

10) 학자세 체조

왼발로 서고 오른발을 들며, 양팔을 벌리고 양손 바닥을 땅으로 향하며, 깨끔발로 한 바퀴 돌고, 다음엔 반대로 하여 돈다.

11) 온몸 돌리기

다리를 어깨넓이로 벌리고 서서 엄지손가락으로 신유혈을 누르고 목 돌리기, 허리 돌리기, 발목 돌리기, 무릎 돌리기 등을 차례로 한다.

무릎 돌리기는 양손으로 무릎 관절을 감싸 기를 넣어주면서 구부리고, 전후좌우로 돌려준다. 이어서 다리운동을 한다. 양 발을 어깨넓이보다 조금 더 넓게 벌리고 무릎을 잡고 4호간씩 좌우교대로 눌러준다. 이때 무릎을 강하게 누르지 않는다. 양 발을 최대한 벌리고 양 손은 깍지 끼고 앞으로 내밀어 엉덩이가 땅에 닿을 정도로 4호간씩 좌우교대로 한다. 이때 상체를 똑바로 세우고 한다.

12) 온몸 두드리고 쓸어주기

전신 기혈순환을 원활히 하게 손바닥으로 온몸을 골고루 두드리고 쓸어준다. 손가락 지문을 이용하여 백회부터 머리를 골고루 가볍게 두드리고, 아픈 부분은 더 많이 두드린다. 손을 비벼 생긴 열기를 눈에 넣고 눈동자를 상하좌우로 돌려주며, 코와 귀를 비비며 이를 위아래로 부딪힌다. 열기 있는 손으로 목을 쓰다듬는다.

백회에서 회음까지 임맥과 독맥선을 따라 양 손 끝으로 두드린다. 다음 오른손으로 왼쪽 견갑골을 두드리고, 왼손으로 오른쪽 견갑골을 두드려 준다. 오른손으로 왼쪽 어깨에서 손바닥으로, 손등에서 어깨로, 어깨에서 엄지손가락까지, 새끼손가락에서 겨드랑이까지 두드린다.

다음 왼손으로 오른쪽 어깨쪽을 같은 방법으로 두드린다. 가슴부터 아랫배까지 두드리고, 뒤 허리부터 발까지, 발에서 허리까지, 다시 안쪽으로 허리 → 발, 발 → 허리까지 두드린다.

다음 아랫배를 양 손으로 맷돌 돌리듯 좌우교대로 장을 쓸어준다.

13) 장운동
양 손으로 깍지를 끼고 머리 위로 올려 뒤집고, 좌우로 크게 흔든다.
다음 아랫배에 의식을 두고, 배를 앞뒤로 밀었다 당겼다 한다.(30회)

14) 단전 치기
피라미드 자세로 단전에 의식을 두고 궁둥이를 약간 뺀 다음에 양손을 ◇형으로 하여 계속 단전을 친다. 단전을 칠 때, 약간 가볍게 쳐올린다는 기분으로 한다.

15) 단전 돌리기
왼손 장심을 단전부위에 대고 오른손을 그 위에 포갠 다음, 시계방향으로 맷돌 돌리듯 서서히 돌린다.(30회) 다음 반대로 돌린다. 여자는 오른손 위에 왼손을 포갠 다음 돌린다.

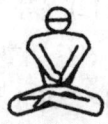

16) 명문호흡
두 손을 단전에 대고 명문(命門)호흡을 한다. 명문에서 단전으로 서서히

들이쉬고, 단전에서 명문으로 서서히 내쉰다. 명문호흡. 1:1

17) 부라부라

어깨, 팔꿈치, 손목에 힘을 빼고 단전 위에 양손을 포갠다. 피라미드 자세로 서서, 좌로 약 15도 가량 몸을 기울인 다음 중앙에서 잠시 멈추는 듯 하다가 우로 약 15도 가량 몸을 기울인다.

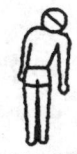

18) 도리도리

어깨, 팔꿈치, 손목에 힘을 빼고 단전 위에 양손을 포갠다. 머리, 어깨, 허리를 동시에 좌후방으로 15도 내지 45도 가량 돌린 다음 정면을 향하여 잠시 멈추는 듯 하다가 우후방으로 돌린다. 눈은 어깨 위를 본다.

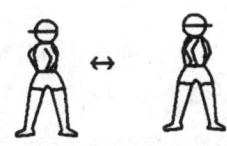

19) 등배운동(서서 큰절)

어깨, 팔꿈치, 손목에 힘을 빼고 단전 위에 양 손을 포갠다. 가능한 한 상체를 앞으로 깊이 숙인 다음 서서히 바로 세워 잠시 멈추는 듯하다가 뒤로 가능한 한 멀리 젖힌다.

20) 질라래비 훨훨(나비춤)

팔을 앞으로 뻗어 어깨높이로 올리면서 무릎을 구부려 양 무릎이 붙도록 하고 호흡은 내쉰다.(손바닥은 지면) 들이마시는 호흡과 같이 팔을 내리고 무릎을 세우면서 일어선다.(손이 등뒤까지 가도록) 기의 말뚝을 뽑았다 박았다 하는 느낌으로 나비춤을 춘다.

21) 옆 나비춤

단전에 의식을 두고 양팔을 옆으로 가지고 가서 어깨위치까지 올리고 내릴 때는 단전 앞으로 손을 가져온다.

22) 합장나비춤

손을 합장하고 들이쉬는 호흡과 같이 무릎 구부리면서 합장한 손을 머리 위로 가져간다.(양 무릎은 서로 붙도록) 합장한 상태로 손을 중단전(가슴)으로 내리면서 호흡은 들이마시고 무릎은 세운다.

23) 손 돌리기 기감체조

· 양 손을 마치 계란을 쥐듯한 모양을 한다.
· 하늘을 향해 양 손을 들고 유치원에서 아이들이 반짝반짝 작은 별 무용을 하듯이 하면 된다.
· 양 팔꿈치는 구부리지 않도록 하고, 양 팔이 평행선을 유지하도록 하여 양 귀에 가깝게 한다.
· 손바닥에 기의 느낌이 올 정도로 수행.
· 손을 서서히 중단전(가슴)으로 내리고 잠시 멈춘 후 아래로 손을 서서히 내린다.

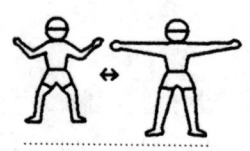

24) 항문 조이며 지암지암

· 손을 양 옆으로 벌리고 피라미드 자세로 서서 어깨 힘을 뺀다.
· 무릎을 구부리며 항문과 주먹을 동시에 조인다.

25) 무릎으로 일어서기

신장을 쓸어 내리며 무릎을 꿇고 양 손을 포개어 단전에 댄 채, 앉았다 섰다 한다.

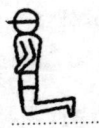

좌공(坐功)

26) 발끝 부딪히기

앉아서 양손을 뒤로 짚고 다리를 편안히 쭉 펴서 가볍게 흔들어 주며, 발가락을 자기 몸 쪽으로 당기어 준다.(호흡은 들이쉼에서 당기어 주며 낼숨에서 밀어준다.) 발끝을 계속 부딪힌다.(100회 이상) 다음 다리를 벌려서 발바닥을 부딪힌다.(30회 이상)

27) 발목 돌리기

발목을 반대편 허벅지에 올려놓고 발목을 돌려준다.
전신 혈액순환에 도움을 준다. 고혈압, 심장병에 효과, 발목유연성 증대

28) 용천 두드리기

한 손으로 반대편 발목을 잡고 주먹으로 용천을 두드린다.
정력강화, 신장기능 강화, 화기(火氣)와 혈압을 내리는 효과가 있다.

29) 다리 지압체조

발바닥에서 복숭아뼈를 돌아 삼음교를 지나 허벅지 서혜부까지 지압한다.
간, 비장, 신장의 기혈 순환이 활발해진다. 임산부는 삼음교를 누르지 않는다.

30) 손 엇갈려 무릎 누르기

한 손은 반대편 무릎을 누르고, 다른 한 손으로는 발끝을 잡은 채(숨을 들

이쉬고, 멈추고) 상체를 숙여준다.

31) 무릎 만지기
손바닥에 열이 나도록 마주 비벼서 무릎에 대고 슬개골을 쓸어준다.
무릎 관절을 부드럽게 해준다. 무릎 통증, 냉증해소.

32) 다리 꼬고 허리 틀기
다리를 쭉 폈다가 오른편 다리를 왼편 무릎 옆에 세우고, 왼손을 그 사이에 넣으면서, 오른손을 오른편으로 크게 흔들며 허리를 튼다.
다음엔 반대로 하고, 교대로 계속한다.

33) 다리 뻗어 상체 숙이기
다리를 앞으로 뻗고 상체를 세운 뒤(숨을 들이쉬고, 멈추고) 머리가 무릎에 닿도록 숙여 발바닥을 잡는다. 놓았다 잡기를 계속한다.

34) 손 뒤로 집고 단전 들어올리기
양 다리를 모은 채 앞으로 뻗은 자세에서 손을 뒤로 짚고 단전을 들어 올렸다 내렸다 한다.

35) 단전호흡
발뒤꿈치를 깔고 앉는 좌세로 길고도 자연스럽게 단전호흡을 한다.

36) 상체 옆으로 틀기
두 다리를 뻗은 채 몸을 왼쪽으로 틀어 왼팔을 뒤쪽으로 멀리 짚고 오른손은 왼쪽 무릎옆을 밀면서 상체를 틀어준다. 좌우로 번갈아 한다. 척추 교정

효과가 있다.

37) 다리 벌리고 굽히기
양 다리를 최대한 벌리고 상체를 좌, 우, 앞으로 숙여 준다.

38) 발바닥 마주 대고 누르기
양 발바닥을 마주 대고 양 무릎이 바닥에 닿도록 지긋이 눌러준다. 고관절 및 골반 이완에 효과 있다.

39) 발바닥 마주 대고 상체 굽히기
양 발바닥을 마주 댄 상태에서 양 손으로 발을 감싸쥐고 바짝 안으로 당겨서 머리가 땅에 닿도록(숨을 들이쉬고, 멈추고) 앞으로 숙인다. 신장강화 및 선골 서혜부를 유연하게 해 준다.

40) 무릎 꿇고 어깨 돌리기
무릎을 꿇고 양 손을 어깨위로 해서 돌려주고 난 다음, 쭉 편 상태에서 앞, 뒤로 돌려준다.

와공(臥功)
41) 기지개 켜기
누워서 기지개를 켜준다. 기혈순환을 원활히 하여 피로가 풀리고 심신이 편안해진다. 굳어있고 긴장된 근육, 신경, 관절을 풀어준다.

42) 자전거 타기
누워서 손으로 허리를 받쳐들고 다리를 위로 뻗어 자전거를 타듯이 앞뒤로 굴린다.

43) 무릎 감싸고 구르기
양 무릎을 손으로 감싸쥐고 좌우로 굴러준다.
척추전반에 자극을 주어 피로를 회복시킨다. 등 직립근을 이완시킨다.

44) 굴렁쇠
무릎을 감싸쥐고 앞뒤로 굴러주면서 일어났다 누웠다 한다.(10회)

45) 붕어 운동
목뒤로 깍지 끼고 두 다리는 붙여 발끝을 당긴 다음 허리를 좌우로 흔들어 온 몸이 좌우로 흔들리도록 한다. 전신 혈액순환을 좋게 한다. 숙변제거 및 변비 예방, 척추 교정에 효과 있다.

46) 모관 운동
양팔과 양다리를 구부리지 않고 직각으로 들어올려서 흔들어 준다.

47) 엎드려 상체 넘기기
한 팔은 머리 위로 수직하고, 한 팔은 수평하여 상체를 넘긴다. 좌우로 교대한다.

48) 다리 들어 좌우 넘기기
양 손을 옆으로 벌리고 발을 들어 반대편 손에 닿게 넘긴다. 시선은 발과 반대. 요추교정, 하체신전, 척추직립근신전, 골반교정에 효과 있다.

49) 메뚜기 자세
손으로 발목을 잡고 몸을 둥글게 만들어 메뚜기처럼 만든 뒤 앞, 뒤, 좌, 우로 구른다.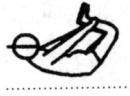

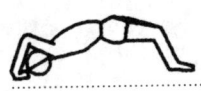
50) 육교 운동
누워서 양 손을 거꾸로 짚고 아랫배를 올려 육교를 만들었다 내린다. 몇차례 반복한다.

51) 도립자세
드러누워서 양 손으로 허리를 잡고 거꾸로 섰다 내린다를 반복한다.

52) 가부좌 도립
결가부좌를 하고, 양 손으로 허리를 잡은 다음 도립한다.

53) 누워서 양다리 들어올리기
누워서 단전에 중심을 두고 양다리를 들어올렸다 내렸다 한다. 내릴 경우 양 발이 바닥에 닿지 않게 한다. 하복부 강화에 효과 있다.

54) 팔굽혀펴기
손가락을 세워서 팔굽혀펴기를 한다.(30회 이상)
손가락 힘을 기르고 어깨 및 팔근육이 강화된다.

55) 윗몸 일으키기
머리 뒤로 깍지 끼고 윗몸을 일으켰다 내렸다 한다.
배의 군살을 빼준다. 단전 및 복부 강화에 효과 있다.

56) 목뒤로 깍지 끼고, 상체 넘기기

목 뒤로 깍지 끼고 상체를 좌, 우로 틀어 가슴이 바닥에 닿도록 한다. 요추교정, 허리군살제거, 견비통예방에 효과 있다.

57) 시해선

시체와 같이 大 자로 누워 쉰다. '나는 없다'고 생각한다.

마무리 동작

58) 양발 양손 체조

좌우로 양 손과 왼발을 들었다 내려놓고, 반대로 좌우로 양 손과 오른발을 들었다 내려놓는다. 반복한다.

59) 활춤

뛰어서 왼손과 오른다리가 긴 일직선이 되도록 만들되, 오른손은 오른쪽 다리와 같이 간다. 다음엔 반대로 하고, 계속 교대한다.

60) 6방에 기 보내기

양손에 기를 느끼면서 양손으로 위, 아래, 전후, 좌우로 기를 보낸다.

61) 지감 운동

양손바닥을 비벼 열기를 느낀 후, 양손 바닥을 가까이 한 다음 기의 흐름에 따라 몸이 따라 가도록 한다. 기춤이 되기도 한다.

62) 온살돌이(생명단위 차원인 온살에서 소용돌이를 일으키게 하여 ∞ 운동을 함으로써 심기신을 조화롭게 함)

두 다리를 어깨 정도로 벌리고 평행되게 놓은 다음, 눈은 편안히 앞을 응시한다. 몸의 무게 중심을 오른쪽 다리에 두고, 왼쪽 발뿌리를 바닥에 댄 채, 왼쪽 발뒤꿈치를 살짝 들어 우측으로 90° 정도 돌려주면서, 상체와 양손은 왼쪽으로 돌린다. 다 돌린 다음, 왼발 뒤꿈치를 바닥에 놓는다. 다음엔 반대로 몸의 무게 중심을 왼쪽 다리에 두면서, 오른발 뿌리는 바닥에 댄 채 바른쪽 발뒤꿈치를 살짝 들어 좌측으로 90° 정도 돌려 주면서, 상체와 양 손은 오른쪽으로 돌린 다음, 오른발 뒤꿈치를 바닥에 놓는다. 좌우로 계속 반복한다.

63) 숨쉬기 운동

피라미드 자세로 서서 양 팔을 크게 벌리면서 단전에 의식을 두고 호흡을 한다.

64) 태양에 절하기

감사한 마음으로 태양을 향하여 크게 3번 절한다.

약식 기법

세상살이를 하다 보면, 바쁜 때도 있으므로 짧은 시간 안에 할 수 있는 약식 기법을 말한다.

시간은 자기가 맞춘다. 일정한 수준에 이른 사람은 가만히 앉아서 축기나 운기를 할 수도 있다.

(1) 태양에 절하기+(3) 탁기 털기+(14) 단전 치기+(15) 단전 돌리기+(16) 단전호흡+(20) 질라래비 훨훨+(24) 항문조이며 지암지암+(34) 팔굽혀 펴기+(62) 온살돌이+(64) 태양에 절하기

기체조의 진보응용 행공

기체조의 수련이 깊어지고 수준이 향상되면 진보된 기법을 수련도장 등에서 배우기도 하고, 다른 도우들과 어울리는 행공(行功)과 심기신을 유기적으로 연관시킨 행공을 하여 무한(無限)으로 나아가는 창조적 경험을 할 수 있다.

수련 초기 등 심기신 수련을 유기적으로 할 때, 70분 단위 기준으로 기체조 40분+단전호흡 10분+수식선 20분을 원칙으로 한다. 시간의 길이나 장소에 따라 탄력성 있게 조절할 수 있고, 필요에 따라 자유수련 시간이나 창조적 수련시간을 갖는다.

응용행공은 여러 가지가 있으며, 수련이 깊어지면 선무(仙舞, 丹舞, 기춤)가 저절로 되고, 칼을 쓰는 선검(仙劍)도 할 수 있다.

여기서는 ① 연공(蓮功) ② 운공(雲功) ③ 천지선공(天地仙功) ④ 신선공(神仙功) ⑤ 투시공(透視功) ⑥ 비상공(飛翔功) ⑦ 자건공(自健功) ⑧ 애정공(愛精功) ⑨ 각공(覺功)으로 살핀다. ⑩ 성통공완의 신령공(神靈功)은 정심정도(正心正道)의 길을 가는 각 구도자에게 달려있다.

1) 연공(蓮功)
연꽃처럼 맑은 기운을 받아들이는 연속행공이다.(각 단계마다 10분 정도씩)
① 앞을 보고 서서 피라미드 자세로 다리를 약간 모으고 무릎은 굽히며, 양 팔을 감싸듯이 서로 안는 모습으로하고 양 손끝이 10cm정도 간격을 두고 마주보게 한다.
② 1번과 같은 자세에서 발방향만 바꾸어 발뒤꿈치끼리 마주보게 하여 붙

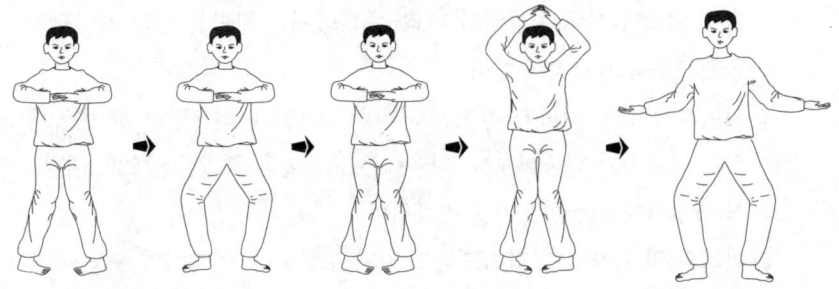

이고 180도 벌린다.
③ 역시 2번과 같은 자세에서 발방향만 바꾸어 발을 안쪽으로 바짝 끌어당겨 발뒤꿈치를 넓게 벌리고, 양 발의 앞부분이 앞쪽으로 피라미드 형태를 이루도록 한다.
④ 다리를 약간 세워 기마자세를 유지하고, 양 팔을 정수리 위로 올려 약간 굽히며, 양 손을 마주 잡아 마름모형을 이루어 천기를 받아들인다.
⑤ 양 발끝이 바깥으로 향하도록 하여 발뒤꿈치가 마주 보게 하고, 양 팔을 옆으로 벌려 약간 굽히며, 양 손바닥이 하늘을 향하게 한다. 양 손바닥으로 천기를 받아들이다. 천천히 무릎을 펴고 일어나며 양 손과 다리를 털어준다.

2) 운공(雲功)

심기신을 하나로 연속 수련하여 구름처럼 살게 하는 행공이다.
① 앉아서 양 발을 쭉 뻗고 양 손으로 발가락을 당기도록 머리를 무릎에 가깝게 숙였다 일어난다.
② 가부좌로 앉아서 양 손으로 기덩어리인 여의주를 만들고, 두 눈은 비슷하게 여의주를 바 라보고 좌우로 몸을 돌린다.
③ 기마자세로 서서 오른발을 내딛으며 팔꿈치와 손가락을 완전히 펴서 양

팔을 어깨 높이로 쳐들었다 내리고, 다음에는 왼발을 내딛고 양팔을 쳐들었다 내리기를 반복한다.

④ 기마자세로 서 있다가 왼발을 최대한 앞으로 내딛으면서 양 손을 앞으로 합장했다가 되돌아오고, 다음에는 오른발을 최대한 앞으로 내딛으면서 합장했다 되돌아오기를 반복한다.

⑤ 머리와 양 손으로 피라미드를 그리며 도립한다. 반복하며 도립한다. 도립이 잘 안 되면 벽면에 기대어 한다.

⑥ 기마자세로 서서 정면으로 허리를 45도 정도로 꺾어주고, 왼손은 앞으로 15도 위로 내밀되 장심이 앞으로 향하게 하며, 오른손은 오른 다리 뒤로 꺾어 엉덩이에 붙이게 한 다음 오른 발목을 잡는다. 반대로 하고, 교대로 한다.

⑦ 기마자세로 서 있다가 새가 나는 모습으로 왼발에 중심을 두고 얼굴을 낮추며, 발바닥을 뻗어 하늘이 보이게 하면서 일직선으로 길게 펴고, 양팔은 좌우날개처럼 쭉 편다. 발을 교대로 바꿔서 하고, 반복한다.

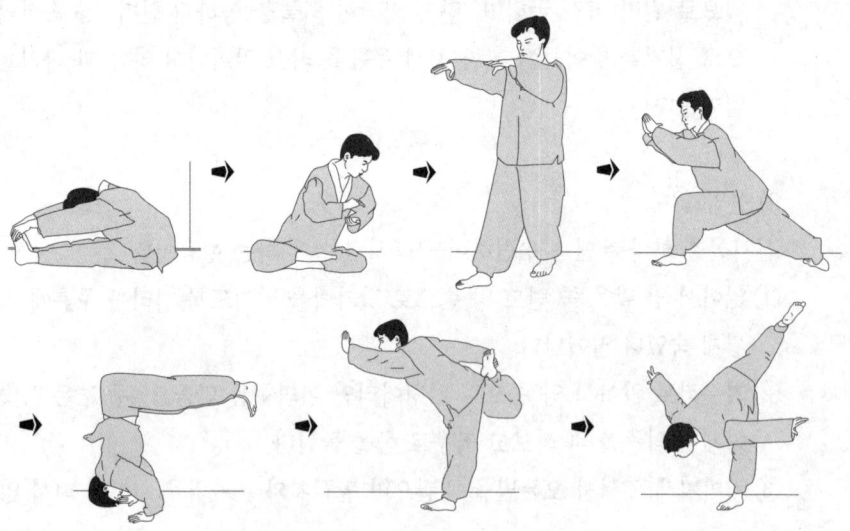

3) 천지선공(天地仙功)

사람과 천지기운을 하나로 일치시키는 연속행공이다.

① 서서 양 손을 합장하여 이마 부위까지 올리고, 윗몸을 은은히 뒤로 젖히고 단전호흡 - 천기와 내 몸의 양기를 합일함.

② 서서 양 손 뒤로 깍지 끼여 뒤로 버티고, 윗몸 뒤로 젖히고 목은 앞으로 굽히고 단전호흡 - 축기.

③ 서서 윗몸 앞으로 굽혀 양 손은 학골 부위에 대고, 목은 들어 단전호흡 - 전신에 열기를 펴준다.

④ 서서 양 손 옆구리에 대고 윗몸 뒤로 젖히며, 오른쪽으로 틀어 뒤를 향하고 단전호흡 - 5장 6부의 건실화

⑤ 서서히 양 손 뒤로 하여 깍지 끼고, 윗몸을 앞으로 바짝 숙여 왼쪽으로 틀고, 얼굴은 하늘을 향하고 단전호흡 - 뼈와 살이 건장함

⑥ 서서 양 손 옆구리에 대고 윗몸을 뒤로 젖히며, 왼쪽으로 틀어 뒤를 향하고 단전호흡.

⑦ 서서히 양 손 뒤로 하여 깍지 끼고, 윗몸을 앞으로 바짝 숙여 오른쪽으로 틀고, 얼굴은 하늘을 향하고 단전호흡 - 뇌부 강화

⑧ 서서 양 손 깍지 끼어 목뒤로 맞잡고 윗몸 뒤로 젖히고, 목은 앞으로 숙이고 단전호흡 - 축기 원숙

⑨ 서서히 윗몸을 앞으로 숙이고, 손가락과 발가락만 땅에 대고 목은 들고 단전호흡 - 양기축적

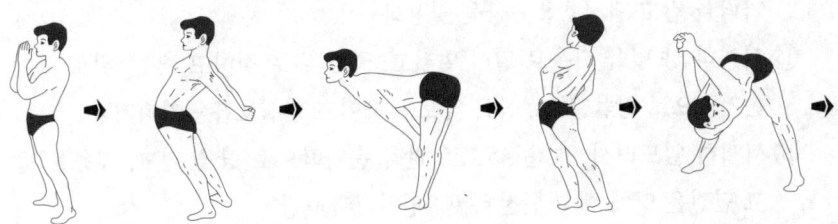

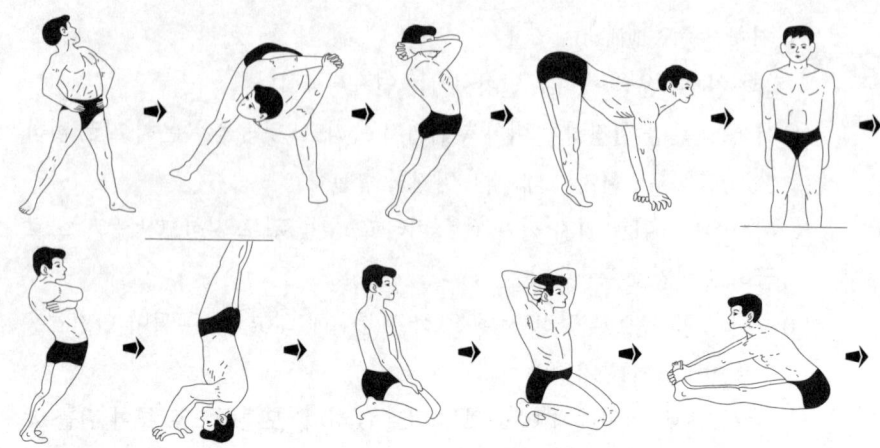

⑩ 자연스러운 자세로 서서 단전호흡 - 천인 합일
⑪ 서서 양 손 팔장 끼고, 윗몸 뒤로 젖히고, 목은 앞으로 숙이고 단전호흡
 - 생기 비약
⑫ 머리를 땅에 대고 손가락으로 중심을 잡고 거꾸로 서서 단전호흡 - 기
 혈작용 변화
⑬ 서서히 발가락을 눌러 무릎 꿇고 앉아서 양 손을 무릎 위에 자연스럽게
 놓고 단전호흡.
⑭ 무릎 꿇고 앉은 채로 오른손은 목뒤로 하여 왼쪽 귀를 잡고 왼손은 목뒤
 로 하여 오른쪽 귀를 잡고 단전호흡 - 생명양성
⑮ 서서히 두 발 앞으로 뻗치고, 윗몸을 바짝 앞으로 숙이고, 양손으로 발
 가락을 잡고 단전호흡 - 근육 활성화
⑯ 서서히 양 발을 좌우로 멀리 벌리고, 윗몸 뒤로 젖히고, 양손 뒤로 하여
 손가락으로 땅을 짚고, 목은 앞으로 숙이고 단전호흡 - 기펴기
⑰ 서서히 엎드려서 양 손 45도로 벌려 손가락으로 땅을 짚고, 윗몸을 들
 고 단전은 땅에 대고 단전호흡 - 양기(養氣) 행공

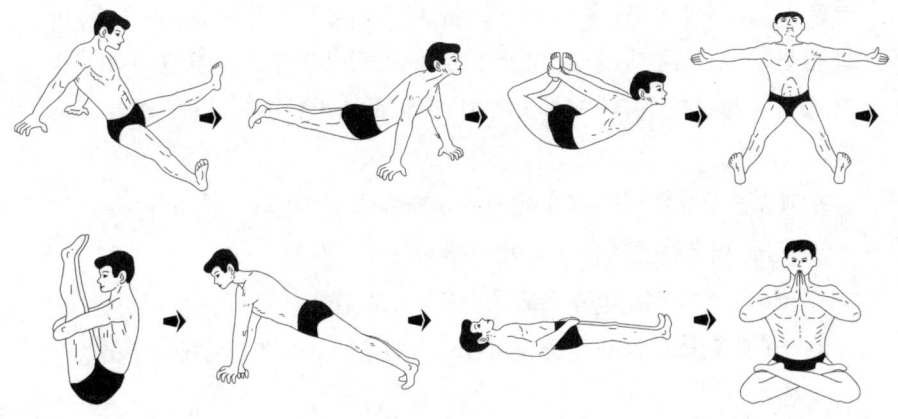

⑱ 서서히 양 손 뒤로 하여 양 발목을 잡고 단전만 땅에 대고 단전호흡 - 최대 축기
⑲ 반듯이 누워서 손, 발을 자연스럽게 벌리고 임독(任督)을 유통하며 단전호흡 - 소주천
⑳ 서서히 양 손으로 학골을 바짝 끌어안고 엉덩이만 땅에 대고 단전호흡 - 단전축기 집중
㉑ 엎드려 자세로서, 손가락과 발가락만 땅을 짚고 몸 전체를 들고 단전호흡 - 하늘기운 축기
㉒ 반듯이 누워서 양 손을 단전에 대고 단전호흡 - 와공 기운 정돈
㉓ 가부좌 자세로 앉아서 합장을 하고 단전호흡 - 천인합일의 자리로 돌아감

4) 신선공(神仙功)

조식(調息) 수련이 어느 정도 되어 축기·운기가 되면, 이를 바탕으로 생각만으로 생체에너지가 축적되는 신단(神丹)이 이루어져 곧 진동한다든지,

등줄기가 뜨거워지거나 무아지경에 들거나 환희의식에 젖는 경우가 있다. 이를 신선공이라 하는데, 이는 일반적으로 초능력이라 부르는 것 중의 하나로 그 자체는 말변지사이나 도를 이루기 위한 하나의 방편으로 활용하는 것이 좋을 것이다.

이 행공을 세상에 처음 공개한 것은 홍태수씨의 '신단(神丹)' 이다.

신선공을 이루려면 다음과 같이 해야 한다.

① 가볍게 기체조를 10분 정도 준비운동으로 한다.
② 가부좌를 틀고 앉아 차분한 마음으로 인생의 목적과 생체에너지를 생각한다.
③ 행공의 장소는 태양이 있는 밝은 쪽이 좋으나, 구애를 받지 않으며 자유롭게 행공한다. 조식(調息)과 신선공을 입체적으로 병행하면 효과가 좋다.
④ 합장을 하고 척추를 꼿꼿이 세우고 단전호흡을 한다.
⑤ 인간이나 우주는 생체에너지인 한생명이며, 인간과 우주는 백회를 통해 생체에너지가 연결된다.
⑥ 백회에 의식을 두고 '생명상생, 정심정도(正心正道), 천지기운, 대자대비, 성령충만, 대한민국, 민주주의' 등 임의로 말을 선택하여 일정한 간격으로 계속 집중하여 생각하거나 염송한다.
⑦ 보통 신선공 행공 시간은 1시간을 기준으로 한다. 격렬한 진동이 일어나면 용어 외우는 속도를 늦춰준다.
⑧ 행공을 끝내면 양손바닥을 비비고 난 후에 얼굴을 문지르고 목덜미·팔·다리 등을 가볍게 주무른다.

5) 투시공(透視功)

먼거리 사건과 같이 감각적으로 파악할 수 없는 것을 초감각적으로 아는 것이 투시공이다. 투시에는 텔레파시(사념 전달, 정신감응), 격벽투시, 인체투시, 영체투시, 타심통, 천안통(天眼通)이 있다.

투시는 행공자 자신이 중심이 되어 단전행공을 하여 생체에너지인 기를 축적하고, 보고자 하는 것을 떠올리면 된다. 정신집중을 하여 의식 속에 대상을 떠올리는 것이다. 특히 상단전에 기를 축적시키면 자신이 의도하지 않아도 투시 현상이 일어난다. 천안통을 하려면 개체생명과 한생명의 관계를 인식하고 상단전에 생체에너지인 기를 축적하며 우주와 같은 한마음으로 단전행공을 계속하면, 우주 실상 전체를 보게 되는 천안통이 이뤄지게 된다.

6) 비상공(飛翔功)

사람의 몸이 공중으로 솟구치는 행공인 비상공은 생체에너지인 기가 임맥과 독맥으로 동시에 유입되면, 서로 충돌이 일어나 공중으로 솟구친다. 초월명상에서는 몸이 본래 빈 것(空)이라는 이치 아래, 수트라(sutra, 經)를 통하여 나는 코스(flying course)가 있다.

비상공은 단순히 생체에너지인 기를 조식과 신선공으로 상단전에 축적시키고, 나아가 의념(意念)으로 정경 12맥, 기경 8맥 등 경혈·경락 유통이 이루어지며, 기의 밀도가 강해져 공중으로 솟구치게 된다. 비상공은 서서히 떠올랐다가 서서히 떨어진다.

비상공에 있어 기본적인 생체에너지인 기의 축적은 점차적으로 이루어지지만, 공중을 나는 분위기의 상태는 순간적으로 조성된다. 한편, 기만 축적되면 차바퀴에 깔려도, 높은 곳에서 떨어져도 산다. 그것은 생체에너지인 기가 표면을 향하여 돌출하여 충격을 이겨내기 때문이다.

7) 자건공(自健功)

생체에너지인 기의 질이 좋고 양이 많으면, 건강의 차원도 그만큼 높다.

햇볕이 쬐는 곳에는 곰팡이가 자랄 수 없듯이, 생체에너지가 작용하는 곳에는 암세포가 존재할 수 없다. 생체에너지인 기는 암세포만 죽이고 정상세포는 더욱 건강하게 해준다. 남의 힘을 빌지 않고 자기 혼자서 단전호흡과 신선공을 하여 신공(神功)으로서 자기 질환을 치유하고, 건강하게 천수를 누려 생명완성을 목적으로 하는 것이 자건공(自健功)이다.

자기의 기로써 타인의 병을 낫게 하고, 건강하게 하는 행공은 타건공(他健功)이다. 명문, 배꼽, 단전, 백회 등을 이용한다. 생명력인 기가 완전히 축적되어 경락의 균형이 빈틈없이 이루어지면, 그 지배를 받는 5장 6부의 기능이 튼튼해져 병약함이 없어지고 건강해질 수 있다. 단전호흡과 신선공의 결합은 초능력 현상을 일으켜 인체부양, 투시는 물론 기주행공으로 여러 가지 질병을 고치거나 예방할 수 있다.

8) 애정공(愛精功)

단전호흡과 신선공에 의하여 정(精)을 축적시키고 오묘한 행공으로 그 완성의 경지에 이르는 것이 정공(精功)이다. 정공에는 본능을 바탕으로 마음을 일치시켜 정을 영적으로 승화시키는 애정공과 한생명의 사랑을 인류에 영속시키고자 완성적 잉태와 출산을 위한 행공인 출산공(出産功)이 있다.

정(精)에는 물질적 차원의 정인 정액(淨液)과 5장 6부를 지배하는 형이상학적 경락인 기(氣)가 있다. 생체에너지가 상단전에까지 축적되면 성적인 욕망을 지배하는 성신(性神)이 약화되기 때문에 성의 기능은 자연적으로 인간 본래 영의 지배하에 놓이게 된다.

의식을 지배하는 영을 바꾸지 않는 한 아무리 성의 굴레에서 벗어나려고 해도 소용없다. 성이 완전할 때 완전한 사람 구실을 할 수 있다. 애정공은 정을 통하여 완성을 이루는 사랑이기에, 정을 통하여 기에 이르고 마음의 세계에 도달하며 영이 지닌 무한의 세계까지 맛보게 되는 것이다. 애정공의 대상은 배우자이어야 한다. 성적 사랑의 대상이라 해서 아무나 해서는 '간음'이 기 때문에 안 된다. 애정공은 우선 성적 사랑을 실행하기 전에 신선공으로 호흡문을 열고, 단전호흡으로 생체에너지를 축적시킨다.

성적 사랑이 시작되었을 때, 신선공으로 기를 받아들인 다음 백회에서부터 소주천을 행한다. 다음 대주천을 행한다. 다음에 남자는 백회로 유입된 기를 여자에게 넣어주고, 여자는 그것을 받아들이는 행공을 한다(意念). 이때 음양의 조화로 스파크가 일어나고 심신이 가뿐하다. 애정공이 한창 진행되면 양방 몸체에서 광채가 나고 아름다워지는데, 이 때 남자는 대기되었던 정액을 정성스럽게 사정한다. 애정공이 완벽하게 실행되면 각자가 지닌 만성적 질병이 낫는다. 사랑의 완성이다.

9) 각공(覺功)

스스로 깨달음은 자율적 의식작용인데, 개체의식을 지배하는 좋지 않은 영을 물리치고 맑고 좋은 영이 자리잡도록 하는 행공이 각공이다. 사람 가운데는 욕망의 신(神)으로 인하여 깨우치지 못하고 미망의 생활을 하는데, 그 가운데는 먹는 것을 지배하는 식신(食神), 남을 이기고자 하는 승신(勝神), 성욕을 지배하는 성신(性神), 술을 탐하는 주신(酒神), 이곳저곳을 떠돌아 다녀야 직성이 풀리는(역마살) 행신(行神) 등이 있다. 이런 욕망의 신은 진리의 신이 활동하지 못할 때 더욱 기승을 부린다.

사람은 고요하고 안정을 찾을 때 중심이 생기고 평화를 느끼며, 그것이 행복이다. 사람이 교만에 빠지다가(교만할 때가 그의 한계) 고통을 당하면 별안간 정신이 번쩍 들기도 하고, 진리를 깨달았을 때 욕망의 영은 물러나며, 진리의 영인 성령이 자리잡는다.

각공의 방법은 깨달음의 진리를 깊이 생각하면서 관찰하고, 그것을 단전호흡과 신선공으로 백회와 연결시키면서 동시에 우주의 생명력인 기를 작용시켜, 생명의 실상을 깨달아 생명완성의 세계에 도달하는 것이다. 곡식은 씨앗을 뿌리고 가꾸고 길러야 꽃피고 열매 맺듯이, 가장 필요한 것은 진리의 실천이다.

제5부

심기신 수련 문답

▼

심기신(心氣身) 수련 문답

심기신(心氣身) 수련 문답

Q. 수련을 통하여 기쁜 마음을 가지려면 어떻게 할까요?
A. 단전호흡을 깊이 하면 마음이 안정되고, 심기신 수련을 하면 마음이 기뻐지지만, 임시방편으로는 "나는 기쁘다"고 선언하고 단전호흡을 하는 식으로 계속하여 반복하면 기쁜 마음(bliss consciousness)이 된다.
실천이 핵심이다. 실천이 덕공(德功)이다. 가고 가고 가는 가운데 알게되고(去去去中知), 행하고 행하고 행하는 속에 깨닫게 된다(行行行裡覺).

Q. 기(氣)를 느끼려면 어떻게 하면 될까요?
A. 수식선, 단전호흡, 기체조를 계속하여 생활화하면서 손바닥 가운데 장심혈이나 단전을 응시하고 무언가 느껴본다. 다음 양 손바닥을 마주 대어 한참 비빈 다음에 두 손바닥을 가까이 대어보면, 두 손바닥이 붙으려는 인력(引力)을 느끼게 되고, 다음에 가만히 있으면 두 손바닥이 서로 밀어내는 힘(推力)을 느끼게 된다.
같은 동작을 반복하면, 같은 극끼리 대면 서로 밀고 다른 극을 대면 서로 잡아당기는 자석의 N극과 S극 같은 기의 작용을 느끼게 된다.

Q. 자연스럽게 기를 느끼면서 심기신 수련이 되는 길은 무엇인가요?
A. 숲이 좋은 산에 오르는 등산이다.(1회에 3시간 이상이 좋다.)
'산은 종합병원'이란 말이 있듯이, 산에 자주 가면 축기가 되어 건강이 좋아지고, 병이 낫는 경우가 많다. 등산을 하면서 천기(天氣)와 지기(地氣)를 느껴보고, 나무와 풀, 꽃, 돌, 흙에 양손을 합장하여 한참동안 비빈 다음 양 손의 장심을 가까이 하여 기를 느껴본다. 산마다 기(氣)가 다른 바(木氣, 火氣, 土氣, 金氣, 水氣 등이 있음), 북한산은 금기(金氣), 관악산은 화기(火氣), 수리산은 수기(水氣)가 강하다는 것이 그 예다. 산의 계곡보다는 산등성이의 기가 대체로 좋다. 관수경행(觀樹經行:나무를 물끄러미 바라보고, 산책하면서 자기를 관찰함)을 하면 더욱 좋다.

Q. 심기신 수련을 하다보면, 진동(떨림)이 일어나는데, 왜 그런가요?
A. 기수련을 열심히 하면 단전에 축기가 되고, 이 기가 활성화되면서 경락(經絡)을 타고 전신으로 운기(運氣)확산되어 떨림현상이 일어난다. 기장(氣壯)현상이다. 인체의 기와 천기, 지기가 상호 감응하여 격렬한 진동이 일어나기도 한다. 진동이 일어나면 몸이 뜨거나 정력이 강해지고 몸의 상태가 좋아지는 경우도 있으나, 신기함에 빠져 지나치게 오래 수련하면 늘어지거나 두통이 생기기도 한다. 기감이 생기거나 진동이 일어나면 진기가 유통하는 것이므로 신선도에 입문하는 순간이 된다. 진동은 또 빙의(憑依) 현상이나 신접(神接) 또는 성령강하 현상으로 나타나기도 한다. 빙의된 자는 스스로 관찰하거나 영능력자 등을 통하여 제령(除靈)해야 한다.

Q. 단전호흡을 열심히 하니까 눈꺼풀이 무거워지고 눈이 감기는데, 왜 그렇습니까?
A. 단전호흡을 열심히 하면 기경팔맥의 중추인 임·독맥이 통하게 되는데, 이때 수련 정도가 높아져 정수리의 백회(百會)를 통해 천기(天氣)가 안면을 통하고 인중과 목구멍으로 흐르게 되는 바, 이 기의 통로에 있는 눈은 이완되어 자연히 감기게 된다.

Q. 운기(運氣)는 어떻게 합니까?

A. 심생기(心生氣), 즉 마음에서 기가 생기고, 마음이 가는 곳에 기가 가서 흐르게 된다. 기를 느끼는 사람은 의식(意識, consciousness)으로 자기가 목적한 곳, 예를들면, 용천이나 장강 등에 기를 보내면 기는 가게 되어 있다. 기를 보낼 수 있게 되면 대맥이나 임·독맥 등으로 기를 보낸다. 대맥 운기는 기를 배꼽에서 시작하여 명문(命門)쪽으로 원을 그리며 보내고, 소주천인 임·독맥 운기는 하단전에서 시작하여 회음·장강·명문·협척·대추·옥침·백회(百會:大天門)로 올리고 백회·인중·입천정·천돌·중단전·배꼽·하단전으로 내린다. 차츰 대주천(大周天), 5운6기(五運六氣), 전신주천(全身周天), 삼합진공(三合眞空) 등으로 운기를 자연스럽게 할 수 있다.

Q. 심기신 수련을 열심히 하니까 육식이 싫어지는데 어떻게 된 일입니까?
A. 심기신 수련을 하면 심신이 맑아지고 체질도 바뀐다. 그런데, 육식을 하게 되면 유정물(有情物)인 동물에 대한 직·간접적 살생을 하게 되고, 그것이 육류의 독성을 흡수, 업장(業障)이 되어서 윤회의 고통에서 풀려날 수 없으며, 수명이 단축되고 온갖 성인병의 원인이 되므로 자연스럽게 싫어지게 되는 바, 수련이 잘 되는 증거이다.
수련 진전과 건강 및 장수를 위하여는 무정물(無情物)인 식물을 먹는 생채식이 좋다. 지기(地氣)인 곡식이나 채소 속에는 기본적으로 인간이 필요로 하는 영양분이 다 포함되어 있으므로 별 문제는 없다.
다만 육식에는 우리 몸에 좋지 않은 산성이 많고, 채식에는 알칼리성이 많은 바, 채식만 하면 알칼리성이 과잉일 가능성이 크다. 이런 경우엔 결핍된 산성을 보충하도록 몸을 좌우로 계속하여 흔들어(좌우요동법) 위장에서 위산액을 분비하게 함으로써 알칼리성과 조화를 이루게 한다.

Q. 하루 중에 기수련이나 깨달음에 좋은 시간대가 있습니까?

A. 심기신 수련을 하는데는 조용하고 맑은 기운이 있는 장소를 택하는 것이 좋으며, 시간적으로도 새벽 0시부터 5시 사이가 수련하기에 좋다. 자(子)시(11시~새벽1시)는 하늘이 열리는 시간(天氣 발동)이고, 축(丑)시(1시~3시)는 땅이 열리는 시간(地氣 발동)이며, 인(寅)시(3시~5시)는 인간이 열리는 시간(人氣 발동)으로 인도에서는 '깨달음의 시간(Brahma Muhurta)'이라고 했다. 석가모니가 새벽별을 보고 깨우치고, 오쇼 라즈니쉬가 깨달음을 얻은 시간이기도 하다. 음극양생(陰極養生) 시간인 12시부터 자시수련을 시작하여 자기 자신인 한생명과 태양에 100배 절하고, 기체조 · 단전호흡 · 수식선을 연속적으로 수련하면 천지기운이 왕성해지고 심신이 가볍고 평안하게 된다. 활자시(活子時)라 하여 양기를 극대화할 수 있는 시간대이다. 축적된 기운은 일상생활 속에서 한생명 상생법에 따라, 뭇 생명에게 베풀어 살리는 일을 해야한다.

Q. 기수련을 하다보면 기침 · 몸살 · 감기 · 재채기 · 충혈 · 두통 등 이상현상이 생기는데, 무슨 까닭인가요?

A. 기수련 중에 생기는 몸살 등은 기몸살, 선병(仙病), 명현반응(瞑眩反應), 호전반응(好轉反應)이라고도 한다. 수련을 하면 축기가 되고, 운기가 왕성해져서 자연적으로 체질이 변하고, 생리도 변하는 호전반응이 있게 되는 발전적 현상이다. 나무를 옮겨 심을 때, 나무가 새 환경에 적응하려고 몸살을 하면서 살아가는 것과 같다.

명현반응은 몸 속 깊게 잠복해 있던 병소(病巢)가 운기가 활발해지니까 밖으로 노출돼 파괴되는 것과 같다. 우주의 생체에너지인 기가 막히지 않고 잘 흐르면, 천지 기운이 내 기운이므로 온갖 병을 고치는 힘이 된다. 기가 몸속의 불균형을 잡아 균형이 회복되기 때문이다. 또 연못에 흙덩이를 던졌을 때, 연못이 흐려졌다가 차츰 맑아지는 것과 같이 시간이 지나면 본래 자리로 돌아가게 된다. 명현반응은 굼벵이가 매미가 되어가듯 환골탈태의 한 과정이라고 할 수 있다.

Q. 다른 사람으로부터 기를 받거나 줄 수 있습니까?
A. 우주에 꽉 차 있는 것이 기(氣)이며, 축기가 되어 운기가 되는 사람은 쉽게 다른 사람에게 기를 넣어줄 수 있고 기치료도 가능하다. 이를 이주천(移周天)이라 하고, 명문혈에 기를 넣어 죽을 사람을 살린 경우도 있다.
기를 수용적으로 받아들여야 한다. 기치료로 암이나 혈액암인 백혈병이 나은 경우도 있다. 의통(醫通) 수련을 한 후 기치료를 하는 경우에, 우주의 기를 마음대로 쓸 수 있는 사람은 기치료를 해도 손기(損氣)를 입지 않으나, 그렇지 못한 능력의 소유자는 손기를 입게 되고, 심하면 탈진하여 생명을 잃게 되는 경우도 있다. 함부로 기치료를 해서는 안 된다.
또 선(善) 의지가 빠진 사람의 경우에 다른 사람의 기운을 빨아들이는 경우도 있으니, 함부로 사람을 택하지 않도록 주의를 요한다.
기를 넣어주는 사람이 사기(邪氣)나 탁기를 넣으면 받는 사람이 괴롭게 된다. 얼을 차려 얼간이(얼이 간 사람), 어리석은(얼이 썩은) 사람이 되지 않도록 해야 한다.

Q. 영가무도(詠歌舞蹈)란 무엇입니까?
A. 심기신 수련을 열심히 하여 발전하면 노래가 저절로 나오고, 그 노래에 맞춰 저절로 기춤을 추게 된다. 이 기춤을 선무(仙舞) 또는 단무(丹舞)라고 한다. 심기신 수련 중 명상음악이 나오면 처음에 양팔이 저절로 꿈틀대며 움직이고, 모든 것을 기의 움직임에 맡기면 양팔이 너울너울 저절로 춤을 추고, 가부좌한 다리도 확 풀어져 엉덩이가 들썩하면서 일어서게 된다.
다음에는 기의 움직임에 따라 학처럼 자유자재로 춤사위가 이어진다. 자유행선이라고도 한다. 영가무도는 단군 조선 때부터 내려온 한민족 문화이다.

Q. 수련자가 화를 내면 어떻게 됩니까?
A. 화를 내는 것은 삼독(三毒:貪·瞋·癡)의 하나인 진심(瞋心)으로, 당자와 상대방에게 독이 되는 지옥과 같은 상황에 빠뜨리는 것으로 좋지 않다.
더욱 수련정도가 높아질수록 화를 내면 상대방에게 더 많은 피해를 주게 마련이어서, 화를 내지 말고 화를 내는 자기를 관찰하는 습관을 길러야 한다. 화를 내어 상대방에게 큰 피해를 입히면, 결국 한 생명이므로 그 피해는 부메랑처럼 자기에게 돌아와 자기수련의 진보를 막게 된다.

Q. 기를 밖으로 돌리는 방법은 무엇입니까?
A. 하단전에 의식을 두고 가부좌를 틀고 앉아서, 상단전에 '심(心)' 하고 기를 보내고 왼손 장심에 '기(氣)' 하고 기를 보낸 뒤, 오른손 장심에 '신(身)' 하고 기를 보내는 일을 삼각형으로 계속 돌린다.
이로써 적(赤:하단전 색) · 황(黃:중단전 색) · 백(白:상단전 색)의 삼태극이 회전하며 나타나기도 한다. 이 수련을 열심히 계속하면, 삿된 신 등 외마를 막아준다.

Q. 장기를 활성화하는 기공(氣功)은 어떻게 하면 됩니까?
A. 상생의 원리에 따라 목(木, 간장) · 화(火, 심장) · 토(土, 위장) · 금(金, 폐장) · 수(水, 신장)의 순서대로 장기를 의식하면서 기를 돌린다. 따뜻한 기운이 활성화되면서 기운이 잘 돌아갈 것이다.

Q. 절 수련의 효과는 어떠합니까?
A. 분신생명이 본래 자기인 대생명을 향하여 절을 함으로써, 한생명이 되는 절

수련은 심기신 종합수련으로 수련 효과가 제일 좋은 편이다.

밤 12시부터 또는 새벽 3시부터 대생명인 자기를 향하여 날마다 100배나 1000배를 하는 것은 더욱 좋다고 할 수 있다.

3·7일=21일, 100일, 1년, 1000일 등 기간을 정하고 하는 것도 좋다.

Q. 심기신 수련을 하는데, 귓속에서 매미나 풀벌레 소리 같은 이상한 소리가 납니다(耳鳴). 어떻게 하면 되겠습니까?

A. 련 중에 일어나는 명현반응으로, 이는 귓속에 있는 병의 뿌리가 뽑히는 과정이다. 먼저 경추(목뼈)를 바로잡고 축기와 목운동을 하여 목회전을 부드럽게 한 다음, 귓속에 운기를 잘 하고 신장(腎臟)을 강화하도록 검은콩, 미역, 소금, 밤 등을 적절히 먹어 기운을 보강하는 등 자연 치유력을 활용해야 한다.

Q. 인당에서 삐약삐약 병아리 우는소리가 나고 욱신욱신 쑤시는데, 무슨 일인가요?

A. 신선도 도맥을 타고난 사람이 수련을 하다보면, 새로운 생명으로 거듭나기 위하여 계란이 부화하여 병아리가 되듯, 굼벵이가 탈바꿈하여 매미가 되듯 새 생명이 죽었다 깨어나는 것이다. 갓 태어난 병아리 울음소리인 것이다. 수련이 더 진전되어 나가면, 인당에서 황금색 계란이 두 쪽으로 갈라져 나가는 무아현상이 생기기도 한다.〈김태영. 선도체험기. 14권. 유림. 1993. 4. p.180 참조〉

Q. '인당이나 백회가 열린다'는 말은 무엇을 뜻하는지요?

A. 인당(印堂)은 제3의 눈, 백호광명, 6번째 차크라 뇌하수체 샘의 자리요, 백회(百會)는 정수리, 살상투광명, 7번째 차크라 송과선의 자리이며, 천개의 연꽃이 피는 자리이다. 이는 심기신 수련으로 기문이 열려, 7개의 차크라(법륜)가 모두 열린 것이고, 천지 기운이 합친 것이며, 우아일여(宇我一如)의 경지에 이른 것을 말한다.

Q. '속인(俗人)은 코로 숨쉬고, 선인(仙人)은 발바닥으로 숨쉰다'는 말은 무슨 뜻입니까?

A. 신선도에 있어서 산에서 사는 사람, 즉 산사람=산아이=사나이가 선(사람人 변에 뫼山)인인 바, 열린 마음을 가진 사람이고, 속인은 사람인(人)변에 골곡(谷)한 골짜기에 사는 사람, 즉 좁은 마음으로 사는 사람을 의미한다.

보통사람인 속인은 코로 숨쉬지만 선인, 즉 신선은 발바닥으로 숨쉰다는 것은 발바닥의 용천혈(湧泉穴)로 기운이 들고난다는 것을 말한다. 발뒤꿈치로 쉰다고도 한다.

Q. 기(氣)는 시공을 초월한다는 데, 그것이 정말입니까?

A. 우주는 텅텅 비어있으며 또 기로 꽉 차있다. 우주의 실상은 아는 성질(知性)이다. 그렇기 때문에 기가 기를 통하여 다른 기와 연결될 수 있다. 기는 진리의 매개체이다. 기는 서로 손을 잡고 교류하기도 하고, 가까이 또는 멀리 떨어져서 교류하기도 한다. 또한 기의 능력이 있는 사람은 한국 서울에서 미국 워싱턴이나 프랑스 파리 또는 페루의 쿠즈코에 있는 사람에게 서로를 향하여 합장한 후 같은 시간에 기를 주고받을 수 있다. 기의 교류(交流)가 가능하다. 기의 원격치료도 가능하다.

Q. 이 세상은 '빈손으로 왔다가 빈손으로 간다(空手來 空手去)'고 하는데, 왜 이 세상을 고통스럽게 살아야만 하나요?

A. 우주는 순수의식의 텅 빈 공간이지만, 절대를 그답게 하려고 여러 상대적인 존재가 생겨났다. 사람을 비롯한 상대적인 생명의 존재들은 그 뜻대로 창조하고, 경험한 후 소멸하게 되어 있다.

그 원리는 음양오행이나 상생 상극 상화(相生 相剋 相和)이다. 서로 살리고, 마찰하며 극복하여 조화되는 것이다. 사람의 일상생활은 고락의 바다이며, 조화와 마찰이 연속되면서 발전하여 적멸의 바다로 되는 것이다. 마찰이 있음으로 생활이 개선되고, 심령이 맑고 굳어진다. 타이어와 지면이 부딪치지 않으면 자동차는 달릴 수 없다. 사람의 삶, 그것은 대립·갈등을 조화로 바꾸는 현재의식이라고 하겠다.

부싯돌을 부딪치지 않으면 불은 생겨나지 않는다.

자기가 창조하고 제대로 경험하지 않은 채, 중간에 팽개치면 한이 남아 윤회의 길에서 다음 생에 다시 해결해야 하는 어려운 문제를 남기게 된다. 이 세상은 수련하기에 가장 좋은 별이므로, 조금 어렵더라도 심기일전하여 심기신 수련을 함으로써, 고통을 끝내고 성통공완하여 한생명의 바다로 회귀해야 한다.

Q. 인간관계는 죽음으로 다 청산되나요?

A. 우주의 현상은 인연과보의 원리로 되어있고, 사람의 업에 따라 윤회하므로 해탈하여 초월하지 않는 한 청산이 되지 않는다.

법에 맞는 행위가 아닌 옭매듭은 당사자들이 풀지 않는 한 사후에도 계속 된다. 다른 사람을 억울하게 죽게 한 경우, 그 원혼들 때문에 여러 가지 실패를 하고 불행한 일이 일어난다.

사람을 죽이는 경우도 경우에 따라 결과는 달라진다. 개인의 욕심으로 남을 죽이면 원한을 품은 영에 시달리지만, 국가나 인류를 위하여 전쟁터에서 적을 죽이는 것은 차이가 있다.

조카인 단종을 살해하고 왕위를 찬탈한 세조는 평생동안 부스럼이 나고 원령에 시달렸으나, 구국을 위하여 개인의 욕심 없이 적을 죽인 곽재우 장군은 우주의 기운을 받는 데 지장이 없었으므로, 나중에 신선이 되었다.

세상살이가 괴로울 때 자살 충동을 느끼는 일이 있으나, 만일 자기 생명을 스스로 끊으면 생명을 존중하지 않은 업을 더하여 다음 생이 더 괴로울 것이다. 한생명 상생법으로 살아가라.

Q. 신(神)은 무엇이며, 신과 인간의 바람직한 관계는 어떤 것입니까?

A. 신(神)의 개념에는 여러 가지가 있지만, 언어의 비논리성 때문에 그 개념을 정확히 알고, 정확히 쓸 필요가 있다. 그렇지 않으면 많은 혼란이 온다. 존재(being)세계는 다층다원으로 되어 있으므로, 몇 가지 차원으로 나눠 설명한다.

첫째 차원은 절대자(絶對者)의 뜻이다. 대우주, 대생명, 마음, 초월자, 얼나, 창조주, 하나님, 주신(主神), 하느님, 왕성성, 전체의 의미이다. 삼일신고 신훈(神訓)편에 보면, 신은 더없는 으뜸 자리에 계시고, 대덕(大德)·대혜(大慧)·대력(大力)을 갖고 있는 전지전능·전재전급(全在全給)의 존재이다. 인중천지일(人中天地一), 인내천(人乃天)이라 하여, 사람의 본래자리가 바로 신, 즉 하느님이다. 사람을 부처님의 아들, 성신의 아들이라 한 것도 같은 맥락이다. 사람에게는 신성이나 불성이 깃들어 있다. 진리는 신이다. 다음의 신은 기(생체에너지)와 기의 작용에 따른 분류다.

둘째 차원은 밝고 높은 차원의 신(神)이다. 흔히 신명(神明), 양신(陽神) 신장(神將), 고급령(高級靈) 등으로 불리운다. 밝은 의식이 실린 기운이라 할 수 있다. 몸이 없는 마음이다. 나 자신이 하늘이고, 내 자신 속에 하느님이 있다고 깨달은 사람은 신(神)을 부릴 수 있다. 용신(用神)이다. 사람에게는 어떤 한계 안에서 보호해주는 수호신(守護神), 수호령(守護靈)이나 수호천사가 있어 사람을 밝은 길로 가게 한다.

셋째 차원은 어둡고 낮은 차원의 신(神)이다. 사신(邪神), 귀신(鬼神), 저급령(低級靈) 등이다. 사람이 바른 길을 가면 사불범정(邪不犯正)이라고, 삿된 신이 범하지 못한다. 가짜 신령도 있다. 개인의 신은 영혼이다. 저급한 영이나 신이 빙의가 되거나 접신이 되면 이를 바르게 제령하거나 천도해 주어서 자기 갈 길로 가게 해야 한다.
넷째 차원은 명신도 사신도 아닌 신중(神衆)이다.
우주에는 신명계(神明界), 영계(靈界), 선계(仙界), 천당, 극락, 유계(幽界) 등 여러 종류의 심령체가 존재하는 세계들이 있다. 영계에서 파견된 영도 있다. 사람과 외계 생명체와의 교신(交信, channelling)이 이뤄진다.
분신생명인 인간과 대생명인 우주를 연결해 주는 생명력이 바로 기운(氣運)이다. 밝고 굳은 영혼이 되려고 노력하면서 이 세상을 떠날 때 한생명으로 돌아가거나 밝은 신명계에 가도록 바르게 수련해야 한다.

Q. 도의 스승이 진짜인지 가짜인지를 아는 방법이 있습니까?
A. 한생명의 도를 이루어 가는데, 그 길을 혼자 찾아 갈 수도 있으나, 도를 이룬 스승이나 도반을 만나면 크게 도움이 된다. 좋은 인연이 되는 것이다. 그런데 도의 세계는 누구나 검증해 볼 수 있는 객관적 평가기준을 세우기 어려운 전일적 세계이고, 거래에 있어서는 상품이 확실히 보이지만 도는 상품이 보이지 않는 거래와 같다. 지나친 상업주의와 사기술로 인하여 요즈음 수련문화가 잘못되어 가는 경우가 많이 보인다.
도인들은 흐르는 물처럼 한 곳에 머물러 고정된 모습을 나타내지 않는다. 따라서 이 세계에는 가짜 사기꾼이나 도둑놈이 도인 행세를 하는 경우가 많으니 주의를 요한다. 수행자는 늘 깨어 있으면서 좋은 스승을 선택하는 안목을 키워야 한다. 스승은 믿고 배워야 하지만 다음과 같은 경우는 일단 의심해 보아야 한다.
무조건 자기를 따르라고 하는 자, 상대방의 약점을 노려 돈을 울궈내거나 단체의 돈을 갈취하느라고 염불보다 잿밥에만 눈독 들이는 자, 수련 명목으로 이성을 성의 노리개로 하는 자, 자기를 우상화하는 자, 폭력을 사용하는 자, 초능력이 있으나 이를 돈벌이의 수단으로 이용하거나, 빙의나 접신이 된 자 등이다. 빙의나 접신이 된 자는 눈의 흰자위가 빨갛게 물들어 있거나, 말의 갈피를 잡을 수 없게 하거나, 윤리에 어긋나는 말을 하고도 가책을 느낄 줄 모르는 자 등이다. 100% 마음을 비우고 간절한 마음으로 바른 길을 가면 스승은 나타나게 되어 있다. '제자될 준비가 다 되니, 스승이 나타난다' 는 말이 이를 이른다.

Q. 손발이 저리고, 추웠다 더웠다 변덕이 심하며, 이갈질 잘하는 사람은 어떻게 시정할 수 있나요?

A. 태극에서 나온 음양오행설을 바탕으로 그 사람을 관찰하되, 우선 촌구맥과 인영맥을 맥진하면 구삼맥이 나오고 심포삼초에 병이 난 것이므로 떫은 맛이 나는 음식을 생식하면 낫는다. 구체적으로는 옥수수나 녹두의 생가루를 내어 식전에 두 숟갈씩 복용하면 된다.

Q. 하체가 찬 여성은 임신이 잘 안 된다는데요?

A. 아랫배가 찬 가임 여성은 임신이 잘 안 되는 경향이 있다. 그것은 신장과 방광에 이상이 있어 기의 흐름이 제대로 되지 않고, 차기 때문이다. 가임 여성의 자궁이 차면, 새 생명으로 이 세상에 나오려는 영혼(中有)이 얼음 동굴 같은 자궁 속을 선택할 까닭이 없기 때문이다. 임신하려는 여성은 심기신 수련 등을 통하여 아랫배 등 몸을 따뜻하게 해야 한다.

Q. 수술과 기운은 어떤 관계가 있습니까? 정관수술, 복강경 수술이나 제왕절개 수술은 사람에게 어떤가요?

A. 심신의 건강을 위하여 수술은 원칙적으로 하지 않는 것이 좋다.(다만 교통사고 등으로 불가피한 경우는 예외이다.)

수술을 하면, 정경 12맥 기경 8맥의 기의 흐름을 흐트러지게 하기 때문이다. 정관수술을 하면, 새끼발가락에서 발목을 지나 인체의 뒷면을 통해 이마를 경유하여 눈 옆까지 뻗어 있고 생식을 주관하는 방광경을 상하게 된다. 그래서 발목을 잘 삐고, 고환에서 생성된 정충이 근육 속에 침투하여 뇌혈전증에 걸리게 된다.

복강경 수술을 하면 사람의 의지력을 지배하는 임맥을 상하게 하고, 제왕절개 수술을 하면 임맥·신경과 방광경을 상하게 하여 허리가 아프고, 하체가 차고 비만증, 무기력증, 의지 박약 등이 생긴다.

Q. 영병(靈病)은 무엇이며, 왜 일어나는지요?

A. 영병은 영이 사람에게 붙는 병으로, 이에는 빙의(憑依)와 접신(接神)이 있다. 빙의는 영이 일시적으로 들어온 것이고, 접신은 신이 들어와 자리를 잡고 주인행세 하는 것을 말한다. 빙의는 인연의 소치나 호기심 또는 심기가 허약하거나, 기가 강해져 영들이 과거의 빚을 받으러 오는 등 여러 가지 원인이 있으며, 접신은 업이나 욕심, 망상으로 신이 내리는 것이다. 빙의나 접신은 주인의식을 이를 갖고 관찰하고, 신령을 각성시켜 천도시켜야 한다. "한생명, 한마음, 한기운"을 계속 염송한다. 도인은 신중을 부리는 사람이고, 술사는 신의 부림을 받는 사람이다.

Q. 몸 공부 중에 금촉(禁觸)은 무엇을 의미하는지요?

A. 삼일신고에 나오는 금촉은 촉감, 즉 5감의 세계에서 벗어나는 것을 말한다. 지감(止感)은 마음공부로 욕심에서 벗어나는 것이고, 금촉은 촉인 성색취미음저(聲色臭味淫抵), 즉 소리, 색깔, 냄새, 맛, 성욕, 피부 접촉욕을 금하는 것을 말한다. 특정한 소리에 빠져 이성을 잃는다든지, 특정 색깔만 좋아한다든지, 담배를 끊지 못한다든지, 특정한 맛을 밝힌다든지, 여색(또는 남색)을 탐한다든지, 남의 살 만지기를 좋아한다든지 하는 것을 금하여 초월하는 것이다.

Q. 심기신 수련을 하다보면 원격 투시, 공중부양, 유체이탈 등 비상식적인 초능력을 경험하게 되는데, 이를 어떻게 생각하는 것이 올바른 것입니까?

A. 천안통(天眼通), 천이통(天耳通), 숙명통(宿命通), 타심통(他心通), 신족통(神足通) 등 수련에 따라 여러 가지 상식적 수준을 넘는 초능력을 부수적으로 얻을 수 있으나, 정도(正道)의 궁극적인 것은 누진통(漏盡通:물샘이 없는 물통처럼 假我가 완전히 없어지고 眞我로 돌아가 寂滅됨)을 얻는 일이다. 말변지사에 빠지지 말고, 정심정도로 목표를 향해서 정진해야 한다. 그것은 인격완성이요, 사회완성이다.

Q. 신선도(神仙道, Seen-Sun-Do)의 성립은 언제 된 것인가요?

A. 신선도의 시작은 지구상에서의 인류역사와 그 시작이 같은 것으로 보인다. 그것은 외계 생명체인 신선이 지구상에 최초로 와서 인류사가 시작됐기 때문이다. 한국 역사 기록에 나타난 것으로는 환국의 환인 천제, 배달국의 환웅 천황을 이어 태우의 천황 때 일단 지감, 조식, 금촉하는 신선도 수련 체계가 서고, 단군왕검 때 천부경, 삼일신고, 참전계경 등이 정립되어 강론했으며, 5상(忠孝勇信仁)이 마련돼 신선도가 체계적으로 성립되었다. 그것이 면면히 이어지고 이제 한민족의 대운이 상승되어 세계적으로 재생하게 된 것이다.(졸저. 하나되는 한국사. 범우사간 참조)

Q. 자기의 주체의식이 흔들려 주인의식을 확고히 하려면, 어떻게 하면 되나요?

A. 모든 것이 주인이 '나'라는 의식을 가지고, 자기의 본래 자리로 돌아가는 '귀명례'를 하고 속으로 '아하경'을 계속 암송·선언한다. 확신이 설 때까지.

Q. 보통 사람이 건강하게 살려면 보통 어떻게 하는 것이 좋을까요?

A. ① 하루에 2회 이상 20분 이상 수식선을 한다.

② 사람을 만날 때는 "역지사지 상생"으로 인격예우한다. 남에게 피해를 안 준다. 약속은 꼭 지킨다.
③ 단전호흡을 하루에 2회 이상 한다.
④ 기체조와 달리기를 1일 1회 이상 한다.
⑤ 1일 1회 이상 오행생식한다.
⑥ 잠을 잘 때와 깰 때, 그 오고감을 관찰한다.
⑦ 일주일에 1회 정도 등산하고, 3개월에 1회 이상 여행한다.

Q. 마음을 비운다는 것은 구체적으로 어떻게 하는 것입니까?
A. 마음 속에서 욕심을 몰아내는 것이다. 여기에는 결단이 중요하다. 마음을 비운 정도는 그 사람이 얼마나 이타행(利他行)을 하느냐로 판단될 수 있다.

Q. '관찰'이 확립되는 대책은 무엇인지요?
A. 욕심을 없애는 것이다. 욕심을 버리고 고요히 명상하면 눈알이 환해져 본래 면목이 잘 보일 것이다. 욕심을 비우면, 진리를 가렸던 아상(我相)이 깨져 무아경에 이르고, 주인의식이 활짝 깨어있는 가운데 나보다 남을 먼저 생각하는 이타심이 생기게 된다. 그리고, 잘못된 일의 책임은 자기의 것으로 하게 된다. 한생명이 되는 것이다.

Q. 불면증을 해결하는 방법을 알고 싶은데, 어떻게 하는 것이 좋을까요?
A. 불면증의 원인은 여러 가지가 있다. 스트레스가 쌓였다든지, 빙의가 되었다든지, 불안하다든지, 전생의 업이나 큰 충격을 받은 경우 등이 그것이다. 불면증을 해결하려면, 기본적으로 심기신 수련을 하여 심신을 평안하게 하는 것이 중요하다. 그리고 빙의가 되었다면 제렴을 하고, 심리적 불안감을 없애도록 관찰함이 필요하다.

특별한 사연 없이 잠이 잘 오지 않는 경우에는 먼저 '잠이 안 들면 어떻게 하나' 하는 긴장감을 버려야 한다. 잠이 안 오면 안자고, 잠이 올 때 자면 되는 것이다. 자기 전에 명상을 하는 것이다. 명상을 하다 깨달음을 얻으면 더욱 좋고, 졸리면 잠을 자면 된다. 재미있는 소설책을 읽는 것도 한 방법이다. 책을 읽는 것도 유익하고, 졸음이 오면 자면 되기 때문이다. 소금 목욕도 한 방법이다.

Q. 종교나 수행의 목적은 무엇입니까?
A. 가아와 진아가 하나인 우아일여(宇我一如)를 깨닫는 데 있다. 즉 피조물이 창조주로 탈바꿈하는 것이다. 한생명 속에 창조주도 있고, 피조물도 있다. 피조물이 창조주고, 창조주가 피조물이다. 내 몸은 내 창조주의 피조물이다. 구름을 피조물이라면, 하늘은 창조주라고 비유할 수 있다. 구름은 하늘과 다른 것 같지만 하늘의 한 부분일 따름이다.

Q. 목 뒤 경화증이나 견비통은 왜 생기며, 어떻게 해결할 수 있나요?
A. 이런 증상은 운동부족에서 오는 산소결핍과 신경과민 및 기허(氣虛)때문이다. 목은 혈액이 머리로 순환하는 통로이며, 수태양소장경(手太陽小腸經), 수소양삼초경, 수양명대장경, 족태 양방광경 등 기가 흐르는 경락이 많이 있고, 몸의 기능을 유지하는 신경중추의 통로이며, 머리로부터 호르몬 분비의 제조·분배 명령이 이뤄지는 곳이다.
기체조와 단전호흡을 하여 예방하고, 목과 어깨를 부드럽게 두드려 근육을 풀어주고, 혈액순환을 촉진하며, 경락과 신경계통의 기능을 원활히 한다. 생녹두를 갈아마시거나, 생강차를 수시로 마신다.

Q. 일상 생활시에 무리하게 운동하면 통증이 심한데, 이를 무시하며 기체조를 해도 좋은지요?

A. 관절뿐만 아니라 몸이 안 좋은 모든 사람들은 신공을 할 때에 스스로 무리하지 않는 한도에서 할 수 있는 데까지 최대한 하는 것이 좋다. 그렇게 하여 약해진 몸의 한계를 조금씩 넘다 보면 어느 순간에 이를 극복하고, 한계를 차츰 넘어 한계 없는 세계로 가는 것이 수행의 목적이라 할 수 있다.

Q. 수련을 잘못하여 상기(上氣) 증상이 있는데, 그 해결 방법은 무엇인지요?
A. 상기 현상은 잘못된 수련에 의해 단전이 형성되지 않은 상태에서 기가 위로 뜨는 현상을 말한다.
흔히 기공병(氣功病)이나 주화입마(走火入魔)라고 불렀다. 이렇게 되는 이유는 조급한 성취욕 때문이다. 마음이 조급하면 반드시 들뜨게 되어 있다. 마음이 가라앉으면 단침이 생기고, 마음이 욕심을 부리면 화기(火氣)를 입어서 입안이 탄다. 기운은 마음가는 데로 따라가고, 단전호흡은 배꼽 밑으로 하는 건데, 마음이 들뜨면 기운이 배꼽 위로 올라가서 가슴으로 가고, 심하면 두통까지 오고 더 심하면 실명과 정신분열도 일어난다.
심기신이 조화적인 통일을 이룰 때는 기공병이 안 생긴다. 그러니까 동작에 너무 치우쳤을 때는 무리가 따르고, 정신 위주로 갈 때는 정신을 뒷받침해주는 몸이 약해져 탈기(脫氣)현상이나 환상현상이 온다. 우리가 수련을 할 때 많은 개별 동작과 연속 동작을 하는데, 기운의 흐름이 자연스러워야 한다. 머리와 심장에서 먼 손끝과 발끝부터 풀어줘야 하는데, 그것이 역순이 되면 기혈이 역류된다. 그래서 부작용이 생긴다. 수련을 열심히 하여 하단전에 축기를 충분히 한 다음에 다음 수련으로 넘어가야 한다.

Q. 명현반응과 병증을 스스로 구별할 수 있는 방법은 무엇입니까?
A. 명현반응과 병증은 한쪽은 치료, 한쪽은 발병이란 면에서 본질적으로는 전혀 다른 것이지만, 그 증상은 거의 비슷하게 나타난다. 때문에 수련자에게 있어

서 그 판단이 어려운 경우가 있다. 수련자 본인이 명현반응과 병증을 구별할 수 있는 방법은 다음과 같다.

먼저 예전에 앓았던 부위가 갑자기 다시 아파지면 그것은 명현반응이다. 또 아파도 그 아픈 감각이 그 이전의 아픔과는 다른 형태로 느껴질 때, 그 또한 명현반응이다. 예를 들어 수련 초기에 몸의 사기가 빠져 나오면서 설사를 하는 경우가 있는데, 복통으로 인한 설사는 뒷끝이 개운치 않지만, 명현으로서의 설사는 오히려 시원하고 개운한 감을 느끼게 된다. 자연스럽고, 차분한 수련은 병을 낫게 하고, 스트레스를 풀어준다.

Q. 임신 중에도 수련을 할 수 있는지요?
A. 임신 중에도 물론 수련을 할 수는 있다. 그러나 자연스럽고 무리하지 않게 해야 한다. 태아가 형성되기 이전인 3개월까지는 강한 호흡을 피하고, 복압이 느껴지지 않을 정도의 차분한 조식호흡을 하면 된다. 그러나 3개월이 지난 다음에는 작위적인 호흡은 피하는 것이 좋다.

Q. 수식선법으로 정진하던 중 배의 중간이 움직이고 몸이 점점 사라지다가 나중에는 전혀 없는 것 같았습니다. 어떤 때는 숨을 전혀 쉬지 않는 것 같기도 하고, 어떤 때는 숨을 들이쉬어도 바람이 들어오지 않는 것 같기도 합니다. 이게 무슨 일인지요?
A. 수식선 수행에서 비롯된 미약한 법열의 하나이다. 아랫배의 단전의 움직임이 보다 뚜렷하게 보일 때 '일어남, 사라짐……' 을 염송하며 마음을 챙기시오. 몸이나 느낌의 움직임에 따라 계속 마음으로 챙겨야 한다.

Q. 약 20년 전 어릴 때 스쳐간 여자친구와의 얼룩진 기억이 되살아나 굉장히 괴로웠습니다. '다시 그때가 온다면 결코 그렇게 어리석은 짓은 하지 않을 텐데……' 라고 한없이 참회하면서도 당시의 제가 말할 수 없이 미웠습니다. 정진하는 동안은 수행에 장애가

된다는 것을 알면서도 오랜만에 옛날의 기억 속에 계속 머물게 되었습니다. 기억을 상세하게 더듬으며 되돌이켜서 잘못된 부분과 잘된 부분을 생각하며 자신을 뉘우치는 것이 진정한 참회의 본질이 아닙니까?

A. 자신의 잘못을 진정 뉘우치는 것은 좋은 일이다. 수행자는 늘 깨어있는 수행으로 선과 악을 초월해서 그 어떤 칼마도 짓지 않겠다는 목적을 갖고 있는 바, 그 기억이 마음을 챙기며 현재에 머물러 있어야 한다. 일어나고 사라지는 당처를 놓치는 것은 그 동안 수행을 쉬고 있다는 의미가 되므로, 항상 지금 여기를 마음으로 챙겨야 한다.

Q. 수맥파는 물의 통로인데, 인체에 미치는 영향은 어떻습니까?

A. 수맥파라는 말에는 물의 통로란 뜻과 수맥으로 유해한 공간이란 두 가지 뜻이 있다. 삶의 공간에 있는 수맥파는 인체에 좋지 않은 영향을 미치므로, 이사를 가거나 동판이나 생기원(生氣圓), 기운이 살아있는 성인상 등 수맥파 차단제를 사용하는 것이 좋다.

Q. 가부좌를 틀고 수식선을 할 때, 다리가 저리는 경우에는 어떻게 하면 되나요?

A. 가부좌를 틀고 수식선을 할 때, 다리가 저려오면 의식이 다리로 집중되어 수식선이 제대로 되지 않으므로, 저린 발을 주무른 다음 왼쪽과 오른쪽 발을 번갈아 깍지껴 가면서 균형을 취해야 한다. 물론 일부러 무한을 향한 한계 넘기 수련으로 저린 것을 무시하고, 그대로 계속 수련을 할 수도 있다. 그러나 이는 신중하게 결심하고 해야 한다.

Q. 여자는 수련자세나 순서에 있어 남자와 다르다는데, 왜 그런가요?

A. 여자는 남자와 음양(陰陽)의 차이가 있어서 본질적으로나 기운으로나 음이고, 신체구조도 남자와 달라 수련에 있어 다른 점이 많다.

예를 들면, 첫째는 가부좌를 틀고 앉을 때 손을 법계정인으로 놓는데, 여자는 오른손을 밑으로 하고 왼손을 그 위에 놓는다. 둘째, 기체조 가운데 단전돌리기를 할 때, 남자는 왼손 바닥을 단전에 붙이고 오른손 바닥을 그 위에 붙인 다음 먼저 시계방향으로 돌리고 나중에 반대방향으로 돌리나, 여자는 오른손 바닥을 단전에 붙이고 왼손 바닥을 그 위에 붙인 다음 시계 반대 방향으로 돌리고 나중에 시계방향으로 돌린다.

또 남자에 있어서 단전의 대표성은 하단전에 있으나, 여자는 두 젖꼭지 사이에 있는 중단전이 대표성이 있어 여단전(女丹田)이라 하고, 열기를 가슴에서부터 느끼는 사람이 많다. 또 여자 하단전의 자리는 자궁(子宮)자리이다.

Q. 기청소하는 방법엔 어떤 것이 있는지요?

A. 좌우비공(左右鼻孔)이라 한다. 기분전환이나 건강증진의 호흡운동으로서, 엄지손가락으로 오른쪽 콧구멍을 막고, 왼쪽 콧구멍으로 아주 강하게 숨을 빨아들이면서 숨을 멈춘 다음, 오른쪽 콧구멍으로 천천히 숨을 내뱉고, 다음엔 왼쪽 콧구멍을 막고 오른쪽 콧구멍으로 공기를 강하게 빨아들였다가 왼쪽으로 천천히 내뱉는 것을 말한다. 이를 계속 반복하는 것이다.

Q. 6장 6부 장기 맛사지(導引法)는 어떻게 하면 됩니까?

A. 복부는 인체의 중심으로서 우리가 생각하고 있는 것보다 훨씬 중요한 신체부위이다. 기(氣), 즉 생체 에너지는 경락, 신경계, 혈관, 그리고 림프선을 통해 흐른다. 그런데 이 모든 체계들은 그 조절 센터인 복부의 길을 가로질러 있고 복부로 집중되어 있다. 그러므로 긴장이나 걱정 등 스트레스가 해소되지 않고 오랫동안 쌓이면 복부의 신경, 혈관, 림프절에 엉킴과 결절이 생겨나 에너지 순환 장애가 일어난다.

또 감정과 각 장기간의 특정한 연결고리도 밝혀졌다. 예를 들면 위의 통증은 위장과 비장에 근심이 쌓여 유발된 것으로 본다. 그러므로 두려움, 분노, 걱정, 의기소침 등 부정적 감정이나 독소, 나쁜 음식, 불량한 자세 등으로 인해 목 화 토 금 수의 기혈 순환을 담당하고 있는 장기에 에너지 장애가 일어나면 복부 정체나 엉킴이 초래되고 배꼽에 위치한 에너지 중심이 울혈되어 신체의 다른 부분과 단절된다.

한편 배꼽은 인체 중에서 기가 가장 많이 모여 있는 곳이다. 옛 선조들은 배꼽을 신령스러운 기운이 드나드는 곳이라 해서 신궐(神闕)이라 했을 정도로 중요하게 생각했다. 태아의 성장 과정에서 태아는 배꼽을 통해 영양분을 공급받고 또 노폐물을 배설하듯이 탄생 후에도 신체는 계속 배꼽 주변을 통해 독소를 배출하게 된다. 바로 배꼽은 인체의 독소를 배출시키는 통로이자 외부 에너지를 받아들이고 저장하고 변형시키는 중심인 것이다. 그러므로 이런 에너지 중심에 정체나 긴장이 없어야 에너지 소통이 원활하고, 그 에너지를 장기와 그들의 에너지 체계에 충분히 공급할 수 있게 된다.

내부 장기를 막고 있고, 복부의 정체를 야기하는 부정적 에너지를 다시 순환시키고 긍정적인 에너지로 전환시키기 위하여 장기 기(氣)마사지(氣內臟)를 개발했다. 나선형 기법은 피부의 독소를 제거하는 가장 중요한 기법이다. 배 위에 두 손을 부드럽게 올려놓고 조직을 풀어준다. 먼저 양 엄지손가락이나 손가락 한 개 혹은 손가락 몇 개를 같이 사용하여 배꼽 주위에 작고 좁은 원을 시계 방향으로 그리면서 마사지하는 것으로 시작한다. 각 지점을 차례로 나선형으로 누르면서 피부를 풀어준다. 계속 시계 방향으로 작은 원을 그리면서 바깥쪽으로 마사지해간다. 배꼽에서 복부 바깥 경계선까지 이르는 커다란 나선형 모양이 되도록 계속 마사지해간다.

파내는 기법은 손가락을 합쳐서 안쪽으로 밀면서 파들어가거나, 아래쪽으로 밀면서 파낸다. 이 기법은 방향을 달리하여 여러 가지로 변형시켜 사용할 수 있다.

앞뒤로 흔드는 기법은 손가락을 모두 사용하여 복부의 근육을 붙잡고 앞뒤로 흔든다. 손가락을 펼쳐서 상행 결장과 하행 결장을 흔들고, 손가락을 모아 소장을 흔든다.

주무르는 기법(=장빨래)은 양손의 손가락을 모두 사용하여 장을 배꼽과 중심 부위 쪽으로 파서 들어올린다. 그리고 손바닥의 불룩한 부분으로 빵반죽을 주무르는 것처럼 배꼽과 중심 부위 쪽으로 밀고 당긴다.

위아래 혹은 옆으로 빠르게 흔드는 기법은 검지나 중지를 사용하여 뭉쳐있는 곳이나 문제가 있는 부분을 누른다. 그 상태에서 손가락을 위아래로 혹은 옆으로 빠르게 흔든다. 범위가 넓으면 손가락을 두 개나 세 개 사용한다. 쓰다듬는 기법은 손가락과 손바닥으로 배꼽주위와 배 전체를 가볍게 쓰다듬는다. 모든 움직임의 마무리는 쓰다듬기로 한다.

Q. 수련도장에서 기체조를 도우와 함께 하여, 화기(和氣)를 조성하는 수련엔 어떤 것이 있나요?

A. 사람들이 살아가는데도 그렇지만 수련도장에서 도우들끼리 한생명 한마음 한기운으로 화기 속에 살아가는 것이 바른 도이다. 도우들끼리 화기를 형성하는 수련방법으로는

① 도우들끼리 삥 둘러앉아 손을 위아래로 마주잡고, 전체적으로 기운을 돌리는 방법

② 도우들끼리 앞을 보고 일렬로 앉아 목뒤의 옥침으로부터 어깨와 그 밑의 척추를 따라 쭉 주무르고, 부드럽게 두드리는 방법

③ 두 도우가 등을 서로 대고 양팔을 서로 깍지낀 다음, 등으로 업어 들어올렸다 내리는 것을 교대로 하는 방법 등 쌍수 수련법

④ 한 도우는 눕고, 한 도우는 앉아서 장빨래를 해주고 서로 교대하는 방법

⑤ 도우들이 삥 둘러서서 '고향생각' 같은 노래에 맞춰, 자기 주먹으로 오른쪽, 왼쪽 어깨를 교대로 4번, 2번, 1번, 합장, 짝짝, 2번 주먹으로 두드리는 방법 등 여러 가지가 있다. 새로운 방법을 창안하여 활용하면 더욱 좋다.

Q. 하늘눈(天目)은 무엇이고, 하늘눈은 어떻게 하면 열리나요?
A. 천목인 하늘눈은 흔히 제3의 눈, 영안(靈眼), 상단전, 6번째 차크라, 6번째 내분비샘인 뇌하수체나 송과체 자리, 붓다의 미간 백호광명 자리로 두 눈썹 사이 이마 한가운데 위치한다.

머릿골 속의 중심인 송과체(松果體)를 황정(黃庭)이라 부른다. 황정을 진단전이라고도 한다. 심기신 수련을 열심히 하여 제1차크라요, 쿤다리니 자리인 회음부부터 열려 하단전, 중단전 등으로 차츰 열리고, 이어서 상단전이 열려 두 개의 육체눈 외에 '제3의 눈'을 열게 되는 것이다.

최근에는 선천기운을 바탕으로 뇌호흡 수련을 해서 제3의 눈을 여는 방법이 개발되었다.

Q. 자기탐구는 어떻게 하는 것입니까?
A. 그대는 결국 스스로에게 '나는 누구인가?' 하고 물어야 한다. 이러한 탐구가 결국에는 마음의 뒤에 가려져 있던 그대 내면의 뭔가를 발견하게 해줄 것이다. 그대가 이 큰 문제를 풀어내면 다른 모든 문제도 다 풀게 될 것이다. 그대는 자신이 육체이고, 눈으로 보는 것만이 보는 것이라고 생각하는데 익숙해졌기 때문에 처음에는 보통 아무것도 보이지 않는다고 말한다. 보아야할 것이 무엇인가? 보는 자는 누구인가? 어떻게 보는가? 단 하나의 의식만이 존재하는데, 그것이 '나'라는 생각으로 나타나서 자신을 육체라고 생각하고, 눈을 통해 스스로를 투사(投射)하여 주위의 사물들을 보는 것이다.

개인은 깨어있는 상태에 제한되어 있으면서, 다른 뭔가를 보고자 기대한다. 그는 감각 기관을 통해서 지각한 것만을 확실하다고 인정한다. 그러나 그는 결코 보는 자(the seer), 보이는 것(the seen), 그리고 보는 것(the seeing)이 모두 같은 하나의 의식, 즉 나, 나의 나툼(現現, manifestations)이라는 사실을 인정하지 않는다. 내관(內觀, contemplation, 내면집중)을 해보면 진아를 눈으로 볼 수 있어야 한다는 환상에서 벗어나는데 도움이 된다. 진실로, 눈으로 볼 수 있는 것은 아무것도 없다.

생각들의 근원을 탐구해 들어가다 보면 '나' 에 대한 지각이 있는데, 그 '나' 라는 지각은 하나의 형태인 육체와 연관되어 있다. 그러나 순수한 진아와는 아무것도 연관될 수 없다. 진아는 연관되어 있지 않은 순수한 실체이며, 그 빛 속에서 육체와 에고가 반짝이는 것이다. 모든 생각을 가라앉히고 나면 순수한 의식이 남는다. 그 존재의 자각이 바로 진아이다.

잠에서 막 깨어나서 외부 세계를 미처 인식하기 전에 순수한 '나' 가 있다. 자지도 말고 생각에 끌려가지도 말고 그 '나' 를 챙기시오. 그것을 단단히 붙들기만 하면 외부 세계가 보여도 상관없다. 보는 자는 보이는 현상에 의해 영향을 받지 않고 남는다.

육체는 지각능력이 없으므로 스스로 '나' 라고 말할 수 없다. 진아는 순수한 의식이며, 비(非)이원적(non-dual)이다. 불이(不二), 즉 둘이 아닌 하나이다. 따라서 진아도 '나' 라고 말할 리 없다. 잠든 상태에서는 아무도 '나' 라고 말하지 않는다. 그러면 무엇이 에고인가? 그것은 수동적인 육체와 진아 사이를 매개하는 어떤 것이다. 그것은 일정한 처소가 없으며, 찾아보면 유령처럼 사라진다. 밤에 어떤 사람이 어른거리는 그림자를 보고 자기 옆에 유령이 있다고 생각했다. 그러나 만약 그가 자세히 살펴본다면 실제로 유령이 있는 것이 아니라 그가 유령이라고 생각했던 것은 나무나 전신주의 그림자였다는 사실을 알게 될 것이다. 만약 자세히 안 보면 유령이 그를 공포에 떨게 할 지도 모른다. 그러나 자세히 보기만 하면 유령은 사라진다. 유령이 애당초 거기 있지 않았기 때문이다. 에고도 이와 마찬가지이다. 에고는 육체와 순수의식 사이의 잡히지 않는 연결고리이지만 실재하지는 않는다. 자세히 살펴보지 않으면 그것은 계속 문제를 일으키지만, 찾아보면 그것이 존재하지 않는다는 것을 알게 될 것이다.

이 점을 잘 보여주는 한 가지 이야기가 있다. 힌두교식 결혼식에서는 잔치가 닷새나 엿새까지 가는 일이 흔하다. 어느 결혼식에서 신부측 사람들이 어떤 사내를 신랑의 들러리로 오인하고 특별한 대접을 했다. 신부측에서 그를 특별 대우하는 것을 보고, 신랑측에서는 그가 신부측의 중요한 인물이라고 여기고 그들도 그에게 특별한 경의를 보였다. 그리하여 이 사내는 양쪽에서 다 좋은 대접을 받았던 것이다. 그는 그러면서도 물론 상황이 어떻게 된 것인지 잘 알고 있었다. 그러다가 한 번은 신랑측에서 그에게 어떤 것을 문의할 게 있어서 신부측에 그에 관해 물어보았다. 그러자 이 사내는 탄로나겠다 싶어 얼른 자취를 감추어 버렸다.

에고도 이와 마찬가지이다. 찾아보면 그것은 사라져버린다. 그러나 찾지 않으면 그것은 계속 문제를 일으키는 것이다. 깨어있는 동안 내내 탐구를 계속해야 한다. 잠이 들 때까지 계속 탐구하면, 잠자는 동안에도 그 탐구는 계속될 것이다. 그리고 깨어나는 즉시 다시 자아탐구를 시작해야 한다. 사람의 본래 상태(natural state)가 평안이다. 그 본래 상태를 방해하는 것이 마음이다. 마나스(manas)이다. 그대가 평안을 체험하지 못하고 있다면, 그것은 그대의 자기탐구가 마음 속에서만 이루어졌다는 의미이다. 그 마음이 무엇인지 탐구해 보면 마음은 사라질 것이다. 생각과 별개인 마음 같은 것은 없다. 그럼에도 불구하고 생각이라는 것이 일어나고 있기 때문에, 그 생각이 일어나는 곳이 있을 것이라고 짐작하고 그것을 마음이라고 부른다. 그러나 그것이 과연 무엇인지 탐색해 들어가면, 마음같은 것은 실제로 존재하지 않는다는 것을 알게 될 것이다. 이렇게 해서 마음이 사라지고 나면 그대는 영원한 평안을 깨달을 것이다.

어떤 때는 아무런 생각도 없고 고요히 하나의 텅 빈 상태, 공백 상태만이 있고 은은한 빛이 충만한데 몸 없는 자신이라고 느끼고, 육체나 형상은 인식되지도 않고 보이지도 않는 경우가 있다.

그러한 상태를 의식침전(manolaya), 즉 생각이 일시적으로 가라앉은 상태라고 한다. 의식침전은 일시적으로 생각의 움직임을 정지시킨 집중을 의미한다. 이 집중 상태가 끝나면 곧바로 여러 가지 생각들이 그전처럼 밀려든다. 이러한 일시적인 마음의 진정한 상태가 설사 천 년을 간다 하더라도, 그것은 생사 해탈(liberation from birth and death)이라고도 불리우는 생각의 완전한 소멸상태에 결코 이를 수 없다. 따라서 수행자는 정신을 바짝 차리고, 이러한 체험을 하는 자가 누구인지, 그 즐거움을 느끼는 자가 누구인지, 안으로 탐구해 들어가야 한다. 이러한 탐구를 하지 않으면 그는 오랜 황홀경(trance)이나 깊은 수면 상태(요가 수면, yoga nidra)에 빠질 것이다. 수행의 이 단계에서 적절한 인도가 없음으로 해서, 많은 사람들이 자기가 해탈했다는 착각에 빠져 헤어나지 못했고, 소수의 사람들만이 가까스로 무사히 목표에 도달했다.

어떤 요기가 갠지스 강둑에서 여러 해 동안 고행명상(tapas)을 하고 있었다. 그는 높은 단계의 집중 상태에 도달하자, 그 상태를 오랜 기간 동안 유지하는 것이 해탈을 이룬다고 믿고 그 수행을 계속했다. 어느 날 깊은 집중 상태에 들어가기 전, 그는 갈증을 느끼고 제자에게 갠지스 강에서 마실 물을 조금 떠오라고 했다. 그러나 제자가 물을 떠가지고 오기도 전에 그는 요가수면(yoga nidra)에 빠졌고, 그 상태로 수많은 세월이 흘렀다. 그 세월 동안 실로 많은 강물이 다리 밑을 흘러갔으며, 강의 흐름마저 바뀌어 버렸다. 마침내 그가 이 상태에서 깨어났을 때, 그는 대뜸 '물, 물' 하고 소리쳤다.

그러나 그의 제자도, 갠지스 강도 보이지 않았다.

그가 깨어나서 맨 먼저 요구한 것은 물이었다. 왜냐하면 깊은 집중 상태에 들어가기 전 그의 마음의 가장 겉층에 있었던 생각이 물이었고, 그의 집중 상태가 아무리 깊고 오래갔다 하더라도 그는 그의 생각들을 다만 일시적으로 가라앉힐 수 있었을 뿐이기 때문이다. 그가 다시 의식을 회복하자 가장 겉층에 있던 그 생각이, 마치 홍수가 둑을 터뜨리듯 엄청난 속도와 힘으로 터져 나온 것이다. 명상에 들어가기 직전에 막 형태를 갖춘 생각이 이런 식이라면, 그 전에 뿌리를 내린 생각들도 절멸(絶滅)되지 않고 남아있으리라는 것은 의심할 여지가 없다. 생각의 절멸을 해탈이라고 할 때, 그는 과연 구원을 얻었다고 할 수 있겠는가?

수행자들(sadhakas) 중에서도 이같은 마음의 일시적인 진정상태(의식침전, manolaya)와 생각의 영원한 소멸상태(의식소멸, manonasa)간의 차이점을 이해하는 사람은 드물다. 의식침전에서는 생각의 물결이 일시적으로 잠잠해지는데, 설사 그 기간이 천 년을 간다 하더라도 그렇게 일시적으로 가라앉았던 생각들은 의식침전 상태가 끝나기가 무섭게 다시 일어난다. 그러므로 수행자는 자신의 영적인 진보 과정을 주의 깊게 지켜보아야 하는 것이다. 그리고 생각이 가라앉는 이러한 상태에 빠져들지 않도록 해야 한다. 만약 이 상태를 체험하면, 즉시 의식을 회복하여 이 고요함을 체험하는 자가 누구인지 안으로 탐구해 들어가야 한다. 다른 어떤 생각도 침범하지 못하도록 해야 하는 동시에, 이러한 깊은 요가 수면이나 자기 최면에 빠져서도 안 된다. 이러한 체험은 목표를 향해서 나아가고 있다는 표시이기도 하지만, 해탈로 가는 길과 요가 수면에 빠지는 것 사이의 분기점이기도 하다.

구원으로 가는 쉽고 직접적이며 가장 빠른 지름길은 자기 탐구이다. 이 탐구에 의해 그대는 생각의 힘(the thought force)을 더욱 깊은 곳으로 몰아넣어, 결국 그 근원에 이르러 그 속에 녹아들게 한다. 그 때 그대는 내면으로부터의 반응을 느끼게 될 것이며, 그대가 모든 생각들을 일거에 섬멸해 버린 뒤 거기서 휴식하고 있음을 발견할 것이다.

거짓 '나'가 사라지고, 본래 '나'가 되려면, '나'라는 생각의 근원을 찾아야한다. 그것이 우리가 해야 할 일의 전부이다. 우주는 '나'라는 생각으로 인해 존재한다. 그 생각이 사라지면 불행도 끝나게 된다. 거짓 '나'는 그 근원을 찾을 때에만 사라지는 것이다. 그런데 사람들은 종종 어떻게 하면 마음을 다스릴 수 있는지 묻는다. 나는 이렇게 대답한다.

'마음을 보여주십시오. 그러면 어떻게 하는지를 알려드리겠습니다.' 사실인즉 마음이란 생각들이 한데 모인 다발에 지나지 않는다. 그런데 마음을 없애겠다는 생각이나 욕망을 가지고 어떻게 그것을 없앨 수 있겠는가?

생각과 욕망은 마음을 구성하는 중요한 부분이다. 마음은 새로운 생각들이 일어남에 따라 마냥 비대해진다. 따라서 마음으로써 마음을 죽이려고 하는 것은 어리석은 일이다. 마음을 없애는 유일한 길은 그 근원을 찾아 그것을 알아 챙기는 것이다. 그러면 마음은 저절로 사라질 것이다.

효과가 지속되는 방법은 불행의 원인을 찾아내면 되고, 불행이 있는 것은 (지각의) 대상이 있기 때문이다. 대상이 없으면 그에 따른 생각도 없고 따라서 불행도 사라진다. 대상이란 마음의 창조물(mental creations)일 뿐이다. 즉 그것들은 실체적 존재를 갖지 않는다. 결국 객관 세계는 주관적 의식 안에 존재한다는 결론이 나올 것이다. 이처럼 진아는 현상계 속에 두루 스며있으면서 현상계를 감싸고 있는 유일한 실체인 것이다. 진아에는 이원성이 없으므로, 그대의 평안을 방해할 어떤 생각도 일어나지 않을 것이다. 이것이 진아 깨달음이다. 진아는 영원하며 따라서 깨달음도 영원하다.

수행(abhyasa, 공부)이란 그대가 생각에 의해 방해를 받을 때마다 진아 안으로 물러나는 것이다. 그것은 마음을 집중하는 것도 아니고 파괴하는 것도 아니며, 다만 진아 속으로 물러나는 것(withdrawal into the self)이다.

생각에 의해 방해받을 때, 마음을 집중하는 것은 마음에게 마음을 죽이라고 하는 것으로 도둑을 경찰로 임명하는 것과 같다. 그는 도둑을 잡는 척하겠지만 결국 아무 소득이 없을 것이다. 따라서 그대는 시선을 내면으로 돌려 마음이 어디서 일어나는지 살펴보아야 한다. 그러면 마음은 사라질 것이다.

물론 마음을 통해서만 마음을 없앨 수 있다는 것은 잘 알려져 있고 인정된 사실이다. 그러나 '마음'이란 것이 있는데 '내 이것을 없애버려야 겠다' 하면서 달려들지 말고, 마음의 근원을 추구해야 한다. 그러면 마음이란 전혀 존재하지 않는다는 것을 알게 될 것이다. 마음은 밖으로 향하면 생각과 대상들을 낳지만, 안으로 향하면 스스로 진아가 된다. '진아가 지금 여기 항상 있는데, 왜 사람들이 그렇게 느끼지 못하는가' 라고 말하는 게 문제이다. 그런데 느끼지 못한다고 말하는 자는 누구인가?

참 '나' 인가, 아니면 거짓 '나' 인가? 잘 살펴보면, 그것이 그릇된 '나' 라는 것을 알게 될 것이다. 그 그릇된 '나'가 장애물이다. 참 '나'가 드러나게 하려면 그것을 제거해야 한다.

'나는 깨닫지 못했다' 라는 느낌이 깨달음에 대한 장애물이다. 사실은 이미 깨달아 있으며, 더 이상 깨달을 것이 아무것도 없다. 그렇지 않다면 깨달음은 새로운 것이 될 것이다. 만약 그것이 지금까지 없었다면, 앞으로 새로 생겨나야 한다. 새로 탄생하는 것은 결국 죽는다.

만약 깨달음이 영원하지 않다면 그것은 추구할 만한 가치가 없다. 따라서 우리가 추구하는 것은 새로 생겨나야 하는 것이 아니다. 그것은 영원하지만 단지 장애물 때문에 지금 우리가 모르고 있는 것일 뿐이다. 그것이 바로 우리가 찾는 것이다. 그리고 그 장애물을 제거하는 것이 우리가 해야 할 일의 전부이다. 본래 영원한 그것을 우리는 무지 때문에 모르고 있다. 무지가 바로 장애물이다. 이 무지를 극복하라.

제6부
귀명

▼

귀명(歸命, 한생명 상생체)

한생명 상생체(相生體)

귀명(歸命, 한생명 상생법)

한생명에의 회귀(回歸)

 개체생명인 우리의 기본 목표는 가아를 적멸하고 생명의 근원자리인 한생명으로 돌아가 하나가 되는 것이다. 만법귀일(萬法歸一)이라 한다. 모든 사물의 길은 하나로 돌아가는 것이다.

 우주 생명은 한생명이며, 생명의 빛으로 충만하다. 한생명은 모든 존재들을 빈틈없이 골고루 머금고 있다. 우주가 한생명의 빛으로 체험되는 순수의식 자체가 되는 것은 영생체(永生體)로 되는 것이어서, 진리의 핵심이며 무한 능력, 무한 의식, 무한 행복, 무한 환희이며 무한한 사랑이다. 이 우주 생명은 무한한 기로 충만되어 있으며, 무한히 기를 공급할 수 있고, 한마음이 믿는 대로 경험할 수 있다.

 우주 생명은 태양처럼 원만하고 완전하며, 건강하고 풍요로운 생명의 근원자리이다. 한생명은 본래 늙음도 질병도 죽음도 없는 순수 생명인데, 자신이 몰록 욕망과 저항의 신념을 지어냄으로써 이 욕망과 저항의 신념 필터를 통해서 병적인 기가 창조되고, 이 기가 물리적으로 입자화됨으로써 몸에 질병과 고통의 모양으로 나타난다.

 개인과 세상의 고통이나 불행의 근본원인은 바로 '나'라는 생각, 내가 세계와 분리되어 따로 존재한다라는 착각과 무지에서 비롯되었다. 따라서 고통과 불행에서 벗어나 행복한 삶, 밝은 세상으로 가기 위한 최상의 길은 이러한 무지와 왜곡된 신념에서 벗어나 나와 남이 따로 없는 한생명으로 통합하는 것이다. 그런데 누가 나는 무엇이다라고 한정을 짓게 되면, 근원의 '나'인

한정 없는 순수의식의 바탕에다 한정된 경계선을 그려서 내가 그 안으로 들어가게 된다. 나는 본성에 있어서 어떤 경계선도 한정도 없다. 나는 위치도 어떤 실질도 모양도 없다. 내가 어떤 위치와 실질과 모양 가운데 있다는 생각은 환상이다. 나라는 실체는 어디에도 없다.

두뇌를 분석하고 심장을 쪼개 보아도 내 몸 어디를 뒤져보아도 나는 없다. 독립된 내가 있다는 생각은 착각이다. 사람들이 자기 자신에 대해서 판단하고 있는 일체의 생각들이란 궁극적으로 모두 가짜이며 착각이다. '나' 란 근원의식이 임시로 사용하는 하나의 생각일 뿐이며 그 생각을 통해서 다른 생각들을 탐사하고 경험하는 도구로 이용하는 것이다. '내가 따로 있다' 고 고집하는 것은 바다 위에 솟아오른 하나의 파도나 허공 중에 떠다니는 물방울을 끝까지 보존하고자 하는 몸부림이다.

어떤 사람이 원한다면 자신의 근원의식을 자꾸만 작게 나누어 매우 작은 물방울 속으로 들어갈 수 있다. 마치 누에가 스스로 작은 고치 속에 잠기듯.

'나는 이것이고 나는 저것이 아니다' 라는 한정을 계속 지어갈 때 한생명과 따로 떨어져 있다는 환상 가운데 머물게 된다. 이것이 나의 자아상을 지어내는 방식이다. 이 '나' 라는 생각에다 무수하게 많이 한정지어 붙여 놓은 생각들의 총화가 스스로 자기라고 여기는 자아상(自我相)이다. '나는 누구이다' 는 생각과 동일화시켜 놓은 아이덴티티(Identity)이다. '내가 있다' 는 생각의 뼈대에다가 수많은 '나는 무엇이다' 라는 생각의 살덩어리들을 덕지덕지 붙여서 '나' 라고 하는 조각품을 창조해 낸 것이다. 이것을 버려야 한다.

한생명에서 나와 한생명 속에 살던 개체생명이 생명의 근원자리인 한생명으로 돌아가는 것이 생명의 이치이다. 대자연으로 돌아감이다. 그것은 어린이가 집에서 나와 소꿉장난하고 놀다가 해가 지면 집으로 돌아가는 하나의 놀이극이다.

먼저 구체적 생명회귀의 한 현상을 보기 위하여 우리는 회귀동물인 연어의 고향 강원도 양양 남대천에 가보기로 한다.

흔히 남대천을 '연어의 고향' 모천(母川)이라고 한다. 강물은 멈추지 않고 흘러가 버리고 요람도 덧없기는 마찬가지인데 과연 연어는 어디를 향해 '수구초심(首邱初心)'을 품고 있는지 불가사의가 아닐 수 없기 때문이다. 연어의 향수는 서양의 한 철학자가 말한 '두 번이나 같은 강물에 들어갈 수 없다'는 잠언을 비웃고 있다. 남대천에서 태어난 연어는 3년간 저 먼바다 태평양의 오호츠크해와 베링해를 무대로 3만 2천km를 떠돌다 반드시 남대천으로 돌아와 산란·방정을 하자마자 파란의 생을 마감한다. 살아서 모천으로 돌아오는 연어는 2백 마리 가운데 3마리 꼴이라 한다. 섬진강, 삼척의 오십천, 울진의 왕리천도 마찬가지다.

동해안에서 내륙으로 51km나 뻗어 있는 강, 황어·칠성장어·숭어·학꽁치가 회유하고 열목어 문절망둑 쌀미꾸리 물메기가 살며, 드물게는 시마연어(송어)가 올라와 그대로 눌러앉아 산천어가 되기도 하는 강, 20세기 초에는 두만강에만 50만 마리가 잡혔으나 6, 70년대 들어 동해안에서의 친어(어미) 포획이 수백마리로 줄어들자 80년대 초 내수면 연구소를 세운 뒤 지난해 2만 7천여 마리 친어를 포획하고 1천여 마리 치어를 방류하여 연어가 가장 많이 소생하는 곳으로 유명해진 강을 우리가 이름으로 밖에 부를 수 없듯이 녀석들도 강의 추억을 자신의 언어인 냄새로 압축하여 기억하고 있는지 모른다.

땀 한 방울을 물에 타서 8백억 배로 희석해도 알아내는 뛰어난 후각으로 수중 생태계의 냄새를 입력해 두기 때문에 한 달밖에 살지 않았어도 수년 뒤에 정확히 자기가 태어난 곳을 찾아올 수 있다는 것이다. 연어는 냄새에 예민한 만큼 강물이 오염되면 회유를 포기해 버린다. 내수면 연구소에서 치어를 인공 부화하여 방류하는 작업도 연어의 모천회귀에 의존하고 있다.

강물에 오른 연어는 금식 기도라도 올리듯이 아무것도 먹지 않는다. 오로지 산란과 방정을 위해 온 정성을 기울이는 것이다. 배를 가르고 알을 훑어낸 암컷의 뱃속은 보기에도 안쓰럽게 텅 비어있고, 원래 붉은 색이던 살은 희게 탈색되어 있다. 바다에서 잡은 연어보다 맛이 떨어질 수밖에 없는데도 채란장 입구에는 값싼 연어를 사러온 사람들이 줄을 선다. 이런 진풍경은 남대천에서만 벌어지는 것이 아니다. 고성의 명파천이나 강릉 연곡천과 같은 동해안의 크고 작은 하천에서는 주민들이 돌아가면서 관리하는 살막이 있어 치어를 방류하고 있다.

남대천 상류 찬 물 속에서 부화된 치어는 한동안 달고 다니던 난황이 떨어지면 영양이 풍부한 눈 녹은 물과 벌레를 잡아먹으며 자란다. 인공 부화된 치어는 3월에 방류되어 6월까지 동해 연안에서 먼 여행을 떠날 준비를 한다. 민물에서 짠물로 서슴없이 이동하는 것은 에너지를 얻기 위해 몸이 짠물을 원하기 때문이다. 이때 어린 연어의 피부에는 친어가 강물로 들어설 때 나타나는 얼룩무늬가 생긴다. 그러나 자연을 다 안다고 말할 수 없듯이 연어의 신비한 여정도 자연의 일부분일 뿐이라는 생각에 미치면 누구나 연어가 되어 먼바다를 향해 헤엄칠 수 있을 것이다.

동해 연안에 수온이 올라가면 연어는 뙤약볕에서 그늘로 들어가는 것처럼 자연스럽게 찬 해류로 몰려간다. 바다 속의 강물처럼 흐르는 해류를 따라 몸을 맡기는 것이다. 그 겨울바다는 말길이 끊어지는 언어도단의 바다다. 겨울이 되면 캄차카 반도 아래 쿠릴 열도에 도착하게 되며 한 두해 동안 베링해와 북태평양을 회유하며 성어가 되는데 어느 봄날 문득 고향이 그리워지면서 산란회유를 시작한다. 해류를 따라 이동하거나 철새들처럼 태양이나 별에게 길을 묻거나 유전적으로 내장되어있는 지도를 따라 먼 길을 되돌아 항해하는 것으로 추정한다.

남대천 상류 30cm 물 속 자갈밭에, 어미의 무덤이기도 한 그 자리를 난자가 착상하듯이 찾아와 구덩이를 파고 산란을 하느라 뼈가 드러나도록 꼬리가 헤진 채 기진맥진한 암컷이나, 암컷과 함께 온 몸이 입이 되도록 벌리고 옆구리를 비비며 절정에 다다랐을 때 백자를 쏟아붓던 수컷이나, 흰 배를 드러내고 둥둥 떠내려오며 마지막으로 세상에 몸 보시를 하는 그 장엄을 견줄 것이 없다. 본래 자리로 돌아옴이다. 연어들은 회귀의 약속을 지키는 불가사의 존재이다. 끝없는 생명의 반복과 그 인연은 인연의 바다와 강을 따라 돌아오는 현상적 실재이다.

낱생명인 우리는, 수많은 생을 반복하더라도 순수의식이자 근원생명인 대생명으로 돌아가지 않으면 안 된다.

이는 전지전능전재의 대생명이 한 생각을 내어 창조하였기에, 우주의 존재법칙인 인연과보 원리에 따라 경험하고 소멸되어 본래자리인 대생명으로 복귀(復歸)하는 것이 아상(我相, identity)의 생사를 해결하는 바른 길이기 때문이다. 이것은 살아서의 인간성 회복이다. 내 종교, 네 종교를 따질 필요가 없다. 종교의 근원에 다다르면 모든 종교가 하나다. 예수와 싯달다는 다를지 모르나 붓다와 그리스도는 같다. 붓다와 그리스도는 조금 다를지 모르나 그들이 본 절대진리는 똑같다. 그러므로 진리를 찾아가는 수련체계에 중점을 둘 수 밖에 없다. 이는 '내가 따로 있다' 는 한 생각의 파도가 바다로 돌아가는 것과 같다.

'내가 따로 있다' 는 물방울이 사라지고, 여여한 바다로 존재하는 것이다. 이같이 낱생명이 대생명에서 나와 존재의 상대적 관계성 속에서 상생생활을 하다가 무한한 기로 충만된, 텅 빈 허공의 대생명으로 복귀하는 것을 귀명(歸命)이라 하고, 낱생명이 대생명과 합일된 것을 한생명이라 한다.

'한생명' 의 한은 하나, 크다, 전체, 중심, 광명, 한민족의 한을 뜻하는 말이다. 한의 원리를 축약해 놓은 것이 천부경이다.

한생명이 되려면, 대생명에서 분리된 가짜의 나(假我)가 꿈에서 깨어나기 시작하면서 사실을 사실대로 보고, 판별 없이 받아들여야 한다하여, 참된 나를 찾아가는 상생의 여행길에서, 가아에 집착하여 색안경을 끼고 욕망(desire)과 저항(resist)의 갈등을 느끼던 고락의 바다를 뛰어넘도록 꿈꾸는 자를 흔들어 깨워야 한다. 그러려면 우리의 마음을 어떤 것에 집착하여 욕망(＋)하거나, 저항(-)하지 않고, 욕망도 저항도 없는 조화점(調和點, harmony point. junction point)에 두어야 한다. ＋, -, 0이다. 집착으로 애증, 호오, 시비 등의 선택이 없어야 한다.

　이곳이 진공묘유 중도의 문이며, 순수의식의 문이다. 의(意:manas)가 없는 것 같이, 방아(放我)하여 무엇에 집착한 선택이 없어야 한다는 말이다.

　꿈을 깨면 길몽이든 악몽이든 모든 꿈 속의 현상은 허상이요 착각(집단적 착각 포함)이며, 실상은 오직 '꿈꾸는 자' 뿐이다. 일체 현상의 환멸이다. 관찰(觀察)이며, 지성(知性)이다. 이것이 한생명이며, 우주는 한생명이다.

　한생명은 소유욕도 부족함도 없으며, 구하지 않아도 저절로 얻게 되는 조화로운 우주이고, 한계 없는 무한자이며, 영원한 생명, 환희생명, 생명의 빛, 무량광(無量光), 무조건적 사랑, 무량심(無量心:慈悲喜捨心), 환희의식, 순수의식이라고 할 수 있다.

　사람이 순수의식 차원에서 살면, 우주가 한생명이라는 생각을 갖게 되므로 자기가 관계하는 대상생명이 자기라고 생각되니, 누구를 만나든지 사랑으로 관심을 갖고 배려를 하게 되며, 생명의 빛이 충만하고 기쁨이 넘쳐나 모든 병을 고칠 수 있는 자연치유력(Natural-healing power)도 갖게 된다.

　진아가 어디 있는지를 모르고, 죽은 자가 살아있는 것처럼 이 세상을 떠돌고 있는 것이 '나'인지도 모른다.

　우리가 심기신 수련을 중심으로 '한생명 상생법'을 지성(至誠)으로 실천하여 모든 한계를 뛰어넘어서 가면, 모든 관계 있는 생명을 살리고 나도 사는 상생으로, 관계 있는 생명을 보살펴주는 보살(Boddhisattva)의 길을 가게 되므로, 의식이 정화되어 무한의식이 되고, 생명의 빛이 보이면서 의식확대의 무한화로 고통과 시비가 줄어들며, 감사한 마음 속에 행복감이 커져간다.

또 '불평을 하면 불행해진다.' 는 말이 있지만, 불평이 없어져 가면서 세상을 대긍정으로 보고, 안된 일들을 남의 탓으로 돌리지 않으며 모두 내 탓으로 돌리는 우주의 책임자로 점점 바뀌어 가게 된다. 그리하여 우주가 '한생명' 으로, 찬란한 생명의 빛으로 체험되는 순수의식이 되면, '가아(假我)가 있다' 는 생각에서 비롯된 생사(生死)가 없는 영원한 생명이 된다.

나는 '꿈꾸는 나' 를 관찰한 적이 있다.

꿈은 없어지고 '꿈꾸는 자' 만 남게 된다. 진리는 단순하고(simple) 쉬운(easy) 것이다. 확실한 것이다. 꿈을 깨기만 하면 된다.

꿈꾸는 자

세상을 현실적으로 살아가는 구체적 사람은 현재의식(現在意識:현재의 마음)으로 살아가면서, 구도의 길을 가고 수련을 하게 된다. 그러다가 큰 깨달음(확실하게 절대적 진리를 앎)을 얻게 된다.

그것은 모든 상태(잠, 깸, 꿈)에 있는 '그거' 를 알고, '아하' 가 터져 나오는 것이다.(아하는 내가 누구인가?의 我何로 시작하여 나온 깨달음의 소리) '꿈꾸는 자' 가 한생명이다.

모든 현상은 찰나생, 찰나멸이지만, '그거' 는 모든 순간 변함없이 있는 것이다. '나와 내 것' 이란 모든 것을 버린 것이다. 아무것도 없이 텅 빈 것이다. 오매일여요, 생각의 무게가 없고, 불필요한 생각은 나지 않고, 생각을 하면 이루어지는 것이다. '그거' 는 얻을래야 얻을 수도 없고 버릴 수도 없는 것이며, 등에 업은 아기를 그렇게 오래 윤회를 거듭하며 찾아 헤맨 격이다.

그 찾아 헤맨 '개의식' 과 찾아진 '순수의식' 은 종이의 양면과 같다. 개의식은 잠·꿈·깸의 3가지 상태에서도 항상 있었으며, 지금도 있고 앞으로도 영원히 있을 것이다. 그래서 이것을 제4상태라고도 한다.

'그거'는 오히려 '잠과 깸'의 사이, '깸과 꿈'의 사이, '잠과 꿈'의 사이를 알아챙기면 더욱 확실한 깨달음에 이를 것이다. 현재의식에 있어 개의식과 순수의식은 생명의 나무에 비유할 수 있다. 동네 한 가운데 있는 큰 느티나무처럼. 그 나무는 물을 빨아올리는 뿌리부터 나무줄기, 가지, 잎, 꽃, 열매 등 여러 가지로 구성되고, 각기 다른 모습을 보인다.

그러나, 생명의 나무전체로는 모두 수액(樹液, sap)으로 구성되어 있다. 이 수액이 순수의식이요, 뿌리, 줄기, 가지, 잎 등은 개의식이라 할 수 있다. 의식은 씨알이요 씨앗이다. 한생명의 씨알은 한알, 한얼, 한울(하늘)이다. 한민족에겐 한생명의 씨앗을 노래하는 '알의 노래' '아리랑'(알이랑)이 있다.

'아리랑(알이랑) 아리랑(알이랑) 아라리요(알알이요) 아리랑(알이랑) 고개로 넘어간다. 나(진아)를 버리고 가시는 님은 십리도 못 가서 발병 난다.'

교육은 이 씨앗을 떨구어 자라게 하는 것이다. 깨달음을 얻어도 적멸이 되어 한생명으로 완전히 복귀한 반열반에 이르지 않으면, 현재의식으로 돌아오게 된다. 그것이 더 큰 깨달음이다.

이 현재의식은 변화하는 개의식과 불변하는 순수의식, 우주영계의 태양과 개별영체의 영기가 종이의 앞뒷면처럼 함께 하는 것이다. 그리하여 구도자는 산의 정상에 올라갔다가 일망무제로 온 천하를 내려다보아 안 다음, 다시 세간으로 돌아와 선(禪)의 십우도(十牛圖)처럼 입전수수(入廛垂手)하면서, 뭇생명들과 더불어 연꽃처럼 걸림 없이 중중무진하게 인간미있게 사는 것이다.(和光同塵, 覺有情)

시작 없는 주인의식으로서 현재의식이 '불변의 나'(얼나)를 추적하여 계속 갔더니, 결국 원을 그리고 원점인 순수의식으로 돌아온 것이다. 한생명에서 새 생명들이 나와 원을 그리면서 삶을 살고, 다시 끝없는 한생명으로 돌아가는 바, 연어의 회귀, 원자운동, 별의 공전, 탑돌이나 강강수월래와 같다.

순수의식은 그 순수의식이로되, 현재의식은 다른 차원의 현재의식인 것이다. 늘 깨어 있는 것이다.

한 옛날에 '꿈꾸는 님'이 있었다.
님은 텅텅 빈 속에 축복이 넘쳐흘렀다.
그 넘친 것이 생각이 되고, 물질이 되었다.
그것은 꿈이었다. 태초의 꿈……
님은 순간마다 마치 나무가 꽃을 피우고 나비가 날으며, 새가 노래하고 사람이 춤추듯 끊임없이 꿈을 꾸고 있다.
삶은 하나의 꿈이다. 님이 꾸는 꿈이다. 모두가 한바탕 꿈.
그러나 '꿈꾸는 님'만은 꿈이 아니다.
님은 꿈을 꿈이라 알고 멈춰 볼 수 있으니 말이다.

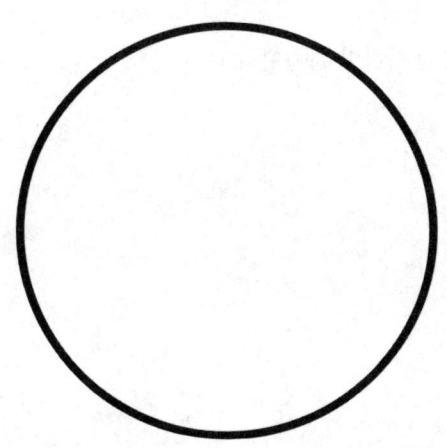

지심귀명례 한생명상생법(至心歸命禮 一生命相生法)
지심귀명례 한생명상생법(至心歸命禮 一生命相生法)
지심귀명례 한생명상생법(至心歸命禮 一生命相生法)

-『아하경』
나는 누구인가?(我何)
1. 나는 한마음이다.
2. 지금 여기 나는 텅 빈 관찰이다.
3. 나는 창조자다.
4. 나는 우주 중심이고, 우주는 나의 반영이다.
5. 나는 내가 좋다.
6. 나는 무량심이요, 대생명이다.
7. 나는 늘 감사한다.
8. 나는 타인과 입장을 바꿔 생각하며 사랑한다.
9. 나는 자유자재인이다.
10. 아하, 나는 기쁜 마음이다.

한생명 상생체(相生體)

　온 우주가 한 생명의 빛으로 충만해 있으므로, 우리는 마음을 열기만 하면 늘 기쁨 속에 누구든지 큰 사랑으로 대할 수 있고, 의식은 무한 의식으로 확대되어 간다. 우리는 지금 여기 지적 생명체로 존재하며, 심기신 수련으로 양생을 하여 인간의 최고가치인 인격완성을 하고, 상생 생활을 통해 평등한 인격을 전제로 만유의 생명인 자유를 누리며, 그것이 조화된 평화로운 사회 완성을 향하여 나아갈 수 있게 되었다.

　그 사회 완성이 한생명 상생체인 것이다. 우주 생명이 한생명으로서 개체생명을 낳고, 개체생명들이 생명수의 가지나 잎으로 서로 살리면서, 싱싱하게 살아가는 것이다. 그러면 구체적으로 우리가 살고 있는 우리 나라나 동서 합일의 세계를 향하여 제시되는 상생의 방법은 무엇인가? "아는 자와 가진 자가 봉사하지 않는 사회는 미래가 없다"고 한다.

　먼저 있는 자부터 한생명 상생체를 향하여 더불어 사는 상생의 몸짓을 해야 한다. 다음에는 격변하는 새천년의 두 가지 혁명의 본질을 잘 파악해 대처해야 한다. 하나는 컴퓨터, 인터넷, 디지털 등 컴퓨터피아(computerpia)를 향한 전자공학(電子工學, electronics)혁명이요, 또 하나는 생명복제, 유전자 치료 등 생명 창조에 관계되는 바이오토피아(생명공학에 의한 이상향, bio-topia)를 향한 생명공학(生命工學, bio-technology) 혁명이다.

　전자공학의 발전은 인간을 눈부시게 편리하도록 할 것이다. 특히, 물체를 +, - 인 0, 1로 나누어(bit) 빛의 속도로 처리·저장하는 신속·정확한 디지털(digital)혁명은 연속적인 아날로그(analogue)와 달리, 컴퓨터에 이동성 기능과 인터넷 기능을 추가하여 초고속 정보통신망 구축, 인간을 편하게 하는 '대화하는 컴퓨터', 사이버 아파트, 전자옷 등 변혁을 가져오나, 이는 무언가의 보조적 기능으로 인간을 풍요롭게는 하지만 주인으로서의 주기능을 할 수는 없다. 역시 기본은 인간이기 때문이다. 여기에 인간이 주인의식을 갖는 생명체로서 존재하는 의의가 있다. 한편, 현대사회가 갖고 있는 인간의 가난, 질병, 생태계 파괴, 환경 문제 등을 모두 생명공학이 해결해 주는 구세주 역할을 해 줄 것인가?

서기 1997년 복제양 돌리의 생명복제로 인간 복제가 가능해졌고, 유전자의 인공합성, 인간 염색체 23쌍의 해독, 암치료제 발명 등으로 유전 공학 등 생명창조 시대를 열고 있다. 생명공학의 발달로 인간은 힘과 기술면에서 창조자적 위치에 나아갈 수 있으나, 그 결과가 젖과 꿀이 흐르는 안식처가 될 것인가? 아니면 엉겅퀴가 널려 있는 거친 들판이 될 것인지는 쓰는 사람의 마음에 달려 있다. 그 변화의 수레바퀴는 한생명 상생체인 인류에게 달려 있다 하겠다.

다음 사회, 경제, 정치, 문화, 세계의 측면으로 나누어 살펴보기로 한다.

먼저 우리 사회에 문제가 있는 것은 '감사'한 생각이 부족한 때문이다. 우선 국민들이 감사한 마음 갖기부터 전제되어야 한다. 불신의 사회가 살려면, 이 우주의 원리가 인연과보법이어서 콩 심은 데 콩 나고 팥 심은 데 팥 나며, 뿌린 대로 거두어 선인 선과, 악인 악과라는 철칙을 모두가 알게 해야 한다.

인과목적적 존재로서 사람이 자연법(自然法)에 맞춰 생활하려면, 최소한 독립된 존재인 '내'가 스스로 살아가고, '너'를 만나 기본적 사회를 이루어 공존하며, 확대된 사회를 유지하고 변화에 따라 평화적 변경을 해야 하는 인간사회의 자연법을 파악하고, 그에 따라 살아야 한다. 이는 사회삼법(社會三法)이라 할 수 있다. 상생 사회를 향한 기본이 된다. 인간사회에 적용된 자연법, 즉 사회삼법의 첫째는 주인으로 홀로선 인간의 자기전개법칙으로서자치법(自治法)이다. 인간이 주인의식을 갖는 창조자로서 자기 마음대로 결정하고, 책임지는 법칙이다. 즉 1인칭인 나(I)라는 독립된 존재가 스스로 자기를 전개해 나가는 법칙으로, 자유인격이 자기입법과 자기보행을 하여 누리는 자연적 자유이기에 자유법(自由法)이라고도 한다.

두 번째는 자타공존법칙으로서 공평법(公平法)이다. 이는 기본적 사회의 인간관계를 '나'(1인칭, I)와 '너'(2인칭, You)라는 상호의존성(相互依存性, Interdependence)의 자타관계로 보고, 자타가 평등하고 평화로운 공존을 위해서는 공평해야 한다는 법칙이다. 이는 공명정대한 정신이 전제되어, '각자에게 그것을 주는'(Suumcuique tribuere)정의이며, 평등법(平等法)이다.

셋째는 사회유지 발전법칙으로 신의법(信義法)과 평화변경법을 합친 평화법이다. 일반사회는 1, 2, 3인칭존재로 구성되는데, 이 사회유지의 법칙이 신의법이다. 이는 약속이나 계약을 꼭 지키는 것으로, 서양법언에서는 '신의는 지켜져야 한다(fides servanda)'이며, 동양에서는 '하늘이 무너져도 신의는 지켜라' 이다.

그런데 이 세상에 '나' 라고 할 것도 없고(諸法無我) 변하지 않는 것이 없듯이(諸行無常), 사람도 변하고 사회도 변하는 바, 사정이 변하는 경우에, 변하기 전에 한 약속을 꼭 지켜야 하느냐, 아니 지켜도 좋으냐가 문제되는 경우가 종종 있다. 물론 약속 당사자 모두가 사정불변조항(事情不變條項)이 없더라도 언제나 약속을 지키는 것(Pacta sunt servanda)으로 알고 있으면 문제가 없으나, 사정불변을 전제로 약속한 경우에 사정이 변하면 입장에 따라 대립, 갈등이 빚어질 소지가 많다.

따라서 계약이나 조약 등 약속을 할 때는, 사정불변조항(事情不變條項)을 두거나 사정변경기준(事情變更基準)을 정하고 사정이 변했을 때는 평화적 변경(平和的 變更, Peaceful change)이 가능하도록 분명히 할 필요가 있다. 이것이 평화법(平和法)이다.

사회적 합의로 평화적 변경을 잘해야 사회적 폭발이나 혁명을 방지할 수 있을 것이다. 흐르는 강물을 억지로 막아서는 무너지기 때문에 그래서는 안 되는 것과 같은 이치이다. 변화하는 사회를 유지·발전하는 데는 신의법과 함께 평화적 변경으로 자유와 평등이 조화된 평화법이 필요하다.

이 사회삼법에 맞추어 사회인이 꼭 지켜야 할 최소한의 공동선으로서 '사회삼륜(社會三倫)'을 적어보면 다음과 같다.

- 자치법(자유법)에서 스스로 결정하되 타인에게 적어도 손해를 입히지 않는다.(물론 타인에게 도움을 주면 더욱 좋다) – 불피해행(不被害行)
- 공평법(평등법)에서 상생정신으로 상대인격을 존중하여 예로써 대우한다. – 인격예우(人格禮遇)
- 평화법에서 못 지킬 약속은 하지 않고, 약속은 꼭 지킨다. – 약속준수(約束遵守)

자치법, 공평법, 평화법의 사회삼법과 사회삼륜인 불피해행, 인격예우, 약속준수 등 삼법삼륜을 현대 사회의 기본윤리로 삼아야 한다. 주인의식을 갖고, 착하면서도 강하게 살아가야 한다. 세상살이에 있어 중요한 역할을 하는 것이 경제이다.

경제체제는 자본주의, 사회주의, 신자유주의 등을 넘어 제4의 길로서 사유·공유 조화의 원시불교 교단처럼 무소유를 북극성으로 하고, 사유를 기본으로 하는 동시에 공유를 넓혀감으로써, 자유시장경제와 계획경제 및 사회주의 시장경제를 통합하고 자유민주주의와 평등사회주의를 조정하는 새로운 경제체제가 되는 것이다.

화합중(和合衆, SAMGHA) 경제체제이다. 상생경제라고도 한다. 화합중 경제체제 속에서 인간은 육화경(六和敬)이라는 경제정의 아래 자유롭고 풍요로운 삶을 누리는 마이트레야(미륵불, 그리스도)의 세계로 가야 한다.

6화경은 화합중을 의미하는 교단의 화합을 위하여 보살이 중생과 화경하여 같이하는 것으로, 신화동주(身和同住)·구화무쟁(口和無諍)·의화무위(意和無違)·견화동해(見和同解)·계화동준(戒和同遵)·이화균등(利和均等)이다. 6화경 가운데 특히 이화균등은 이익 사회에서 화합을 기하기 위하여 이익을 균등하게 나누는 것으로 불화방지에 긴요하다.

부처님의 세계는 본래 무소유세계이므로 주고받을 것이 없지만, 주고받는 경우에도 한생명 한살림으로 가면 가고 오면 오지(如來, 如去, Tathagata), 오고 감이 서로 조건 지워져 있지 않다. 신선의 길인 무소유의 삶은 자연의 삶으로서 마음에 일이 적고, 입안에 말이 적고, 뱃속에 밥이 적고, 머리속에 생각이 적은 비울 줄 아는 삶인 것이다. 그러나 중생세계는 주고받는 것이 서로 조건 지워져 거래(去來, give and take)의 모습을 보인다.

중국의 백장선사는 선농일여(禪農一如)의 사상을 적극 실천하신 분으로 "하루 일하지 않는 사람은 하루 먹지 말라(一日不作 一日不食)"고 가르치며, 울력에 솔선수범하였다. 최영 장군 부친은 최장군에게 "황금보기를 돌같이 하라"고 이르셨다 한다.

무소유는 제도화하기 어려우므로 "본래 내가 없고, 내 것도 없다"는 무소유 사상을 전파하는 운동을 펼치고, 더 나아가 개인 상속을 줄이고, 인터넷 모금 사회 공익 단체에 기부금을 많이 내는 기부금 천국 운동, 전국민의 1년 1회 단식 운동, 기부금을 모아 땅을 사서 환경을 보호하도록 국가에 신탁하는 토지 신탁 운동, 재벌 등이 재산 버리고 출가하기 등 운동차원에서 전개해 나가야 할 것이다.

이 세상은 탐욕을 위해서는 궁핍하고 무욕인에게는 풍부하다. 김영한 할머니는 외동딸에게는 재산을 상속하지 않고, 1997년 법정 스님에게 1천억 원을 주어 길상사가 생겨나게 했고, 1999년에 과학도들을 위하여 정부에 100억 원을 희사하였다.

또 삯바느질로 40년간 모은 5억 원을 1999년 평창고교에 기부한 손성찬 할머니 등 무소유를 실천하는 할머니보살들이 잇따르고 있다. 바람직한 현상이다. 독일의 퀼른대학의 거지 성자 피터 노이알의 무소유의 삶도 좋은 본보기가 될 것이다.

정치는 사회, 경제, 문화 등을 통합하는 기능을 갖고 있어 살기 다툼에서 중요하다 할 것이다. 정치의 부패는 전 사회 부패인 셈이므로, 선거공영제 등 정치공영제 실시가 긴요하다. 이것이 민주적 상생 정치의 전제이다.

한국은 역사적으로 민족 대통일을 앞둔 시점에서 주인의식을 갖고 열린 민족으로서 식민사관과 계급사관을 지양하여 민족자주사관으로 민족 국가사를 새롭게 파악하고, 국자 국어 정책을 확립하는 등 국사학, 국어학, 국토학 등 국학을 확립해야 한다. 그래서 한 마을의 가운데 우뚝 선 거목 느티나무처럼 국가기본이 튼튼해야 한다. 그리하여 사대식민사학자들이 주장하는 것처럼, 국사가 '이천년 반도(二千年 半島)의 패배사(敗北史)'가 아니라 '반만년 대륙(半萬年 大陸)의 영광사(榮光史)'로서, 이는 민족자주사관에 따라 단군왕검(檀君王儉)이 홍익인간(弘益人間)에 터잡은 신선도맥(神仙道脈)에 기초하고 있음을 알아야 한다.

국사학에서는 한반도만이 우리 국토가 아니라, 본래는 백두산을 중심으로 한 동북아 대륙이 우리 국토였으니 만큼, 그 땅인 동명고강(東明故疆)을 다물하여, 한반도와 연변조선족자치주(延邊朝鮮族自治州) 등 만주나 연해주 고려인자치구(沿海州 高麗人自治區) 등 시베리아가 하나의 혈연적 문화공동체로서 세계 한민족 8천만의 중심역할을 하게 해야 한다. 우리 나라는 또 무한한 자원보고인 태평양에 삼면이 인접해 있음을 잊어서는 안 된다.

다음에 국어 국자(國字)정책 등에 관하여 너무 조작·왜곡된 측면이 많고 이를 바로잡는 것이 중요하므로 자세히 정리하기로 한다.

첫째는 국자의 역사적 사실은 사실대로 파악하고, 그에 기초하여 국자정책을 세워야 한다. 사실문제와 정책을 분리하는 것이다.

국어학에서 기본적으로 확립 안된 것은 국자정책(國字政策)이었다. '한글전용'과 '국한혼용(國漢混用)'으로 갈려 국자정책이 흔들리고, 그에 따라 학생을 비롯한 국민들이 얼마나 혼란스러웠는지 모른다. 이 문제에 관하여는 역사적 사실파악과 정책결정의 두 부문으로 나눠 해법을 찾는 것이 옳다고 생각한다.

한글의 원형은 단군 조선 때 가림토이다. 단군 조선 3세 가륵단군 2년(경자, 단기 152년)에 단군이 삼랑 을보륵에게 명하여 정음(正音:바른 소리) 38자를 만들게 했는데, 이를 가림토(加臨土, 加臨多 또는 가림땅글, 가리기 표음문자라고도 함)라고 했다. 그것은

· ㅣ ㅡ ㅏ ㅓ ㅜ ㅗ ㅑ ㅕ ㅠ ㅛ ㅈ ㅋ
ㅇ ㄱ ㄴ ㅁ ㄷ ㅅ ㅈ ㅊ ㅎ ㅿ ㅇ ㅎ ㅅ ㅆ
ㅍ ㄹ ㅐ ㅂ ㅍ ㄲ ㅊ ㅅ ㄱ ㅍ ㅍ ㅍ

이다. 이 가림토 문자는 오늘날 사용하는 한글의 첫 창제로, 단기 3779년 근세조선 세종 때는 훈민정음(訓民正音) 28자로 재창제 반포되었으며, 최근세에는 주시경(周時經) 등에 의해 ·ㅇㅿㆆ 등 4자가 빠진 채 '한글'로 명명되고 재정비되어 오늘에 이르고 있다.

이씨조선 세종 때 반포한 훈민정음(한글)이 가림토 문자를 본받아 만들었다는 것은 가림토 문자 38자 중에서 10자만 빠진 채 훈민정음의 원형이 되었다는 것과 『세종실록』에 옛 글자를 본받아 되었다는 기록이 있다.

그것은 세종 23년 갑자년에 반포한 글을 『세종실록』 103권에 실었는데, 그것은 "언문은 모두 옛 글자를 본받아 되었고, 새 글자는 아니다. 언문은 전조선시대에 있었던 것을 빌어다 쓴 것이다(諺文 皆本古字 非新字也…… 借使諺文 自前朝有之)"라는 것이다. 또 『세종실록』계해 25년 12월초에 "10월초 친히

제6부 귀명   437

말글 28자를 만드시니 그 글자는 옛 전자를 모방하였다(十月上, 親製諺文 二十八字, 其字倣古篆)"고 되어 있다. 한글의 원형인 가림토는 단군조선의 강역이었던 일본에도 전해져 신대문자(神代文字)인 아히루(阿比留)문자가 되었는데, 이는 지금 일본 대마도(對馬島) 이즈하라(嚴原) 대마역사민속자료관과 일본의 국조신인 천조대신을 모신 이세신궁(伊勢神宮) 등에 아직 보관되어 있다.

일본의 오향(五鄕)이란 학자도 단군조선의 가림토가 일본에도 보급되어 아히루 문자가 되었다는 결론을 내렸다. 가림토 문자는 그 밖에 서부인도 해변에 가까운 구자라트주(州) 글자와 비슷하고, 2300년 전에 지은 스리랑카의 캔디시 부근 패엽경사(貝葉經寺) 바위에도 사찰 건립시에 쓴 것으로 보이는 가림토 문자 같은 것이 새겨져 있으며, 남미의 볼리비아 글자도 가림토와 비슷하다고 한다. 가고지마 노보루씨는 가림토 문자가 해남도(海南島)의 계문자(金契文字) 및 오루메가의 신성문자와 유사하다고 말하고 있다.

다음에는 한자의 창제를 알아보자.

동이족인 창힐씨는 단군 기원전 332년에 상형표의문자(象形表意文字)이며 양문자인 한자(桓字, 韓字, 漢字)를 집대성하여 창제한 분이다. 그러므로 한자는 본래 우리 글자이다. 한자의 창제에 관하여 특정인이 그 많은 한자를 한꺼번에 제작하기는 힘들 뿐 아니라, 문자 이전의 오랜 역사를 배경 삼은 문자는 인류의 경험과 지혜의 공동체적 산물이기 때문에 그 체계적 집대성 작업의 공적을 세운 이를 찾는 일이 중요한데, 많은 자료가 창힐씨에게 그 공을 돌리고 있다.

허신(許愼)의 '설문해자(說文解字)' 서(序)엔 복희(伏羲)의 팔괘창작설(八卦創作說)과 서계설(書契說)을 묶어 결승의 대체물이요 문자의 선성(先聲)으로 보고 있고, '상서(尙書)'의 공안국(孔安國) 서문도 복희씨에게 기원을 두고 있는 외에도 주양(朱襄), 창힐과 저송(沮誦), 혹은 범(梵)·겨려(去廬)·창힐 등에게 기원을 두고 있지만, 중국어학자들과 중국에서는 창힐설이 보편화되었다.

『순자』 해폐편(解蔽篇)에 "일을 좋아하는 자가 많았지만 창힐이 홀로 전한 것이다"(好事者衆矣 而倉吉頁獨傳者 一也), 『한비자』 오두편에 "창힐이 글자를 만들었다"(倉吉頁之作書也), 『여씨춘추』 군수편(君守篇)에 "창힐이 글자를 만들다"(倉吉頁作書), 『설문해자』 서에 "창힐이 처음으로 글자를 만들다"(倉吉頁之祚作書), 『광운』 구어(九魚)에 "저송과 창힐이 글자를 만들다"(沮誦倉吉頁作書) 및 역대신선통감(歷代神仙通鑑)에 "창힐이 문자를 만들다"(倉吉頁造字) 등이 그것이다.

창힐씨는 천부경, 삼일신고, 음양오행서 등 신선도의 경전사상을 바탕으로 천지인(天地人) 삼신과 음양오행설을 중심으로 새발자국·새의 깃털·거북무늬·물고기 등을 보며 신지혁덕의 녹도문, 복희씨의 팔괘 등 고문자를 집대성하여 한자를 정리함으로써 문자발전에 크게 기여한 것으로 보인다. 창힐씨의 한자 제조에 관련하여 역대 신선통감에 기록된 개요를 보면 다음과 같다.

창힐의 성은 후강(侯岡)이요, 이름은 힐(頡)인데 진창인(陳倉人)이므로 창힐(倉頡)이라 했다. 태어날 때 얼굴이 빼어나고 안광이 빛나고 지혜와 덕을 갖췄다. 황신씨(黃神氏)에게 신선도(鍊精養液之道)를 수련했다.

창힐은 천지의 변화를 궁리하고, 위로 별들의 원곡(圓曲)을 관찰하고 아래로 거북무늬와 새깃, 산천을 관찰하여, 복희씨 앞 하상(河上)에서 문자를 만들었다. 문자는 6서(書)의 체(體)로 만들었는데, 1은 상형(象形), 2는 가차(假借), 3은 지사(指事), 4는 회의(會意), 5는 전주(轉注), 6은 해성(諧聲)이다.

한자는 우리가 만든 우리 글자이므로, 우리 글자로 계속 써왔다.

사실 파악에 있어 한글은 물론 우리 글자이지만, 앞에서 본 것처럼 한자(桓字, 韓字, 漢字)도 원래 우리 글자이다. 그리고 이 두 글자의 시원은 창힐 문자이다. 한자는 창힐(倉頡)이라는 우리 동이족 선조가 처음 만들고 집대성한 이래 중국과 같이 계속 써왔고, 그래서 우리 역사에서 한자를 중국에서 수입했다는 기록도 당연히 없다.(졸저. 하나되는 한국사. 범우사간. 1991. p.52 참조)

정책적으로는 한글과 한자가 모두 우리 글자이지만 지금은 대중시대이므로 대중적인 일에는 한글을 원칙적으로 쓰고, 그 밖의 곳에서는 우리 글자로서 당당하게 한글과 한자를 뜻대로 쓰게 해야 한다.

세계에서 한자의 원형이 그대로 남아있는 곳은 한국뿐이며, 한자는 깊은 의미를 함축한 표의문자로서, 앞으로 아시아·태평양 시대에 아시아의 국제 문자로서 중요한 역할을 할 것이다. 아시아·태평양 시대를 맞이하여 우리 글자인 한글과 한자를 국제어로 당당하게 사용하며, '세종 프로젝트' 등을 통해 글자 없는 세계의 여러 종족들, 특히 몽골리안으로서 우리 민족 방계인 마야족, 잉카족을 비롯하여 아카족, 라후족, 타밀어족 등에게도 한글을 가르치는 등 한글의 세계화에 노력해야 한다.

둘째는 이웃나라 일본어의 기원이다.

일본 동경대학 하니하라 가주로(埴原和郞) 교수는 서기 7세기말 현재 한반도에서 건너간 일본 이주민이 약 80~90%이며, 원주민은 10~20%로 이때까지 야마도(大和)나 아스카(飛鳥) 사람들은 한국의복을 입고 한국음식을 먹었으며, 신화도 한국신화가 태반이고 한국어를 사용하였다 한다.『일본서기』고대어는 한국어로 쓰였으며, 적어도『일본서기』와『만연집』의 7세기 이전 노래들은 한국어로 쓰였다 한다. 일본사의 천지개벽신화는 아시아 대륙이 1차적이고, 2차적으로 일본 섬들이 창조되었으며, 천조대신은 일신(日神)으로 천국(天國, 韓國)에 있고 월신(月神)은 한국과 일본 사이 바다를 다스리고 소잔명존은 일본을 다스린다고 하였다.

따라서 8세기 초반에서 9세기 초반 사이에 편찬된 일본 고대사서로서, 조작 왜곡했기 때문에 숨바꼭질을 해야 그 진실을 찾을 수 있는『일본서기(日本

書紀)』,『고사기(古事記)』,『신찬성씨록(新撰姓氏錄)』등 3대사서도 한국어로 편찬돼야 함에도 불구하고, 그러한 한국어는 지금 극히 일부만 남아있고 대부분은 역사의 조작 왜곡을 위하여 한국어가 이질화된 후세(平安·鎌倉 시대)의 일본어로 되어 있다. 그것은 곧 본국이던 가야나 백제와의 관계를 단절하는 나라이름을 새로 정하고 역사를 다시 쓰며 언어를 새로 형성해나가 신생국을 만들 수밖에 없는 운명을 얘기한다.

백제복국운동에 실패한 왜인들은 의자왕의 동생 제명여제가 죽자 의자왕의 아들인 부여용(扶餘勇), 즉 천지(天智)를 왕으로 받들고 국명을 일본(日本, 해뜨는 곳)이라고 고쳤다.(천지 7년, 단기 3001년, 서기 668년)

『삼국사기』와 『신당서(新唐書)』는 일본 탄생을 서기 670년이라 하고 있다. 문정창 선생은 일본국을 세운 천지왕에 대하여 『일본서기』의 제명여제를 도운 복면의 왕태자에 관한 여러 가지 기록과 『구당서(舊唐書)』의 기록을 들어 의자왕의 아들 부여용이 천지천황이라 한다.

『구당서』는 백제국 남쪽에서 백제복국군을 도운 인물을 "부여풍(豊璋)은 북(百濟)에 있어 활용하고, 부여용은 남(博多)에서 활약한다"고 기록하고 "부여용은 부여용의 동생으로서 이무렵 왜국에 도망가서 부여풍의 복국운동을 도와주고 있다"고 하였다.

다음에는 신생 일본의 언어변화를 살펴본다.

일본어의 뿌리는 알타이어계인 한국어이며, 백제가 망하고 일본이 신생하면서 일본어는 고대 한국어로부터 독립하여 현대 일본어를 낳았다고 볼 수 있다. 단군조선시대에 왜국은 조선의 일부분이었기 때문에 가림토와 한자를 쓰고 말도 같았으며, 그 당시 단군 조선의 이두(吏讀:鄕札)인 가명(假名)도 그대로 쓰이는 등 서기 7세기 후반기까지는 동경대 하니하라 교수 말처럼 한국어를 그대로 사용하였다 한다.

우리말과 일본말의 관계에 대하여 많은 연구를 한 가네자와(金澤莊三郞)씨도 '일한양국어동계론(日韓兩國語同系論)'을 설파하여 같은 알타이어 계통으로 한국어가 뿌리임을 인정하고 있다. 물론 4국시대에 한반도에서 건너간 이두(향찰 또는 가명)는 신라(설총이 집대성 정리)·백제·고구려·가야 등 나라에 따라 그 표기법이 조금씩 달랐고, 왜국의 아이누 원주민 언어 등 다른 말이 섞이기도 했을 것이다.

서기 6세기 후반 고구려에서 일본왕 앞으로 보내진 국서를 백제계 문서담당 관리들이 사흘이 되도록 해독하지 못했다는『일본서기』의 기록은 각국 표기법이 조금씩 달랐다는 것을 뒷받침해준다.

야마대정권의 왕이 가야계였기 때문에 일본 왕실어는 가야계 드라비다어라는 주장도 있다. 40여 년간 한국어 어원 연구를 해온 이남덕 교수는 "한국어와 일본어는 동계어(同系語)라는 느낌이 짙다. 근원에서 같을 뿐 아니라, 민족어 형성기에 계속 파상적으로 반도문화의 유입을 생각할 수 있는 양어관계이다"라고 하여 겸허하게 일본말의 뿌리가 우리말임을 밝혔다.『만엽집 침사사전(萬葉集 枕詞辭典)』을 쓴 박병식(朴炳植, 일본 島根대학종합연구소 객원연구위원)씨도 일본에서 오래 살면서 연구한 결과 일본말은 소리변화법칙이나 대명사의 대응으로 보아, 그 뿌리는 우리말이라고 주장했다.

전 20권에 4516수나 되는 일본 최고의 노래묶음인『만요슈(萬葉集)』가 우리말로 읊은 노래를 일본식 향찰로 표기한 것이라는 관점에서 출발하여, 만요슈가 의미불통이요, 난훈가(難訓歌)이며, 마쿠라고도바(枕歌)라 하여 해석되지 않고 제쳐버린 마디가 1078구나 된 채 방치된 원인을 규명하여 한·일 양국에서 주목을 받은 이영희씨는 "우리말이 일본에 가서 일본말이 됐다"고 주장했다. 그녀는 또 한국어로부터 소리의 옮김, 뜻의 옮김, 한자를 통한 소리와 뜻의 옮김을 거쳐서 일본어가 고대 한국어로부터 독립하여 현대 일본어를 낳았다고 강조했다. 지금까지 지적한 것을 참고하여 구체적으로 살피면,

상고시대로부터 일본이 신생할 즈음까지는 한국말과 이두가 그대로 쓰였고, 서기 759년 마지막 작품이 실린 언어문화의 혁명기 작품집인 『만엽집』에는 '한·일의 음·훈법''으로 읽는 혼독(混讀)의 표기로 되어 있어 읽기가 어려우나, 당시의 말을 한자로 표기한 것은 사실이어서 만요가나(萬葉假名)라 한다.(서기 8세기 중반 이후에는 우리 이두로 쓰는 표기 없어짐)

그 뒤 일본은 서기 10세기 이후(平安朝) 한자의 초서체에서 본을 따 히라가나(平假名)을 만들고, 한자의 일부를 따서 표음문자를 만든 가다가나(片假名)를 만들어 쓰면서 도쿠가와(德川) 막부 때까지는 한국과 사실상 국교를 단절하여 양국 사이에 많은 언어차이가 생긴 것으로 보인다. 한국어와 일본어가 같은 계통의 언어임을 증명하자면 조어(祖語)인 신체어·천체어·수사(數詞)가 서로 대응하여 합치돼야 하는데 현재 서로 대응되는 한·일 두 나라 말의 수효는 1천여 단어라 한다.

한국어와 일본어를 몇 가지만 비교 대응해 보기로 한다.

〈일본어〉 　　　　　　　　　〈한국어〉
가사(笠)　　　　　→　　　갓
시마(島)　　　　　→　　　섬
고야산(高野山)　　→　　　고야산
마쯔리(祭り)　　　→　　　맞으리(神)
자루(ざる)　　　　→　　　자루
사무라이(さむらい)→　　　싸울아비
밤(晩)　　　　　　→　　　밤
고마(熊)　　　　　→　　　곰
길갈피(道行疲)　　→　　　두갈래길
나라(奈良)　　　　→　　　나라

가와(皮)	→	가죽(옛말 가파)
거도싸가(離婚)	→	거둬싸가라
도야(等耶)	→	(하)드라
오미나(をめな)	→	에미나(女)
아바(あパ)	→	아바이
조로조로(ゾロゾロ)	→	졸졸
스루스루(ヘリヘリ)	→	술술
도로도로(トロトロ)	→	돌(굴러감)
바, 바꾸, 바꾸(馬, 漠, 幕)	→	마, 막, 막
담로(擔魯)	→	담로

(졸저. 하나되는 한국사. 범우사. 1991. pp.298~302 참조)

셋째는 영어의 유래이다. 영어나 미어는 지금 세계 제일의 유력어로 떠오르고 있다. 그런데 그 영어의 대부분이 고대 한국어(동이어)에서 유래한 것이다. 영어나 미어는 라틴(Latin)어(고대 로마어)에서 왔고, 라틴어는 고대 그리스어, 고대 그리스어는 인도·유럽어(Indo-European)에서 왔고, 인도·유럽어는 고대 한국어인 동이어에서 왔다.

영어의 중요 어근 333개 중에 약 75% 어근이 동이어에서 왔으며, 언어의 흐름도 역학(易學)상 시작과 끝을 의미하는 간방(艮方→東北方)인 한국에서 시작되어 한국에서 끝난다고 한다.(박대종. 나는 언어정복의 사명을 띠고, 이 땅에 태어났다. 대종언어연구소. 1999.8.28 참조)

실례를 들어보기로 한다.

영어에서 동서문화를 잇는 말 가운데 실크로드(silk road, 비단길)의 silk는 한국어의 '실'과 '깁(다)'에서 왔다 한다.

서울대 국어국문학과 이기문(李基文) 교수는 1991년 2월 22일 '한국문화와 실크로드'를 주제로 한 경주 세미나에서의 발표문 '한국문화와 실크로드'에서 silk에 관하여 The American Heritage Dictionary of the English Language(1969)는 Korean sil로 표기한 바, 한국어 '실'은 제사기술이 발달한 이후의 산물이며 견직물은 '깁(絹日及)이라 했는데, '실깁'에서 '실크'라는 말이 생겼으며 몽골어로는 silk를 Kib이라 한다고 밝혔다.

I go (to) Korea town → 我 去 高麗 屯
I sent (to) you → 我 送 汝

또 영어에서 '좋다'는 의미의 Good도 한국의 '굿'에서 왔다. 한국의 굿은 좋지 않은 어떤 것을 씻김하여 좋게 바꾸는 모습인데, 이는 신(God)과 사람(O)이 합쳐 굿이 되고 또 Good이 된 것으로 추정된다.

그 밖에 영어의 여러 가지 말이 한국어에서 유래한 것으로 보이는 실례를 보면 다음과 같다.

see의 어원 → 視(시)	song → 誦(송)
fee → 費(비)	pain → 病(병)
dawn → 旦(단)	aqua → 液(액)
many → 萬(만)	you → 汝(여)
want → 願(원)	avatar → 阿斯達(아사달)
Tara(terra) → 達(딸, 달, 땅)	bark → 朴(박)
yearn → 戀(연)	euphoria → 愉感(유감)
bowl → 鉢(발)	tank → 桶(통)
speak → ㅅ백 → 白(백)	thigh → 腿(퇴)
send → 送(송)	awe → 畏(외)

point → 鋒(봉)   tear → 涕(체)
candle → 光(광)   search → 索(색)
sex → 色(색)   fuck → bakda field → 벌(原)
rap, nap → 拉(납)

이와 같이 국사, 국어 정책에 관련하여 국기를 튼튼히 한 후에 우리는 민족의식을 일깨우고 민족의 전통을 지키며, 민족이익을 추구하고 민족의 비젼을 제시해야 한다. 우리 민족의 비전은 열린민족과 확립된 국학 위에 민주통일복지(民主統一福地)를 이루는 것이다. 이는 나라가 민주화되고 통일되며, 행복한 국토가 되는 것이다.

한국의 국시는 민주주의이다. 그것은 한국헌법이 국민의 기본인권을 보장하고, 권력분립에 의한 통치 권력구조를 아우르는 민주적 기본질서(전문이나 평화통일정책에서는 자유민주적 기본질서)로 하고 있기 때문이다.(제1조 , 민주공화국, 제7조 정당해산 관련조항) 민주주의는 자주성(自主性), 상대성(相對性), 타협성(安協性), 다수결(多數決), 자동성(自同性:主權國民의 自己支配性)을 기본으로 한다.

여기서 자주성은 국민이 스스로 주인이어서, '나의 주인도 나요 사회·국가·세계의 주인도 나'라는 정신을 갖는 것이다. 수처작주 입처개진(隨處作主 立處皆眞)이다. 자동성은 민주주의에 있어 정치적으로 복수정당제가 보장되고, 민주주의 징표인 평화적 정권교체가 이루어짐으로써 국민의 자기 동일성이 보장되는 것이다.

앞으로 평화적 정권교체의 전통이 확립되어야 한다. 우리 역사상 제일 당면과제는 남북통일이다. 우리나라는 유구한 역사 속에서, 8·15 해방 이후 동서냉전 체제하에 남북이 분단되고 6·25사변으로 동족상잔을 치렀으며, 7·4남북공동성명 이후 자주, 평화, 민족대단결의 통일원칙이 서고, 남북평화 공존교류체제가 되었지만 아직 통일은 손에 잡히지 않고 있다.

국토의 분단은 마음의 분단에서 시작됐으므로, 국토의 통일은 마음의 통일부터 시작해야 한다. 한국인은 기가 강한데, 그 가운데서도 교육열기·끈기·슬기·용기가 세다고 한다. 우리 국민 마음의 통일은 하나의 뿌리의식에 기초하여 민족동질성을 회복하고, 남북에 통일주체세력이 형성되어 통일환경을 조성하는 국내외적 노력을 하되, 남북교류를 확대하면서 점진적이며 평화적으로 민족 동질성을 회복하고 완전한 통일로 가야한다.

통일에 관련된 현안 문제의 하나로 북한이탈주민과 연변 조선족 자치주민 등에게는 문호를 개방하고 동족으로서 잘 대우해 주어 통일대업의 씨알로 활용해야 한다. 최근에 금강산 관광사업 등 남북간의 인적·물적 교류가 부쩍 늘자 평화적 남북통일이 가까워 오고 있다고 느끼는 사람이 많아지고 있다.

생명으로서 우리 인간의 목적은 인격을 완성하고 사회완성으로서 사회해방을 가져오는 살기 좋은 나라를 이루는 것이다. 살기 좋은 나라인 정토는 맑은 마음을 가진 맑은 사람들(선정인:철인)이 청정한 환경인 맑은 공기, 맑은 물, 푸른 숲이 있는 맑은 흙에서 사는 것이다. 생태계 보호가 시급한 과제이다. 『유마경』에서 심청정국토청정(心淸淨國土淸淨)이라 했으니, 마음이 깨끗하면, 온 세상이 깨끗하다.

사람이 맑다는 것은 욕망을 충족시켜 불만이 없거나, 욕망을 줄여 만족(少慾知足)하거나, 선정인이 되어 무소유의 세계에 나아간(無慾知足) 사람을 뜻하며, 환언하면 행복한 사람이다. 그래서 복지는 국민대중들 삶의 질을 높여 값지고 풍요롭게 하는 기초이며, 건강한 삶의 땅이고 복지국가요, 정토이며, 지상선계(地上仙界), 복지(福地)이며, 무릉도원, utopia, 샹그릴라다. 푸른 지구를 꿈꾸는 것이다.

문화는 사람들의 의식(意識)의 표현으로, 문화의 힘은 우리 자신을 행복하게 하고, 남에게 행복을 준다. 지금 세계적인 문화는 명상기도 문화와 지식

정보 문명이다.

명상기도 문화는 앞에서 많이 다룬 바 있으므로, 지식 정보 문명을 살피면, 현대에 이르러 생명공학과 전자공학 등의 발전으로 그 발전이 눈부셔 가히 '컴퓨토피아', '바이오토피아' 시대와 우주여행 시대, 인간 생명 창조 시대가 열려가고 있다.

그러나 지식은 의식 범위 안에서 형성되므로, 지식 정보 문명은 주체적인 명상기도 문화와 필연적으로 연결되어야 건강해질 수 있다.

지식산업, 기산업, 심안산업에도 유의해야 한다.

여기에 신선도 문화나 선정(禪定) 문화 등 한생명 상생 문화가 꽃피워야 할 까닭이 있는 것이다.

지금 지구촌은 WTO체제 이후 하나가 되어가고 있으나, 천하가 불투명하고, 불가측의 대란이다.

그러므로 하나의 평화세계(a peaceful world)를 위하여 국제연합(UN)을 발전적으로 해체하여 세계정부를 세워야 하고, 아시아·태평양 시대를 맞이하여 한국은 문화중심국으로 세계의 방향을 제시해야 한다. 즉 새 천년 세계의 문화로서 '한생명 상생 문화'를 제시하며, 이것이 세계에서 국제연합(UN)을 정치질서의 기본으로 하고 한국의 '한생명 상생 문화'를 중심문화로 하는 '유·엔·한국 평화' (PAX UN KOREANA)이다.

우리 모두 한생명의 빛 속에 서로 살리는 삶을 살아가자! 아하!